第5版

中国针灸学

CHINESE
ACUPUNCTURE AND
MOXIBUSTION

主　编　程莘农

副主编　程　凯　杨金生　王宏才　王莹莹

编写人员　（按姓氏笔画排序）

干邑军　王文静　王宏才　王莹莹
王雪苔　王超辉　王惠珠　王鲁芬
王燕平　邓良月　石燕华　田素领
刘大禾　刘朝晖　纪晓平　李　杨
李　恒　杨宇洋　杨金生　何树槐
郑其伟　胡金生　袁九稜　顾月华
徐恒泽　黄　涛　程　凯　程红锋
程莘农　薛秀玲

审　订　刘保延　邓良月　陈佑邦　李　鼎

人民卫生出版社
PEOPLE'S MEDICAL PUBLISHING HOUSE

图书在版编目（CIP）数据

中国针灸学 / 程莘农主编 . — 5 版 . —北京：人
民卫生出版社，2018
ISBN 978-7-117-27170-7

Ⅰ.①中⋯ Ⅱ.①程⋯ Ⅲ.①针灸学 Ⅳ.①R245

中国版本图书馆 CIP 数据核字（2018）第 267573 号

人卫智网	www.ipmph.com	医学教育、学术、考试、健康，购书智慧智能综合服务平台
人卫官网	www.pmph.com	人卫官方资讯发布平台

中国针灸学
第 5 版

主　　编：程莘农
出版发行：人民卫生出版社（中继线 010-59780011）
地　　址：北京市朝阳区潘家园南里 19 号
邮　　编：100021
E - mail：pmph @ pmph.com
购书热线：010-59787592　010-59787584　010-65264830
印　　刷：北京盛通印刷股份有限公司
经　　销：新华书店
开　　本：787×1092　1/16　印张：37　插页：8
字　　数：644 千字
版　　次：1964 年 6 月第 1 版　　2019 年 2 月第 5 版
　　　　　2025 年 3 月第 5 版第 6 次印刷（总第 27 次印刷）
标准书号：ISBN 978-7-117-27170-7
定　　价：198.00 元

打击盗版举报电话：010-59787491　　E-mail：WQ @ pmph.com
（凡属印装质量问题请与本社市场营销中心联系退换）

程莘农（1921—2015），号希伊。中国中医科学院研究员、主任医师、博士研究生导师、针灸学科首席专家，首批首都国医名师，首届国医大师，中国工程院院士，中央文史研究馆馆员，中国著名针灸学专家，享受国务院政府特殊津贴，国家攀登计划之"经络的研究"项目首席科学家，中国中医科学院北京国际针灸培训中心主任，世界针灸学会联合会、中国针灸学会学术顾问，第六、七、八届全国政协委员，人类非物质文化遗产代表作名录"中医针灸"项目的代表性传承人。

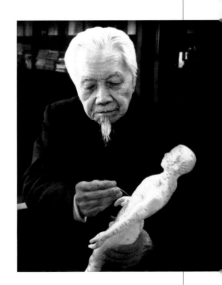

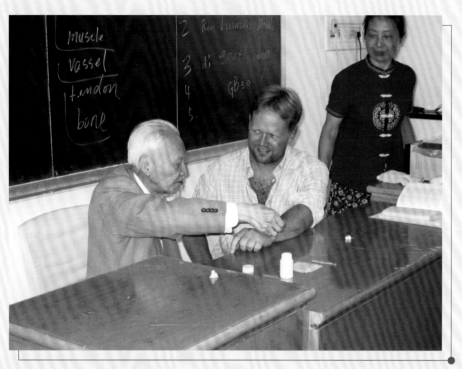

1. 程莘农院士给外国学生演示程氏三才针法

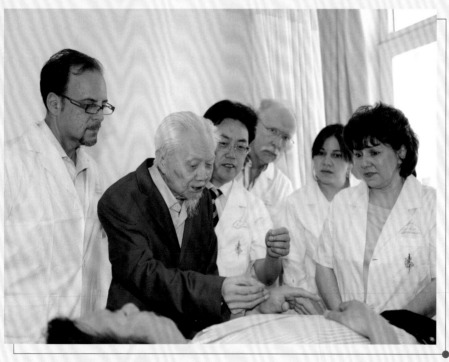

2. 2009年,耄耋之年的程莘农院士仍坚持在针灸医院临床带教外国学生,示范针刺手法

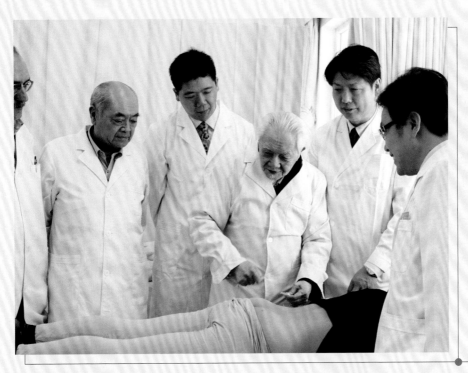

3. 程莘农院士临床带教传承弟子程红锋（左二）、杨金生（右二）、王宏才
（右一）、程凯（左三）

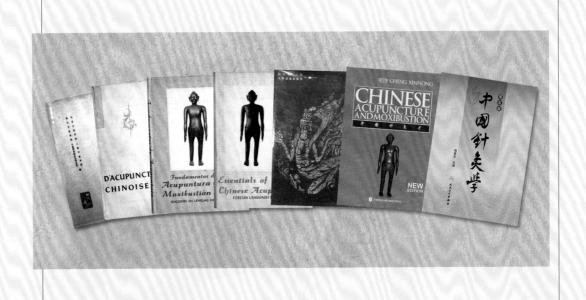

4. 程莘农院士领衔主编的《中国针灸学》被翻译成多种语言，成为国内外
针灸教学和考试用书

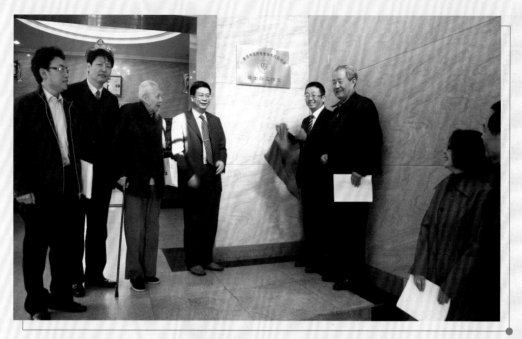

5. 2007年中国中医科学院启动第一批著名中医药专家学术经验传承博士后研究项目,曹洪欣(右四)、朱兵(左四)、李经纬(右三)等专家为程莘农院士博士后工作室揭牌,杨金生博士进入工作室开展传承研究

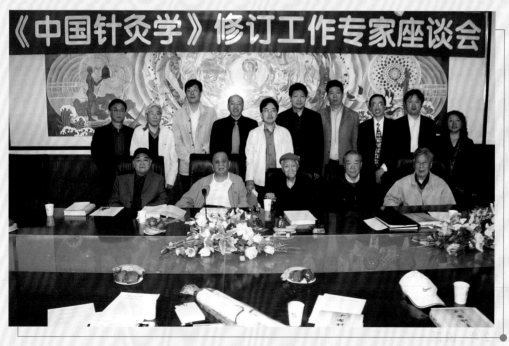

6. 传承工作室启动《中国针灸学》修订工作,编写人员邓良月(前排左二)、李鼎(前排右一)、陈佑邦(前排右二)等与程莘农一起讨论修订工作

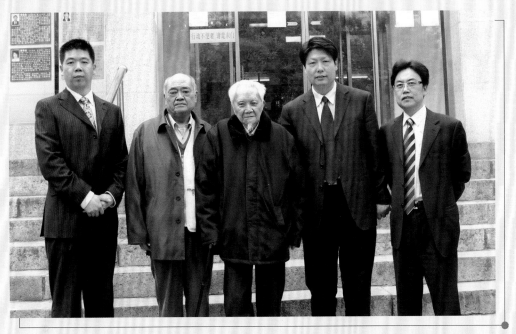

7. 程莘农院士与本书主要编写人员程红锋（左二）、杨金生（右二）、王宏才（右一）、程凯（左一）合影

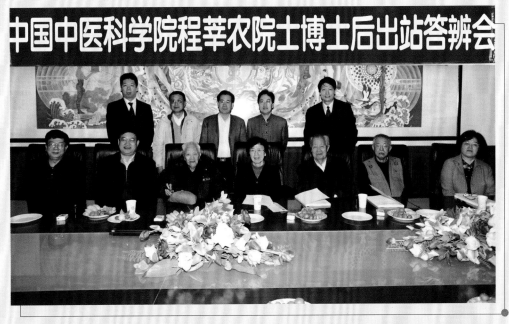

8. 2012年，国医大师程莘农院士传承博士后杨金生出站答辩工作会议在中国中医科学院举行，前排从左依次为朱兵、刘保延、程莘农、佘静、李经纬、孟庆云、潘桂娟等专家

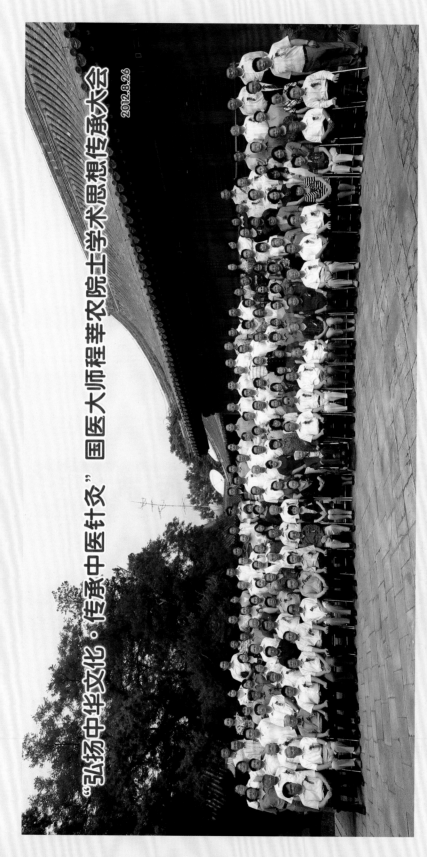

"弘扬中华文化·传承中医针灸" 国医大师程莘农院士学术思想传承大会

2012.8.26

9. 2012 年，在北京国子监举行了程莘农院士学术思想传承大会

中国
针灸学
CHINESE
ACUPUNCTURE AND
MOXIBUSTION

前言

　　针灸学是中国传统医学的重要组成部分，以天人合一的整体观为基础，以经络腧穴理论为指导，运用针具与艾叶等主要工具和材料，通过刺入、薰灼等方法刺激身体特定部位，以调节人体平衡状态而达到保健和治疗目的的传统知识与实践。

　　针灸既是体表经穴刺激疗法的代表，也是体表刺激外治方法的总称，具有适应证广、疗效明显、操作方便等优点。1979年世界卫生组织 (WHO) 推荐了针灸治疗的43种适应病症，1996年扩大到64种针灸适应证，主要包括呼吸系统、胃肠系统、神经系统、肌肉系统、骨骼系统以及多种疼痛性疾病。据统计，目前全世界已有183个国家和地区在研究和使用针灸。2010年11月16日，中医针灸入选"人类非物质文化遗产代表作名录"，使中医针灸的自然、绿色健康理念与方法，在当今医学大环境下得到更多了解、理解和尊重，为传统针灸理论方法提供更加良好的环境，有助于促进传统针灸的保护、传承和未来的发展，推动中医针灸在国际上健康发展，为人类生命健康保障增添一种安全有效的选择。

　　为了使各国针灸医学工作者更好地了解、学习和掌握中医针灸的基础理论、操作技术、临床应用以及针灸国际标准和最新科学研究成果，中国中医科学院国医大师程莘农院士传承工作室于2012年组织专家团队对《中国针灸学》进行了修订。

《中国针灸学》的前身是《中国针灸学概要》(第 1 版)。1964 年，《中国针灸学概要》(第 1 版)由人民卫生出版社出版，是系统学习中医基础知识和针灸临床治疗技术的综合性教科书。在尼克松 1972 年访华前的 1971 年 7 月 26 日，美国记者赖斯顿在《纽约时报》发表了亲身在北京经历针灸治疗的纪实文章，引发了美国公众及国际社会对针灸的兴趣；另外，美国《生活》画报于 8 月 13 日发表了题为《一个扎人的万能疗法叫针灸》的文章，用大篇幅的图文介绍针灸。此后，中国针灸引起了全世界的关注。1974 年 8 月 2 日由原卫生部、外交部、外经贸部联合报请国务院批准，在北京、上海、南京分别举办"外国医生针灸学习班"，《中国针灸学概要》成为首选教材。1977 年修订为《中国针灸学概要》(第 2 版)，为中医针灸的对外培训打下了坚实的基础，获得了较好的国际影响。1979 年 3 月原卫生部、外交部再次报请国务院批准，将北京、上海、南京发展成为三个国际针灸培训基地，通过联合国多边援助以及双边交流等途径，为世界一百多个国家和地区培训了上千名针灸医生，在对外交流中发挥了重要的作用。为了扩大和满足国际针灸培训的需要，1983 年 3 月原卫生部决定，将三个国际针灸班(基地)改为中国北京、中国上海、中国南京国际针灸培训中心。1986 年三个培训中心的专家，以《中国针灸学概要》为基础，吸取长期的教学和临床经验，参考了近年来针灸研究的成果，突出中医针灸理论特色，注重理论与实践结合，正式修订《中国针灸学概要》并改名为《中国针灸学》(第 3 版)。1998 年北京、上海、南京国际针灸培训中心工作会议决定，对《中国针灸学》进行修订，仅对错误的词句和图表订正，按照国标〔GB 12346—1990〕修改十四经穴和经外奇穴的部位，增加 WHO 审议采纳的"国际标准十四经穴名(361)"和"国际标准经外穴名(48)"。1999 年进行了再次修订和改版成为《中国针灸学》(第 4 版)。同期外文出版社也于 1975 年出版了《中国针灸学概要(英文版)》(第 1 版)和 1993 年进行改版形成《中国针灸学概要(英文版)》(第 2 版)；另外，1977 年出版了《中国针灸学概要(法文版)》，1984 年出版了《中国针灸学概要(西班牙文版)》。随着《中国针灸学概要》修订并改名为《中国针灸学》后，外文出版社于 1987 年出版了《中国针灸学(英文版)》(第 1 版)，1999 年出版了《中国针灸学(英文版)》(第 2 版)，2009 年出版了《中国针灸学(英文版)》(第 3 版)。可以看出《中国针灸学》自出版以来，受到了针灸界的一致好评，被翻译为多种语言版本，流行全世界，成为很多国家针灸医师执业考试的参考教材，目前仍是中医针灸界权威的教材之一。

鉴于 2008 年 WHO 西太平洋地区公布了《世界卫生组织标准针灸经穴定位(西太平洋地区)》的再版修订本，对一些穴位的定位和命名，进行了修订和统一；

另外,2009 年以来,中华人民共和国国家质量监督检验检疫总局、中国国家标准化管理委员会陆续颁布了 20 多项《针灸技术操作规范》;2014 年国际标准化组织(ISO)颁布了《ISO 17218:2014 一次性使用无菌针灸针》标准;国内外针灸事业的发展以及中国针灸技术在世界快速传播,需要在针灸穴位标准、临床治疗方法以及针灸用具要求等方面增加新的规范和内容,所以非常有必要对此书进行一次系统的修订,以保持本书的科学性和权威性,以便更好地引领国际针灸的发展方向。

为了体现《中国针灸学》的主创团队与修订历史,我们在第 5 版的编写人员署名名单中保留了第 4 版的原编写人员,以示对原编著者的尊重;在同期出版的《中国针灸学》(英文版)翻译时,我们特别邀请了长期在中国、美国、加拿大和澳大利亚从事中医针灸教育的专家和外国学者,对修订后的内容和翻译文字进行了通读、修正和校对;同时,编写过程中还得到了中国中医科学院针灸研究所和北京中医药大学针灸推拿学院的大力支持,还有丁文静、王桓、王婧、任杰、吴娇娟、袁霆坤、游敏、翟丽静等参与了大量工作,在此一并表示感谢。

编者

2018 年 6 月

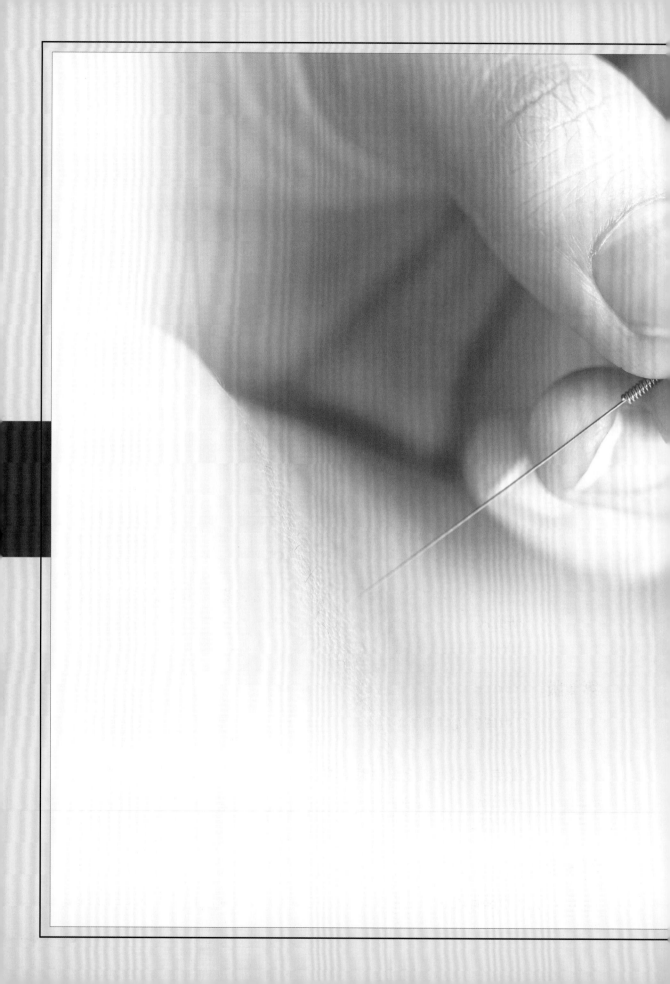

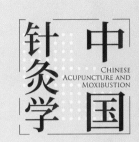

中国
针灸学
CHINESE
ACUPUNCTURE AND
MOXIBUSTION

出版沿革

第 1 版

图书名称：《中国针灸学概要》（前身）

出 版 社：人民卫生出版社

编写成员：北京中医学院、上海中医学院、南京中医学院、中国中医研究院针灸
研究所

出版年份：1964 年

第 2 版

图书名称：《中国针灸学概要》（前身）

出 版 社：人民卫生出版社

编写成员：北京中医学院、上海中医学院、南京中医学院、中国中医研究院针灸
研究所

出版年份：1977 年

第 3 版

图书名称：《中国针灸学》

出 版 社：人民卫生出版社

主　　编：程莘农

编　　著（**按姓氏笔画排序**）：

　　　　干邑军、王文静、王雪苔、王鲁芬、邓良月、纪晓平、李　杨、何树槐、
　　　　袁九稜、徐恒泽、程莘农、薛秀玲

审　　定：陈佑邦、李　鼎、邱茂良、黄羡明、杨甲三、贾维诚

出版年份：1986 年

第 4 版

图书名称：《中国针灸学》

出 版 社：人民卫生出版社

主　　编：程莘农

编　　著（**按姓氏笔画排序**）：

　　　　干邑军、王雪苔、王文静、王鲁芬、邓良月、纪晓平、何树槐、李　杨、
　　　　袁九稜、徐恒泽、程莘农、薛秀玲、郑其伟、薛秀玲、顾月华、胡金生、
　　　　石燕华

审　　定：陈佑邦、李　鼎、邱茂良、黄羡明、杨甲三、贾维诚

出版年份：1999 年

第 5 版

主　　编：程莘农

副 主 编：程　凯、杨金生、王宏才、王莹莹

编写人员（**按姓氏笔画排序**）：

　　　　干邑军、王文静、王宏才、王莹莹、王雪苔、王超辉、王惠珠、王鲁芬、
　　　　王燕平、邓良月、石燕华、田素领、刘大禾、刘朝晖、纪晓平、李　杨、
　　　　李　恒、杨宇洋、杨金生、何树槐、郑其伟、胡金生、袁九稜、顾月华、
　　　　徐恒泽、黄　涛、程　凯、程红锋、程莘农、薛秀玲

审　　订：刘保延、邓良月、陈佑邦、李　鼎

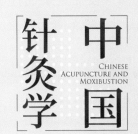

中国针灸学
CHINESE ACUPUNCTURE AND MOXIBUSTION

修订说明

为了满足针灸国际教学,促进针灸学术交流,提高针灸临床疗效,扩大针灸国际传播,推动针灸规范化、现代化、国际化,在美国、澳大利亚、加拿大等国家的针灸学者的建议下,经程莘农院士同意,我们中国中医科学院程莘农传承工作室组成专家团队对《中国针灸学》进行了修订。本次修订同时得到了人民卫生出版社、外文出版社的支持,使中文版和英文版的修订同步推进,并保持一致;同时我们也得到了本书原主要编著者的参与和支持,在保持原有特点风貌的基础上,进行了比较彻底的补充和修订。

1. 对穴位的定位和命名,参照 2008 年世界卫生组织西太平洋地区《针灸经穴定位》标准,进行了修订和统一。

2. 关于腧穴的部位和主治,增加解剖学描述,腧穴的主治参照《中华人民共和国国家标准:腧穴主治 (GB/T 30233—2013)》进行表述。

3. 对于针灸用具的选择,增加了针灸针消毒技术章节和不同针具的介绍,包括 2014 年 2 月国际标准化组织正式出版的《ISO 17218:2014 一次性使用无菌针灸针》标准。

4. 关于针灸操作技术,参照 2009 年以来颁布的《中华人民共和国国家标准:针灸技术操作规范 (GB/T 21709)》,对毫针基本刺法、毫针针刺手法、艾灸、头针、耳针、三棱针、拔罐、电针等技术进行了规范描述。

5. 对于病症的针灸治疗,参照2014年最新颁布的《循证针灸临床实践指南》和临床研究成果进行了补充、修订。

6. 对文中的错别字进行修改,如"太都"改为"大都"。

针灸学科发展迅速,知识创新层出不穷,由于我们水平有限,加之时间仓促,书中难免有疏漏之处,望各位同道指正,以便今后再版时修订补正。

编者

2018 年 6 月

中国
针灸学
CHINESE
ACUPUNCTURE AND
MOXIBUSTION

目录

第七章　腧穴各论 ·· 121

第一章

针灸发展简史

|第一节| 针灸的起源

针灸是中华民族的一项重大发明,它起源于我国原始时代的氏族公社制度时期。我国从 170 万年前就有了人类活动,大约从 10 万年前进入氏族公社制度时期,一直延续到距今约四千年前。古书记载一些关于针灸起源的传说,有的说是太昊伏羲发明针砭治病技术,有的说是黄帝创立砭灸之法。如古籍记载伏羲氏"尝味百草而制九针";"黄帝咨访岐伯……针道生焉"等。这些传说提到的太昊伏羲和黄帝,他们代表的都是原始氏族公社制度时期。

距今两千多年以前的古书中,经常提到原始的针刺工具是石器,称为砭石。如在《左传》收录的公元前 550 年的一段史料中提到:"美疢不如恶石",2 世纪服虔注:"石,砭石也。"《素问·宝命全形论》云:"制砭石小大",5~6 世纪的全元起注:"砭石者,是古外治之法,有三名,一针石、二砭石、三镵石,其实一也。古来未能铸铁,故用石为针。"应用砭石治病,符合原始时代广泛使用石器的特点。我国的原始时代,又分为从远古到距今一万年前的旧石器时代和距今一万年前到四千年前的新石器时代。在旧石器时代,先民们就懂得了使用尖状器、刮削器之类的打制石器以刺破痈疡,排出脓血,使病痛缓解;随着经验的积累,石器刺病的应用范围也逐渐扩大。到了新石器时代,由于掌握了磨制精巧石针的技术,遂产生了专门的医疗工具砭石,并且进一步发展了砭石的用途。我国曾在内蒙古多伦县的新石器时代遗址中发现过一根 4.5cm 长的砭石,一端扁平有弧形刃,可用来切开脓疡,另一端为四棱锥形,可用来放血;在山东省日照县新石器时代晚期的一个墓葬里,还发现过两根殉葬的砭石,长度分别为 8.3cm 和 9.1cm,尖端为三棱锥形和圆锥形,可用它们放血、调和经气。砭石实物的发现,为针刺起源于原始时代提供了有力的证据。可以说,针刺疗法真正产生的时间应该是"砭石"应用以后一个漫长的时期,大约是新石器时代。"砭石"是针具的雏形或前身,砭刺就成为刺法的萌芽时期。

据《素问·异法方宜论》记载:砭石治病,来源于我国东部沿海一带以渔业为主的民族;灸法,来源于我国北部以畜牧为主的民族。北部地区风寒凛冽,先民们离不开烤火取暖,加上他们野居乳食的生活习惯,容易患腹部寒痛、胀满等证,非常适于热疗,因而经过长期的积累经验,发明了灸疗法和热熨疗法。

┃第二节┃古代的针灸学术成就

从公元前 21 世纪,我国进入奴隶社会,直至公元前 476 年,经历了夏、商、西周、春秋等几个历史时期。距今三千多年前,商代的甲骨文里有了关于针灸的象形文字。由于人们掌握了炼铜技术,开始出现了金属医针,但砭石仍然是治病的主要工具。在这个时代里,产生了阴阳、五行的哲学思想,医学领域对脉、血、气、精、神、五声、五色、五味、六气、八风等有了初步认识,并产生了人体与天地相应的观念,显示中医基础理论的萌芽。

战国(公元前 475—公元前 221 年)到秦(公元前 221—公元前 207 年)、西汉(公元前 202 年—公元 8 年),是我国封建社会制度的建立与巩固时期。随着铁器的推广应用,砭石经过了一个同金属医针并用的阶段以后,逐渐地被金属医针所取代,从而扩大了针刺的医疗实践范围,带来了针灸学术的飞跃发展。据《灵枢》记载,当时的金属医针有九种不同的形状和用途,称为"九针"。1968 年在河北满城的西汉刘胜墓(公元前 113 年)中,出土过四根金针和五根残损的银针,为我们提供了古代九针的一部分原形。这个时期的医家都掌握多种医疗技术,例如,公元前 5 世纪—公元前 4 世纪的杰出医学家秦越人(扁鹊),通晓临床各科,应用针砭、火灸、汤液、按摩、热熨等多种疗法给人治病,他曾用刺法急救一位病势垂危的太子,被载入史册。公元前 2 世纪的著名医学家淳于意,擅长针灸和药治,《史记》收载他对二十五人的诊疗记录,其中就有四人用过针灸治疗。战国时期开始了对医药学的总结,出现了有关针灸的学术著作。1973 年,在长沙市马王堆三号汉墓出土两种记载经脉的帛书,都是撰于先秦,反映了经络理论的早期面貌。流传至今的《黄帝内经》(简称《内经》)是战国至西汉时期托名于黄帝的医学理论著作,包括《灵枢》(原名《九卷》或《黄帝针经》)和《素问》两部分。它在汇总前人文献的基础上,以阴阳、五行、脏腑、经络、腧穴、精神、气血、津液、五志、六淫等为基本理论,以针灸为主要医疗技术,用无神论观点、整体观念、发展变化的观点、人体与自然界相应的观点,论述了人体的生理、病理、诊断要领和防病治病原则,奠定了针灸学基础理论。在这个时期,还出现了《黄帝八十一难经》和《明堂孔穴针灸治要》(佚)等书,也是有关针灸基础理论的著作。

东汉(公元 25—220 年)、三国(公元 220—265 年)时期,我国医药学又经历了一次大总结。许多著名医学家都很重视研究针灸,如东汉末期的华佗,针灸取穴少而精,并且很注意针感传导,著有《枕中灸刺经》(佚)。杰出医学家张仲景的《伤寒杂病论》中,也多次提到了刺灸、烧针、温针等法,注意针药结合,辨证施治。在这个时期,虽然已经有了针灸学基础理论,但腧穴名称和定位仍然莫衷一是。甘肃省武威县出土的东汉医简,竟把足三里穴定在"膝下五寸"。华佗取背俞皆"夹脊相去一寸",诸穴部位、名称同其他书差异甚大。就连《素问》《黄帝针经》《明堂孔穴针灸治要》这三部托名黄帝的著作,在长期流传中,也已经"有所亡失""错互非一",不成系统。因此,魏晋的著名医学家皇甫谧在魏甘露年间(公元256—260年),将这三部著作的针灸内容,汇而为一,去其重复,撰成《针灸甲乙经》一书。共收349穴,分为12卷128篇,按照脏腑、气血、经络、腧穴、脉诊、刺灸法、临床各科病证针灸治疗的顺序加以编纂,成为一部最早的体系比较完整的针灸专书,对后世针灸学术的发展影响巨大。

晋(公元265—420年)、南北朝(公元420—581年)时期,战乱相继。由于针灸便于在动荡的环境中应用,所以医家多加以提倡,群众也略知灸疗。晋代名医葛洪撰《肘后救卒方》(后改称《肘后备急方》),普及医药知识,其中多针灸治法。晋末至南北朝的徐熙一族,累世精于医术,徐秋夫、徐文伯、徐叔向等都是针灸史上的有名人物。这个时期,针灸专著明显增多,而且出现了针灸腧穴图,如《偃侧图》《明堂图》等。

隋(公元581—618年)、唐(公元618—907年)时期,是我国封建社会的经济、文化繁荣时期,针灸学有很大的发展。隋至初唐的著名医学家甄权、孙思邈,都精通中医各科和针灸。唐政府在贞观年间(公元627—649年)组织甄权等人进行过校定明堂图经的工作。孙思邈所撰《备急千金要方》《千金翼方》等书中,广泛地收入了前代各家的针灸治病经验。孙思邈还绘制过《明堂三人图》,"其中十二经脉五色作之,奇经八脉以绿色为之,三人孔穴共六百五十六",成为历史上最早的彩色经络腧穴图(佚)。此外,唐代杨上善撰《黄帝内经明堂》(7世纪),进一步订正发展了黄帝明堂的学术内容;王焘编《外台秘要》(公元752年),大量采录了诸家的灸法。这个时期还有了针对专病的著作。如唐代崔知悌的《骨蒸病灸方》专门介绍灸治痨病方法;刊于公元862年以前的《新集备急灸经》,是我国最早雕版印刷的医书,专论急证的灸疗法。针灸在这个时期发展成为一门专科,开始有了专门的"针师"和"灸师"。唐太医署掌管医药教育,分设四个医学专业和一个药学专业,针灸是医学专业之一,设"针博士一人,针助教一人,针师十人,针工二十人,针生二十人。针博士掌教针生以经脉孔穴,使识浮沉滑涩之候,又以九针为补泻之法"。

在五代(公元907—960年)、辽(公元916—1125年)、宋(公元960—1279年)、

金(公元1115—1234年)、元(公元1206—1368年)时期,印刷术的广泛应用,促进了医药学文献的积累,加快了医药学的传播和发展进程。著名针灸家王惟一,在北宋政府支持下,重新考订黄帝明堂,厘正了腧穴的位置及所属经脉,增补了腧穴的主治病证,于公元1026年撰成《新铸铜人腧穴针灸图经》,雕印刻碑,由政府颁行。公元1027年,王惟一设计的两具铜人模型制成,外刻经络腧穴,内置脏腑,作为教学和考试针灸师之用。这些成就和措施,促进了经络腧穴理论知识的统一。南宋的针灸家王执中撰《针灸资生经》,重视实践经验,包括民间经验,对后世颇有影响。元代著名医学家滑寿,考订经络循行及其与腧穴的联系,著《十四经发挥》(公元1341年),进一步发展了经络腧穴理论。这个时期长于针灸的名医很多,著作也颇丰富,有些医家在黄帝明堂的基础上,侧重发展某一方面的理论和技术。《小儿明堂针灸经》(佚)《备急灸法》《痈疽神秘灸经》等书问世,标志着针灸在各科的深入发展。南宋初期的席弘,世代皆专业针灸,特别讲究刺法。同时期的窦材著《扁鹊心书》,极力推崇烧灼灸法,为防烧灼痛甚至进行全身麻醉。当时还有杨介、张济,亲自观察尸体解剖,主张用解剖学知识指导针灸取穴。金代何若愚、金元名医窦汉卿都推崇子午流注,提倡按时取穴。

针灸学术在明代(公元1368—1644年)发展到高潮,名家更多,研究的问题更加深入和广泛。明代初期的陈会、中期的凌云、后期的杨继洲,都是驰名全国的针灸学家,对针灸学术发展颇有影响。在明代的主要成就有:①对前代的针灸文献进行了广泛的搜集整理,如《普济方·针灸门》(公元1406年),徐凤的《针灸大全》(15世纪),高武的《针灸聚英》(公元1529年),杨继洲在总结个人经验的基础上又增辑有关文献而成的《针灸大成》(公元1601年),吴昆的《针方六集》(公元1618年),张介宾的《类经图翼》(公元1624年),都是汇总历代针灸文献的著作;②针刺手法的研究,在单式手法的基础上形成了20多种复式手法,并且围绕手法等问题展开了学术争鸣,汪机的《针灸问对》(公元1530年)就是争鸣的代表著作;③灸法从用艾炷的烧灼灸法向用艾卷的温热灸法发展,14世纪开始出现艾卷灸法,后来发展为加进药物的"雷火针法""太乙针法";④对于历代不属于经穴的针灸部位,进行了整理,形成"奇穴"类。

清代从开国到鸦片战争这一历史时期(公元1644—1840年),医者重药而轻针,针灸逐渐转入低潮。18世纪吴谦等人奉敕撰《医宗金鉴·刺灸心法要诀》,以歌诀和插图为主,很切合实用。李学川撰《针灸逢源》(公元1817年),强调辨证取穴,针药并重,并且完整地列出了361个经穴。此外著述虽多,但影响不大。公元1822年,清王朝竟以"针刺火灸,究非奉君之所宜"为理由,命令将太医院针灸科永远停止。

第三节 近代的针灸衰落与新生

自清代中期，以公元 1840 年的鸦片战争为转折，中国沦为半殖民地半封建的社会。公元 1911 年的辛亥革命，虽然结束了清王朝的统治，但直到新中国诞生之前，中国的社会性质并无改变，广大人民陷入深重灾难之中，针灸学术发展受到严重阻碍。西方医学传入我国本来是一件好事，但是西方殖民主义者却把它当作侵略手段。为此目的，他们竭力排斥、贬低中国医药学，有人甚至污蔑针灸是"医疗上的折磨"。民国时期，政府从 1914 年开始，多次提出要废止中医，并且采取了一系列限制中医的措施，造成了中医包括针灸事业的衰落。

由于广大群众缺医少药，需要针灸治病，所以针灸在民间继续流传。许多针灸医生为了保存和发展针灸学术，成立针灸学社，编印针灸书刊，开展函授教育，取得一定成效。近代针灸学家承淡安为振兴针灸学术作出了贡献。这个时期，除了继承古代针灸学术以外，还开始了用近代科学知识和技术提高针灸的尝试。公元 1899 年，刘钟衡撰《中西汇参铜人图说》，在针灸学史上开创了汇通中西的先例。公元 1934 年，唐世丞等发表《电针学之研究》，是我国应用电针疗法的开端。

在此时期，在中国共产党领导的革命根据地，针灸获得了新生。1944 年 10 月，毛泽东主席在陕甘宁边区文教工作者会议上发表了《文化工作的统一战线》的讲话以后，许多西医开始学习和研究针灸，并且在根据地和军队中推广应用。1945 年 4 月，延安白求恩国际和平医院开设针灸门诊，是我国针灸第一次进入综合医院。1947 年，济南军区卫生部编印《实用针灸学》。1948 年，华北人民政府卫生部所属卫生学校开设针灸班。这些工作，在解放区医务人员中播下种子，促进了西医对针灸学术的了解。

第四节 现代的针灸学术复兴

1949 年中华人民共和国成立以来，中国共产党十分重视继承发扬祖国医药遗产。1950 年，毛泽东主席把"团结中西医"作为我国卫生工作的一项重大方针政策。同一年，朱德同志为《新针灸学》题词指出："中国的针灸治病，已有几千年的历史，他在使用方面，不仅简便经济，且对一部分疾病确有效果，这就是科学，希望中西医团结改造,更进一步地提高其技术与科学原理"。与此同时,邓小平为《新编针灸学》题词也指出:"把我们国家许许多多的科学遗产,加以批判地接收和整理,是一件非常重要的工作"。由于党和国家领导的重视,各级政府采取了一系列措施发展中医事业,使针灸学术得到了前所未有的普及与提高。

1951年7月,卫生部直属的针灸疗法实验所成立,该所到1955年成为中国中医研究院针灸研究所。以后一些省、市、自治区陆续建立中医药研究机构,设置针灸研究室,少数省、市还建立了针灸研究所。各地中医学院设有针灸教学研究室,一部分中医学院还开设了针灸系。许多城市医院设立了针灸科,公社(乡)医院也都开展起针灸医疗工作。不少西医学院校和研究机构也把针灸列入教学课程和科研项目。

在认真继承发掘古代针灸学术的基础上,应用现代科学的知识和方法进行研究,是我国现代针灸研究的特点。20世纪50年代前期,主要是整理针灸学基础知识,观察针灸适应证,用现代论著方法阐述针灸学术体系。50年代后期至60年代,专题深入地总结古代针灸文献,比较广泛地、一种病一种病地进行针灸临床总结,推广针刺麻醉的临床应用,并且开展实验研究,观察针灸对各个系统、各个器官功能的影响,研究针灸的基本作用。70年代以来,从外科手术学、麻醉学、神经解剖学、组织化学、痛觉生理学、生物化学、心理学、医用电子学等多方面开展针麻临床和针刺镇痛机制的研究,并且以研究循经感传为契机,从不同角度研究经络现象及其实质。以及腧穴与针感,腧穴与脏腑相关等理论问题。当前,我国的针灸研究成就,包括对古代遗产的整理研究、临床的实际效果,以及用现代科学方法进行的理论研究,都居于国际前列。

1979年5月16日中国针灸学会成立。迄今为止,其已发展成为拥有24个分支机构,国内会员累计4万余人,并在美国、德国、英国、日本、韩国、西班牙、挪威、哥斯达黎加、希腊、丹麦、新加坡、马来西亚、意大利、加拿大等国家拥有海外联系会员,具有鲜明专业特色的针灸学术团体。学会与中国中医科学院针灸研究所联合主办并出版《针刺研究》和《中国针灸》等刊物。

20世纪80年代以后,随着国家经济的快速发展、科技技术的进步和计算机技术的广泛应用,针灸的科研、医疗和教育规模扩大,质量迅速提高,使针灸学术水平得到了快速发展,涵盖经络腧穴、针灸作用机制、针刺麻醉、刺灸方法、针灸临床、针灸器材、针灸标准化等多个方面,使针灸学学科的发展有了前所未有的进步。

关于经络腧穴的研究,不仅从传统的文献学、医史学等方法来探讨经络的起源、经络的基本概念、经络系统的构成、经络的生理作用与病理反应及经络学说在针灸临床上的指导作用等,而且用现代科学与医学的方法研究经络的实质,即对经络现象、循经感传以及经脉的理化特性进行现代研究。探讨腧穴的形态结构与理化微环境、生物物理特性、病理反应与穴位诊断、刺激效应等方面及其腧穴与其周围的非腧穴或与其他腧穴比较方面;对腧穴的定位、腧穴与脏腑相互关系、腧穴的主治规律、腧穴的特定穴属性以及腧穴临床效应的特异性进行了系统研究。出版了国家标准《经穴部位》(修订)和世界卫生组织针灸穴位西太平洋区域标准。

关于针灸的作用机制和临床应用,利用现代科学技术和研究方法,对针灸治病、防病的疗效及其机制进行了系统的临床观察和研究,基本明确了针刺镇痛与针刺麻醉、针灸对神经系统、内分泌系统和免疫系统及机体各系统多方位、多环节、多靶点的调整作用及可能机制。在肯定效应的基础上明确了针灸作用的几个主要方面,即镇痛作用,免疫、内分泌调节作用和对脏腑器官功能的调节作用。针灸治疗假性延髓性麻痹、中风急性期、帕金森病、抑郁症、癫痫等神经精神系统疾病已经有较大样本研究的报道。对糖尿病、高脂血症等内分泌代谢性疾病已开展了有目的、有计划的科学研究。针灸镇痛研究成果的推广与应用,使针灸治疗运动系统疾病的疗效得到保证与提高。世界卫生组织于1996年召开了意大利米兰会议,将1979年提出的43种针灸适应证提高到64种,并进行了分类论述:①采用类似针灸法或传统疗法随机对照试验过的针灸适应证有:戒酒、变应性鼻炎(花粉症)、竞技综合征、面瘫、胆绞痛、支气管哮喘、心神经官能症、颈椎病、运动系统慢性疼痛(颈、肩、脊柱、膝等)、抑郁、戒毒、痛经、头痛、偏瘫或其他脑病后遗症、带状疱疹、高血压、原发性低血压、阳痿、引产、失眠、白细胞减少、腰痛、偏头痛、妊娠反应、恶心呕吐、肩周炎(冻结肩)、手术后疼痛、经前期紧张症、神经根疼痛综合征、肾绞痛、类风湿性关节炎、扭伤和劳损、下颌关节功能紊乱、紧张性头痛、戒烟、三叉神经痛、泌尿道结石。②有足够数量的病人为样本但无随机性对照试验的针灸适应证有:急性扁桃体炎和急性咽喉炎、背痛、胆道蛔虫症、慢性咽炎、胎位不正、小儿遗尿、网球肘、胆结石、肠道激惹综合征、梅尼埃病、肌筋膜炎、儿童近视、单纯性肥胖、扁桃体切除术后疼痛、精神分裂症、坐骨神经痛。③有反复的临床报道,效果较快或有一些试验依据的针灸适应证有:便秘、缺乳、泄泻、女性不孕、胃下垂、呃逆、尿失禁、男性不育(精子缺乏)。

关于针灸标准的制定和针灸器具的研发应用,先后颁布了三部针灸国家标准:《针灸针》(GB 2024—1980)、《经穴部位》(GB 12346—1990)、《耳穴名称和部位》(GB/T 13734—1992),这三部标准的颁布与实施,为国内外针灸标准化建设奠定了良好的基础,之后随着针灸学科的发展,这三部标准都经历了逐步修订和完善的过程。2000 年以来,国家中医药管理局分两批启动了 25 项针灸国家标准的修订、制定项目,针灸标准化建设工作由此全面展开。中华人民共和国国家质量监督检验检疫总局、中国国家标准化管理委员会先后颁布了《针灸技术操作规范》《针灸学通用术语》《腧穴主治》和《循证针灸临床实践指南》等,《针灸技术操作规范》包括艾灸、头针、耳针、三棱针、拔罐、穴位注射、皮肤针、皮内针、穴位敷贴、穴位埋线、电针、火针、芒针、鍉针、眼针、腹针、鼻针、口唇针、腕踝针、刮痧、毫针基本刺法和毫针针刺手法。这些临床诊疗和操作标准的颁布,必将推动针灸学科的临床研究和科学发展。针灸医疗器械的研发应用,将计算机技术及声、光、电、磁等技术运用于针灸器材的研制过程中,使各种针灸器材不断更新,"针刺手法诊疗仪"等一大批智能化、多功能化、集成化、结构化、数字化的针灸治疗仪、针灸诊断仪、针灸教学仪器、针灸实验仪器和针灸器具等在临床上得到广泛应用,取得了较好的治疗效果。

| 第五节 | 针灸学术向国际的传播

6 世纪时针灸传到朝鲜。梁武帝在公元 541 年派医师和工匠赴百济,朝鲜的新罗王朝在 693 年设针博士教授针生。针灸传到日本也是在 6 世纪。公元 552 年我国以《针经》赠日本钦明天皇,562 年吴人知聪携《明堂图》等医书赴日,7 世纪时日本多次派人来我国学医,公元 702 年日本颁布大宝律令,仿唐朝的医学教育制度,设置针灸专业。我国针灸传到朝鲜和日本以后,一直被作为传统医学的重要组成部分,流传至今。随着中外文化交流,针灸也传到东南亚及印度大陆,6 世纪时敦煌人米云曾将华佗治病方术介绍给印度北部的乌场国。14 世纪时针灸医师邹庚到越南为诸王侯治病,被誉为神医。针灸传到欧洲开始于 16 世纪,以后从事针灸者逐渐增多,法国是在欧洲传播针灸学术较早的国家。

新中国成立以来,我国针灸学术的国际影响逐渐扩大,加快了对外传播,在20 世纪 50 年代曾帮助苏联和东欧国家的一些医师学习针灸,自 1975 年以后又应世界卫生组织的要求,在北京、上海、南京举办国际针灸学习班,为 100 多个国家培训了近 10 万人次针灸人才。据世界针灸学会联合会 2013 年统计,世界上已有 183 个国家和地区开展了针灸临床、教学和科学研究等,取得不少成绩。

1987 年 11 月 22 日世界针灸学会联合会(简称世界针联)在北京创建,并于

1998 年与世界卫生组织建立非政府性正式关系,成为世界卫生组织非政府组织成员机构之一。世界针联旨在促进世界针灸界之间的了解和合作,加强国际间的学术交流,进一步发展针灸医学,不断提高针灸医学在世界卫生保健工作中的地位和作用,为人类的健康做出贡献。2013 年 12 月世界针联颁布了《针灸针》《耳穴名称与定位》《艾灸操作规范》和《头针操作规范》等 4 项世界针灸行业标准,促进针灸的国际交流和推广应用。

1991 年,由国家中医药管理局主管,世界针联主办,中国中医科学院针灸研究所承办的《世界针灸杂志》杂志创刊,是世界针灸界第一本国际性、专业性的英文版期刊,目前已发行数十个国家和地区,并有意大利语、葡萄牙语等多种版本,促进了针灸医学的国际交流。

2010 年 11 月 16 日由中国申报的"中医针灸"项目正式通过联合国教科文组织保护非物质文化遗产政府间委员会第五次会议审议,正式入选"人类非物质文化遗产代表作名录"(简称代表作名录),其代表性传承人为国医大师、中国工程院院士程莘农,国医大师贺普仁,针灸专家郭诚杰和张缙。中医针灸列入代表作名录,将有利于对古代文明传承下来的思想和技术进行原汁原味的保护,不仅是对传统文化的现代还原展示,也是对针灸医术的不断创新和应用。一方面将使中医针灸的自然、绿色健康理念与方法,在当今医学大环境下得到更多的了解、理解和尊重,为传统针灸理论方法提供更加良好的环境,将有助于促进传统针灸的保护、传承和未来的发展,推动中医针灸在世界上健康发展;另一方面,针灸不仅是中国的文化遗产,也是人类非物质文化遗产之一,列入代表作名录有助于使中医针灸在世界范围内提高其共享度,成为服务于全人类生命健康的宝贵资源,增进中国传统文化与世界其他文化间的对话与交流,促进世界文化多样性,促进中医针灸和世界各民族文化的交流与合作,为人类文化的多样性及可持续发展做出更大的贡献。

2011 年 9 月,韩国大韩针灸师协会首次提议以世界针联成立的日期 1987 年 11 月 22 日,设立为"世界针灸日",该提案于同年 11 月在巴西圣保罗世界针联第七届执委会第三次会议上讨论通过。

2012 年 11 月,在印度尼西亚万隆举行的世界针联第七届执委会第四次会议上,中国针灸学会提议将"中医针灸"正式通过联合国教科文组织入选"人类非物质文化遗产代表作名录"的 2010 年 11 月 16 日作为针灸特别纪念日,建议把每年的 11 月 16—22 日设立为"世界针灸周"。2013 年 11 月 1 日,在澳大利亚悉尼举行的世界针联第八届会员大会上与会代表正式达成共识,通过了将"世界针灸日"发展为"世界针灸周"的提案,即每年11月16—22日为"世界针灸周";在此期间,各团体会员、针灸组织和针灸工作者,可以组织学术交流、义诊咨询、讲座展览等一系列纪念活动,促进中医针灸的传承和发展,这对中医针灸在世界传承和发展史上具有重要的推动作用和深远的历史意义。

参 考 文 献

石学敏,刘炜宏.针灸学学科发展报告(2011-2012).北京:中国科学技术出版社,2012.

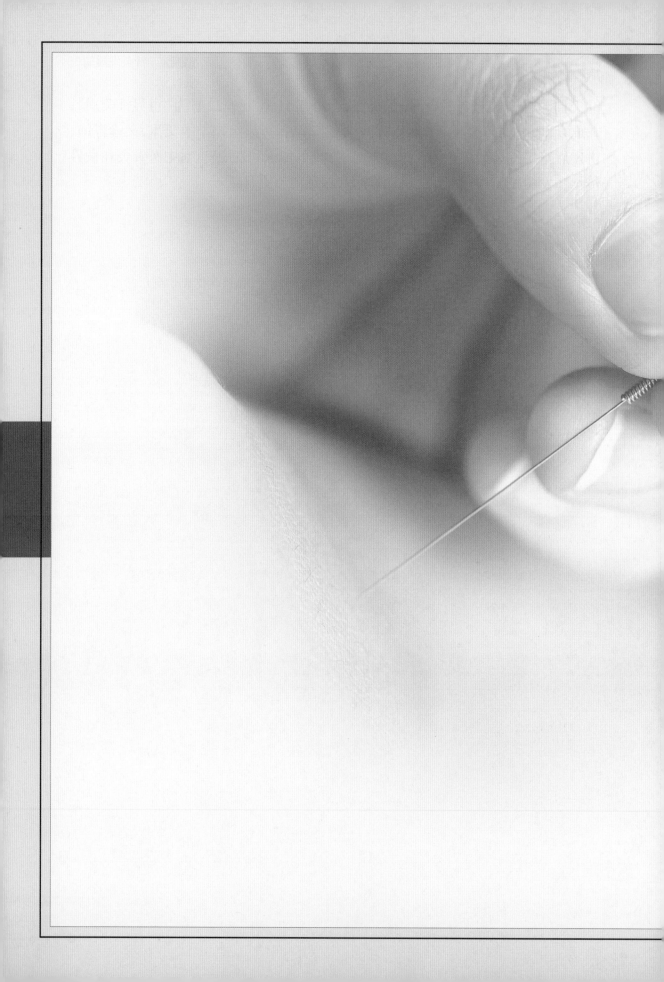

第二章

阴阳五行学说

阴阳五行学说，是我国古代的一种自然观，具有朴素的唯物论和自发的辩证法思想，对于当时我国自然科学的发展起了促进作用。古代医家把它用于医学领域，对中国医学的理论形成和发展影响很大，直到今天，还有效地指导着临床各科的医疗实践。

| 第一节 | 阴阳

阴阳，是我国古代用以认识和分析事物的思想方法。早期的阴阳学说，大约产生在我国殷周之际。阴阳这个词，最早见于《易经》。《周易·系辞》指出："一阴一阳之谓道"。至春秋战国时期，阴阳概念的运用已深入到各门学科，《素问·阴阳应象大论》说："阴阳者，天地之道也，万物之纲纪，变化之父母，生杀之本始……"。就是说阴阳是自然界中事物变化的根本，自然界一切变化都可用阴阳来分析。而阴阳本身，并不是固定地指某一具体事物，它是作为一种认识和分析事物的方法和理论工具。简单地说，阴阳是一种哲学概念，是对自然界相互关联的某些事物和现象对立双方的概括。它既可以代表两个相互对立的事物，也可以代表同一事物内部所存在的相互对立的两个方面。人们在长期的生产和生活实践中，通过对自然界各种事物和现象的观察认识到，自然界许多事物和现象都是由对立的两个方面所构成，如昼与夜，明与暗，动与静，上与下，热与寒等，因此，就用阴阳这两个不同属性的名词为代表，借以概括它们对立着的两个方面。《素问·阴阳应象大论》说："水火者，阴阳之征兆也。"说明水火是一对极为明显的矛盾双方。根据水火这对矛盾的特性，就可以把自然界的事物或现象划分出阴、阳两大类。凡类似"火"性的，如热的、动的、明亮的、向上的、向外的、兴奋的、强壮的现象，均属于阳的范畴；凡类似"水"性的，如寒的、静的、晦暗的、向下的、向内的、抑制的、衰弱的现象，均属于阴的范畴。根据阴阳所代表的不同功能和属性，医学上常把人体具有推动温煦作用的气称为"阳"，而把对人体具有营养、滋润作用的气称为"阴"。

事物的阴阳属性不是绝对的，而是相对的。这种事物的相对性，一方面表现为在一定的条件下，阴阳可以相互转化，阴可以转化为阳，阳也可以转化为阴；另一方面则体现于事物无穷的可分性。例如，昼为阳、夜为阴，而上午为阳中之阳，下午则为阳中之阴。前半夜为阴中之阴，后半夜为阴中之阳。这种事物既相互对立而又相互联系的现象，在自然界里是无穷无尽的。

由此可知，阴阳既是对立的，又是统一的，它们相反相成，广泛地存在于自然界许多事物和现象之中。中医学中就是用阴阳两个方面的相互作用和不断运动变化,以概括和说明人体生理、病理,指导诊断与治疗。

一、阴阳学说的基本内容

(一) 阴阳对立

阴阳学说认为自然界一切事物都存在着相互对立的阴阳两个方面,阴阳对立主要表现于它们之间的相互制约,相互斗争。例如温热可以驱散寒冷,冰冷可以降低高温。温热属阳,寒凉属阴,这就是阴阳之间的互相制约,互相斗争。任何事物相互对立着的一个方面,总是通过斗争对另一方面起着制约的作用。人体在正常生理情况下,阴阳双方在对立斗争中维持着相对的平衡状态,由于某些原因,使阴阳双方斗争的结果,出现一方太过,导致另一方的不足,人体的相对平衡状态遭到破坏,阴阳发生偏盛偏衰,就要导致疾病的产生,如阴盛则阳衰,阳盛则阴衰。正如《素问·阴阳应象大论》说:"阴胜则阳病,阳胜则阴病。"

(二) 阴阳依存

阴和阳两个方面,既是互相对立的,又是相互依存的,任何一方都不能脱离另一方面单独存在。也就是说,没有阴,也就无所谓阳;没有阳,也就无所谓阴。上为阳,下为阴,没有上,无所谓下;没有下,也无所谓上。热为阳,寒为阴,没有热,无所谓寒;没有寒也无所谓热。阴阳这种互为存在的条件和根据的关系,一般又称为"互根"。《素问·阴阳应象大论》说:"阴在内,阳之守也;阳在外,阴之使也。"结合人体生理而言,阴指物质,阳指功能,守是守于内,使是运于外,物质居于体内,所以说"阴在内";功能表现于外,所以说"阳在外"。在外的阳是内在物质运动的表现,所以说阳为"阴之使",在内的阴是产生功能的物质基础,所以说阴为"阳之守"。《类经图翼·阴阳体象》所说:"阴无阳不生,阳无阴不成",就是这样一个道理。

(三) 阴阳消长

阴阳双方不是处于静止状态,而是处于不断消长的运动变化之中。例如人体各种功能活动(阳)的产生,必然要消耗一定的营养物质(阴),这就是"阴消阳长"的过程,反之,各种营养物质(阴)的化生,又必须消耗一定的能量(阳),这就是"阳消阴长"的过程。在正常情况下,这种"阴阳消长"是处于相对平衡的状态中的,如果这种关系超越了一定的限度,不能保持阴阳的相对平衡,就会出现阴阳的偏盛偏衰,也就是疾病的发生。

（四）阴阳转化

事物的阴阳两个方面不是绝对不变的，在一定条件下，可以各自向相反的方向转化。阳可以转化为阴，阴也可以转化为阳。事物的运动变化，如果说"阴阳消长"是一个量变的过程，则"阴阳转化"便是一个质变。《素问·阴阳应象大论》所谓"重阴必阳，重阳必阴""寒极生热，热极生寒"，一方面说明阴阳的相互转化，另一方面也说明阴阳转化是有条件的。没有内部和外部的条件，便不可能转化。如急性热病，由于热毒极重，大量耗伤机体正气，在持续高热的情况下，可突然出现体温下降，面色苍白，四肢厥冷，脉微欲绝等一派阴寒危象。此时，若抢救及时，处理得当，使四肢转温，色脉转和，阳气恢复，病情又可出现好的转机。前者是由阳转阴，后者是由阴转阳。

（五）阴阳衍化

阴阳两个方面又不断变化，即阴阳之中又有阴阳。《素问·阴阳离合论》说："阴阳者，数之可十，推之可百，数之可千，推之可万，万之大不可胜数，然其要一也。"或按阴阳程度的不同，阴分为一阴、二阴、三阴；阳分为一阳、二阳、三阳。《素问·天元纪大论》说："阴阳之气，各有多少，故曰三阴三阳。"指出了由于阴阳之气的差异；因而有三阴三阳的区别。阴之多者称太阴（三阴）；少者称少阴（二阴）；阴之尽（衰）则称厥阴（一阴）；阳之多者称太阳（三阳）；阳之极（盛）则称阳明（二阳）；少者称少阳（一阳）。三阴三阳既表示阴阳的细分，又用以说明阴阳的消长变化。如热性病的发展，即用太阳、阳明、少阳，太阴、少阴、厥阴来分析其证候类型和转变关系。

以上几个方面是阴阳学说的基本内容，从"太极图"的形象上，大体可说明其主要意义。如图 2-1 中白色代表阳，黑色代表阴，两方面既互相对立又互相依存，中间用一条曲线隔开来，表示两者之间互为消长。阴阳两方各有一个白点或黑点，表示阴阳可向对方转化和阴阳之中又有阴阳。这些内容说明事物现象不是孤立的，而是互相联系和发展变化的。

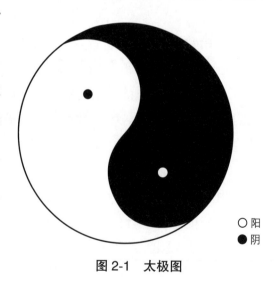

○ 阳
● 阴

图 2-1　太极图

二、阴阳学说在中医学中的应用

阴阳学说，贯穿在中医学术理论体系的各个方面，它说明了人体的组织结构、生理功能、病理变化,也指导着临床诊断和治疗。

(一)说明人体的组织结构

阴阳学说在阐释人体的组织结构时,认为人体是一个有机整体,它的一切组织结构既是有机联系的,又可以划分为相互对立的阴、阳两部分。按人体部位分,身半以上属阳,身半以下属阴;背为阳,腹为阴;体表属阳,体内属阴;四肢外侧属阳,四肢内侧属阴。按脏腑功能特点分,脏为阴,腑为阳。具体到每一脏腑,又有阴阳之分,如心有心阴、心阳,肾有肾阴、肾阳等。在经络之中,也分为阴经和阳经两大类。总之人体上下、内外、各组织结构之间以及每一组织结构本身都充满着阴阳对立的现象,都可以用阴阳来概括。所以《素问·宝命全形论》说:"人生有形,不离阴阳"。

(二)说明人体的生理功能

阴阳学说认为,人体的正常生命活动,是由于阴阳双方保持着对立统一的协调关系的结果。前面已经谈到,功能活动为阳,营养物质为阴。人体的各种功能活动,都必须有营养物质作为基础,没有营养物质,功能活动就无从产生;同时,功能活动又是化生营养物质的动力,没有脏腑的功能活动,饮食物也不能变成体内的营养物质。人体中阴阳就是这样相互为用,共同卫护着机体,使之不受邪气的侵袭,维持着人体的相对平衡状态。如果阴阳不能相互为用而分离,人的生命活动也就停止了。所以《素问·生气通天论》说:"阴平阳秘,精神乃治;阴阳离决,精气乃绝"。

(三)说明人体的病理变化

阴阳学说还用来说明病理变化,认为疾病的发生,是阴阳失去相对平衡,出现偏盛偏衰的结果。疾病的发生发展关系到正气、邪气两个方面。邪气有阴邪和阳邪,正气包括阴液与阳气。阳邪致病,可使阳偏盛而阴伤,因而出现热证;阴邪致病,则使阴偏盛而阳伤,因而出现寒证。阳气虚而不能制阴,则出现阳虚阴盛的虚寒证,阴液亏虚而不能制阳,则出现阴虚阳亢的虚热证(图2-2)。

综上所述,尽管疾病的病理变化复杂多变,但均可以用"阴阳失调""阴胜则寒,阳胜则热""阳虚则寒,阴虚则热"来概括说明。

此外,人体阳气和阴液,一方的不足可以导致另一方的耗损,即所谓"阴阳相损"。如长期食欲减退的患者,多反映为脾气(阳)虚弱,会导致人体血(阴)的化源不足,这可称为阳损及阴的气血两虚证。又如失血的患者,由于阴血的大量损失,往往会出现形寒肢冷的阳虚病证,这可称为阴损及阳的阴阳两虚证。都是临床常见的病理变化。

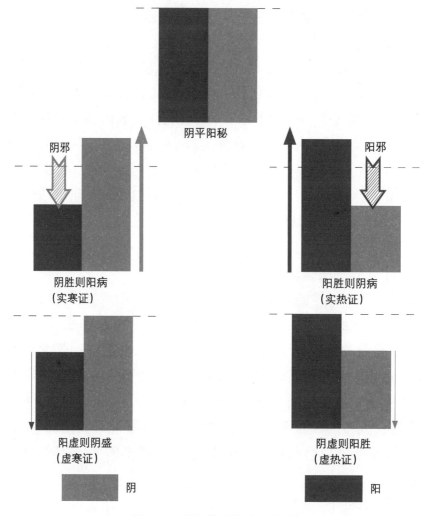

图 2-2　阴阳偏盛偏衰示意图

（四）指导临床诊断与治疗

　　疾病的发生和发展的根本原因是阴阳失调。因此,尽管临床表现错综复杂,千变万化,但只要掌握阴阳变化的规律,加以分析综合,即可掌握其要领。一般说来,疾病的性质总不外乎阴阳两大类,故《素问·阴阳应象大论》说:"善诊者,察色按脉,先别阴阳"。在辨证上,虽有阴、阳、表、里、寒、热、虚、实八纲,但八纲中又以阴阳作为总纲,表、热、实属阳;里、寒、虚属阴。这样就能执简驭繁,正确诊断疾病。

　　由于疾病发生、发展的根本原因是阴阳失调,因此调整阴阳,促使阴平阳秘,恢复阴阳的相对平衡,就成为针灸治疗的根本原则。《灵枢·根结》篇说:"用针之要,在于知调阴与阳"。可见,针刺治疗疾病的根本作用就在于调整阴阳之气。

阴阳学说在针灸治疗中，不仅用于确定治疗原则，而且还贯穿到选穴、配穴、针灸操作等各个方面。例如，表里配穴，原络配穴，这种阴阳表里的配穴方法在临床上被广泛使用。再如俞穴和募穴，临床上治疗脏腑病常是脏病多取本俞，腑病多取本募，或者俞募相配，"阳病引阴""阴病引阳"，以调整阴阳之偏盛偏衰。从刺灸方法来讲，灸法中的先上、后下，先阳、后阴；刺法中的"刺阴者，深而留之，刺阳者，浅而疾之"。综上所述，针灸学中，无论是在经络腧穴、刺灸和治疗等方面，无不涉及阴阳。总的说，从理论到实践，阴阳无不占有重要地位。

┃第二节┃五行

五行是指自然界中木、火、土、金、水五类物质。"行"是类别和运行的意思。五行学说认为，宇宙间的一切事物，都归属于木、火、土、金、水五类物质，由此形成复杂的运动和变化。早期的五行学说，大约产生在我国殷周之际，它是我国古代劳动人民在长期的生活和生产实践中对物质世界的一种认识。古人认识到了木、火、土、金、水这五种物质是当对人民生活和生产中所不可缺少的东西，也是构成自然界正常变化的五种重要物质，如《尚书·大传》谓："水火者，百姓之所饮食也，金木者，百姓之所兴作也，土者，万物之所资生，是为人用。"五类物质各有其特性，但又相互依存而不可分离、因此古人就利用它们的特性及其相互关系来说明自然界一切事物现象。这样，原始的五行概念便被逐渐发展成为五行学说。它与阴阳学说一起，成为认识事物和分析事物的一种思想方法和理论工具，贯穿到古代各种学术论著之中。在中医学中主要用五行来概括和说明脏腑组织的属性及其内在联系，归纳人体与自然界的相互关系，从而在临床上指导诊断和治疗。

一、对事物属性的五行归类

古代劳动人民在长期的生活和生产实践中，不仅认识到木、火、土、金、水五种物质是人民生活中不可缺少的东西，而且体验到这五种物质都有不同的特性，如"木"具有生发、条达的特性；"火"具有炎热、向上的特性；"土"具有生化万物的特性；"金"具有肃杀、清静的特性；"水"具有寒冷、向下的特性。古代医家把五行学说应用于医学，对人体的脏腑组织、生理、病理现象，以及与人类生活有关的自然界事物，做了广泛的联系和研究，并用"比类取象"的方法，按照事物的不同性质、作用与形态，分别归属于木、火、土、金、水"五行"之中，借以阐述人体的脏腑组织之间生理、病理的复杂联系,以及人体与外界环境之间的相互关系。这种对事物的归类方法,在《素问·阴阳应象大论》和《素问·金匮真言论》等篇都有详细的记载。至于经脉的五行属性,是根据脏腑的属性而来。如肝胆属木,故足厥阴肝经和足少阳胆经也属木;心与小肠属火,故手少阴心经和手太阳小肠经也属火;脾胃属土,足太阴脾经与足阳明胃经也属土;肺与大肠属金,手太阴肺经与手阳明大肠经也属金;肾与膀胱属水,故足少阴肾经和足太阳膀胱经也属水。至于心包与三焦,古人认为心包为心之外卫,代心行事,心属火,心包也属火,所以手厥阴心包经与手少阳三焦经均属火。现将事物的五行归类,择要归纳如表2-1。

表 2-1　五行归类表

自然界							五行	人体								
五音	五味	五色	五化	五气	五方	五季		五脏	五腑	五官	形体	情志	五声	变动	五华	五液	五神
角	酸	青	生	风	东	春	木	肝	胆	目	筋	怒	呼	握	爪	泪	魂
徵	苦	赤	长	暑	南	夏	火	心	小肠	舌	脉	喜	笑	忧	面	汗	神
宫	甘	黄	化	湿	中	长夏	土	脾	胃	口	肉	思	歌	哕	唇	唾	意
商	辛	白	收	燥	西	秋	金	肺	大肠	鼻	皮	悲忧	哭	咳	皮毛	涕	魄
羽	咸	黑	藏	寒	北	冬	水	肾	膀胱	耳	骨	惊恐	呻	栗	发	涎	志

二、五行的运动规律

五行的运动规律,主要表现为生克乘侮和子母相及。五行相生,含有相互资生,助长的意思。相生的次序是:木生火,火生土,土生金,金生水,水生木。在相生的关系中任何一行都有"生我""我生"两个方面的关系。生我者为母,我生者为子.所以又称为"母子关系"。

五行相克,含有相互制约、克制的意思。相克的次序是:木克土、土克水、水克火、火克金、金克木(图2-3)。在相克关系中,任何一行都具有"克我""我克"两个方面的关系,我克者为我所胜,克我者为我所不胜,所以又称为"所胜"与"所不胜"的关系。

相生与相克,是事物不可分割的两个方面,没有生,就没有事物的发生和发展;没有克,就不能维持事物在发展变化中的平衡与协调。因此,不可无生,也不可无制,必须生中寓制,制中寓生,相反相成。并保持生克相对平衡,才能保证事物正常发生与发展。如果五行发生太过或不及,就会出现五行相生相克的异常现象,称为相乘,相侮与子母相及(图2-4)。

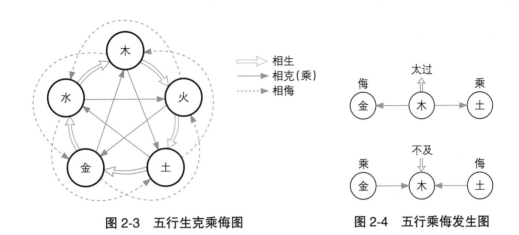

图 2-3　五行生克乘侮图　　　　　图 2-4　五行乘侮发生图

相乘与相侮是说明五行相克关系的异常现象。相乘含有乘虚侵袭的意思，是一行对其"所胜"的过于克制，有时临床上也习惯称为相克。如木乘土，有时也称木克土。五行相乘的次序与相克的次序相同，但不同于正常的相克关系，而是在一定情况下产生的克伐侵害关系。相侮含有恃强凌弱的意思，是一行对"所不胜"的反克。五行相侮的次序与相克的次序相反，故又称"反克"或"反侮"。例如：正常的相克关系是金克木，若金气不足，或木气偏亢，木就会反过来侮金。故《素问·五运行大论》说："气有余，则制己所胜而侮所不胜；其不及，则己所不胜，侮而来之，己所胜，轻而侮之"。

子母相及是说明五行相生关系的异常现象，我生者为子，生我者为母，"及"即影响危害所及。包括母病及子和子病犯母两个方面。母病及子与相生的次序相同；子病犯母与相生的次序相反。如正常相生关系是水生木，若在异常情况下，水影响木为母病及子，而木影响水，则称为子病犯母。

三、五行在中医学中的运用

中医学运用五行学说，就是用事物属性的五行归类和生克乘侮等变化规律，具体地解释人体生理、病理现象，并指导临床诊断与治疗。

（一）说明脏腑之间的相互关系

五行学说，将人体的内脏分别归属于五行。不仅以五行的特性，用比类取象的方法，说明五脏的部分功能，而且用相生相克说明了脏腑之间的某些联系。例如肝脏，"生我"者为肾，"我生"者为心，"克我"者为肺，"我克"者为脾，余可类推，从而概括出了内脏的整体联系。经络和脏腑有密切联系，是人体脏腑五行生克制化关系之间进行联系的通路。经络在脏腑五行关系之间，绝大部分都是直接沟通。如肝与心、脾、肺、肾之间的联系,从经络来讲,足厥阴经别贯心,足少阳经别贯心,足厥阴肝经挟胃,脾胃表里相合;足少阴肾经上贯肝;足厥阴肝经上注肺,足少阴肾经上贯肝肺等。通过经络在五行之间的联系调节,才使五行维持着相对的平衡和协调。

由于五行生克本身是朴素的思想方法,毕竟有局限性,所以生克规律也就不可能反映出内脏以及与之联系和支配的其他相应组织、器官的全部内在联系。但是医疗实践证明,生克规律也确实反映了五脏之间的某些客观联系,这是可以指导临床的。

（二）说明脏腑间的病理影响

疾病的发生,是人体脏腑组织在不同的因素影响下,功能失调的病理反映。但由于人体是一个有机的整体,内脏之间又是相互资生,相互制约的,因而,当某一脏器组织有病,就会影响其他脏器组织而受病,这种影响关系,称之为"传变"。从五行学说来认识他们间的相互影响,可以概括为相生关系的传变和相克关系的传变。

相生关系的传变:包括母病及子和子病犯母两方面。如肝病传心,称为母病及子;肝病传肾,称为子病犯母。

相克关系的传变:包括相乘、相侮两方面。如肝病传脾,称为木乘土;肝病传肺,称为木侮金。

必须指出,内脏间的病理上相互影响,是客观存在的,这种影响有的可以用子母相及和相乘相侮来解释。我们只能根据临床上已出现的病理传变,加以运用解释。

（三）指导临床诊断和治疗

五行在诊断上的运用,就是综合四诊所得的临床资料,根据五行属性和生克乘侮等变化规律来推断病情,例如患者有目赤涩痛、烦躁易怒等表现,便可考虑肝木为病,如面见赤色、口苦等表现,可考虑是否心火亢盛。

用于治疗方面,五输穴与五行相配,阴经的井荥输经合配五行的木火土金水,阳经的井荥输经合配五行的金水木火土,临床上根据补母泻子的原则取穴针治疾病。此外,可以根据五行归属和脏腑之间的病理影响,指导确定治法和用穴,在临床上也是屡见不鲜的,如肝胃不和,木郁克土,治法当扶土抑木,取用中脘（CV12）、足三里（ST36）、太冲（LR3）等穴。

总之,阴阳五行学说都具有朴素的唯物论和辩证法思想,因此,不同程度地反映了事物的客观规律。用于医学领域,则对于阐明生理活动,解释病理变化,指导临床实践,都有重要意义。在具体运用时,阴阳五行学说常相互联系和补充,不可截然分割。也就是说,论阴阳则往往联系到五行,言五行又常常离不开阴阳。对于阴阳五行学说,我们一方面要认识到它来源于实践,在中医学发展史上起过一定的进步作用,现在还依然在一定范围内对中医的临床实践起着指导作用;另一方面也要认识到它的理论的形成,受到当时社会历史条件的限制,在说理方面,还有其不够完善的地方,有待于我们在医疗实践中不断总结提高,使之进一步完善。

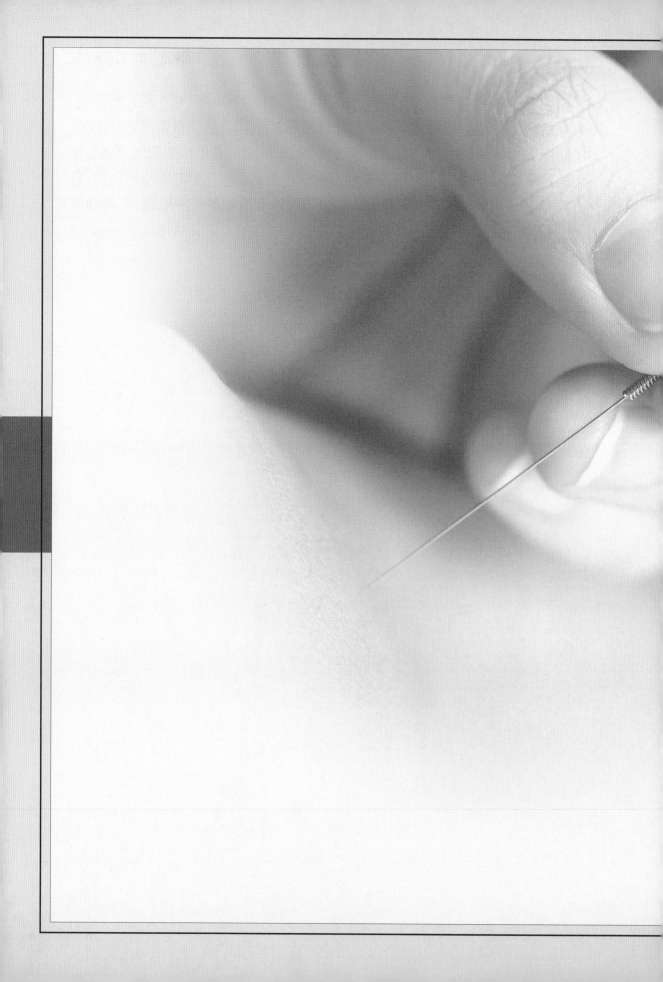

第三章

脏腑

脏腑，是人体内脏的总称。包括五(六)脏、六腑和奇恒之腑。心、肺、脾、肝、肾和心包含称"六脏"；胆、胃、小肠、大肠、膀胱、三焦合称"六腑"；脑、髓、骨、脉、胆、女子胞称为"奇恒之腑"。由于心包是心脏的外卫，奇恒之腑的各腑分别从属在其他脏腑，故一般只称"五脏六腑"。五脏的主要生理功能是生化和储藏精、气、血、津液等精华营养物质；六腑的主要生理功能是受纳和熟腐水谷，传化和排泄糟粕。《素问·五脏别论》说："所谓五脏者，藏精气而不泻也，故满而不能实。六腑者，传化物而不藏，故实而不能满也"。这不仅是对脏与腑总的功能的概括，同时也指出了脏与腑在功能上的基本区别。

脏与腑在功能上虽有区别，但在整个生理活动中，不仅脏与脏、腑与腑，而且脏与腑，甚至脏与五官、五体等组织器官之间，在结构和功能上，是通过经络彼此联系和相互协调的。从而保持人体正常的生理活动。

脏腑学说，是研究人体脏腑的生理功能，病理变化及其相互关系的学说。这一学说，古人称之为"藏象"。藏指藏于内，就是内脏；象是征象或形象。就是说脏腑虽在机体的内部，但它们的生理活动和病理变化，都有征象表现于外，所谓"脏居于内，形见于外，故曰藏象"(张介宾《类经·藏象》)。它主要包括两个方面的内容：一是阐述各脏腑组织器官的生理功能，病理变化及其相互关系；一是阐述精、气、血、津液的生理、病理及其与脏腑的关系。

中医学里脏腑学说的形成，是以广泛的医疗实践为其基础的，主要有三个方面：一是古代的解剖知识，《灵枢·经水》说："夫八尺之士，皮肉在此，外可度量切循而得之，其死可解剖而视之。其脏之坚脆，腑之大小，谷之多少，脉之长短，血之清浊，气之多少……皆有大数"。《灵枢》的"骨度""肠胃""平人绝谷"等篇以及《难经》中都有一些记述。可见，我国在公元前已开始从事人体解剖的实践，这是形成脏腑学说不可少的基础。二是对生理、病理现象的观察。例如，机体受寒而感冒，会出现鼻塞、流涕、恶寒、发热、咳嗽等症状，因而认为皮毛和鼻与肺有联系。三是长期而丰富的临床实践的总结。例如，应用补肾的方法治疗骨折，可以加速骨折的愈合，从而产生"肾主骨"之说。总之，经过长期的反复实践，逐步形成了以五脏为中心的较完整的脏腑学说。

| 第一节 | 五脏

一、心

心位于胸中,其经脉络小肠,与小肠表里相合,生理功能是主血脉,其华在面,主藏神,开窍于舌。

(一) 主血脉,其华在面

心主血脉,是指心有推动血液在脉道内运行的作用。心是血液运行的动力,脉是血液运行的道路。血液运行于脉道之中,有赖于心和脉的互相合作,而心为主导。所以《素问·痿论》说:"心主身之血脉"。心之所以能够推动血液的运行,全赖于心气的作用。心气旺盛,就能使血液在脉道中运行不息,从而供应全身的需要。由于心、血、脉相互关联,面部血液较为充盈,所以心气的盛衰、血液的盈亏,可以从脉象的变化和面部色泽改变反映出来。如心气旺盛,血脉充盛则脉象和缓有力,面色红润。心气不足,心血亏少,则脉细弱、面色少华。正如《素问·六节藏象论》所说:"心者……其华在面,其充在血脉"。

(二) 主藏神,神有广义狭义之分

广义的神,是指整个人体生命活动的外在表现;狭义的神,是指心所主的神志,即人的精神、思维活动。脏腑学说认为人的思维活动与五脏有关,而主要是属于心的生理功能。《灵枢·邪客》说:"心者……精神之所舍也"。《灵枢·本神》又说:"所以任物者谓之心"。说明精神活动和接受外来的事物而发生的思维活动是由心来完成的。所以凡是精神、意识、思维、记忆、睡眠等,均与心藏神的功能有关。

血是神志活动的主要物质基础,血为心所主,又受心神的主宰和调节,因此,心藏神功能与主血脉的功能是密切相关的,所以《灵枢·本神》说:"心藏脉,脉舍神"。

(三) 开窍于舌

"开窍"是指某脏与某一感官在结构上、生理和病理上有密切联系。心与舌在生理上有密切的联系,舌内通心脉而司味觉和言语,心的生理功能正常则舌质红润光泽,味觉灵敏,活动自如。如果心有病变,就容易从舌上反映出来。例如:心血不足则舌质淡白;心火上炎则舌尖红赤或舌体糜烂;心血瘀阻则舌质紫黯或出现瘀点。由于心的生理功能和病理变化能影响到舌,容易显露于舌,故有"心

开窍于舌"与"舌为心之苗"之说。

【附】 心包

心包又称心包络,是围护于心脏外面的包膜,其经脉络三焦与三焦表里相合。心包主要对心脏起保护作用。故邪气犯心,常先侵犯心包。心包受邪,又常影响心的功能而出现心的病症。如温邪内陷,出现神昏、谵语等心神失常的症状,称为"热入心包"。所以,实际上心包受邪所出现的病症与心是一致的,故通常并不把心包作为独立的脏器,而将其附属于心脏。

二、肝

肝位于胁部,其经脉络胆,与胆表里相合。生理功能是主藏血,主疏泄,主筋,其华在爪,开窍于目。

(一) 主藏血

肝藏血,是指肝具有贮藏和调节循环血量的功能。人体内各部分的血液,常随着不同的生理情况而改变其血流量。人在剧烈运动或白天从事其他活动时,机体的需血量就增加,肝脏就排出其储藏的血液,以供应机体活动的需要;当人在休息和睡眠时,机体的需血量就减少,多余的血液则藏于肝。王冰注释《素问·五脏生成》说:"肝藏血……人动则血运于诸经。人静则血归于肝脏"。正是说明肝的这一功能。

由于肝对血液具有调节的作用,所以人体各脏腑组织各方面的活动都与肝有密切关系。如果肝脏有病,藏血的功能失常,就会影响人体正常活动,同时也容易出现血液方面的病变。例如:肝血不足,常可见两目昏花、筋肉拘挛、四肢麻木,以及妇女出现月经量少,甚至闭经等病症。

(二) 主疏泄

疏泄,即疏通,畅达的意思。肝主疏泄,就是肝具有使本脏以及其他脏腑的气机疏通畅达的作用。在正常情况下,疏泄是保持肝脏的功能协调及其他脏腑正常活动的重要条件。肝脏性喜条达而恶抑郁,当情志不遂致肝气抑郁时,则疏泄受到影响。具体表现在下述三个方面:

1. 情志方面 人的精神情志活动,除了心所主外,与肝气的关系至为密切。只有在肝气疏泄功能正常,气机调畅的情况下方能气血和平,心情舒畅。如果肝失疏泄,气机不调就容易引起情志方面的异常变化,表现为抑郁和亢奋。肝气抑郁,则可见郁闷不乐,多疑善虑,甚则悲伤欲哭;肝气亢奋,则见急躁易怒、失眠多梦、头晕目眩等症,肝的疏泄功能的失职,常表现有精神情志的异常。反过来,过度的和持久的精神刺激又常可引起肝的疏泄功能失常。

2. 消化方面 肝的疏泄功能,不仅可以调畅气机,协助脾胃之气升降,而且还与胆汁的分泌有关。因此,肝之疏泄实为保持脾胃正常消化功能的重要条件。如果肝失疏泄,可影响脾胃的消化和胆汁的分泌与排泄,而出现消化功能不良的病变。临床上经常见到肝失疏泄的患者,除了出现胸胁胀痛、精神抑郁或急躁易怒等肝气郁结的症状外,常兼见胃失和降的嗳气呕恶和脾失健运的腹胀腹泻等症状。前者称为"肝气犯胃",后者称为"肝脾不和"。

3. 气血方面 人体血液的运行,有赖于气的推动。心肺在气血运行中虽起着主导作用,但还需肝的疏泄功能的协同,才能保持气机的畅达而使血行不致瘀滞。如果肝的疏泄功能失职,以致气机不畅,便可影响血液运行,导致气滞血瘀,而出现胸闷不适,胁肋胀痛、刺痛、痛经,甚至形成癥瘕等病症。

(三) 主筋、其华在爪

筋是连结关节、肌肉,主管肢体活动的主要组织。肝主筋,是指全身的筋有赖于肝的濡养,才能保持正常的生理功能。若肝血受损,筋失所养,就会出现筋缓无力、肢体麻木、关节屈伸不利等病症;若肝热伤筋,则可见四肢抽搐、角弓反张、牙关紧闭等病症。

其华在爪。是说肝的阴血盛衰,不仅能影响筋的运动,而且也能影响到爪甲的枯荣。肝血足,筋强力壮,爪甲坚;肝血虚,筋弱无力,爪甲多软而薄,枯而色夭,甚至变形或脆裂。所以《素问·五脏生成》说:"肝之合筋也,其荣爪也"。

(四) 开窍于目

《灵枢·大惑论》说:"五脏六腑之精气,皆上注于目而为之精"。由于五脏六腑的精气,通过血脉运注于目,因此目与五脏六腑都有内在联系,但主要是肝。因肝主藏血,其经脉又上联于目系,所以《灵枢·脉度》说:"肝气通于目"。肝的功能正常与否,常常在目上有所反映。如肝的阴血不足,则两目干涩,或视物模糊,甚至夜盲;肝经风热,则可见目赤肿痛等。

三、脾

脾居中焦,其经脉络胃,与胃表里相合。生理功能是主运化,主统血,主肌肉,主四肢,开窍于口,其华在唇。

（一）主运化

运，即运输；化，即消化吸收。脾主运化的作用，包括运化水谷精微与运化水湿两个方面。

脾主运化水谷精微，实际上是指对营养物质的消化、吸收和运输的功能。由于饮食水谷，是人出生之后所需营养物质的主要来源，也是生成气血的主要物质基础，而水谷精微的运化是由脾所主管，所以称脾为气血生化之源。脾的运化功能强健，习惯上称为"脾气健运"。脾气健运，则消化、吸收、运输功能正常；脾失健运，则会出现纳呆、腹胀、便溏、倦怠、消瘦等消化和营养不良的病症。

运化水湿，主要是指脾有促进水液代谢的作用。脾在运输水谷精微的同时，又把经络组织器官利用后多余的水液，运输排泄于体外，从而维持人体内水液代谢的平衡。使体内各个组织，既得到水液充分濡润，又不致有水湿潴留。若脾失健运，就可导致水湿潴留的各种病变，如水肿、泄泻、痰饮等。

脾主运化水谷精微和运化水湿两方面的作用是互相联系的，因此，脾运化功能失常，两方面的病理表现常常互见。

脾主运化的功能，主要是依赖于脾气的作用。而脾气的功能特点，是以上升为主，所谓"脾气主升"即指此言。如果脾气不升，甚或下陷，则可引起头目眩晕、久泄脱肛或内脏下垂等病症，治疗当以补中益气升提为法。

（二）主统血

统，有统摄，控制的意思。脾统血，是指脾有统摄血液循行于经脉之中，而不致于溢出脉外的作用。这种功能主要是由脾气来完成的。脾气健旺，则人体气血充沛，血既有所生，亦有所统，而不致于外溢，若脾气虚弱，失去统摄之权，则血离脉道，出现种种失血病症，如便血、崩漏、紫斑等。

（三）主肌肉、四肢

脾主肌肉是指脾有运化水谷精微，以营养肌肉的作用。营养充足，则肌肉发达。所以脾的运化功能是否正常关系到肌肉的丰满与瘦削。《素问·痿论》说："脾主身之肌肉"就是这个含意。脾主四肢和脾主肌肉的道理一样，人体四肢的正常功能活动，需要脾气输送营养来维持，输送的营养充足，则四肢肌肉丰满，强劲有力，反之，则四肢肌肉痿软，倦怠无力。

（四）开窍于口，其华在唇

脾开窍于口，是指脾的运化功能与饮食、口味有密切关系。脾气健运，则食欲旺盛，口味正常；若脾失健运，则不欲饮食，口淡乏味，以及湿邪困脾而口腻口甜等。

脾主肌肉,口为脾窍,因此口唇也常能反映出脾主运化水谷功能的状况。如果脾气健运、气血充足,则口唇红润光泽;脾气不健,气血不足,则口唇淡白或萎黄不泽。

四、肺

肺位于胸中,上通喉咙,开窍于鼻,居于脏腑的最上部,故称肺为华盖,其经脉络大肠,与大肠表里相合。生理功能是主气,司呼吸,主宣发,外合皮毛,主肃降,通调水道。

(一) 主气,司呼吸

肺主气,包括两个方面,即主呼吸之气和主一身之气。

肺主呼吸之气,是说肺有司呼吸的作用,是体内外气体交换的场所。人体通过肺,吸入自然界的清气,呼出体内的浊气,吐故纳新,使体内外的气体不断得到交换,以维持机体的正常活动。所以《素问·阴阳应象大论》说:"天气通于肺"。

肺主一身之气,是由于肺司呼吸对全身的功能活动有极重要的影响,与宗气的生成密切相关。因宗气是水谷之精气与肺所吸入之清气相合而成。积于胸中,上出喉咙以司呼吸,又通过心肺而布散全身,以保持各组织器官的正常功能,故肺起到了主一身之气的作用。《素问·五脏生成》说:"诸气者皆属于肺"即指此而言。

肺主气的功能正常,则气道通畅,呼吸均匀和调。若肺气不足,就可以出现体倦乏力、语言低微、气短息弱等症。

(二) 主宣发,外合皮毛

宣发,即布散的意思。肺主宣发主要是指通过肺的宣发,使卫气和津液输布全身,以温润肌肉皮毛的作用。《灵枢·决气》说:"上焦开发,宣五谷味,熏肤、充身、泽毛,若雾露之溉,是谓气"。就指的这一活动。皮毛位于体表,包括皮肤、汗腺、毫毛等组织,是人体抗御外邪的屏障。皮毛是由肺输布的卫气与津液所温养,肺主呼吸,而皮肤之汗孔也有散气调节呼吸的作用。所以有肺主皮毛和汗孔称为"气门"之说。

由于在生理上肺与皮毛紧密关联,所以在病理上也常互相影响。如外邪侵袭,常由皮毛而犯肺,从而出现恶寒、发热、鼻塞、咳喘等肺气不宣的证候;肺气虚弱,不能宣发水谷精气时,不仅可使皮肤憔悴枯槁,而且可以引起卫外功能的不足而易患感冒,肌表不固则常自汗出。

(三) 主肃降,通调水道

肃降,即清肃下降。人体脏器的活动规律,一般是在上者以降为顺,在下者以升为和。肺在脏腑的最上部,其气以降为顺,以促进气和津液的运行并使之下降,若肺失肃降,即可出现咳嗽、气喘等肺气上逆之证。

通调水道,通调即通畅,调节的意思;水道,水液运行和排泄的道路。肺有通调水道的功能,是指肺气在促进和维持水液代谢平衡中起着一定的作用。这一作用,主要是由肺气肃降功能来完成的。若肺失肃降,影响到对水液的输布和排泄,则可出现小便不利、尿少、水肿等病变。

(四) 开窍于鼻

鼻是呼吸的通道,鼻的通气和嗅觉的功能,主要依靠肺气的作用。在肺气正常时,呼吸通畅,嗅觉灵敏;反之,若风寒束肺,肺气不宣,则常见鼻塞流涕、嗅觉不灵等症状;肺热壅盛,则常见喘促而鼻翼煽动等症。

喉咙是呼吸的门户和发音的器官,是手太阴肺经循行所过之处,故喉的通气与发音,直接受到肺气的影响,所以肺有病变时,往往可以引起声音嘶哑及喉痹等咽喉部位的病症。

五、肾

肾位于腰部,左右各一。所以有"腰为肾之府"的说法,其经脉络膀胱,与膀胱表里相合。肾的主要功能是藏精,主发育与生殖,主水液,主纳气,主骨、生髓、充脑,其华在发,开窍于耳,司二便。

(一) 藏精,主发育与生殖

精是构成人体的基本物质,也是人体各种功能活动的物质基础。肾所藏的精包括先天之精和后天之精两个方面,先天之精禀受于父母,后天之精来源于饮食物,由脾胃化生。先天之精与后天之精是相互依存、相互资生的。出生之前,先天之精为后天之精准备了物质基础;出生之后,后天之精不断供养先天之精,使之得到不断地补充。两者之间,以后天之精更为重要。

肾有生殖和促进人体生长发育的功能,全赖肾中精气的作用。换而言之,肾的精气盛衰,关系到生殖和生长发育的能力。人从幼年开始,肾的精气逐渐充盛,就有齿更发长等变化;发育到青年时期,肾的精气充盛,男子就能产生精子,女子就开始按期来月经,性功能逐渐成熟,而有生殖的能力;待到老年,肾的精气渐衰,性功能和生殖能力随之减退而消失,形体也逐渐衰老。故《素问·上古天真论》说:女子"二七而天癸至,任脉通,太冲脉盛,月事以时下,故有子……七七,任脉虚,太冲脉衰少,天癸竭,地道不通,故形坏而无子也。"又说:男子"二八,肾气盛,天癸至,精气溢泻,阴阳和,故能有子……八八,天癸竭,精少,肾脏衰,形体皆极,则齿发去"。这突出反映了肾的精气在主持人体生长、发育和生殖功能方面的作用。若肾藏精的功能失常,则生长发育和生殖能力必然要受到影响。这是称肾为"先天之本"的基本意义,也是中医学非常重视肾的原因所在。

肾的精气包括肾精和肾精所化的肾气。肾精化生肾气,是由肾阳蒸化肾阴而产生,肾阴肾阳又都以肾所藏的精气为物质基础,所以肾的精气包含着肾阴与肾阳两个方面。肾阴是人体阴液的根本,对各脏腑组织起着濡润、滋养的作用;肾阳是人体阳气的根本,对各脏腑组织起着温煦、推动的作用。肾中阴阳犹如水火一样内寄于肾,故前人又有"肾为水火之宅"之说。但由于从阴阳属性来说,精属阴,气属阳,所以有时也称肾精为"肾阴",肾气为"肾阳"。肾阴和肾阳在人体内是相互制约,相互依存的,以维持人体生理上的动态平衡。这一平衡遭到破坏,即形成肾的阴阳失调的病理变化。若见五心烦热、潮热盗汗、男子遗精、女子梦交等,则为阴虚阳亢的见症,是由于肾阴亏虚不足以制阳的缘故;若出现精神疲惫、腰膝冷痛、形寒肢冷、男子阳痿、女子宫冷不孕等症,则是肾阳虚衰,温煦和推动的功能不足所致;若肾虚而无明显寒象的病症,一般常称为肾气不足或肾精亏损。

(二)主水液

主要是指肾在调节体内水液的代谢平衡方面起着极为重要的作用。肾对体内水液的输布与调节,主要是靠肾的气化作用。肾的气化正常,则肾关开合适度。水液自胃的受纳、脾的转输、肺的通调等,部分水液下归于肾,通过肾阳气化而分清泌浊,清者上输于肺,运行于各脏腑组织器官,浊者下输膀胱成为尿液而排出体外。在这个代谢过程中,肾的气化作用是贯穿始终的。如果肾的气化失常,肾关开合不利,就会引起水液代谢的障碍而发生水肿或小便失常。

(三)主纳气

肾主纳气是指肾有助肺吸气下达的作用。《仁斋直指方论》说:"肺为气之主,肾为气之本"。就是说呼吸虽是肺所主,但肾气为之摄纳,对人体的呼吸有重要意义。只有肾气充沛,摄纳正常,才能使肺的气道通畅,呼吸均匀。如果肾气虚衰,根本不固,无力摄纳,就会出现气短喘促、呼多吸少、动则尤甚等症。

(四)主骨、生髓、充脑,其华在发

肾藏精,精能生髓,髓居于骨中,骨赖髓以充养。肾精充足,则骨髓的生化有源,骨骼得到髓的充分滋养而坚固有力,如果肾精虚少,骨髓化源不足,不能营养

骨骼,便会出现腰膝酸软、脚痿、发育不良等症。肾主骨,而"齿为骨之余",故牙齿的坚实与否,和肾也有密切关系。肾精充足,则牙齿坚固,肾精不足,则牙齿易松动,甚则脱落。

髓有脊髓和骨髓,脊髓上通于脑,脑为髓聚而成,所以《灵枢·海论》说:"脑为髓海"。

精与血,是互为资生的,精足则血旺。发的营养虽来源于血,但其生机根于肾气,发既为血之余,又为肾之外华。因此毛发的生长与脱落,润泽与枯槁,均与肾的精气盛衰有关。青壮年肾气充盛,毛发光泽,老年人肾气虚衰,毛发白而脱落。故《素问·五脏生成》说:"肾之合骨也,其荣发也"。

(五) 开窍于耳及二阴

耳司听觉,主要依赖于肾的精气充养,所以耳从属于肾。肾的精气充足,耳得其养则听觉灵敏,肾精亏虚,不能上注于耳,则会出现耳鸣、听力减退等症。

二阴,即前阴与后阴。前阴包括尿道和生殖器,有排尿和生殖的作用;后阴即肛门,有排泄粪便的作用。尿液的排泄,虽主要在膀胱,但有赖于肾的气化作用,而人的生殖功能也由肾所主,至于大便的排泄亦与肾气有关。因此,肾气虚衰,在小便方面可出现尿频,遗尿或尿少,尿闭;在生殖方面可出现遗精,阳痿,早泄,不孕;在大便方面可出现久泄滑脱或大便秘结等病症。

| 第二节 | 六腑

一、胆

胆附于肝,其经脉络肝,与肝表里相合,胆的主要功能是贮藏胆汁,并不断将胆汁排泄到肠腔,以助消化。胆气以下降为顺,胆汁味苦色黄,故胆气上逆多见口苦,呕吐苦水,不能协助脾胃消化则可见腹胀、便溏等症。胆的这一功能与肝的疏泄功能有关,所以有肝胆同主疏泄的说法。肝与情志有关,胆与情志活动也有联系。临床上对某些惊悸、失眠、多梦等精神情志病变,也常从胆来治疗。

胆虽为六腑之一,但它贮藏胆汁,而不接受水谷或糟粕,所以与其他五腑有所不同,故又把它列属于"奇恒之腑"。

二、胃

胃位于上腹部,上接食道,下通小肠。上口为贲门,即上脘,下口为幽门,即下脘，上下脘之间为中脘，三个部分统称"胃脘"。其经脉络脾，与脾表里相合。胃的主要功能是受纳、腐熟水谷。饮食入口，经过食道，容纳于胃，经过胃的腐熟消磨，下传于小肠，其精微通过脾的运化，以供应周身。胃与脾相互协同，是对水谷进行消化和吸收的最重要的脏腑，所以合称脾胃为"后天之本"。

胃以和降为顺，若胃失和降，就会出现食欲减退、脘腹胀痛、恶心呕吐等症。

三、小肠

小肠位于腹中，上接胃之下口，下与大肠相连。其经脉络心，与心表里相合。小肠的主要功能是"受盛"和"化物"。就是接受胃中传化的水谷，再进一步消化而分清泌浊，吸收其水谷精微，而将糟粕下移至大肠，无用的水液渗入膀胱。由于小肠有分清泌浊的作用，所以小肠有病，除影响消化吸收功能外，还会出现二便的异常。

四、大肠

大肠位于腹中，其上端接小肠，大、小肠交接处为阑门，下端为肛门。其经脉络肺，与肺表里相合。大肠的主要功能是"传导"和"变化"。是指接受小肠下注的水谷糟粕，在向肛门传导过程中，再吸收其中部分多余的水分，使其变化而成为成形的大便，由肛门排出。大肠有病则传导失常，而出现大便稀溏或大便燥结。

五、膀胱

膀胱位于小腹，其经脉络肾，与肾表里相合。膀胱的主要功能是在肾气的协同下，暂时贮存尿液，并在积蓄到一定量时，通过气化作用，将尿液排出体外。如膀胱发生病变，气化不利，则尿闭、尿急、尿痛；膀胱失其约束，则尿频、尿失禁、遗尿。

六、三焦

三焦位于脏腑之外，躯体之内，分上、中、下三部。其经脉络心包，与心包表里相合。三焦的主要功能是"主持诸气"，总司人体气化的作用，为通行元气和水液的道路。元气发源于肾，但必须借三焦的通路，才能敷布周身，以激发、推动各个脏腑组织器官的功能活动。所以《难经·六十六难》说："三焦者，原气之别使也。主通行三气，经历于五脏六腑"。人体之饮食水谷，特别是水液的消化吸收，输布与排泄，是由多个脏腑参与，其中就有三焦的作用《难经·三十一难》说："三焦者,水谷之道路",《素问·灵兰秘典论》又说:"三焦者,决渎之官,水道出焉",指出了水谷,特别是水液的通行,必须以三焦为通道。

三焦分为上焦、中焦、下焦,各与有关脏腑结合,使饮食水谷的消化吸收与输布排泄,发生其不同的气化作用。上焦主宣发敷布,即通过心肺的输布作用,将饮食物的水谷精气布散于全身,以温养肌肤、筋骨、通调腠理。《灵枢·营卫生会》将这一功能形容为"上焦如雾"(雾,就是形容轻清的水谷精气弥漫的状态)。中焦主腐熟水谷,是指脾胃的消化饮食、吸收精微,蒸化津液,使营养物质化生营血的作用。《灵枢·营卫生会》将这一功能形容为"中焦如沤"(沤,就是对水谷腐熟为乳糜状态的形容)。下焦主泌别清浊,并将代谢的水液及糟粕排泄于外。这种功能主要是指肾与膀胱的泌尿作用。同时也包括肠道的排便作用。《灵枢·营卫生会》把这种功能称之为"下焦如渎"(渎,是沟渠、水道的意思,形容水浊不断地向下流通,向外排泄的状态)。如三焦水道不利,则会使水液潴留,发生小便不利、水肿等病症。

临床上常用上、中、下三焦来统辖胸腹内脏,即横膈以上为上焦,包括内脏心与肺;横膈以下到脐为中焦,包括内脏脾与胃,脐以下为下焦,包括内脏肾、大小肠、膀胱等。

| 第三节 | 奇恒之腑

奇恒之腑包括脑、髓、骨、脉、胆、女子胞六种器官组织。"奇"作异字解,"恒"是常的意思,因为它们既区别于五脏,又不同于六腑,所以称为"奇恒之腑"。由于奇恒之腑中的骨、髓、脉、胆在脏腑中已讲到,故在五脏六腑之后仅叙述脑和女子胞。

一、脑

脑位于颅内,与脊髓相连。《灵枢·海论》说:"脑为髓之海,其输上在于其盖,下在风府"。意思是说,脑为脊髓汇聚的膨大部分,其范围上至百会(GV20),下至风府(GV16),百会与风府,均为督脉的腧穴。督脉沿脊柱上行,至风府穴进入脑部,所以督脉中不少腧穴能主治脑的病变。

脑是精神意识,思维活动的器官。《素问·脉要精微论》说:"头者精明之府"主要指头颅中的脑与思维活动有关。《灵枢·海论》说:"髓海不足,则脑转耳鸣",指出脑的功能不足,就会出现头晕眼花。明代李时珍明确指出"脑为元神之府"。

清代王清任在《医林改错》中提出"灵机记性在脑",认为思维、记忆、视、听、嗅、言等统归于脑。

前人虽然对脑的生理、病理有一定的认识,但在中医脏腑学说中,对有关脑的生理和病理除对脑的直接论述外,更多的是分别归属于五脏,其中尤以心、肝、肾涉及脑的功能最多,因而在脏腑辨证中不少证型与治法,就包括了脑的病症和治疗。

二、女子胞

女子胞又名胞宫,即子宫。位于小腹,有主月经和孕育胎儿的作用,它和肾脏及冲脉、任脉的关系最为密切。因女子胞系于肾,生殖功能由肾气所主。冲脉和任脉同起于胞中,任脉能调节诸阴经之气,有保养胎儿的作用,冲脉能调节十二经的气血。当肾气充盛,冲、任二脉气血充足时,月经才能正常,具有生殖和养育胞胎的作用。如果肾气虚弱,冲、任二脉气血不足,就会出现月经不调、经闭或不孕等症。此外,胞宫与心、肝、脾三脏亦休戚相关,因为正常的月经,孕育胎儿,都有赖于血液。而心能主血,肝能藏血,脾主统血,所以当心、肝、脾的功能失调时,亦往往影响到胞宫的正常功能。

| 第四节 | 脏腑之间的关系

脏与腑虽然各有不同的生理功能,但它们之间有着非常密切的联系,使机体得以维持正常的生命活动。所以掌握脏腑相关的理论,对临床辨证施治甚为重要。脏腑相关的理论,主要是建立在经络学说的基础上。脏、腑之间通过经络的联系,构成了表里属络关系。例如:手太阴之脉,下络大肠,上膈,属肺;手明阳之脉,络肺,下膈,属大肠,从而构成肺与大肠的内在联系。其他如心与小肠、脾与胃、肝与胆、肾与膀胱等都是通过体内阴阳经脉的属络贯通,使每对脏、腑在生理和病理作用上密切相关。故《素问·调经论》说:"五脏之道,皆出于经隧,以行血气"。由此可见脏腑的功能活动,脏腑的表里相合,都是以经络联系为根据。离开了经络这种特殊的联系通路,各脏腑便成为孤立静止的器官,也就失去其功能活动的意义。人体内部的经络联系,不仅体现在脏腑的表里属络的关系上,而且在脏与脏之间,腑与腑之间,也均有经络相互贯通,构成错综复杂的内在联系。例如:足厥阴肝经在体内有一条支脉,"复从肝,别贯膈,上注肺",与手太阴肺经相贯通,构成肺与肝的联系。足太阴脾经的一支脉"复从胃,别上膈,注心中",交于手少阴心经,构成脾与心的联系。此外还有肾与心、肺的联系,胃与大、小肠的联系,肝与胃的联系等,都是通过纵横交错的经络,而互相网络贯通。

由于经络与脏腑在生理功能上互相联系,当某经脉受邪发生病变时,就可出现表里经脉和相关脏腑互为影响,互相传变的病理变化。例如:当肺经受邪,可直接影响大肠经,而使大肠腑发生病变,出现便秘或泄泻等症。当脾运化功能失调,又可以影响胃与肾,出现纳呆、脘腹胀满和水肿等症。总之,了解脏腑之间的关系,必须了解经络的联系及其病理传变,才能更好掌握脏腑相关的理论去指导临床实践。

现将脏与脏、脏与腑、腑与腑三种关系,简要分述如下:

一、脏与脏

(一) 心与肺

心主血,肺主气,血的运行赖气的推动,气也依附于血而敷布全身,所以,心与肺、气与血,是互相依存的。若仅有血而无气则血凝而不行,成为瘀血;若仅有气而无血,则气无所依而涣散不收。

在病理上,若肺气虚弱,宗气不足,则运血无力,循环瘀阻从而出现胸闷气短、心悸、唇青舌紫等症。反之若心气不足或心阳不振,血脉运行不畅也会影响肺的宣降功能,而出现咳嗽气喘、胸闷憋气等症。

心、肺同居上焦。在热病的发展变化过程中,可以从肺卫阶段不顺传中焦而直入心营,称为"逆传心包",也是肺、心在病理上相互联系的一个例证。

(二) 心与脾

心主血,脾统血。脾的运化功能,需要心肾阳气的推动,而心血的生成和充盈,又赖于脾所运化转输的水谷精微。血在脉内循行,既为心所主,又要脾气统摄,使血行常道。

在病理上,心、脾两脏常互为影响,如脾气虚弱,运化失职,血的化源不足或脾不统血的失血而导致心血亏耗;或思虑过度,耗伤心血,影响脾的健运,均可形成心悸,失眠,食少,肢倦,面色无华的"心脾两虚"证。

(三) 心与肝

心与肝的关系,除与精神情志活动有关外,主要反映在血的运行方面。心主血,肝藏血。心血充盛,肝才能发挥其贮藏血液,调节血量的作用,以适应机体活动的需要。肝主疏泄,有疏通气血,使血液不致瘀滞的作用,这就有助于心对血液运行的推动。

在病理上,心、肝之间也可互相影响,例如:心血不足,常常导致肝血的亏虚,而表现心悸失眠、多梦、面色无华,兼有头晕目眩、视力减弱、月经量少、月经过期等症状。如果肝阳上亢又可上扰于心,在出现头痛目赤、易怒等症的同时,兼有心烦、失眠、多梦等症。

(四) 心与肾

心主火,位于上,属阳;肾主水,位于下,属阴。心与肾的关系,是阴阳升降平衡协调的关系。在生理状态下,心阳下达与肾阳共同温暖肾阴,使肾水不寒;肾阴上济与心阴共同滋润心阳,使心阳不亢。这种彼此交通、相互制约的关系,称为"心肾相交""水火既济",从而保持上下、阴阳的相对平衡协调以维持心和肾的正常生理功能。

如果心与肾的阴阳协调关系受到破坏,就会产生病变。例如:肾阴不足,不能上济于心,往往导致心阳偏亢而出现腰酸,遗精,兼有心烦、心悸、失眠、多梦等"心肾不交"的病证。若肾阳虚衰,水液不化,逆而上泛,抑遏心阳,则出现水肿、形寒肢冷,兼有心悸、短气、胸闷等"水气凌心"的病证。心主血,肾藏精,精血之间又能互相资生,因此肾精亏损与心血不足亦常互为因果,心藏神,肾精生髓通脑,脑为元神之府,故肾精心血亏损均可见到失眠、健忘、多梦等神志方面的症状。

(五) 脾与肺

脾与肺的关系,主要反映在气和水液方面。脾主运化,为后天气血生化之源,肺气的充沛,有赖于后天水谷精气的不断补充,肺气的盛衰在很大程度上取决于脾气的强弱,这就是说,脾有助肺益气的作用。另一方面,脾运化水液的功能,亦有赖于肺气的宣发和肃降功能的协调。《素问·经脉别论》所说:"脾气散精,上归于肺,通调水道,下输膀胱",就指出了脾、肺之间在生理上的这种内在联系。

在病理上,脾气虚弱往往导致肺气不足,而出现食少、腹满、形瘦,兼有咳嗽无力、少气懒言等症。若肺失宣降,津液停聚,也可导致脾湿不运,而出现咳嗽痰多、胸闷,或腹胀、肠鸣、水肿等症。

(六) 肝与肺

肝与肺的关系,主要表现在气机的升降方面,肺气肃降,肝气升发,以维持人体气机的功能正常。若肝气郁结,气郁化火,循经上升,灼伤肺津,出现胁痛、易怒、咳逆、咯血等症,即为"肝火犯肺"。相反,肺失清肃,燥热下行,损耗肝肾之阴,亦可引动肝阳亢盛,在咳嗽的同时,出现胸胁引痛、头晕、头痛、面红目赤等症。

(七) 肺与肾

肺与肾的关系,主要表现在水和气两个方面。水液代谢与肺肾两脏的关系甚为密切。如果肺的宣降功能失常,或者肾的气化作用不利,不仅都可以影响水液的正常代谢,而且两者之间又常相互影响,造成水液代谢的严重障碍,出现咳逆喘息不得卧、水肿等病症。所以《素问·水热穴论》说:"故水病下为胕肿大腹,上为喘呼不得卧者,标本俱病"。

肺司呼吸,肾主纳气,肺的呼吸功能需要肾的纳气作用来协助。只有肾气充盛,吸入之气才能经过肺的肃降下纳于肾。若肾气不足,摄纳无权,气浮于上;或肺气久虚,伤及肾气,而致肾不纳气,均可出现气喘,动则气急等症。

此外,肺肾之阴液也是互相滋养的。而肾阴又为一身阴液之根本,所以肺阴虚可损及肾阴,肾阴虚则不能上滋肺阴,导致肺肾阴虚,出现颧红,潮热,盗汗,干咳,音哑,腰膝酸软等症。

(八) 肝与脾

肝与脾的关系,主要反映在对饮食物的消化和血液的运行方面。脾主运化,肝主疏泄。肝的疏泄功能正常,则脾胃升降协调,以保持对饮食的消化、吸收和转输;同时,脾气健运,化生的水谷精微充足,则肝血的来源也旺盛。肝藏血、脾统血,互相协调,共同维持血液的正常运行,以供给人体的需要。

在病理上,如果肝郁气滞,疏泄失职,就会影响到脾的健运功能而出现胁痛、郁闷、易怒,兼有食欲减少、腹胀满、大便失常、倦怠等"肝郁脾虚"或称"肝脾不和"的病证。若脾气虚弱,运化无力,则血的化源不足或脾不统血,失血过多,也可致肝血亏虚而出现食少、形瘦、视力模糊、月经量少或闭经等症。

(九) 脾与肾

脾与肾的关系,主要反映在先天与后天的关系方面。脾为后天之本,肾为先天之本。肾精依赖脾所运化的水谷精微来充养,脾的运化功能,又赖于肾阳的温煦和推动才能保持正常。这就是脾与肾之间的先天促后天,后天滋先天的密切关系。

在病理上,脾、肾之间是相互影响的。肾阳不足,不能温暖脾阳,可导致脾阳虚;脾阳不足,阴寒内盛,久之也可损伤肾阳而致肾阳虚。在临床上都可表现出腹满,肠鸣,大便稀溏,腰膝酸痛,形寒肢冷等"脾肾阳虚"的病证。

(十) 肝与肾

肝藏血,肾藏精,肝血依靠肾精滋养;肾得肝血而精充。精与血两者之间相互资生,相互为用。所以有"精血同源""肝肾同源"的说法。

在病理上,若肾精不足,肝失所养,就会导致肝阴不足形成"肝肾阴虚"而出现腰脊酸软、遗精、耳鸣,以及头晕、目眩、眼干涩等症,若肝阳上亢,头痛、目赤、急躁易怒,久之可下劫肾阴,而同时出现腰酸痛、遗精、耳鸣等症。

二、脏与腑

脏与腑主要是表里关系。脏为阴,腑为阳,阳主表,阴主里,一脏一腑,一阴一阳,相互配合,并由其经脉互为络属,以构成表里关系。兹分别叙述如下:

(一) 心与小肠

心与小肠通过经脉的相互络属构成表里关系。表现在病理方面,如心经实火,可"移热于小肠",引起尿少、尿赤、排尿灼热等小肠实热的病证。反之,小肠有热亦可循经脉上熏于心,见心烦、舌赤糜烂等症。

(二) 肝与胆

胆附于肝,经脉互相络属,构成表里关系。胆汁来源于肝。临床上,肝胆的辨证不能截然分开,肝胆的证候常同时出现,如肝火盛或胆火旺的患者,都可出现胸胁痛、口苦咽干、急躁易怒等症;肝胆湿热而致黄疸,既有发黄、口苦等胆汁外泄的症状,又有胁痛、抑郁不乐肝气郁结的表现。

(三) 脾与胃

脾与胃同居中焦,通过经脉络属构成表里关系。脾主运化,胃主受纳。饮食物的受纳与腐熟主要是胃的功能,而营养物质的吸收和输布则靠脾的作用,胃为脾的运化作准备,脾为胃行津液而输布精微。胃的受纳失常,可出现纳呆、嘈杂易饥;脾运化失司,常可见食后腹胀、大便溏泄等症。

脾主升、胃主降。脾主升,能将水谷精微上输到心肺;胃主降,将腐熟过的水谷下移。如果脾气不升而反下陷,就会发生泄泻或脱肛等病症;胃气不降而反上逆,就会发生恶心、呕吐、呃逆等症。清代叶天士说:"纳食主胃,运化主脾,脾宜升则健,胃宜降则和"。

脾属阴喜燥恶湿,胃属阳喜润恶燥,一燥一湿,一阴一阳,相互为用。湿邪犯脾,影响脾的运化;脾失健运,也易生湿,故脾喜燥而恶湿。热邪犯胃,灼伤胃津;胃阴不足,虚热内扰,故胃喜润而恶燥。

由于脾和胃在生理功能上是相互联系的,所以它们的病变也常相互影响。如脾为湿困,运化失职,清气不升,即可影响胃的受纳与和降作用,而见纳呆、呕恶、脘腹膜胀等症;反之,若饮食失节,食滞胃脘,浊气不降,也要影响脾的升清与运化作用而见腹胀、泄泻等症。

（四）肺与大肠

肺与大肠亦通过经脉的互为络属构成表里关系。肺气肃降，则大肠传导如常，粪便排出通畅；若大肠积滞不通，反过来也影响肺气的肃降。临床上，如肺失清肃，津液不能下达，则可见大便困难；若大肠实热，腑气不通，又可引起肺气不利而咳嗽胸满。

（五）肾与膀胱

肾与膀胱的经脉互为络属，构成表里关系。膀胱的气化功能，取决于肾气的盛衰，肾气有助膀胱气化津液的作用。肾气充足，固摄有权，膀胱开合有度以维持水液的正常代谢。如果肾气不足，气化不利，固摄无权，膀胱开合失常就会出现小便不利或失禁、遗尿、尿频等症。所以有关尿液的贮存与排泄的病变，除膀胱本身外多与肾脏有关。

三、腑与腑

六腑的主要功能是传导化物，在饮食物的消化、吸收与排泄等系列功能活动中，密切联系，互相配合，起着重要作用。

饮食入胃，经胃的腐熟，下降于小肠，再进一步消化，并泌别清浊；清者为精微以养全身，其中的水液渗入膀胱，浊者为糟粕进入大肠。渗入膀胱的水液，经气化作用排泄于外而为尿。进入大肠的糟粕，经变化与传导作用，通过肛门排出而成为粪便。在上述饮食物的消化、吸收与排泄过程中，除有赖于肝胆的疏泄以助消化和三焦的敷布元气以运行水液的作用外，主要是六腑的相互关系及其综合作用。由于六腑传化水谷，需要不断地受纳、消化、传导和排泄、虚实更替，宜通而不宜滞，所以前人有"腑以通为用""腑病以通为补"的见解。

六腑在生理上的密切联系，就决定了它们之间在病理上是相互影响的。如胃有实热，消灼津液，可使大便燥结，大肠传导不利；肠燥便秘也可影响胃的和降，使胃气上逆，出现恶心，呕吐等病症。又如胆火炽盛，常可犯胃，出现呕恶、吐黄水等胃失和降的病症。

第四章

气血津液

气、血、津液是人体内维持正常生命活动的基本物质,也是脏腑组织器官和经络进行生理活动的物质基础。气、血、津液和脏腑、经络之间有着相互依存的关系,气、血、津液与脏腑、经络学说相结合,共同构成了人体生理功能的理论基础。

| 第一节 | 气

气,在古代是人们对自然现象的一种朴素认识,认为气是构成世界的最基本的物质,宇宙间一切事物,都是由气的运动变化所产生的。这一观点对中医理论影响很大。中医学中所说的气,概括起来有两个含义:①指构成人体和维持人体生命活动的精微物质;②指脏腑组织的功能活动。精微物质是功能活动的基础,精微之气是微小难见的物质,又正是通过脏腑功能来表现其存在。所以气是构成人体的基本物质,并以气的运动变化来说明人的生命活动。

一、气的分类与生成

由于气的来源不同,功能不同,分布的部位不同,因而有不同的名称,计有元气、宗气、营气、卫气。其中又根据其来源的不同而归纳为先天之气与后天之气。元气由先天之精所化生,禀受于父母,故称先天之气;宗气、营气、卫气均来自后天水谷精微之气,故称为后天之气。先天之气与后天之气相互资生、相互为用。元气能激发和推动周身脏腑组织的功能活动,通过脏腑组织的功能活动而产生后天之气,从而为后天之气的产生奠定了物质基础;反之,后天之气又不断地滋养和补充先天之气,即先天促后天,后天养先天。此外,气还包括脏腑经络的功能活动,分别将其称为心气、肝气、肺气、脾气、胃气、肾气、经气、络气等,其内容在有关章节已有论述,故本节主要论述元气、宗气、营气、卫气。

(一) 原气

原气又称"元气",主要由先天之精化生而来,出生之后,又需水谷精微之气的滋养和补充。原气根于肾,并经三焦而敷布周身,激发和推动人体各个脏腑组织的功能活动。因此,原气愈充沛,脏腑组织功能愈健旺,身体便健康少病;反之,如果先天禀赋不足,或因久病损伤,就会出现由元气衰惫而产生的种种病变。

(二) 宗气

宗气是由肺吸入的清气与脾胃运化而来的水谷之气结合而成。宗气积于胸中,主要功能:一是促进肺司呼吸的功能,凡语言、声音、呼吸的强弱,均与宗气的盛衰有关;二是促进心主血脉的功能,凡气血的运行、肢体的寒温与活动能力,都与宗气有关。

(三) 营气

营气是由脾胃运化的水谷精微之气所化生,循行于脉中,主要功能是化生血液,与血同行,发挥其营养作用。由于营气与血液,两者关系极为密切,故常"营血"并称。

(四) 卫气

卫气也是由水谷精微之气所化生,它运行散布于脉外,主要功能是护卫肌表,抗御外邪侵入,主司汗孔开合、润泽皮毛、调节体温、温煦脏腑等。因其主要作用是防御外邪,所以叫做卫气。

经气,来自原气、宗气、营气和卫气,是水谷化生的精微之气,肺吸入的清气和肾中的精气与经气的结合,即通行于经脉的人体的真气(亦称正气)。《素问·离合真邪论》说:"真气者,经气也。"它是经络功能的基础,对全身气血和各脏腑的功能具有重要的影响。

二、气的功能

气对于人体具有广泛的作用,它分布全身,无处不有,无处不到,气的运动一旦停止,也就意味着生命活动的终止,故气的盛衰,关系到人体的健康与疾病。所以《难经·八难》说:"气者,人之根本也,根绝则茎叶枯矣"。分布于人体不同部位的气,各有其功能特点,概括起来有以下六个方面:

(一) 推动作用

人体的生长发育,各脏腑经络的生理活动,血液的循行,津液的输布,均靠气的激发和推动,若气虚则推动作用减退,人的生长发育就会迟缓,脏腑经络功能就会减退或者发生血行滞缓、水液不化、津液不布、痰湿内生等病变。

(二) 温煦作用

人体所以能维持正常的体温,主要依靠气的温煦作用的调节。《难经·二十二难》说:"气主煦之",《灵枢·本藏》说:"卫气者,所以温分肉……",就是指气的温煦作用。如果阳气不足,气的温煦作用减退,则会出现畏寒、四肢不温等症状。

(三) 防御作用

气能护卫肌表,防御外邪入侵,故《素问·刺法论》说:"正气存内,邪不可干"。这里所说的正气即是机体的防御作用。另外在疾病过程中,气不断发挥抗病功能,又能使病邪得以消灭,健康得以恢复。

（四）固摄作用

主要是指气对体内某些物质、某些代谢产物等有固摄控制与调节作用。如气能统摄血液，不使溢出脉管之外，控制汗液、尿液与精液等，使其有节制的排泄，不会导致自汗不止，小便失禁，滑精，早泄，遗精等症。

（五）气化作用

气化有两个意义：①指精、气、津、血之间的相互化生。《素问·阴阳应象大论》说："精化为气"。王冰注《素问·阴阳应象大论》说："气化则精生，和则形长。"这是指精气之间的相互化生。②指脏腑的某种功能活动。如《素问·灵兰秘典论》说："膀胱者，州都之官，津液藏焉，气化则能出矣。"这里的气化，指的是膀胱的排尿功能。

（六）营养作用

主要是指饮食水谷中比较富有营养的物质——营气，也就是水谷精微之气能营运于血脉之中，成为血液的组成部分而运达周身，发挥其营养作用。

以上六个方面的作用，虽各不相同，但又都是相互配合、相辅为用的。

｜第二节｜ 血

血是循行于脉中具有营养作用的赤色液体，是人体不可缺少的营养物质。

一、血的生成与运行

脾胃是气血生化之源，生成血液的基本物质主要来源于脾胃的水谷精微。所以《灵枢·决气》说："中焦受气取汁，变化而赤，是谓血。"《灵枢·邪客》又说："营气者，泌其津液，注之于脉，化以为血"。此外，精血之间可以互相化生，《张氏医通》说："气不耗，归精于肾而为精；精不泄，归精于肝而化清血。"因此，血液的生成是以水谷之精和肾精作为物质基础，通过脾、胃、心、肺、肝、肾等脏器的功能活动而完成的。

血液生成后，在心、肝、脾等脏器的共同作用下，使之正常循行于脉管之中，流布全身，所以说血液的正常循行，主要是心、肝、脾等脏的共同作用的结果。心主血脉，心气的推动是血液循行的基本动力；脾气有统摄血液使之不溢于脉外的作用；肝藏血主疏泄有贮藏和调节血量的作用，它们的相互配合，使血液在脉管中环周不休，运行不息。如果其中任何一个脏器失调，都可能引起血行失常。如心气虚、血行无力的"心血瘀阻"，脾虚不能统血的便血、崩漏、肌衄及发斑等。

二、血的功能

血运行于全身,内至五脏六腑,外达皮肉筋骨,对全身组织器官起着营养和滋润的作用。《难经·二十二难》说:"血主濡之",就是对这种作用的概括。这种作用表现于眼睛和四肢运动方面尤为明显。《素问·五脏生成》说:"肝受血而能视,足受血而能步,掌受血而能握,指受血而能摄"。《灵枢·本藏》说:"血和则……筋骨劲强,关节清利矣"。如果血不足,失去了濡养作用,就可能出现视力减退、眼睛干涩、关节活动不利、四肢麻木、皮肤干燥作痒等病症。

血是神志活动的物质基础,血气充盈,才能神志清晰,精神充沛。《素问·八正神明论》说"血气者,人之神",《灵枢·平人绝谷》说:"血脉和利,精神乃居",都指出了血与神志活动的密切关系。因此,血虚可以出现神志方面的病变,如心血虚、肝血虚常有惊悸、失眠、多梦等神志不安的见症。

| 第三节 | 津液

津液是体内一切正常水液的总称,包括唾液、节腔内的液体以及泪、涕、汗、尿等等。

一、津液的生成与输布

津液来源于饮食水谷,通过脾胃的消化吸收而生成津液。津液的输布与排泄,主要依靠脾的传输、肺的宣降以通调水道和肾的气化、升清泌浊等有关脏腑的作用。其中尤以肾的作用最为重要。《素问·经脉别论》说:"饮入于胃,游溢精气,上输于脾;脾气散精,上归于肺;通调水道,下输膀胱。水精四布,五经并行"就是对津液的生成与输布的简要说明。《素问·灵兰秘典论》说:"三焦者,决渎之官,水道出焉"。指出津液的循行输布是以三焦为通道的。此外,由胃下降到小肠、大肠的水液,还要在小肠和大肠不断被吸收。经脾、肺、三焦而发于皮毛的就是汗,通过三焦水道下输于膀胱的水液,则通过肾与膀胱的气化作用排泄于外而为尿。通过以上各有关脏腑的作用,津液的输布可外达皮毛,内注脏腑,濡养全身各个组织器官。

总之,津液的生成、输布和排泄,是一个复杂的过程,是许多脏腑相互协调配合的结果,其中以肺、脾、肾三脏为主。因此,许多脏腑的病变可以影响津液的生成、输布和排泄。如生成不足或丧失过多,就会出现伤津、脱液;如输布障碍,水液停滞,就会出现痰饮、水肿。而津液的病变也会影响许多脏腑的功能,如水气凌心为心悸,寒饮伏肺为喘咳,津伤肺燥为干咳,胃燥则渴,肠燥便结等。

二、津液的功能

津液主要有滋润、濡养的作用,由于性状的不同,分布部位不同,功能也不完全一样。清而稀薄者称为"津",浊而稠厚的叫做"液"。津主要分布于肌表,有温养肌肉、润泽皮肤的作用;液多藏于关节、孔窍,有润滑关节、补益脑髓、濡养孔窍的作用。但津和液同为水谷之气所化生,都是体内的正常水液,两者之间可以互相转化,所以一般多津液并称。

| 第四节 | 气血津液之间的关系

气、血、津液三者虽然各有特点,但它们在功能活动方面,互相协调,互相促进,又互相制约。它们之间密切而又复杂的关系,常反映在生理、病理、辨证论治等各个方面。

一、气与血的关系

气与血的生成,均来源于水谷精微和肾中的精气,都有赖于肺、脾、肾等脏的功能活动,两者都是人体生命活动的物质基础。

气的主要功能是温煦、推动,血的主要功能是营养、滋润。所以《难经·二十二难》说:"气主煦之,血主濡之"。气属阳,血属阴。它们之间的相互关系,概括起来就是"气为血之帅""血为气之母"。

气为血之帅,是指血在其生成及运行的过程中,始终离不开气。血液的物质基础是阴精,而促使阴精化生血液,则有赖于气。气盛则化生血的功能自强,气虚则化生血的功能自弱。因此,气虚常可导致血虚,而治疗血虚的病证,有时要配以补气之品,就是因为气能生血之故。血液的运行,有赖于心气的推动、肺气的敷布、肝气的疏泄,称为气行则血行,如果气虚推动无力或气滞流通不畅,常可引起血行不利,甚至导致瘀血阻滞。故在治疗瘀血时,不但要用活血化瘀药,还常配以行气或补气之品,才能获得较好的疗效。血液之所以能正常循行于脉管之中而不致溢出脉外,是依靠气对血的统摄作用,如果气虚不足以统摄血液,常可导致各种出血,称为"气不摄血"。对于气虚引起的出血,治疗时必须用益气的方法才能达到止血的目的。

血为气之母。是指气依附于血,并需得到血的充分供给营养,才得以发挥其作用,推动人体各部分的生理活动。临床上常见到大出血时,气亦随之而丧失,称为"气随血脱",说明血为气之母是有一定道理的。

二、气与津液的关系

气与津液在性质、形态和功能活动等方面有许多不同,而在生成、运行和输布等方面,则又有不少共同之处,它们均来源于水谷精微,都能运行全身。

津液的生成,输布和排泄,依靠于气的运行,离不开肺、肝、肾、三焦、膀胱等脏腑的气化功能,如果有关脏腑气化功能失司,就可导致津液的病变,或为化源不足,或为水液的停聚,或气虚不能固摄而致津液流失过多。另一方面,如果津液的停聚,也会阻碍气的流通,影响有关脏腑的气机;津液大量耗损,也可使气随之而散脱。

三、血与津液的关系

血与津液都是液体,都以营养,滋润为主要功能。所以两者都属阴。津液是血液的重要组成部分,血中的一部分,如渗出脉外,也就成为津液。由于津液和血可以相互转化,因此有津血同源之说,如果反复出血或突然大出血,常可影响到津液,出现口渴、尿少、皮肤干燥等症,严重的伤津脱液,也会影响血液的化源,表现为津枯血燥。所以,在治疗上,对于出血患者不宜使用发汗的方法;对于多汗津亏的患者,不宜使用破血和放血的治疗方法。《灵枢·五禁》说:"形肉已夺,是一夺也;大夺血之后,是二夺也;大汗出之后,是三夺也;大泄之后,是四夺也;新产及大血之后,是五夺也,此皆不可泻"。明确指出:在针灸临床上对形气不足,气血津液大伤者不可不慎。

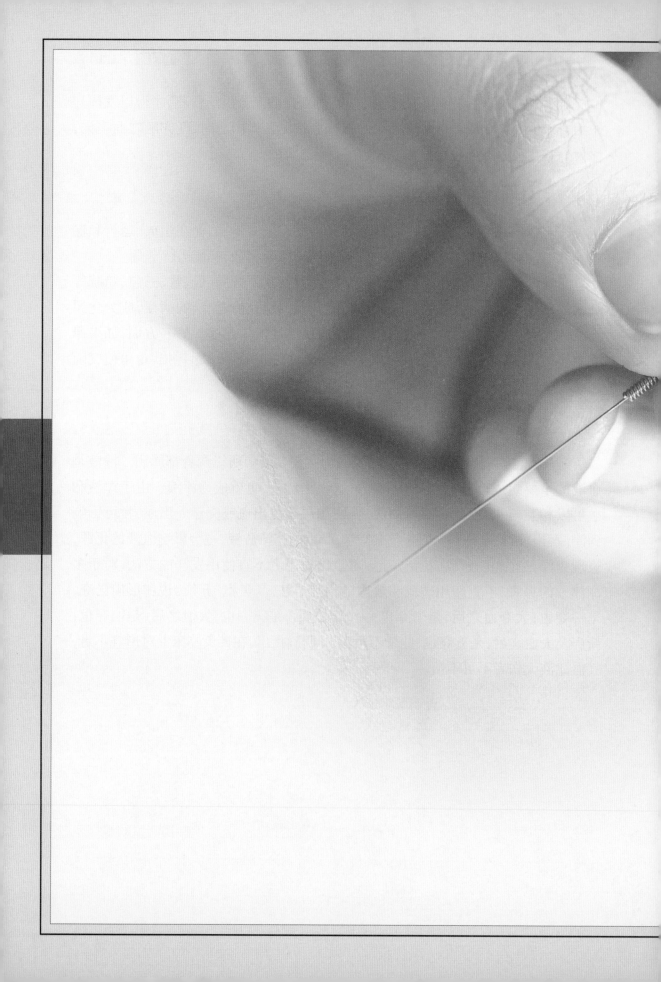

第五章

经络

经络是人体气血运行的通路,内属于脏腑,外布于全身,将各部组织、器官联结成为一个有机的整体。经,指经脉,犹如直通的径路,是经络系统中的主干;络,指络脉,犹如网络,是经脉的细小分支。经络,是经脉和络脉的总称。经络系统的内容,包括十二经脉、奇经八脉、十五络脉、十二经别、十二经筋、十二皮部等。

《灵枢·海论》说:"夫十二经脉者,内属于腑脏,外络于肢节"。经络以十二经脉为主,分布于全身内外,运行气血,濡养脏腑和皮肉筋骨,使各部功能活动得以正常进行,并保持相对的平衡。《灵枢·经脉》说:"经脉者,所以能决死生,处百病,调虚实,不可不通。"强调指出研究经络理论的重要性。

经络理论是古人在长期临床实践的基础上总结出来的。一般认为,其形成与疾病的证候、针感的传导、按摩和导引的应用以及古代解剖知识的结合等有关。这一理论与脏腑、气血等基础理论一起,对中医各科,特别是对针灸的临床辨证和治疗,有着极为重要的指导意义。

第一节 经络的基本概念

经络主运行气血,分布于全身内外,其内容甚广,现先就其名称、作用、分布概况及气血流注关系等作一总的叙述。

一、经络的命名和组成

十二经脉,分手三阴经(手太阴肺经、手厥阴心包经、手少阴心经)、手三阳经(手明阳大肠经、手少阳三焦经、手太阳小肠经)、足三阳经(足阳明胃经、足少阳胆经、足太阳膀胱经)、足三阴经(足太阴脾经、足厥阴肝经、足少阴肾经),这是经脉系统的主体,故又称为"正经"。十二经脉的命名,是结合手足、阴阳、脏腑三个方面而定的。即上肢(手)或下肢(足)均分三阴(太阴、少阴、厥阴)和三阳(阳明、太阳、少阳),三阴三阳之间具有表里相合的关系:

$$
阴\begin{cases}太阴——阳明\\厥阴——少阳\\少阴——太阳\end{cases}阳
$$

根据脏属阴,腑属阳,内侧为阴,外侧为阳的原则。凡是属于脏的经脉称为阴经,多循行于四肢内侧,上肢内侧者为手三阴经,下肢内侧者为足三阴经。凡是属于腑的经脉称为阳经,多循行于四肢外侧,上肢外侧者为手三阳经,下肢外侧者为足三阳经。

奇经八脉,是指与十二经脉不同的八条经脉,简称"奇经"。八脉名称分别说明如下:"督",有督率的意思,因这条经脉循行于背部正中,督率诸阳经;"任",有妊养、担任的意义,因这条经脉循行于腹部正中,有总任全身阴经的作用;"冲",意指要冲(交通要道),因这条经脉主通行十二经之气血,称为"十二经脉之海";"带",意指腰带,因这条经脉横于腰腹,主约束诸经;"跷",是足跟的意思,其起于外踝下者称阳跷,起于内踝下者称阴跷;"维",是网维和维系的意思,阳维主网维、联络一身在表之阳;阴维主维系、联络一身在里之阴。其他如十二经别,"别",意指从正经别行;十五络脉,"终",意指联络,都是从正经分出的支脉。十二经筋、十二皮部也和所属的正经相联系,并分为手足三阴、三阳。

经络系统的内容见表 5-1。

表 5-1 经络分类表

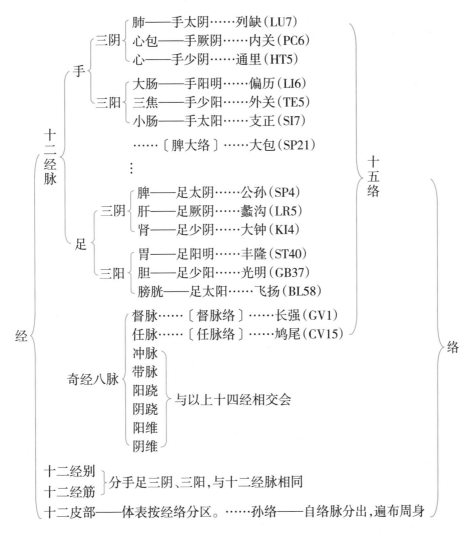

二、经络的作用

经络系统密切联系周身的组织和脏器,在生理、病理和防治疾病方面都起着重要的作用。

(一) 运行气血,协调阴阳

经络系统在正常情况下,起着运行气血,协调全身阴阳的作用。《灵枢·本藏》说:"经脉者,所以行血气而营阴阳,濡筋骨,利关节者也。"指出经络是气血运行的通路,纵横交错,分布于体内和体表,"营行脉中,卫行脉外",使人体的内外、表里、上下、左右保持密切的联系,并维持正常功能活动的相对平衡。

(二) 抗御病邪,反映证候

经络系统在疾病的情况下,则起着抗御病邪、反映全身或局部证候的作用。《灵枢·邪客》说:"肺心有邪,其气留于两肘;肝有邪,其气留于两腋;脾有邪,其气留于两髀;肾有邪,其气留于两腘。"说明内脏有病时,可在其相应的经脉循行部位出现各种不同的症状和体征。有时内脏疾病还可在头面五官等部位出现异常反应。例如心火上炎可致舌部生疮,肝火升腾可致两眼赤肿,肾气亏虚可致两耳失聪等。此外,在正虚邪盛的情况下,经络又是病邪传注的途径。经络病可以由浅入深,传入内脏;反之,内脏病也可传及经络。如《素问·脏气法时论》说:"肝病者,两胁下痛引少腹""心病者,胸中痛,胁支满,胁下痛,膺背肩胛间痛,两臂内痛"等。

(三) 传导感应,调整虚实

经络系统在防治疾病时,起着传导感应、调整虚实的作用。针灸等治法是通过体表的腧穴来影响经络,经络接受来自体表的刺激,传导于有关的脏腑,达到疏通气血和调整脏腑功能目的,以治疗疾病。《千金翼方》说:"凡孔穴者,是经络所行往来处,引气远入抽病也。"即说明经络能将针刺的感应传向远方以治病。《灵枢·根结》说:"用针之要,在于知调阴与阳。"指出针灸的治疗作用主要是通过经络的协调阴阳作用来实现的。针刺时的"得气"现象,是经络传导感应的功能表现,而针刺疗效与得气又有密切的关系。故《灵枢·九针十二原》说:"刺之要,气至而有效"。《灵枢·终始》说:"凡刺之道,气调而止"。针刺的得气和补泻法的应用,都是为了调气。这些都离不开经络的作用。

三、十四经分布概况

十二经脉和督脉、任脉合称十四经。十二经脉左右对称地分布于人体两侧;

任脉和督脉均出于会阴,分别向上行于人体前后正中线。

四肢部分布概况:四肢内侧为阴,外侧为阳,各分三阴三阳。上肢内侧面前缘及大指桡侧端,为手太阴;内侧面中间及中指端,为手厥阴;内侧面后缘及小指桡侧端,为手少阴。次指桡侧端至上肢外侧前缘,为手阳明;无名指尺侧端至上肢外侧面中间,为手少阳;小指尺侧端至上肢外侧后缘,为手太阳。下肢外侧前缘及次趾外侧端,为足阳明;外侧中间及第四趾外侧端为足少阳;外侧后缘及小趾外侧端,为足太阳。大趾内侧端及下肢内侧中间转至前缘,为足太阴;大趾外侧端及下肢内侧前缘转至中间,为足厥阴;小趾下经足心至下肢内侧后缘,为足少阴。

躯干部分布概况:胸腹部,任脉居中,任脉旁的第一侧线为足少阴肾经,第二侧线为足阳明胃经,第三侧线是手太阴肺经和足太阴脾经。足少阳经分布在胁腰侧。足厥阴肝经分布于前阴及胁部。背部,督脉居中,督脉旁第一、第二侧线为足太阳膀胱经。

头面部分布概况:手、足阳明经行于头面部,手、足少阳经行于头侧面,督脉行于头顶正中,足太阳膀胱经行于督脉两侧。

十二经脉中,阴经属于脏而络于腑,阳经属于腑而络于脏,这样就构成了阴与阳、脏与腑之间的表里相合关系。脏之在胸者(肺、心、心包)联系手阴经;在腑者(脾、肝、肾)联系足阴经。六腑则各随其表里相合关系,与阳经相联系,手、足三阳经都行于头面部。这样,十二经脉与头面胸腑之间就构成了一种特定的联系。这种联系也就是《灵枢·逆顺肥瘦》所说的:"手之三阴,从脏走手;手之三阳,从手走头;足之三阳,从头走足;足之三阴,从足走腹。"手足各经脉互相连接,阴阳相贯,如环无端。

十二经脉不但有其一定的循行部位,而且各经之间有着密切的联系。它们的联系途径是:阴经与阳经(表里经)在四肢部衔接,阳经与阳经(同名经)在头面部衔接,阴经与阴经(手足三阴经)在胸部交接。

四、十二经脉流注关系

十二经脉通过手足、阴阳、表里经的联接而依次相传,周而复始循环流注。列表示意如表5-2。

表 5-2　十二经脉流注概况表

(——→示循环流注，◄-----示络属、表里)

脏(阴经) (里)	腑(阳经) 表
肺(1)	(2)大肠
脾(4)	(3)胃
心(5)	(6)小肠
肾(8)	(7)膀胱
心包(9)	(10)三焦
肝(12)	(11)胆

第二节 十二经脉

十二经脉是经络系统中的主要部分,其主要特点是:各条经脉分布于体表一定的部位,各有所属的腧穴;每条经脉都隶属于某一脏腑,属于脏的络于腑,属于腑的络于脏;经与经之间有互相联络的表里相合关系;每条经脉在经气异常时都有其病候表现。现将十二经脉按流注次序分述如下:

一、手太阴肺经

手太阴肺经:①起于中焦,向下联络大肠,②回绕过来沿着胃的上口,③通过横膈,④属于肺脏,⑤从“肺系”(指肺与喉相联系的结构)横行出来(中府LU1),⑥向下沿着上臂内侧,行手少阴经和手厥阴经的前面,⑦下行到肘窝中,⑧沿着前臂内侧桡侧前缘,⑨进入寸口,⑩经过鱼际,⑪沿着鱼际边缘,⑫出拇指内侧端(少商LU11)。

⑬手腕后方的支脉:从列缺(LU7)处分出,一直走向食指内侧端(商阳LI1),与手阳明大肠经相接(图5-1)。

二、手阳明大肠经

手阳明大肠经:①起于食指末端(商阳LI1),②沿着食指内(桡)侧向上,通过第一、二掌骨之间(合谷LI4)向上进入两筋(拇长伸肌腱与拇短伸肌腱)之间的

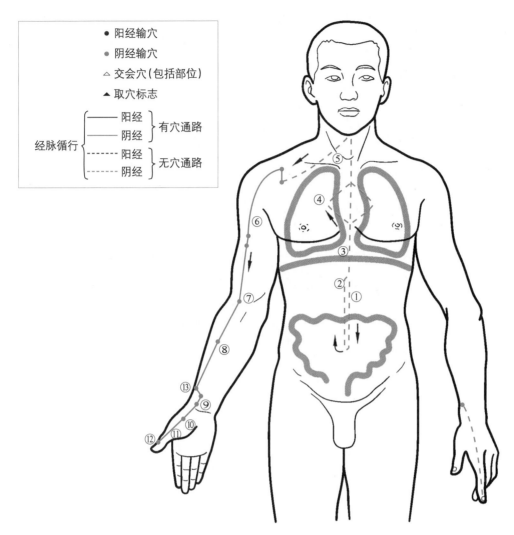

图 5-1 手太阴肺经循行示意图

凹陷处,③沿着臂外侧前缘,④至肘部外侧,⑤再沿上臂外侧前缘,⑥上走肩端(肩髃 LI15),⑦沿肩峰前缘,⑧向上出颈椎"手、足三阳经聚会处"(大椎 GV14),⑨再向下进入缺盆(锁骨上窝)部,⑩联络肺脏,⑪通过横膈,⑫属于大肠。

⑬缺盆部支脉:上走颈部,⑭经过面颊,⑮进入下齿龈,⑯回绕至上唇,交叉于人中,左脉向右,右脉向左,分布在鼻翼旁(迎香 LI20)与足阳明胃经相接(图 5-2)。

三、足阳明胃经

足阳明胃经:①起于鼻翼之侧(迎香 LI20),上行到鼻根部,②与旁侧足太阳经交会(睛明 BL1),③向下沿着鼻的外侧(承泣 ST1),④进入上齿龈内,⑤回出环绕口唇,⑥向下交会于颏唇沟承浆(CV24)处,⑦再向后沿着口腮后下方,出于下

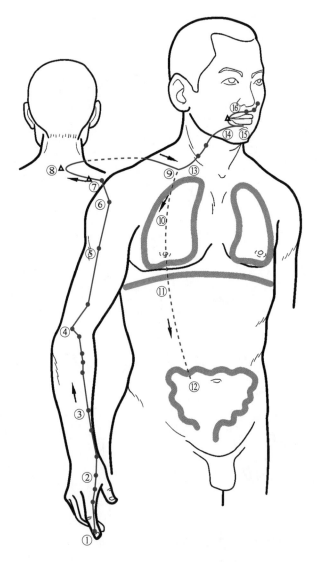

图 5-2　手阳明大肠经循行示意图

颌大迎（ST5）处，⑧沿着下颌角颊车（ST6），⑨上行耳前，经过上关（GB3），⑩沿着发际，⑪到达前额（头维 ST8）。

⑫面部支脉：从大迎（ST5）前下走人迎（ST9），沿着喉咙，⑬进入缺盆部，⑭向下通过横膈，⑮属于胃，联络脾。

⑯缺盆部直行的脉：经乳头，⑰向下挟脐旁，进入位于少腹之侧的气冲（ST30）。

⑱胃下口部支脉：沿着腹里向下到气冲（ST30）会合，⑲再由此下行到髀关（ST31），⑳直抵伏兔（ST32）部，㉑下至膝盖，㉒沿着胫骨外侧前缘，㉓下经足跗，㉔进入足第二趾外侧端（厉兑 ST45）。

㉕胫部支脉：从膝下三寸（足三里 ST36）处分出，㉖进入足中趾外侧。

㉗足跗部支脉：从跗上（冲阳 ST42）分出，进入足大趾内侧端（隐白 SP1），与足太阴脾经相接（图 5-3）。

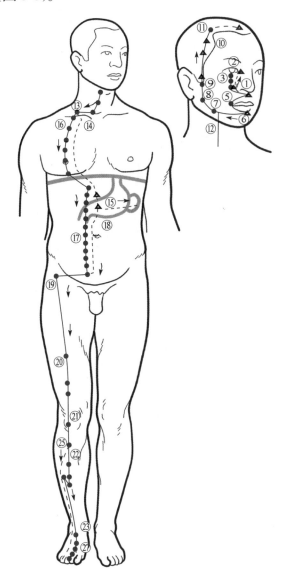

图 5-3　足阳明胃经循行示意图

四、足太阴脾经

足太阴脾经：①起于足大趾末端（隐白 SP1），②沿着大趾内侧赤白肉际，③上行至内踝前面，④再上小腿内侧，⑤沿着胫骨后面，⑥交出足厥阴经的前面，⑦经膝、股部内侧前缘，⑧进入腹部，⑨属于脾脏，联络胃，⑩通过横膈上行，⑪挟食管两旁，⑫连系舌根，分散于舌下。

⑬胃部支脉：向上再通过横膈，⑭流注于心中，与手少阴心经相接（图 5-4）。

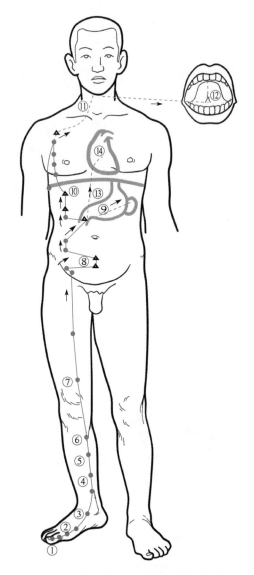

图 5-4 足太阴脾经循行示意图

五、手少阴心经

手少阴心经:①起于心中,出属于"心系"(指心与其他脏腑相联系的结构),②通过横膈,联络小肠。

③"心系"向上的脉:④挟着食管上行,⑤连系于"目系"(指眼与脑相联系的结构)。

⑥"心系"直行的脉:上行于肺部,再向下出于腋窝部(极泉 HT1),⑦沿上臂内侧后缘,行于手太阴经和手厥阴经的后面,⑧到达肘窝,沿前臂内侧后缘,⑨至掌后豌豆骨部,⑩进入掌内,⑪沿小指内侧至末端(少冲 HT9),与手太阳小肠经相接(图 5-5)。

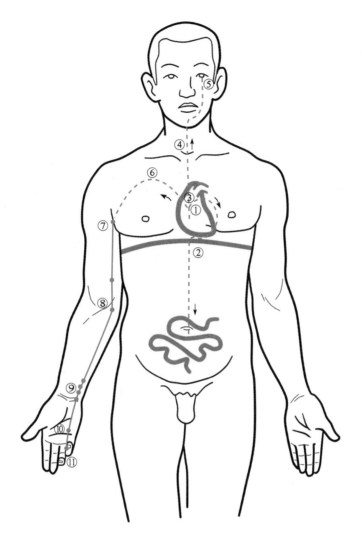

图 5-5　手少阴心经循行示意图

六、手太阳小肠经

手太阳小肠经：①起于手小指外侧端（少泽 SI1），②沿着手背外侧至腕部，出于尺骨茎突，③直上沿前臂后缘，经尺骨鹰嘴与肱骨内上髁之间，④沿上臂外侧后缘，⑤出于肩关节，⑥绕行肩胛部，⑦交会于肩上大椎（GV14），⑧向下进入缺盆部，⑨联络心脏，⑩沿着食管，⑪通过横膈，⑫到达胃部，⑬属于小肠。

⑭缺盆部支脉：⑮沿着颈部，⑯上达面颊，⑰至目外眦，⑱转入耳中（听宫 SI19）。

⑲颊部支脉：上行目眶下（颧髎 SI18），抵于鼻旁，⑳至目内眦（睛明 BL1）与足太阳膀胱经相接（图 5-6）。

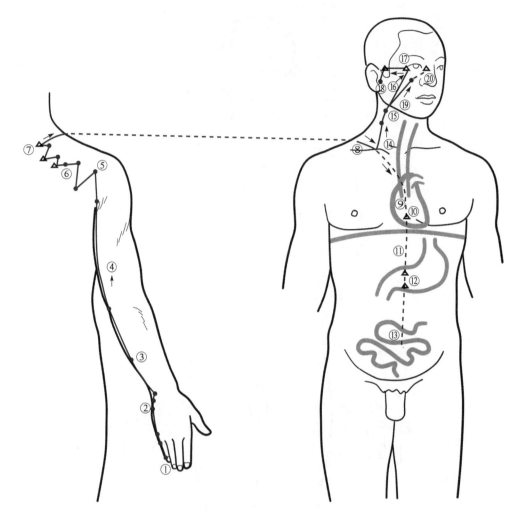

图 5-6　手太阳小肠经循行示意图

七、足太阳膀胱经

足太阳膀胱经:①起于目内眦(睛明 BL1),②上额,③交会于头顶(百会 GV20)。

④头顶部支脉:从头顶到颞颥部。

⑤头顶部直行的脉:头顶入里联络于脑,⑥回出分开下行项后,⑦沿着肩胛内侧,挟着脊柱,⑧到达腰部,⑨从脊旁肌肉进入内腔,⑩联络肾脏,⑪属于膀胱。

⑫腰部的支脉:向下通过臀部,⑬进入腘窝中。

⑭后项的支脉:通过肩胛内缘直下,⑮经过臀部(环跳 GB30)下行,⑯沿着大腿外侧,⑰与腰部下来的支脉会合于腘窝中。

⑱从此向下，通过腿肚内，⑲出于外踝的后面，⑳沿着第五跖骨粗隆，㉑至小指外侧端(至阴 BL67)，与足少阴肾经相接(图5-7)。

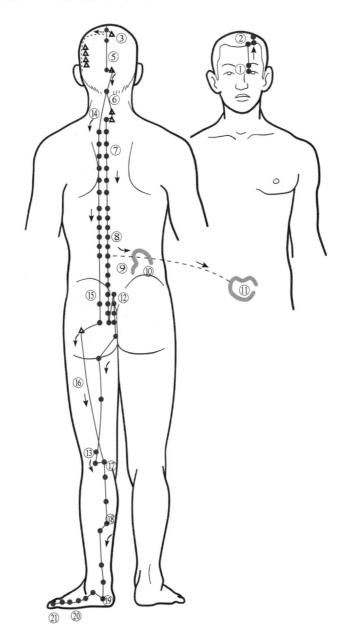

图 5-7 足太阳膀胱经循行示意图

八、足少阴肾经

足少阴肾经：①起于足小趾下，斜向足心(涌泉 KI1)，②出于舟骨粗隆下，③沿内踝后，④进入足跟，⑤再向上行于小腿内侧，⑥出腘窝的内侧，⑦向上行股部内后缘,⑧通向脊柱(长强 GV1),属于肾脏,⑨联络膀胱。

⑩肾脏部直行的脉:⑪ 从肾向上通过肝和横膈,⑫进入肺中,⑬沿着喉咙,⑭挟于舌根部。

⑮肺部支脉:从肺部出来,联络心脏,流注于胸中,与手厥阴心包经相接(图 5-8)。

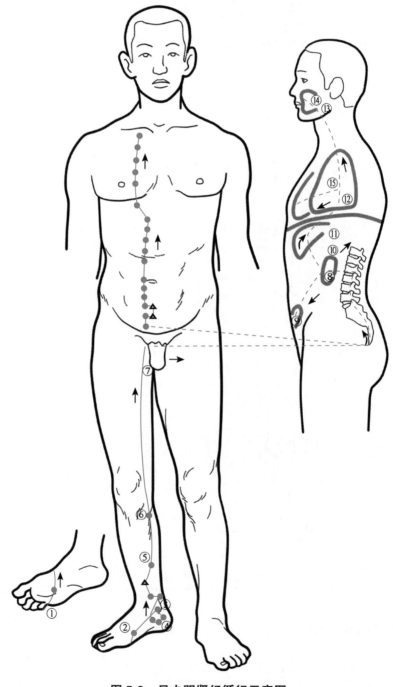

图 5-8 足少阴肾经循行示意图

九、手厥阴心包经

手厥阴心包经:①起于胸中,出来属于心包络,②向下通过横膈,③从胸至腹依次联络上、中、下三焦。

④胸部支脉:沿着胸中,⑤出于胁部,至腋下三寸处(天池 PC1),⑥上行到腋窝,⑦沿上臂内侧,行于手太阴经和手少阴经之间,⑧进入肘窝中,⑨向下行于前臂两筋(掌长肌腱与桡侧腕屈肌腱)的中间,⑩进入掌中,⑪ 沿着中指到指端(中冲 PC9)。

⑫掌中的支脉:从劳宫(PC8)分出,沿着无名指到指端(关冲 TE1),与手少阳三焦经相接(图 5-9)。

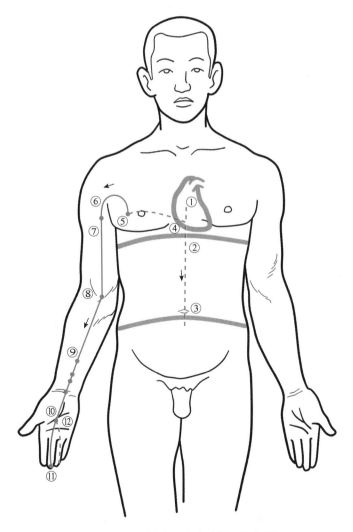

图 5-9 手厥阴心包经循行示意图

十、手少阳三焦经

手少阳三焦经：①起于无名指末端(关冲 TE1)，②向上出于第四、五掌骨间，③沿着腕背，④出于前臂外侧桡骨和尺骨之间，⑤向上通过肘尖，⑥沿上臂外侧，⑦上达肩部，⑧交出足少阳经的后面，⑨向前进入缺盆部，⑩分布于胸中，联络心包，⑪向下通过横膈，从胸至腹，属于上、中、下三焦。

⑫胸中的支脉：从胸向上，⑬出于缺盆部，⑭上走项部，⑮沿耳后直上，⑯出于耳部上方，上行额角，⑰再弯下走向面颊部，到达眼眶下。

⑱耳部支脉：从耳后进入耳中，出走耳前，与前脉交叉于面颊部，⑲到达目外眦(丝竹空 TE23)，与足少阳胆经相接(图 5-10)。

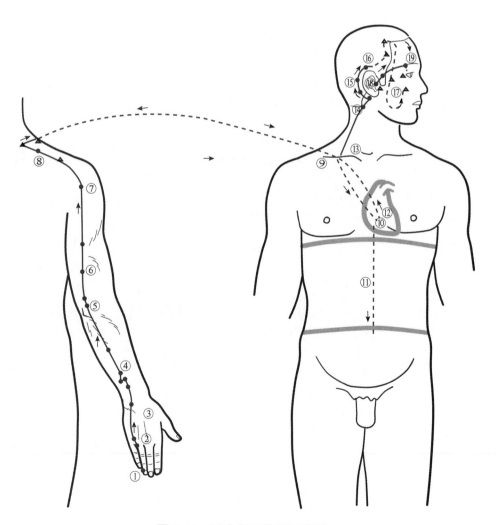

图 5-10　手少阳三焦经示意图

十一、足少阳胆经

足少阳胆经:①起于目外眦(瞳子髎 GB1),②向上到达额角部(颔厌 GB4),③下行至耳后(风池 GB20),④沿着颈部行于手少阳经的前面。到肩上又交出于手少阳经的后面,⑤向下进入缺盆部。

⑥耳部的支脉从耳后进入耳中,⑦出来经过耳前,⑧到目外眦的后方。

⑨外眦部的支脉:从目外眦处分出,⑩下走大迎(ST5),⑪与手少阳经合于目眶下,⑫下经颊车(ST6),⑬至颈部与前入缺盆部的脉相会合,⑭然后向下进入胸中,通过横膈,⑮联络肝脏,⑯属于胆,⑰沿着胁肋内,⑱出于少腹侧的腹股沟动脉部,⑲经过外阴部毛际,⑳横入髋关节部(环跳 GB30)。

㉑缺盆部直行的脉,㉒下走腋窝前,㉓沿着侧胸部,㉔经过季胁,㉕与前入髋关节部的脉会合,㉖再向下沿着大腿外侧,㉗出于膝部外侧,㉘向下经腓骨前面,㉙直下到达腓骨下段,㉚再下出于外髁的前面,沿着足跗部,㉛进入足第四趾外侧端(足窍阴 GB44)。

㉜足跗部支脉:从足临泣(GB41)处分出沿着第一、二跖骨间,出于足踇指末端穿过趾甲,到趾甲上的毫毛部(大敦 LR1),与足厥阴肝经相接(图 5-11)。

十二、足厥阴肝经

足厥阴肝经,①起于足大趾上毫毛部(大敦 LR1),②沿着足跗部向上,③经过内踝前一寸处(中封 LR4),④向上至内踝上八寸处,交出于足太阴经的后面,⑤上行膝内侧,⑥沿着股部内侧,⑦进入阴毛中,⑧绕过阴部,⑨上达小腹,⑩挟着胃旁,属于肝脏,联络胆腑,⑪向上通过横膈,⑫分布于胁肋,⑬沿着喉咙的后面,⑭向上进入鼻咽部,⑮连接于"目系",⑯向上出于前额,⑰与督脉会合于巅顶。

⑱"目系"的支脉:下行颊里,⑲环绕唇内。

⑳肝部的支脉:从肝分出,㉑通过横膈,㉒向上流注于肺,与手太阴肺经相接(图 5-12)。

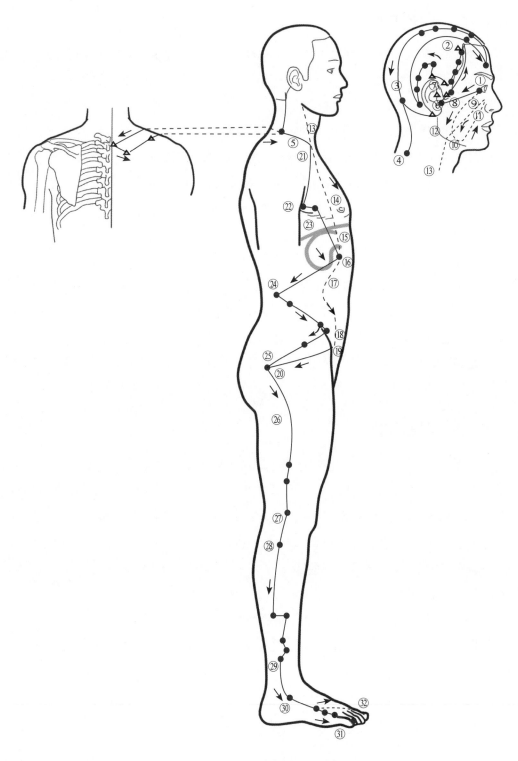

图 5-11　足少阳胆经循行示意图

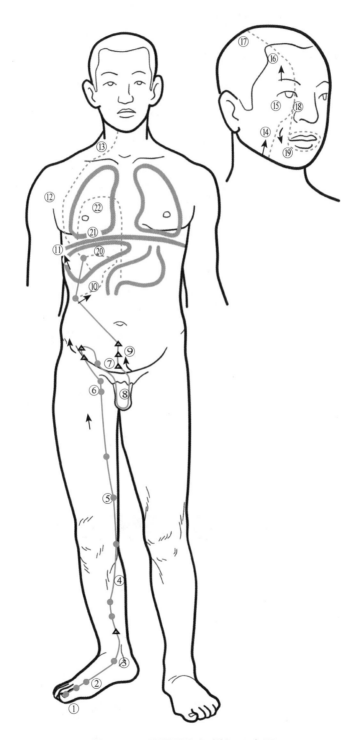

图 5-12 足厥阴肝经循行示意图

| 第三节 | 奇经八脉

奇经八脉包括:督脉、任脉、冲脉、带脉、阳跷脉、阴跷脉、阳维脉、阴维脉。它们与十二正经不同,既无属脏络腑、属腑络脏的关系,又无表里相合关系。除了督脉和任脉有本经所属的腧穴外,其余六条脉的腧穴都与别的经穴相交会。奇经八脉的主要功能,是与各经络密切联系,起着统率、联合和溢蓄、调节各经气血盛衰的作用。

督脉循行于脊背正中,上至头面。诸阳经与其交会,故有"阳脉之海"之称。具有总领阳经经气的作用。

任脉循行于胸腹正中,上抵颏部,诸阴经与其交会,故有"阴脉之海"之称。具有承受阴经经气的作用。

冲脉与足少阴肾经并行,上至目下。十二经脉与其汇聚,故有"十二经脉之海"之称,又称"血海"。具有涵蓄十二经气血的作用。

带脉起于季胁,环腰一周,状如束带,有总束诸经的作用。

阳跷脉起于足跟外侧,并足太阳经上行;阴跷脉起于足跟内侧,并足少阴经上行,阴跷、阳跷两脉分别循行,均交会于目内眦。有共同调节下肢运动等作用。

阳维脉与阳经相联系,主一身之表;阴维脉与阴经相联系,主一身之里,两脉分别调节阴经和阳经的经气,以维持阴阳经之间的协调和平衡。

奇经八脉的分布部位及其交会于他经关系见表 5-3。

表 5-3　奇经八脉分布部位及交会他经表

八脉	分布部位	交会经脉
督脉	后正中线	足太阳经、任脉
任脉	前正中线	足阳明经、督脉
冲脉	腹第一侧线	足少阴经
带脉	腰侧	足少阳经
阳跷	下肢外侧、肩、头部	手足太阳、手足阳明、足少阳
阴跷	下肢内侧、眼	足少阴、足太阳
阳维	下肢外侧、肩、头项	手足太阳、督脉、手足少阳、足阳明
阴维	下肢内侧、腹第三侧线、颈	足少阴、足太阴、足厥阴、任脉

一、督脉

督脉:①起于小腹内,下出于会阴部,②向后行于脊柱的内部,③上达项后风府(GV16),进入脑内,④上行头顶,⑤沿前额下行至鼻柱。

督脉交会穴:风门(BL12)、会阴(CV1)。见图5-13。

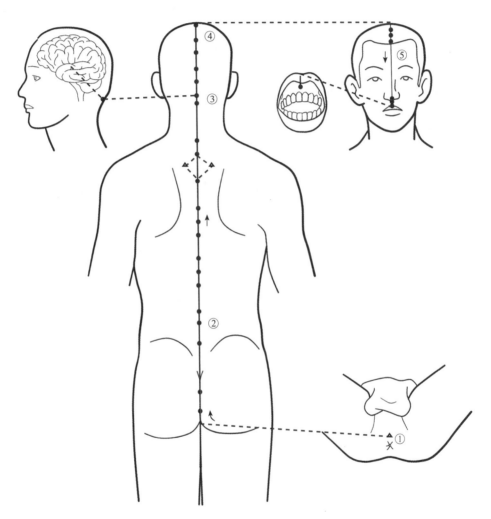

图5-13 督脉循行示意图

二、任脉

任脉:①起于小腹内,下出会阴部,②向前进入阴毛部,③沿着腹内,经过关元(CV4)等穴,④到达咽喉部,⑤再上行环绕口唇,⑥经过面部,⑦进入目眶下(承泣ST1)。

任脉交会穴:承泣(ST1)、龈交(GV28)。见图5-14。

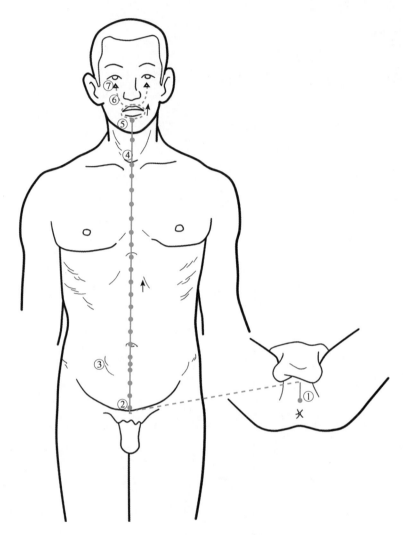

图 5-14　任脉循行示意图

三、冲脉

冲脉：①起于小腹内，下出于会阴部，②向上行于脊柱之内，③其外行者经气冲部与足少阴经交会，沿着腹部两侧，④上达咽喉，⑤环绕口唇。

冲脉交会穴：会阴（CV1）、横骨（KI11）、大赫（KI12）、气穴（KI13）、四满（KI14）、中注（KI15）、肓俞（KI16）、商曲（KI17）、石关（KI18）、阴都（KI19）、腹通谷（KI20）、幽门（KI21）。见图 5-15。

四、带脉

带脉：①起于季胁部的下面，斜向下行到带脉（GB26）、五枢（GB27）、维道

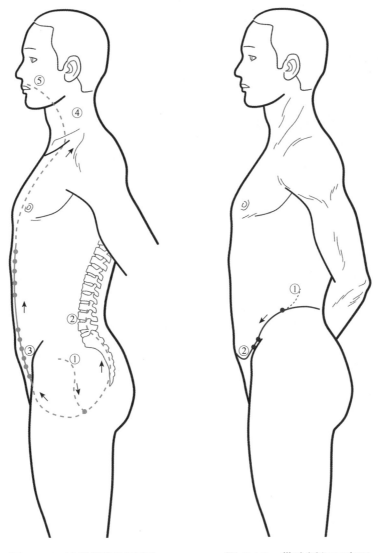

图 5-15 冲脉循行示意图　　　图 5-16 带脉循行示意图

（GB28），②横行绕身一周。

带脉交会穴：带脉（GB26）、五枢（GB27）、维道（GB28）。见图 5-16。

五、阳跷脉

阳跷脉：①起于足跟外侧（申脉 BL62，仆参 BL61），②沿外踝上行，经腓骨后缘，沿大腿外侧，胁肋后方，从腋缝后上肩，沿颈部上挟口角，进入目内眦（睛明 BL1），与阴跷脉相会合，再沿足太阳经上额，③与足少阳经合于风池（GB20）。

阳跷脉交会穴：申脉（BL62）、仆参（BL61）、跗阳（BL59）、居髎（GB29）、臑俞（SI10）、肩髃（LI15）、巨骨（LI16）、地仓（ST4）、巨髎（ST3）、承泣（ST1）、睛明（BL1）、

风池（GB20）。见图 5-17。

六、阴跷脉

阴跷脉：①起于足舟骨的后方（照海 KI6），②上行内踝的上部，③直上沿大腿内侧后缘，④至前阴部，⑤再上沿胸部，⑥进入缺盆部，⑦上行结喉旁人迎（ST9）之前，⑧沿颧骨部，⑨到达目内眦睛明（BL1），与阳跷脉相会合。

阴跷脉交会穴：照海（KI6）、交信（KI8）。图 5-17。

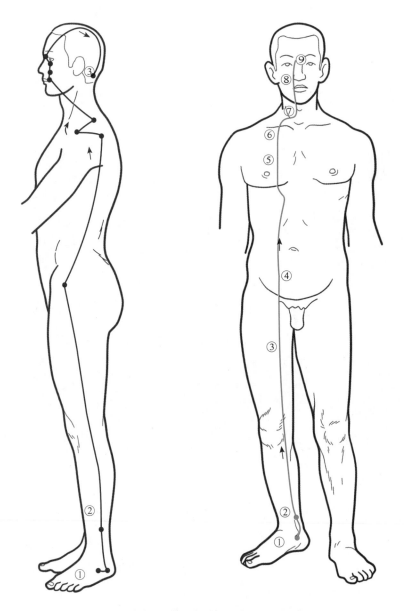

图 5-17　阳跷、阴跷脉循行示意图

七、阳维脉

阳维脉:①起于足跟部(金门 BL63),②向上出于外踝;③沿足少阳经上行,经过髋关节部,④循胁肋后侧,⑤从腋后上肩,⑥到前额,⑦再到项后,合于督脉(风府 GV16、哑门 GV15)。

阳维脉交会穴:金门(BL63)、阳交(GB35)、臑俞(SI10)、天髎(TE15)、肩井(GB21)、本神(GB13)、阳白(GB14)、头临泣(GB15)、目窗(GB16)、正营(GB17)、承灵(GB18)、脑空(GB19)、风池(GB20)、风府(GV16)、哑门(GV15)。见图 5-18。

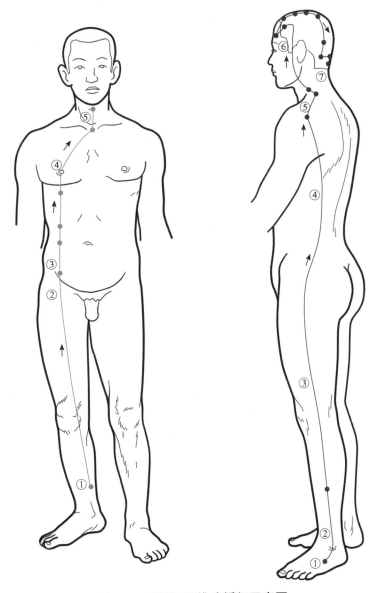

图 5-18 阳维、阴维脉循行示意图

八、阴维脉

阴维脉:①起于小腿内侧(筑宾 KI9),②沿大腿内侧上行到腹部,③与足太阴经相合,④沿着胸部,⑤与任脉会于颈部(天突 CV22、廉泉 CV23)。

阴维脉交会穴:筑宾(KI9)、腹舍(SP13)、大横(SP15)、腹哀(SP16)、期门(LR14)、天突(CV22)、廉泉(CV23)。见图 5-18。

| 第四节 | 十二经别和十五络脉

经别和络脉都是从经脉分出,经别主要循行于体内,络脉主要分布于体外,其作用主要都是加强表里两经之间的相合关系。经别主内,故无所属的腧穴;络脉主外,各有一络穴及其所主病证。

一、十二经别

十二经别,是从十二正经分出的支脉,主要分布于胸、腹和头部,以沟通表里两经,加强内外及脏腑间的联系,并补充经脉循行的不足。其分布特点,大多从四肢部的正经别出,称"离";进入胸腹腔,称"入";体内阴阳经别并行,于颈项部出来,称"出";在头部,其阴经经别合于阳经经别,又会合于阳经经脉,称"合"。这样,十二经别根据其阴阳表里相合的关系,共分六对,称为"六合"。因为经别主要循行于体内,补充经脉循行的不足,故不另有所属的腧穴,亦无所主病候。

(一) 一合

1. 足太阳经别　从足太阳经脉的腘窝部分出以后,其一支经别延展分布到尻骶下五寸处别走于肛门部位,属于膀胱,散络于肾,又沿着脊膂到心脏处散布;直行的则从脊膂上出于项部,仍归属于足太阳经经脉(图 5-19)。

2. 足少阴经别　从足少阴经脉的腘窝部分出后,就别走同太阳经别会合,再向上到肾脏,当十四椎处出来隶属于带脉;直行的经别则向上连系舌本,又上出于项部,归属于足太阳经经脉(图 5-19)。

(二) 二合

1. 足阳明经别　从足阳明经脉的髀部处分出后,进入于腹里,属于胃,散络于脾,向上通过心脏,再上沿食管出来到达口部,延展到鼻梁和眼眶部位,还与目系相联系,归属于足阳明经经脉(图 5-20)。

2. 足太阴经别　从足太阴经脉的髀部处分出后,走向阳明的经别而会合,向

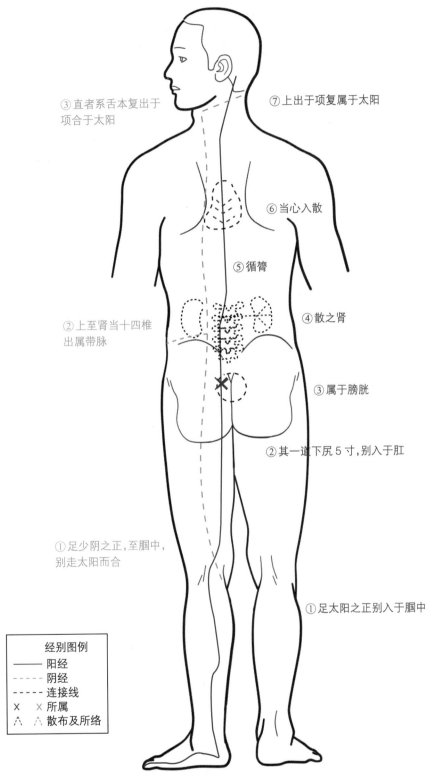

③直者系舌本复出于
项合于太阳

⑦上出于项复属于太阳

⑥当心入散

⑤循膂

②上至肾当十四椎
出属带脉

④散之肾

③属于膀胱

②其一道下尻5寸,别入于肛

①足少阴之正,至腘中,
别走太阳而合

①足太阳之正别入于腘中

经别图例

—— 阳经
- - - 阴经
-- -- 连接线
X X 所属
ʌ ʌ 散布及所络

图 5-19　足太阳、少阴经别示意图

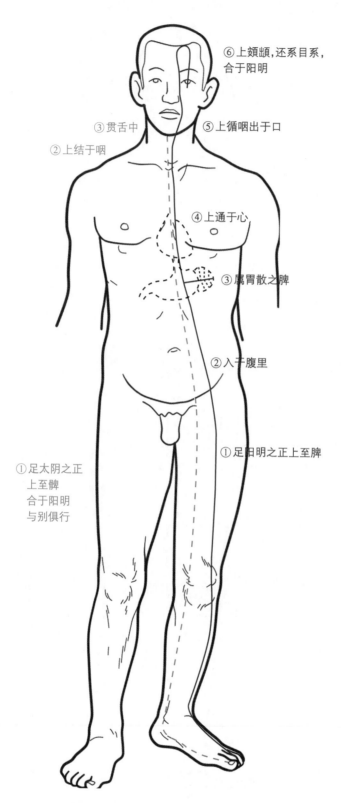

⑥上頞頔,还系目系,
合于阳明

③贯舌中　　　　⑤上循咽出于口

②上结于咽

④上通于心

③属胃散之脾

②入于腹里

①足太阴之正
　上至髀
　合于阳明
　与别俱行

①足阳明之正上至脾

图 5-20　足阳明、太阴经别示意图

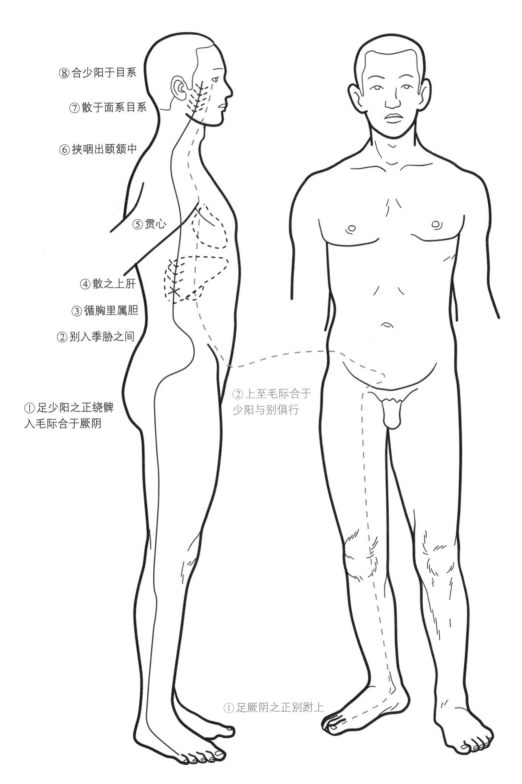

⑧合少阳于目系

⑦散于面系目系

⑥挟咽出颐颌中

⑤贯心

④散之上肝

③循胸里属胆

②别入季胁之间

①足少阳之正绕髀
入毛际合于厥阴

②上至毛际合于
少阳与别俱行

①足厥阴之正别跗上

图5-21 足少阳、厥阴经别示意图

上循行联系咽喉部,贯通到舌中(图5-20)。

（三）三合

1. 足少阳经别　从足少阳经脉的髀部处分出后,回绕髀枢部而进入阴部毛际,同足厥阴经别会合;分支循行季胁之间,进入胸腹里面,属于胆,散络于肝,通向心脏,再向上挟着食管出于下颔、口旁,散布于面部,同目系相联系,在目外眦处归属足少阳经经脉(图5-21)。

2. 足厥阴经别　从足厥阴经脉的足跗上分出,向上到达阴部毛际,会合足少阳的经别同行(图5-21)。

（四）四合

1. 手太阳经别　从手太阳经脉的肩关节(肩解)分出后,进入腋部,走向心脏,向下与小肠联系(图5-22)。

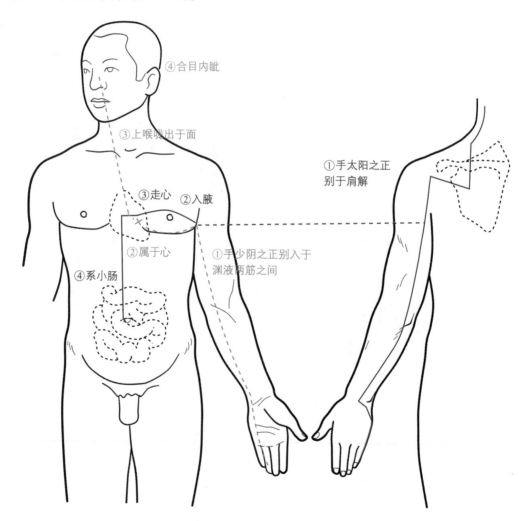

图5-22　手太阳、少阴经别示意图

2. 手少阴经别　从手少阴经脉的腋部（渊腋 GB22）两筋之间处分出后,进入胸中,属于心脏,再向上走向喉咙,浅出于面部,在目内眦处同手太阳经经脉会合（图 5-22）。

（五）五合

1. 手阳明经别　从手阳明经脉的手部分出后,沿着臂肘臑部,分布于胸膺乳房等部位;另一支从肩髃部分出,进入项后柱骨。向下的走向大肠,属于肺;向上的沿着喉咙,出于锁骨窝上（缺盆 ST12）,归属于手阳明经经脉（图 5-23）。

2. 手太阴经别　从手太阴经脉的腋部分出后。行手太阴之前,进入胸中,走向肺脏,散布于大肠,向上出于缺盆,沿着喉咙,归属于手阳明经经脉（图 5-23）。

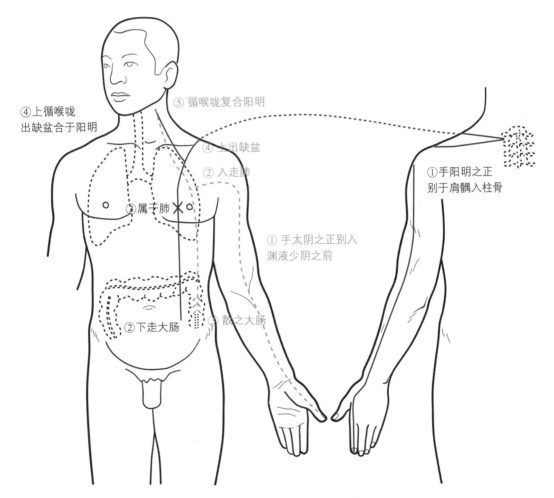

图 5-23　手阳明、太阴经别示意图

（六）六合

1. **手少阳经别**　从手少阳经脉的头巅部分出后,进入于缺盆向下走于三焦,并在胸中布散(图 5-24)。

2. **手厥阴经别**　从手厥阴经脉的腋下(渊腋 GB22)三寸处分出后,进入到胸中,分别属三焦;向上循喉咙,浅出于耳后,在完骨部位归属于手少阳经经脉(图 5-24)。

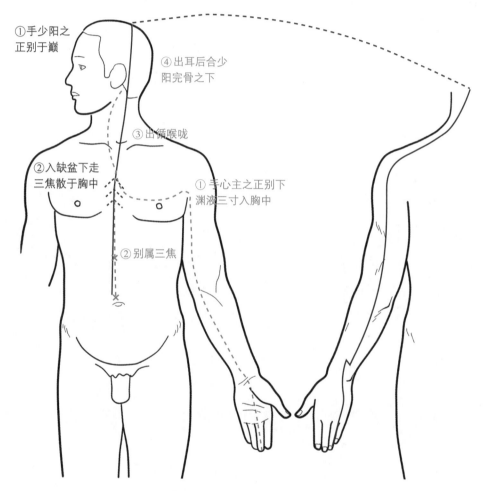

①手少阳之
正别于巅

④出耳后合少
阳完骨之下

③出循喉咙

②入缺盆下走
三焦散于胸中

①手心主之正别下
渊液三寸入胸中

②别属三焦

图 5-24　手少阳、厥阴经别示意图

二、十五络脉

十五络脉,是指从十二经脉和任督二脉各分出一络,再加上脾之大络。各络脉分布于四肢及躯体的前面、后面和侧面,起着沟通表里两经,渗灌局部气血,加强经脉的循环传注作用。

十五络脉的分布特点是：从经脉分出处各有一所属的络穴，四肢部的络脉，走向表里相合的经脉之外，又有一定的分布部位；躯体部的络脉，任脉络，散布于腹部；督脉络，散布于头部，于背部又别走足太阳膀胱经；脾之大络，散布于胸胁。各络脉主沟通身前、身后、身侧各部的经气。

此外，从十五络脉分出的小络脉称作孙络和浮络等。即《灵枢·脉度》所说："经脉为里，支而横者为络，络之别者为孙"。它们遍布于全身，其作用主要是渗灌气血于体表。

（一）手三阴络

1. 手太阴络脉　分出的部位是列缺（LU7）。从腕上分肉间别走于手阳明；另外再同手太阴经脉并行，直入掌中，散布于鱼际部位（图5-25）。

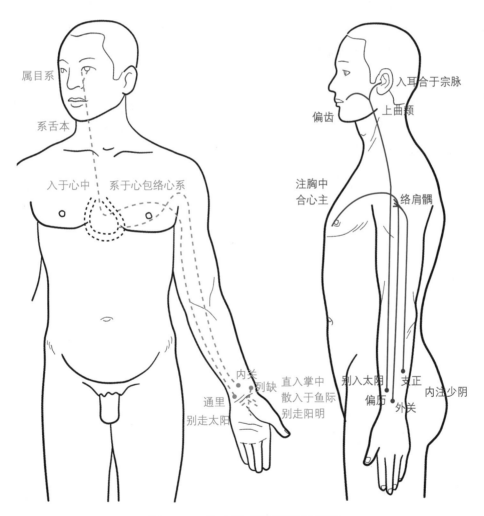

图 5-25　手三阴、三阳络脉示意图

2. 手少阴络脉　分出的部位是通里（HT5）。在掌后一寸处别走手太阳经;在腕上一寸半处分出上行,沿经脉入于心中,联系舌本部,并上属于目系（图 5-25）。

3. 手厥阴（心主）络脉　分出的部位是内关（PC6）。距离腕上二寸,散布于两筋之间别走手少阳经,沿经脉上行,联系心包,络于心系（图 5-25）。

（二）手三阳络

1. 手阳明络脉　分出的部位是偏历（LI6）。在腕上三寸处别走手太阴经,另一分支沿臂到达肩髃（LI15）,向上经过曲颊,偏络于牙齿部位,分支进入耳部,与宗脉会合（图 5-25）。

2. 手太阳络脉　分出的部位是支正（SI7）。在离腕上五寸处向内别走手少阴经;别支向上经过肘部,终于肩髃（LI15）部位（图 5-25）。

3. 手少阳络脉　分出的部位是外关（TE5）。距离腕上二寸处,向臂外侧循绕上行,进入胸中,同手厥阴经会合（图 5-25）。

（三）足三阳络

1. 足阳明络脉　分出的部位是丰隆（ST40）。在外踝上八寸处别走足太阴经;分支沿着胫骨外侧向上延展,络于头项部位同诸经之气会合,又下络于咽喉部（图 5-26）。

2. 足太阳络脉　分出的部位是飞扬（BL58）。在外踝上七寸处别走于足少阴经（图 5-26）。

3. 足少阳络脉　分出的部位是光明（GB37）。外踝上五寸处别走足厥阴经.一直向下散布到足跗上（图 5-26）。

（四）足三阴络

1. 足太阴络脉　分出的部位是公孙（SP4）。在足大趾本节后一寸处别走足阳明经;另一分支进入腹内同肠胃相联系（图 5-26）。

2. 足少阴络脉　分出的部位是大钟（KI4）。当内踝后面绕足跟别走足太阳经;另一分支,并经脉上走于心包下面,通贯于腰脊部位（图 5-26）。

3. 足厥阴络脉　分出的部位是蠡沟（LR5）。在内踝上五寸处别走足少阳经;其分支经过胫腿再上行到睾丸部和整个生殖器部位（图 5-26）。

（五）任、督、脾三络

1. 任脉络　分出的部位是胸骨下剑突（尾翳）部位,下达鸠尾（CV15）,弥散于整个腹部（图 5-27）。

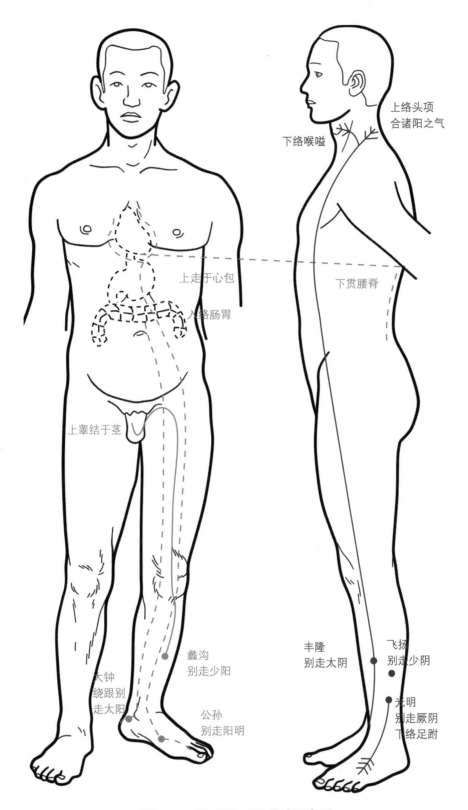

上络头项
合诸阳之气

下络喉嗌

上走于心包

下贯腰脊

入络肠胃

上睾结于茎

丰隆
别走太阴

飞扬
别走少阴

蠡沟
别走少阳

大钟
绕跟别
走太阳

公孙
别走阳明

光明
别走厥阴
下络足跗

图 5-26　足三阳、三阴络脉示意图

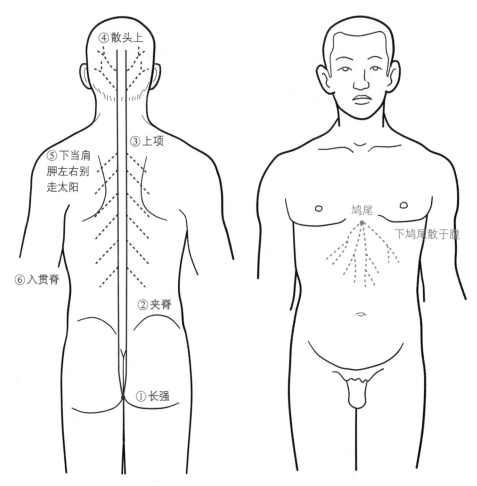

图 5-27　任脉络、督脉络示意图

2. **督脉络**　分出的部位是长强（GV1）。沿着脊柱两旁上循颈散布于头巅部位；当它延展到肩胛附近处，左右别走足太阳经，入内贯于脊膂（图 5-27）。

3. **脾大络**　分出的部位是大包（SP21）。出于渊腋（GB22）下三寸处，散布于胸胁部，网罗着周身的血液（图 5-28）。

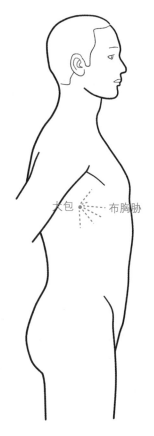

大包 · 布胸胁

图 5-28　脾之大络示意图

|第五节| 十二经筋和十二皮部

经筋和皮部都是经络气血所濡养的部位,与十二经脉相类,同样分为手足三阴、三阳。经筋分布深层;皮部分布浅表,因其范围较广,一般合并为六经皮部。

一、十二经筋

十二经筋,是十二经脉气血所濡养的筋肉部位,具有联结全身骨节,保持人体正常运动的功能。其分布特点,从四肢末端向上联系一定的部位,有起、有结,有会聚、有散布,上达头身而不入脏腑,因而无属络脏腑的关系和气血流注的关系。足三阳经筋,分布身体的前、侧、后,均结于眼部;足三阴经筋,均结于阴器;手三阳经筋,均结于额角部;手三阴经筋,均结于胸膈部。经筋所主的病证,主要有痹痛、拘挛、强急、转筋、痿软等。《灵枢·经筋》说:"以痛为输",即筋病的治疗是以就近取穴为主。

（一）足三阳经筋

1. 足太阳经筋　①起于足小趾，②向上结于外踝，③斜上结于膝部；④其下循足外踝结于足跟，⑤上循跟结于腘；⑥其分支结于小腿肚（腨）外，⑦上腘中内侧，⑧同腘中的一支并行向上结于臀部。⑨再向上挟脊柱上项后，⑩其分支进入结于舌本。⑪其直行的结于枕骨，⑫上头顶，⑬下前额（颜），结于鼻；⑭分支为"目上纲"，⑮下结于鼻旁（頄）。⑯另一分支，从腋后外侧结于肩髃（LI15）；⑰别支入腋下，上出缺盆（ST12），⑱上结于完骨；⑲分支出缺盆，斜上出于鼻旁（图5-29）。

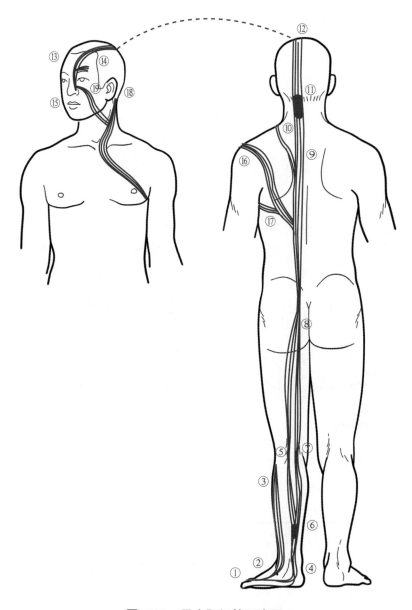

图 5-29　足太阳经筋示意图

2. 足少阳经筋　①起于足第四趾上,②上结于外踝,③上循胫外侧结于膝外侧;④其分支起于外辅骨,⑤上走髀,前面的结于伏兔上部,⑥后面的结于尻骶;⑦其直行的向上布达胁下,过季胁,⑧上走腋前侧,连系乳部,⑨结于缺盆(ST12);⑩直行的复从腋部向上延展,⑪通过缺盆,出于足太阳的前面,⑫循耳后上额角,头会于头顶,⑬下走颔下,⑭上结于鼻旁;⑮分支结于目外眦(图 5-30)。

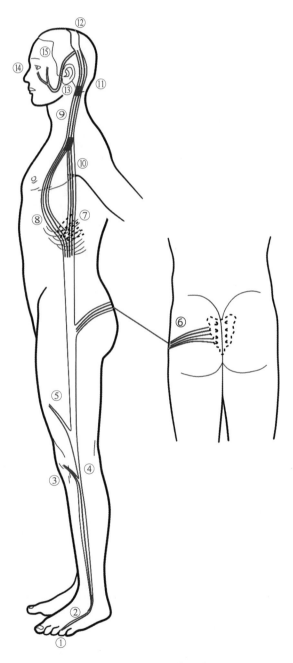

图 5-30　足少阳经筋示意图

3. 足阳明经筋　①起于足部的次、中和第四趾三个足趾,②结于足跗上面,③斜向外侧上行,布于外辅骨,上结于膝外侧,④直上结于髀枢,⑤上循胁肋连属于脊柱;⑥其直行的循胫结于膝,⑦分支络于外辅骨,合于足少阳;⑧从膝部直上的循伏兔向上结于髀部,⑨会聚于阴器,⑩向上分布于腹部,⑪结于缺盆(ST12);⑫延展至颈部,上挟口,⑬合于鼻旁,下结于鼻,⑭上合于足太阳为"目上纲";⑮分支从颊结于耳前(图5-31)。

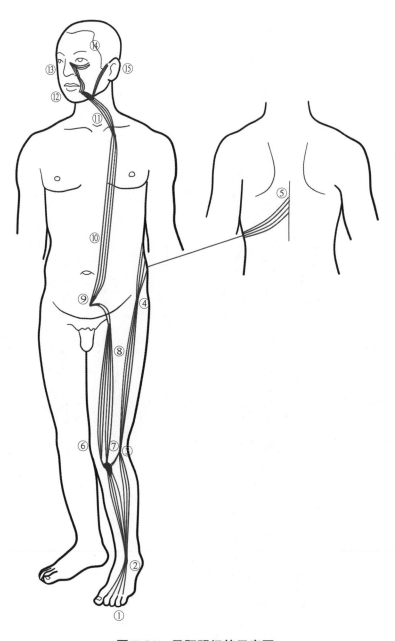

图 5-31　足阳明经筋示意图

（二）足三阴经筋

1. 足太阴经筋　①起于足大趾端内侧，②上结于内踝；③其直行的结于膝内辅骨，④上循股内结于髀，⑤会聚于阴部；⑥再上行到腹部，结于脐，⑦循腹里，结于肋部，⑧散布于胸中，在内的附着于脊柱（图5-32）。

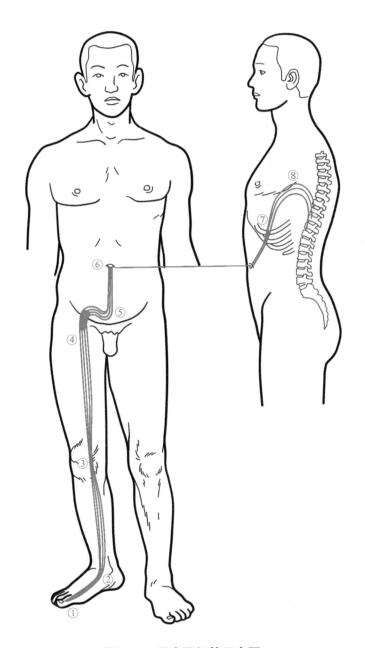

图 5-32　足太阴经筋示意图

2. 足厥阴经筋　①起于足大趾之上，②向上结于内踝前方，③向上沿胫骨内侧，结于胫骨内髁之下，④再向上沿大腿内侧，结于阴器部位，与诸筋联络（图 5-33）。

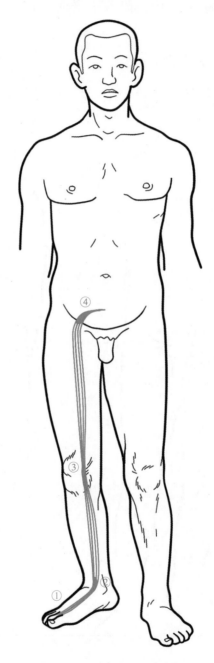

图 5-33　足厥阴经筋示意图

3. 足少阴经筋　①起于足小趾之下,②同足太阴之筋斜走内踝之下,结于脚跟部,③同足太阳之筋会合,向上结于内辅骨下,④同足太阴之筋向上沿股内侧结于阴器部。⑤分支再沿着脊柱,挟膂向上至后项,⑥结于枕骨,和足太阳之筋会合(图 5-34)。

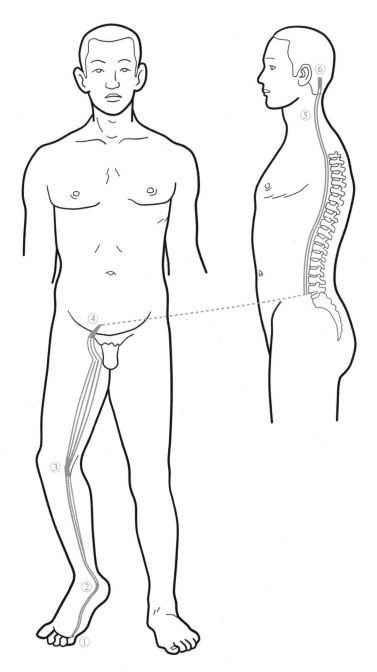

图 5-34　足少阴经筋示意图

（三）手三阳经筋

1. **手太阳经筋**　①起手小指之上，②向上结于腕背，③上沿前臂内侧结于肘内锐骨（肱骨内上髁）之后，④延展而结于腋下；⑤其分支向后走腋后侧；向上绕肩胛，⑥循颈出足太阳之筋的前边，⑦结于耳后完骨，从耳后分出一条支筋，走入耳中；⑧其直行的出于耳上以后，向下结于颔下，向上连属于目外眦。⑨还有一条支筋，从颔部分出，上至曲牙部，沿耳前，连属目外眦，⑩上额，结于头角（图 5-35）。

2. **手少阳经筋**　①起于手无名指的末端，②向上结于腕背，③上沿前臂结于肘尖部位，④循绕上臂外侧上肩走颈，合于手太阳；⑤其分支当下颔角后进入连系舌本；⑥有一支筋从曲牙部上行，沿耳前，达目外眦，⑦上过额，结于头角（图 5-36）。

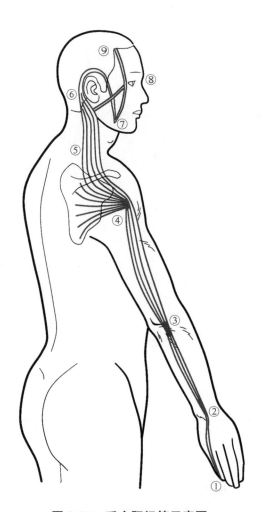

图 5-35　手太阳经筋示意图

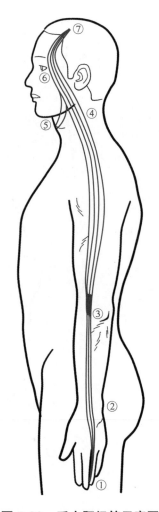

图 5-36　手少阳经筋示意图

3. 手阳明经筋 ①起于次指的末端,②向上结于腕背,③上循前臂结于肘外,④再沿着上臂结于肩髃(LI15)。⑤其分支绕肩胛,挟脊柱;⑥直行的再从肩髃上颈;⑦分支上面颊结于鼻旁;⑧直行的上出手太阳之前,上左额角,⑨络头部,下向右侧颔部(图 5-37)。

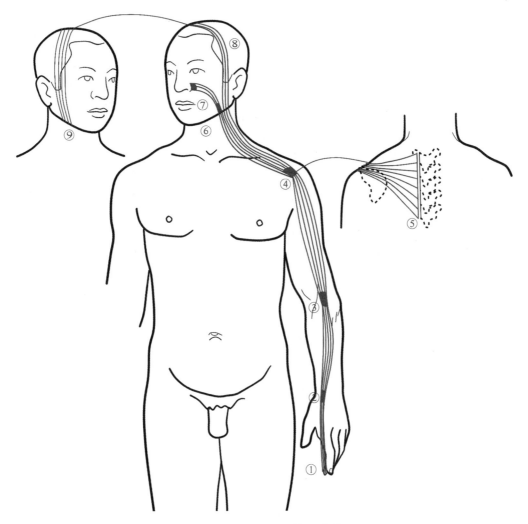

图 5-37　手阳明经筋示意图

（四）手三阴经筋

1. 手太阴经筋 ①起于手大指之上,②循指上行结于鱼际后,③沿寸口外侧,上达前臂,结于肘中;④再经上臂内侧进入腋下,⑤出于缺盆(ST12),结于肩髃(LI15)前,⑥上结于缺盆,⑦下结于胸里,⑧散行贯膈,在膈下会合,到达季胁(图 5-38)。

2. 手厥阴经筋　①起于手中指，②同手太阴之筋并行，结于肘内侧，③沿上臂内侧结于腋下，④向下挟胁肋的前后侧散布；⑤其分支进入腋下，散布于胸中，结于胸膈部(图5-39)。

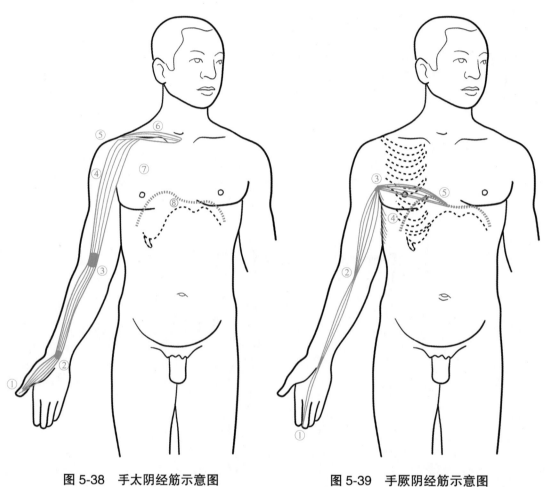

图 5-38　手太阴经筋示意图　　　图 5-39　手厥阴经筋示意图

3. 手少阴经筋　①起于手小指的内侧，②结于掌后锐骨(豆骨)，③上结于肘内侧，④向上进入腋部，交手太阴到乳房部，结于胸中，⑤沿胸膈向下连系于脐(图5-40)。

二、十二皮部

十二皮部，是经络气血渗灌于体表的部位。《素问·皮部论》说："凡十二经络脉者，皮之部也""欲知皮部，以经脉为纪"。皮部的分区，即以十二经脉在体表

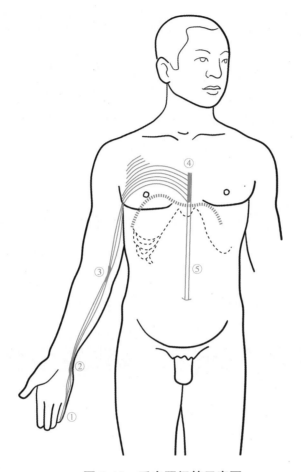

图 5-40 手少阴经筋示意图

的分布范围为依据。按十二经脉在体表的部位分为十二皮部,手足两经相合,则称六经皮部。由于皮部居于人体的最外层,是机体的卫外屏障。当机体卫外功能失常时,病邪可通过皮部深入络脉、经脉以至脏腑。《素问·皮部论》说:"皮者脉之部也,邪客于皮则腠理开,开则邪入客于络脉,络脉满则注于经脉,经脉满则入舍于腑脏也"。这样,皮—络—经—腑—脏,成为疾病传变的层次;反之,当机体内脏有病时,也可通过经脉、络脉而反应于皮部。《素问·皮部论》说:"其色多青则痛,多黑则痹,黄赤则热,多白则寒"等。就是从外部的观察以诊断内部的疾病。十二皮部在诊断、治疗时手足上下相通,所谓"上下同法"。杨上善说:"阳明之脉有手有足,手则为上,足则为下。又手阳明在手为下,在头为上;足阳明在头为上,在足为下。诊色、行针皆同法也"。

| 第六节 | 经络的纵横关系

根结、标本、气街、四海理论,是对人体不同部位经络功能的总结和概括,旨在进一步阐述经络腧穴上下内外的对应关系,强调人体四肢与头身、内脏与体表的特定联系,说明四肢下端的特定穴与头、胸、腹、背部腧穴的对应关系。掌握这些理论,对指导针灸临床辨证和选穴具有重要意义。

一、根结

"根",本义指树木之根,引申为开始、本原。"结",本义指用绳、线、皮条等结成的节,引申为结聚、归结、终止。根结,用于说明十二经脉的脉气起始和归结的部位。

《灵枢·根结》记载了足六经的根与结,见表5-4。

表5-4 《灵枢·根结》足六经根结表

经脉	根(井穴)	结
太阳	至阴	命门(目) ┐
阳明	厉兑	颡大(额角) ├头
少阳	窍阴	窗笼(耳中) ┘
太阴	隐白	太仓(胃)………腹
少阴	涌泉	廉泉(舌下两脉)……头颈
厥阴	大敦	玉英(玉堂穴)、络膻中……胸

《灵枢·根结》只列举了足六经的根与结,依此类推,手六经的根与结穴也应当与足六经相似,所以元代窦汉卿在《标幽赋》中便有了"四根三结"的概括提法。这是在足六经根结的基础上,进一步指出十二经脉都是以四肢部的井穴为"根",合称"四根";以头、胸、腹三部为结,合称"三结"。具体而言,手足三阳经都结于头面,手三阴经结于胸,足三阴经结于腹与胸。以此归纳十二经脉穴位特别是肘膝以下的穴位主治特点具有十分重要的意义。

二、标本

"本",本义指植物的根系,"标",本义指植物的枝梢。虽然同为树木的一部分,根与叶的作用却是不同的,根深则叶茂,根死则叶枯,也就是说根的作用是主要的,枝叶的作用是次要的。经络也是如此,每条经脉的不同部位所起的作用并不相同,同样也可以分为本与标。

《灵枢·卫气》详细记载了十二经脉本与标的部位,见表5-5。如足太阳之本,在跟以上五寸中,穴为跗阳,其标在两络命门(目),穴为睛明。

表 5-5 十二经标本部位及对应穴位表

十二经脉	本		标	
	部位	相应腧穴	部位	相应腧穴
足太阳	跟以上 5 寸中	跗阳	两络命门(目)	睛明
足少阳	窍阴之间	足窍阴	窗笼(耳)之前	听会
足阳明	厉兑	厉兑	颊下、挟颃颡	人迎
足少阴	内踝下上 3 寸中	交信、复溜	背俞与舌下两脉	肾俞、廉泉
足厥阴	行间上 5 寸所	中封	背俞	肝俞
足太阴	中封前上 4 寸中	三阴交	背俞与舌本	脾俞、廉泉
手太阳	外踝之后	养老	命门(目)之上 1 寸	攒竹
手少阳	小指次指之间上 2 寸	中渚	目后上角、目外眦	丝竹空
手阳明	肘骨中上至别阳	曲池	颜下合钳上	扶突
手太阴	寸口之中	太渊	腋内动脉	中府
手少阴	锐骨之端	神门	背俞	心俞
手厥阴	掌后两筋之间 2 寸	内关	腋下 3 寸	天池

十二经脉的"根"与"本","结"与"标"位置相近或相同,意义也相似。"根"有"本"意,"结"有"标"意。"根"与"本"部位在下,皆经气始生始发之地,为经气之所出;"结"与"标"部位在上,皆为经气所结、所聚之处,为经气之所归。但它们在具体内容上又有所区别,即"根之上有本""结之外有标",说明"标本"的范围较"根结"为广。"标本"理论强调经脉分布上下部位的相应关系,即经气的集中和扩散;而"根结"理论则强调经气两极间的联系,反映出"根"与"结"之间经气流注较为集中。

标本根结的理论补充说明了经气的流注运行状况,即经气循行的多样性和弥散作用,强调了人体四肢与头身的密切联系,说明四肢肘膝以下的特定穴治疗远离腧穴部位的脏腑及头面五官疾病,头身部穴位治疗四肢疾病有其生理基础,为临床治疗"上病下取""下病上取"等提供了理论依据。

三、气街

"街",本义指城市的大道,与小巷相对。"气街",指经脉之气聚集通行的共同路径。十二经脉在四肢部的路径虽然偶有交叉,但都相对独立,而它们在头胸腹背等处则多相互交叉或并行,这些部位是经气集中和布散的部位,因此也就是气街所在之处。

《灵枢·卫气》说:"胸气有街,腹气有街,头气有街,胫气有街。故气在头者,止之于脑;气在胸者,止之膺与背腧;气在腹者,止之背腧,与冲脉于脐左右之动脉者;气在胫者,止之于气街,与承山踝上以下。"

气街理论主要阐述人体头、胸、腹部前后联系的径路问题,临床常用的俞募配穴、前后配穴法等,均以气街理论为依据。

四、四海

"海",是百川归聚之所。在经络理论中,十二经脉运行的气血,犹如大地上的河流,所以被称为"十二经水"。在经脉中运行的气血就像百川最终归于大海,由此形成了人体"海"的概念。

人体四海包括水谷之海、髓海、气海、血海,对应东西南北的四海。《灵枢·海论》说:"胃者水谷之海,其输上在气街(气冲穴),下至三里;冲脉者,为十二经之海,其输上在于大杼,下出于巨虚之上下廉;膻中者,为气之海,其输上在于柱骨之上下,前在于人迎;脑为髓之海,其输上在于其盖,下在风府",见表5-6。

表5-6　四海部位及其所输注穴位

四海	部位	所输注穴位
脑为髓海	头	盖(百会),风府
膻中为气海	胸	柱骨上下(项部),人迎
胃为水谷海	上腹	气冲,三里
冲脉为血海	下腹	大杼,上、下巨虚

四海与气街及"结""标"有一致性。经络由经脉、络脉以及无数的孙络、浮络组成。经络中运行的气血汇聚在一起就形成了"海",而它们在头、胸、腹、胫的

共同通道就是气街。脑为髓海,部位在头,与头气街相通;膻中为气海,部位在胸部,与胸气街相通;胃为水谷之海,在上腹部,与腹气街相通;冲脉为血海,位于下腹部,与腹气街和胫气街相通。

因此,可以将四海、气街及根结标本理论中的"结"与"标"相互配合,用以说明头、胸、上下腹及胫的分段关系,特别是胸、上下腹的划分又与三焦相对应,对理解这些部位腧穴的节段性主治具有指导作用。

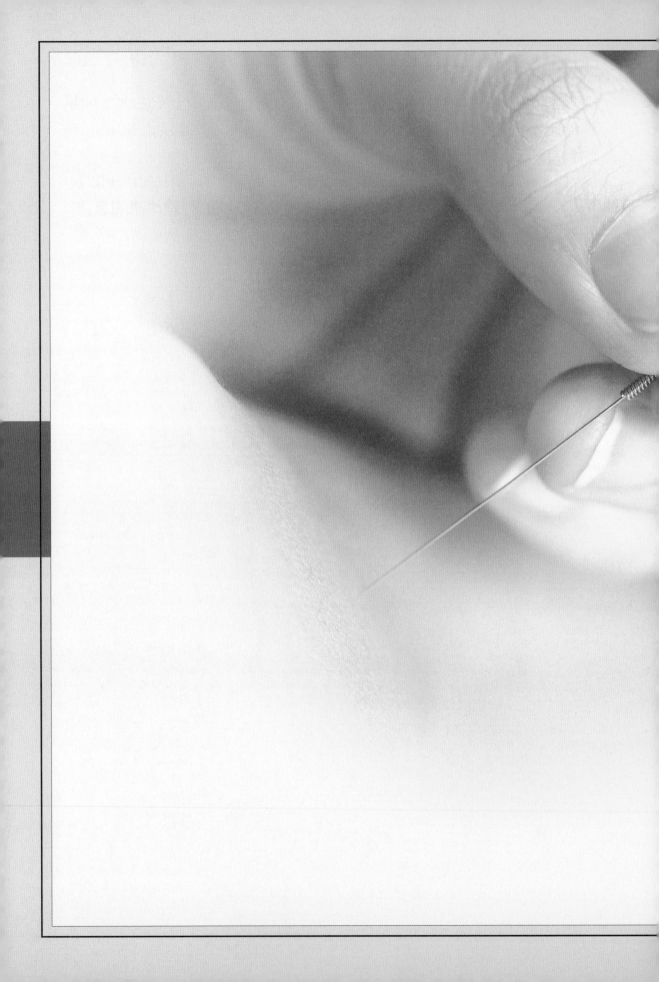

第六章

腧穴概论

腧穴，是脏腑、经络之气输注于体表的部位。腧，又写作"俞""输"，含有转输的意义；穴，有孔隙的意义。腧穴，即针灸施术的部位，在历代文献中，还有气穴、孔穴等名，通俗称作穴位。腧穴具有输注气血、反映病痛、扶正祛邪的作用。针灸等治法，即以腧穴为依据，运用适当的方法来调整机体功能，增强人体的抗病能力，以达到防治疾病的目的。历代医家关于腧穴的位置和主治病证有丰富的记载，并形成了系统的理论。

第一节 腧穴的分类和命名

一、腧穴的分类

分布在人体的腧穴很多，经过历代医学家用分经、分部等方法，进行了多次整理、归纳，就其发展过程可分为十四经腧穴、经外奇穴、阿是穴三大类。

（一）十四经腧穴

简称经穴。即分属于十二经脉和督、任二脉的腧穴，共有三百六十一穴名。据文献记载，这是实践经验最多的一类腧穴，各穴都能主治所属经络的病证。这是腧穴的主要部分，为临床所常用。其中十二经脉的腧穴均为左右对称的双穴；督脉和任脉的腧穴，则为分别分布于前后正中线的单穴。

（二）经外奇穴

简称奇穴。这是指既有穴名，又有明确的位置，但尚未归属于十四经系统的经验穴。这些腧穴对某些病证有较好的治疗作用。奇穴的分布虽然比较分散，但与经络系统仍有一定的关系，有的奇穴就分布在十四经线路上。如印堂穴与督脉、阑尾穴与足阳明胃经等。从历代有关针灸文献中可以看出，有些经穴是从经外奇穴而来。如《铜人腧穴针灸图经》增加的膏肓（BL43）、《资生经》增加的眉冲（BL3）等，先前都属于奇穴。从腧穴的发展过程来看，奇穴属于经穴的早期阶段。临床上，奇穴可作为经穴的补充。

（三）阿是穴

又称天应穴、不定穴、压痛点等。即《灵枢·经筋》所说的"以痛为输"。意思是根据痛的部位来定穴。这是针灸取穴的初级形式，属于腧穴发展的最初阶段。它既无具体的穴名，又无固定的位置。这种穴，临床上多用于治疗疼痛性病证。

二、腧穴的命名

十四经腧穴各有一定的位置和名称。《素问·阴阳应象大论》说："气穴所发，各有处名"。《千金翼方》说："凡诸孔穴，名不徒设，皆有深意。"说明穴位的命名是有一定的意义的。

经穴的名称，多以取类比象的方法来命名，如以水流比拟气血的运行，以山谷形容筋骨突起和凹陷，以生物和器具象征部位的外形，以建筑和天象譬喻功能等特点。举例如下：

(一) 水流和山谷

如曲池（LI11）、尺泽（LU5）、少海（HT3）、太渊（LU9）、支沟（TE6）、经渠（LU8）、消泺（TE12）、四渎（TE9）、复溜（KI7）、后溪（SI3）、中渚（ST3）、合谷（LI4）、承山（BL57）、梁丘（ST34）、丘墟（GB40）、阳陵泉（GB34）等。

(二) 生物和器具

如鱼际（LU10）、犊鼻（ST35）、鸠尾（CV15）、伏兔（ST32）、攒竹（BL2）、大杼（BL11）、颊车（ST6）、缺盆（ST12）、天鼎（LI17）等。

(三) 建筑和居处

如神门（HT7）、气户（ST13）、膺窗（ST16）、天牖（TE16）、天突（CV22）、曲垣（SI13）、听宫（SI19）、内庭（ST44）、中府（LU1）、气舍（ST11）、地仓（ST4）、库房（ST14）、志室（BL52）、玉堂（CV18）、步廊（KI22）、灵台（GV10）、内关（PC6）、巨阙（CV14）、大都（SP2）、风市（GB31）、胸乡（SP19）、肩井（GB21）、天冲（GB9）、足三里（ST36）等。

(四) 天文和气象

如日月（GB24）、上星（GV23）、太乙（ST23）、太白（SP3）、璇玑（CV21）、风池（GB20）、云门（LU2）等。

(五) 解剖名称

如中脘（CV12）；横骨（KI11）、肩髃（LI15）、臂臑（LI14）、肘髎（LI12）、腕骨（SI4）、髀关（ST31）、绝骨（悬钟 GB39）等。

(六) 治疗作用

如肺俞（BL13）、光明（GB7）、承泣（ST1）、承浆（CV24）、气海（CV6）、血海（SP10）、关元（CV4）、睛明（BL1）、迎香（LI20）等。

|第二节|腧穴的定位法

腧穴的定位又叫取穴,取穴的正确与否,直接影响到治疗效果。因此,历代医家都非常重视。《标幽赋》说:"大抵取穴之法,必有分寸,先审自意,次观肉分。或屈伸而得之,或平直而安定。"意思是要达到取穴正确,必须按照规定的"分寸"去折量。先要自己心中有数,随后审察患者的体表标志。有些穴位须采取一定的屈伸姿势,有些穴位则要求体位平正。现在临床常用的腧穴定位法,有体表标志法、骨度分寸折量法、手指同身寸法、简便取穴法等。

一、体表标志法

体表有各种解剖标志,这是腧穴定位的主要依据。体表标志可分两类:

（一）固定标志

指不受人体活动影响而固定不移的标志。如五官、毛发、指（趾）甲、乳头、肚脐以及各种骨节突起和凹陷部。由于这些标志固定不移,所以有利于腧穴的定位。骨度折量即以此为基础。靠近某些标志的腧穴,可直接以此为据。例如两眉之间取印堂（EX-HN3）;鼻柱尖端取素髎（GV25）,脐中取神阙（CV8）等。

（二）动作标志

指必须采取相应的动作姿势才能出现的标志。例如屈肘纹头取曲池（LI11）;握拳掌横纹头取后溪（SI3）等。此外,临床上还常用一种简便的取穴方法,如两耳尖直上取百会（GV20）,垂手中指端取风市（GB31）等。

二、骨度分寸折量法

骨度的最早记载见于《灵枢·骨度》。后来参照这一记载,将人体的各个部分分别规定其折量长度,作为量取穴位的标准。不论男女、老少、高矮、胖瘦的患者,均可按照此标准测量。详见人体各部常用骨度分寸折量表（表6-1）及人体各部常用骨度分寸图（图6-1）。

三、手指同身寸法

手指同身寸法,是以患者的手指为标准,进行测量定穴的方法。临床常用的有以下三种:

表 6-1　常用骨度分寸折量表

分部	部位起止点	骨度分寸	度量法	说明
头面部	前发际正中至后发际正中	12	直寸	用于确定头部经穴的纵向距离
	眉间至前发际正中	3	直寸	用于确定前或后发际及其头部经穴的纵向距离
	大椎(GV14)至后发际正中	3	直寸	
	眉间至后发际正中至大椎(GV14)	18	直寸	
	前两额发角(头维 ST8)之间	9	横寸	用于确定头前部经穴的横向距离
	耳后两乳突(完骨 GB12)之间	9	横寸	用于确定头后部经穴的横向距离
胸腹部	胸骨上窝(天突 CV22)至胸剑联合中点(歧骨)	9	直寸	①用于确定胸部任脉穴的纵向距离;②胸部与胁肋部取穴直寸,一般根据肋骨计算
	胸剑联合中点(歧骨)至脐中	8	直寸	用于确定上腹部经穴的纵向距离
	脐中至横骨上廉(耻骨联合上缘)	5	直寸	用于确定下腹部经穴的纵向距离
	两乳头之间	8	横寸	①用于确定胸腹部经穴的横向距离;②女性可用左右缺盆(ST12)之间的宽度来代替两乳头之间的横寸
背腰部	肩胛骨内侧缘至后正中线	3	横寸	①用于确定腰背部经穴的横向距离;②背部腧穴根据脊椎棘突定穴,一般临床取穴以肩胛骨下角相当第 7 胸椎,髂嵴相当第 4 腰椎棘突
上肢部	腋前、后纹头至肘横纹(平肘尖)	9	直寸	用于确定臂部手三阴、手三阳经经穴的纵向距离
	肘横纹(平肘尖)至腕掌(背)侧横纹	12	直寸	用于确定前臂部手三阴、手三阳经经穴的纵向距离
下肢部	横骨上廉(耻骨联合上缘)至内辅骨上廉(股骨内上髁上缘)	18	直寸	用于确定下肢内侧足三阴经穴的纵向距离
	内辅骨下廉(胫骨内侧髁下缘)至内踝高点	13	直寸	
	内踝高点至足底	3	直寸	用于确定足内侧部足三阴经经穴的纵向距离
	髀枢(股骨大转子)至膝中(腘横纹)	19	直寸	①用于确定下肢外后侧足三阳经穴的纵向距离;②臀横纹至膝中作 14 寸折量;③膝中的水平线,前面相当犊鼻(ST35),后面相当委中(BL40)
	膝中(腘横纹)至外踝高点	16	直寸	

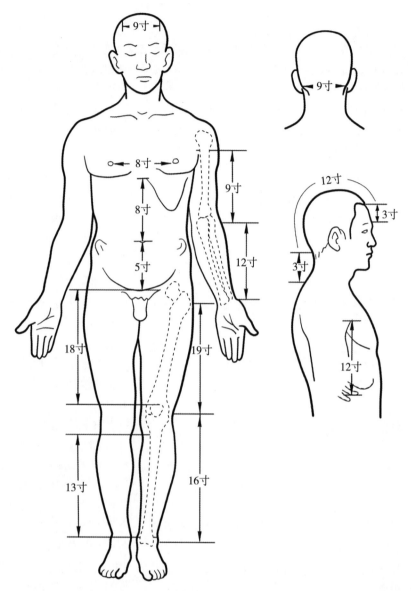

图 6-1　人体各部常用骨度分寸图

（一）中指同身寸

是以患者的中指中节屈曲时内侧两端纹头之间作为 1 寸，可用于四肢部阳经的直寸和背部取穴的横寸（图 6-2）。

（二）拇指同身寸

是以患者拇指指关节的横度作为 1 寸，可用于四肢部的直寸取穴（图 6-3）。

（三）横指同身寸

又名一夫法，是令患者将食指、中指、无名指和小指并拢，以中指中节横纹处为准，四指横量作为 3 寸，用于四肢部及腹部的取穴（图 6-4）。

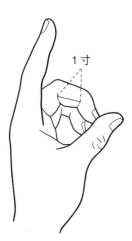
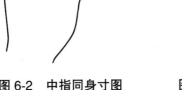

图 6-2　中指同身寸图

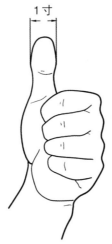
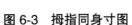

图 6-3　拇指同身寸图

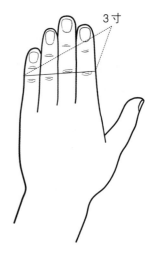

图 6-4　横指同身寸图

四、简便取穴法

简便取穴法是临床上常用的一种简便易行的取穴方法。如取列缺(LU7)，以患者左右两手之虎口交叉，一手食指压在另一手腕后高骨的正中上方，当食指尖处的小凹陷就是；劳宫(PC8)，半握拳，以中指的指尖切压在掌心上就是。又如垂肩屈肘取章门(LR13)，折两耳耳尖连线的中点取百会(GV20)等。这些取穴方法都是在长期临床实践中总结出来的。

第三节　特定类穴

特定类穴，是指十四经中具有特殊作用和特定称号的一类腧穴。这些穴根据其所在部位，大体上可分为四肢部类穴和头身部类穴。

一、四肢部类穴

(一) 五输穴

十二经脉在肘、膝以下各有井、荥、输、经、合五个腧穴，总称五输穴。其次序是从四肢末端向肘、膝方向排列的。《灵枢·九针十二原》说："经脉十二，络脉十五，凡二十七气以上下，所出为井，所溜为荥，所注为输，所行为经，所入为合。"是指经络之气自四肢末端向上合入于四肢肘、膝部，像水流一样由小到大、由浅入深。经气初出，如水的源头，所以称"井"；经气稍盛，如水之小流，所以称"荥"；经气渐盛，如较大水流灌注，所以称"输"；经气更盛，像水流之长行，所以称

"经";经气充盛深入处,宛如水流汇合,所以称"合"。

此外,六腑在足三阳经上各有一合穴,通称六腑下合,简称下合穴或六合穴。《灵枢·邪气脏腑病形》说:"胃合入于三里(ST36),大肠合入于巨虚上廉(上巨虚 ST37),小肠合入于巨虚下廉(下巨虚 ST39),三焦合入于委阳(BL39),膀胱合入于委中央(BL40),胆合入于阳陵泉(GB34)"。其中足三里(ST36)、委中(BL40)、阳陵泉(GB34)三穴与五输中的合穴相同。下合穴在临床上多用于治疗六腑的病症。

(二)原穴

十二经脉在四肢部各有一个原穴。原,有本源、原气的意义。《难经·六十六难》说:"脐下肾间动气者,人之生命也,十二经之根本也,故名曰原。三焦者,原气之别使也,主通行三气,经历于五脏六腑。原者,三焦之尊号也,故所止辄为原。五脏六腑之有病者,皆取其原也。"这是说明原气与原穴的关系,原气来自"脐下肾间"通过三焦散布于四肢,当其驻留的部位就称原穴。但是阴经的原穴与五输穴中的输穴相同,阳经则于输穴之外另有原穴。

(三)络穴

十二经脉在四肢部各有一个络穴,以沟通表里两经之间的联系;在躯干部还有督脉络穴,任脉络穴,脾之大络,合称十五络穴。络穴可治疗表里两经和络脉分布部位的病证。

(四)郄穴

郄,有空隙之意,指气血深聚的部位。十二经脉在四肢部各有一个郄穴。此外,阴阳跷脉,阴阳维脉在下肢也各有一个郄穴,共为十六郄穴。郄穴能治疗本经循行部位及其所属脏腑的急性病痛。

(五)八脉交会穴

这是指四肢部通于奇经八脉的八个穴位。《针经指南》原称"交经八穴"。内关(PC6)通阴维,公孙(SP4)通冲脉,后溪(SI3)通督脉,申脉(BL62)通阳跷脉,外关(TE5)通阳维脉,足临泣(GB41)通带脉,列缺(LU7)通任脉,照海(KI6)通阴跷脉。八穴可用于治疗有关奇经八脉的多种病症。

二、头身部类穴

(一)背俞穴

这是脏腑之气输注于背部的一些特定腧穴。《灵枢·背俞》说:"按其处,应在中而痛解,乃其俞也。"脏腑背俞穴,其位置多与本脏腑相近,能反应脏腑的病证,治疗内脏病较为常用。

(二) 募穴

募穴是脏腑之气输布、汇聚于胸腹部的一些腧穴,募,有"幕"和"膜"的意思。募穴的位置多与相应的脏腑相近,可用于内脏病的诊察和治疗。

(三) 交会穴

经脉与经脉之间常互相交会,其会合部的腧穴即称交会穴,交会穴多数分布在头面和躯干部,全身共有90多个。交会穴是主治该部有关经脉病症的要穴。

【附】 八会穴

八会穴是指《难经·四十五难》所载的脏、腑、气、血、筋、脉、骨、髓八者的会穴。即脏会章门(LR13),腑会中脘(CV12),筋会阳陵泉(GB34),髓会绝骨(悬钟GB39),血会膈俞(BL17),骨会大杼(BL11),脉会太渊(LU9),气会膻中(CV17)。八会穴与其他类穴互有重复。临床上,凡属脏、腑、气、血、筋、脉、骨、髓的病变,可取相应的会穴。

第四节 十四经腧穴主治要领

十四经腧穴的主治要领,是根据"经脉所通,主治所及"的原则总结而成的。每个腧穴因其所处部位和分经的不同,其作用范围也各有特点。总的来说,所有穴位部具有治疗局部病症的作用,有的还兼有治疗邻近部位病症或远隔部位病症的作用。

一、腧穴的远治作用

腧穴的远道主治作用,是根据经络理论所阐述的主要规律而体现。在十四经腧穴中,尤其是十二经脉在四肢肘膝关节以下的腧穴,不仅能治疗局部病症,还可治疗本经循行所及的远隔部位的脏腑、器官的病症,有的还具有全身性的作用。例如列缺(LU7)不仅能治疗上肢病症,还能治疗头顶部、胸、肺、咽喉以及外感病症等;阳陵泉(GB34)不仅能治疗下肢病变,还能治疗胁肋、胆、肝、神志病以及痉挛、抽搐等筋的病症。这种四肢部腧穴的远道主治作用,按手足三阴、三阳排列如表6-2。

表 6-2　四肢部腧穴分经主治表

手 三 阴 经

经名	本经特点	二经相同	三经相同
手太阴经	肺、喉病		
手厥阴经	心、胃病	神志病	胸部病
手少阴经	心病		

手 三 阳 经

经名	本经特点	二经相同	三经相同
手阳明经	前头、鼻、口、齿病		
手少阳经	侧头、胁肋病	耳病	眼病、咽喉病、热病
手太阳经	后头、肩胛病、神志病		

足 三 阴 经

经名	本经相同	三经相同
足太阴经	脾胃病	
足厥阴经	肝病	前阴病、妇科病
足少阴经	肾病、肺病、咽喉病	

足 三 阳 经

经名	本经特点	二经相同	三经相同
足阳明经	前头、口、齿、咽喉病、胃肠病		
足少阳经	侧头、耳病、胁肋病	眼病	神志病、热病
足太阳经	后头、背腰病（背俞并治脏腑病）		

二、腧穴的近治作用

全身所有腧穴都具有就近的主治作用,这是腧穴主治的共同性。凡位于该部的腧穴,均能治疗所在部位及其邻近器官的病症。例如鼻区的迎香(LI20)、口禾髎(LI19),以及邻近的上星(GV23)、通天(BL7)等均能治疗鼻病。胃脘部的中脘(CV12)、梁门(ST21),以及邻近的章门(LR13)、气海(CV6),均能治疗胃病等。在头面躯干部的腧穴,一般可按此规律掌握其主治要点。任、督脉及其两侧的腧穴均相类似。任、督脉因其部位特殊,所属腧穴更多具全身性的影响。头面躯干部腧穴的邻近主治作用,分部排列如表6-3。

表6-3 头面躯干腧穴分部主治表

分部	主治
头面颈项	脑、眼、耳、鼻、口、齿、喉
胸、上背(T_{1-7})	肺、心
上腹、下背($T_8 \sim L_1$)	肝、胆、脾、胃
下腹、腰骶($L_2 \sim S_4$)	肾、肠、膀胱,生殖器官

任 督 二 脉

经名	本经特点	二经相同
任脉	回阳,固脱,有强壮作用	神志病,脏腑病,妇科病
督脉	中风,昏迷,热病,头面病	

腧穴主治的远道作用和邻近作用,是就其作用范围的远近来分的。无论远作用和近作用,其特点都是调整功能状态的。临床实践证明,针刺某些腧穴,对机体的不同状态,可起着双向性调整作用。例如泄泻时,针刺天枢(ST25)能止泻;便秘时,针刺天枢又能通便。心动过速时,针刺内关(PC6)能减慢心率;心动过缓时,针刺内关(PC6)又可使之恢复正常等。所以除了掌握腧穴主治要领之外,临床上还须多留意腧穴主治的某些特性,如大椎(GV14)退热、至阴(BL67)矫正胎位等,均是。

总之,十四经穴的主治作用,归纳起来大体是:本经腧穴主治本经病,表里经腧穴能配合治疗表里两经病;邻近的经穴,其治疗作用多相近;四肢部穴,以分经掌握主治为主;头面躯干穴,以分部掌握主治为主(图6-5~ 图6-10)。

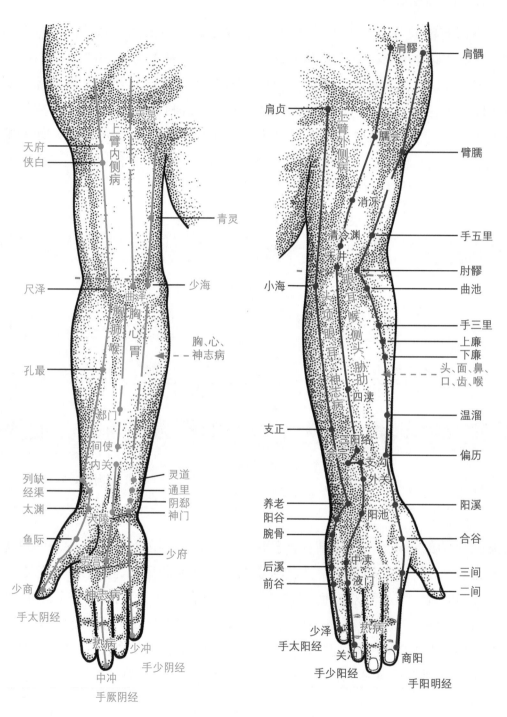

天泉
上臂内侧病
天府
侠白
青灵
尺泽
少海
曲泽
胸、肺、喉
胸、心、胃
胸、心、
神志病
孔最
郄门
间使
内关
灵道
列缺
通里
经渠
阴郄
太渊
神门
大陵
鱼际
少府
少商
劳宫
神志病
手太阴经
热病
少冲
中冲
手少阴经
手厥阴经

肩髎
肩贞
肩髃
上臂外侧病
臑会
臂臑
消泺
手五里
清冷渊
天井
肘髎
眼
曲池
小海
头、耳
喉、侧头
手三里
项、眼、耳
上廉
神志病
胸、胁、肋
下廉
四渎
头、面、鼻、口、齿、喉
支正
三阳络
温溜
会宗
支沟
偏历
外关
养老
阳池
阳溪
阳谷
腕骨
合谷
后溪
中渚
三间
前谷
液门
二间
少泽
热病
手太阳经
关冲
商阳
手少阳经
手阳明经

图 6-5　上肢腧穴分经主治图

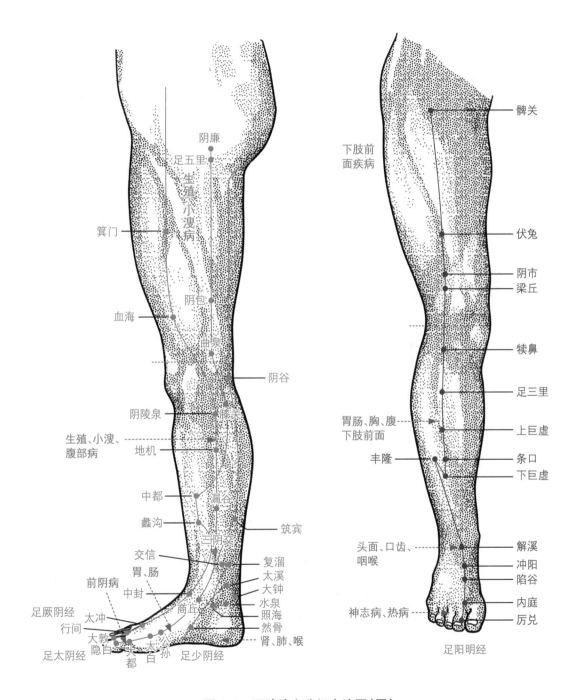

阴廉
足五里
生殖、小溲病
箕门
阴包
血海
曲泉
阴谷
阴陵泉
膝关
生殖、小溲、腹部病
地机
中都
漏谷
蠡沟
筑宾
三阴交
交信
复溜
胃、肠
太溪
前阴病
大钟
中封
水泉
足厥阴经
商丘
照海
太冲
然骨
行间
肾、肺、喉
大敦
公孙
隐白
太白
足少阴经
大都
足太阴经

髀关
下肢前面疾病
伏兔
阴市
梁丘
犊鼻
足三里
上巨虚
胃肠、胸、腹下肢前面
条口
丰隆
下巨虚
头面、口齿、咽喉
解溪
冲阳
陷谷
内庭
神志病、热病
厉兑
足阳明经

图 6-6　下肢腧穴分经主治图（甲）

115

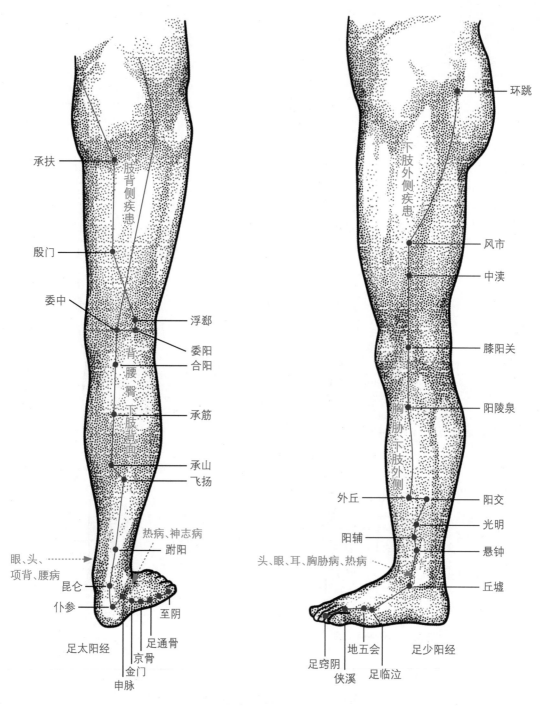

承扶

殷门

委中 — 浮郄

委阳
合阳

承筋

承山
飞扬

下肢背侧疾患

背、腰、臀、下肢背面

热病、神志病
跗阳
眼、头、项背、腰病
昆仑
仆参
至阴

足太阳经
足通骨
京骨
金门
申脉

环跳

下肢外侧疾患

风市

中渎

膝阳关

阳陵泉

胸胁、下肢外侧

外丘 — 阳交
光明
阳辅
悬钟
头、眼、耳、胸胁病、热病
丘墟

足少阳经
地五会
足窍阴
侠溪
足临泣

图 6-7　下肢腧穴分经主治图（乙）

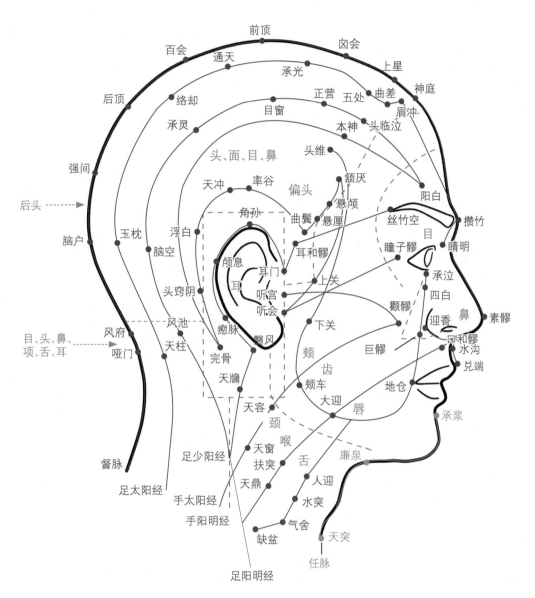

图 6-8　头面腧穴分部主治图

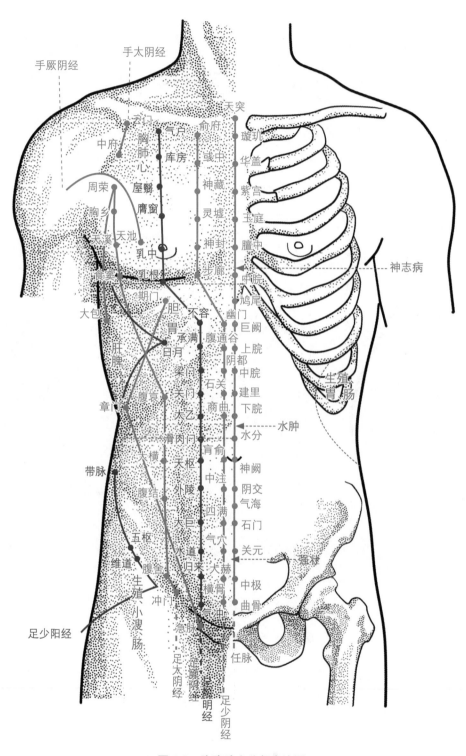

图 6-9　胸腹腧穴分部主治图

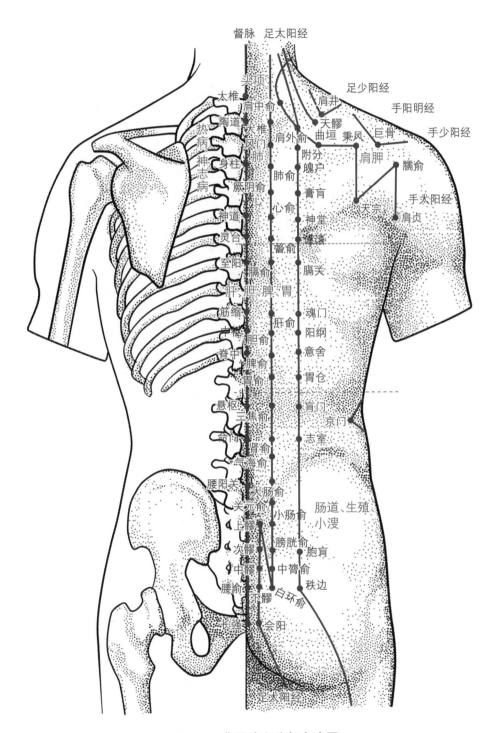

图 6-10 背腰腧穴分部主治图

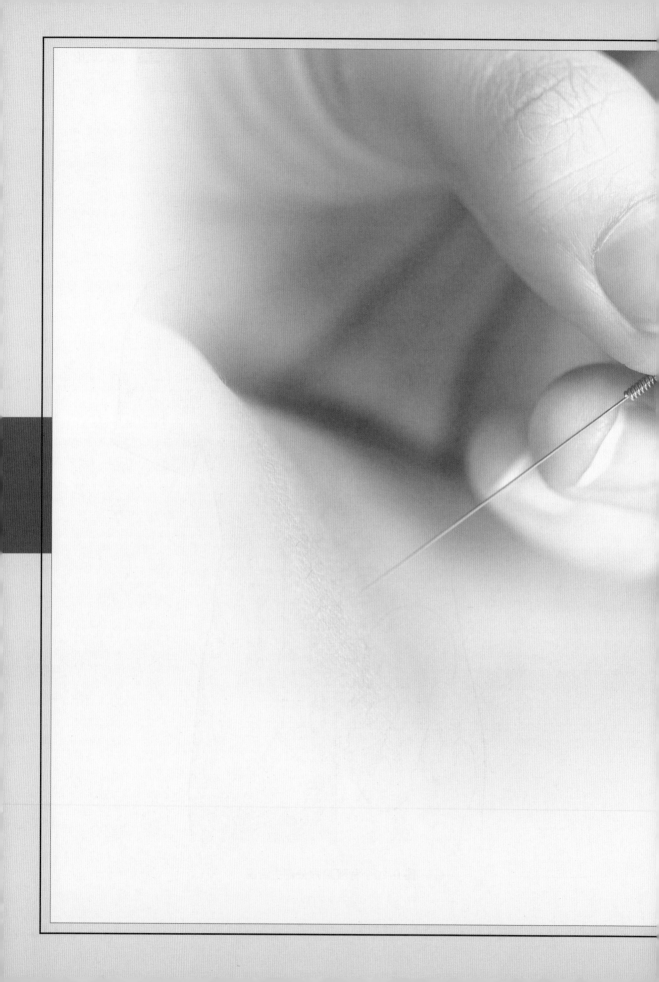

第七章

腧穴各论

第一节 手太阴肺经腧穴

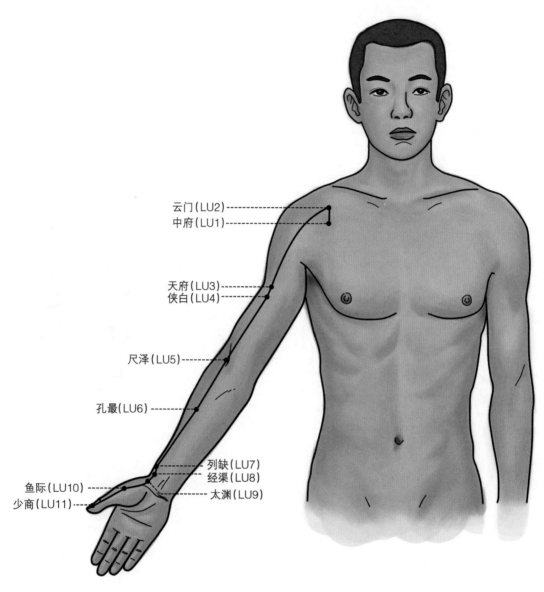

云门 (LU2)
中府 (LU1)
天府 (LU3)
侠白 (LU4)
尺泽 (LU5)
孔最 (LU6)
列缺 (LU7)
经渠 (LU8)
鱼际 (LU10)
太渊 (LU9)
少商 (LU11)

手太阴肺经腧穴图

1. 中府　Zhōngfǔ（LU1）（肺募穴）

【位置】　在前胸部,横平第一肋间隙,锁骨下窝外侧,前正中线旁开6寸(图7-1)。

注1:先确定云门(LU2),中府即在云门下一寸。

注2:本穴与内侧的库房(ST14)、彧中(KI26)、华盖(CV20),4穴略呈一弧形分布,其弧度与第1肋间隙弧度相应。

【主治】　咳嗽,气喘,胸部胀满,胸痛,肩背痛。

【刺灸法】　向外斜刺0.5~0.8寸,不可向内侧深刺,防止伤及肺脏。可灸。

【参考资料】　上外侧有腋动、静脉,胸肩峰动、静脉。分布着锁骨上神经中支,胸前神经的分支及第一肋间神经外侧皮支。

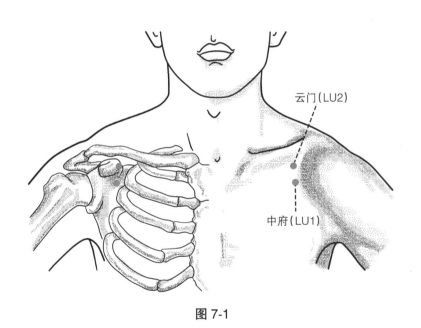

图7-1

2. 云门　Yúnmén（LU2）

【位置】　在前胸部,锁骨下窝凹陷中,肩胛骨喙突内缘,前正中线旁开6寸(图7-1)。

注1:向前半举臂,稍外展,用力收缩肌肉(或抗阻力内收),以显现胸三角,云门穴即在此三角最凹陷中。

注2:本穴与内侧的气户(ST13)、俞府(KI27)、璇玑(CV21),4穴略呈一弧形

分布,其弧度与锁骨下缘弧度相应。

【主治】 咳嗽,气喘,胸中烦满,胸痛,肩臂痛。

【刺灸法】 向外斜刺 0.5~0.8 寸,不可向内侧深刺,防止伤及肺脏。可灸。

【参考资料】 有头静脉,胸肩峰动、静脉,下方有腋动脉。分布着锁骨上神经中、后支,胸前神经分支及臂丛的外侧束。

3. 天府　Tiānfǔ(LU3)

【位置】 在臂前外侧,腋前纹头下 3 寸,肱二头肌桡侧缘处(图 7-2)。

注:肱二头肌外侧沟平腋前纹头处至尺泽(LU5)连线的上 1/3 与下 2/3 的交界处。

【主治】 气喘,鼻衄,上臂内侧痛。

【刺灸法】 直刺 0.5~1 寸。

【参考资料】 有头静脉及肱动、静脉肌支。分布着臂外侧皮神经,当肌皮神经通过处。

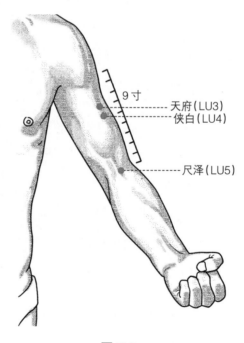

图 7-2

4. 侠白　Xiábái(LU4)

【位置】 在臂前外侧,腋前纹头下 4 寸,肱二头肌桡侧缘处(图 7-2)。

【主治】 咳嗽,胸闷烦满,上臂内侧痛。

【刺灸法】 直刺 0.5~1 寸。可灸。

【参考资料】 血管、神经分布同天府(LU3)

5. 尺泽 Chǐzé(LU5)(合穴)

【位置】 在肘前侧,肘横纹上,肱二头肌腱桡侧缘凹陷中(图7-2)。

注:屈肘,肘横纹上曲池(LI11)与曲泽(PC3)之间,与曲泽相隔一肌腱(肱二头肌腱)。

【主治】 咳嗽,咳血,潮热,气喘,咽喉肿痛,胸部胀满,小儿惊风,肘臂挛痛,乳痈。

【刺灸法】 直刺 0.5~1.0 寸。

【参考资料】 有桡返动、静脉之分支及头静脉。分布着前臂外侧皮神经及桡神经。

6. 孔最 Kǒngzuì(LU6)(郄穴)

【位置】 在前臂前外侧,腕掌侧横纹上 7 寸,尺泽(LU5)与太渊(LU9)连线上(图7-3)。

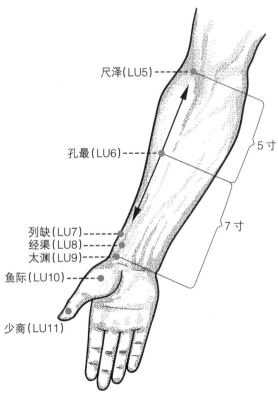

图 7-3

注:尺泽下 5 寸,即尺泽与太渊连线的中点上 1 寸。

【主治】 咳嗽,胸痛,气喘,咳血,咽喉肿痛,肘臂挛痛。

【刺灸法】 直刺 0.5~1.0 寸。可灸。

【参考资料】 有头静脉,桡动、静脉。分布着前臂外侧皮神经及桡神经浅支。

7. 列缺 Lièquē(LU7)(络穴、八脉交会穴)

【位置】 在前臂桡侧,腕掌侧横纹上 1.5 寸,拇短伸肌腱与拇长展肌腱之间,拇长展肌腱沟的凹陷中(图 7-3)。

注:两手虎口交叉,一手食指按在桡骨茎突上,指尖下凹陷中是穴(图 7-4)。

【主治】 偏、正头痛,项强,咳嗽,气喘,咽喉肿痛,口眼㖞斜,齿痛,手腕疼痛无力。

【刺灸法】 向上斜刺 0.3~0.5 寸。可灸。

【参考资料】 有头静脉,桡动、静脉的分支。分布着前臂外侧皮神经和桡神经的浅支。

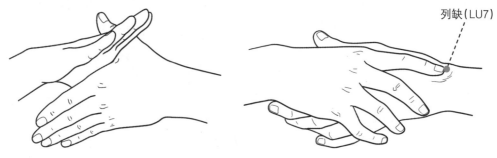

列缺(LU7)

图 7-4 列缺

8. 经渠 Jīngqú(LU8)(经穴)

【位置】 在前臂前外侧,腕掌侧横纹上 1 寸,桡骨茎突与桡动脉之间(图 7-3)。

注:太渊(LU9)上 1 寸中。

【主治】 咳嗽,气喘,发热,胸痛,咽喉肿痛,手腕痛。

【刺灸法】 避开桡动脉,直刺 0.1~0.3 寸。

【参考资料】 外侧有桡动、静脉。分布着前臂外侧皮神经和桡神经浅支。

9. 太渊 Tàiyuān(LU9)(输穴、原穴、脉会穴)

【位置】 在腕前外侧,桡骨茎突与手舟骨之间,拇长展肌腱尺侧凹陷中(图 7-3)。

注：在腕掌侧横纹桡侧，桡动脉搏动处。

【主治】 咳嗽，气喘，咳血，咽喉肿痛，胸痛，心悸，腕臂痛。

【刺灸法】 避开桡动脉，直刺 0.2~0.3 寸。可灸。

【参考资料】 有桡动、静脉。分布着前臂外侧皮神经和桡神经浅支。

10. 鱼际 Yújì（LU10）（荥穴）

【位置】 在手掌，第 1 掌骨桡侧中点，赤白肉际处（图 7-5）。

【主治】 咳嗽，咳血，咽喉肿痛，失音，发热，掌中热。

【刺灸法】 直刺 0.5~0.8 寸。可灸。

【参考资料】 有从拇指流向头静脉的小静脉支。分布着桡神经浅支。

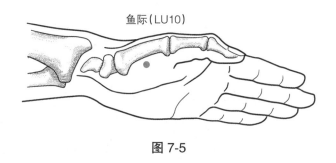

图 7-5

11. 少商 Shàoshāng（LU11）（井穴）

【位置】 在手指，拇指末节桡侧，指甲根角侧上方 0.1 寸（指寸），沿指甲桡侧画一垂线与指甲基底水平线交点处（图 7-6）。

【主治】 咽喉肿痛，咳嗽，气喘，鼻衄，发热，昏厥，癫狂，拇指挛痛。

【刺灸法】 浅刺 0.1 寸，或点刺出血。

【参考资料】 有指掌侧固有动、静脉所形成的动静脉网。分布着来自前臂外侧皮神经和桡神经浅支的混合支与正中神经指掌侧固有神经形成的末梢神经网。

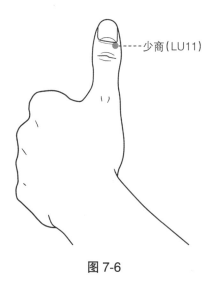

图 7-6

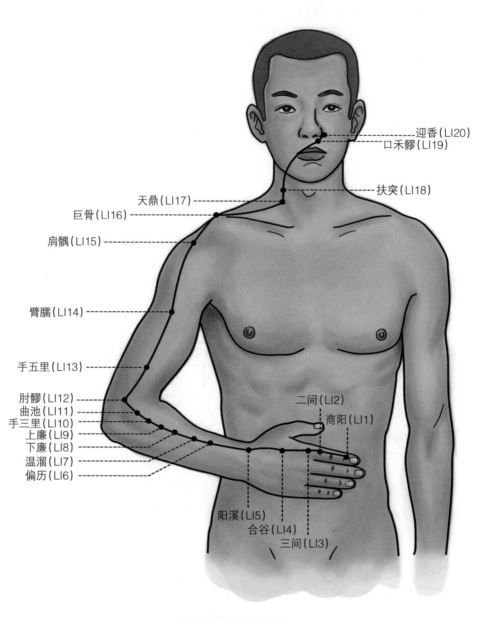

|第二节| 手阳明大肠经腧穴

迎香 (LI20)
口禾髎 (LI19)
扶突 (LI18)
天鼎 (LI17)
巨骨 (LI16)
肩髃 (LI15)
臂臑 (LI14)
手五里 (LI13)
肘髎 (LI12)
曲池 (LI11)
手三里 (LI10)
上廉 (LI9)
下廉 (LI8)
温溜 (LI7)
偏历 (LI6)
二间 (LI2)
商阳 (LI1)
阳溪 (LI5)
合谷 (LI4)
三间 (LI3)

手阳明大肠经腧穴图

1. 商阳　Shāngyáng（LI1）（井穴）

【位置】　在手指,食指末节桡侧,指甲根甲角侧上方0.1寸(指寸),沿指甲桡侧画一垂线与指甲基底水平线交点处(图7-7)。

【主治】　齿痛,咽喉肿痛,颌肿,手指麻木,热病汗不出,昏迷。

【刺灸法】　浅刺0.1寸,或点刺出血。

【参考资料】　有指背动、静脉网。分布着来自正中神经的指掌侧固有神经。

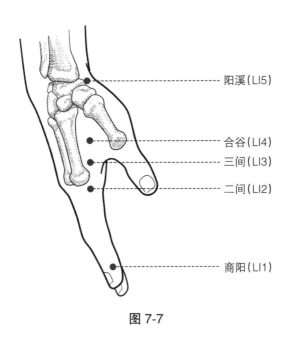

阳溪(LI5)

合谷(LI4)
三间(LI3)
二间(LI2)

商阳(LI1)

图 7-7

2. 二间　Èrjiān（LI2）（荥穴）

【位置】　在手指,第2掌指关节桡侧远端赤白肉际凹陷处(图7-7)。

【主治】　目昏,鼻衄,齿痛,咽喉肿痛,热病。

【刺灸法】　直刺0.2~0.3寸。可灸。

【参考资料】　有来自桡动、静脉的指背及指掌侧固有动、静脉。分布着桡神经的指背神经及正中神经的指掌侧固有神经。

3. 三间　Sānjiān（LI3）（输穴）

【位置】　在手背,第2掌指关节桡侧近端凹陷中(图7-7)。

【主治】　齿痛,目痛,咽喉肿痛,手指及手背红肿。

【刺灸法】　直刺0.5~0.8寸。可灸。

【参考资料】 有手背静脉网及第一掌背动脉之分支。分布着桡神经浅支。

4. 合谷 Hégǔ（LI4）（原穴）

【位置】 在手背，第2掌骨桡侧的中点处（图7-8左）或以一手拇指的指间关节横纹正对另一手的拇食指之间的指蹼缘上，当拇指尖所指处是穴（图7-8右）。

【主治】 头痛，颈项痛，目赤肿痛，鼻衄，鼻塞，鼻渊，齿痛，耳聋，面肿，咽喉肿痛，疟腮，牙关紧闭，口眼㖞斜，热病无汗，多汗，腹痛，痢疾，便秘，闭经，滞产，小儿惊风，上肢疼痛，痿痹。

【刺灸法】 直刺0.5~1.0寸。可灸。孕妇禁针灸。

【参考资料】 有手背静脉网。分布着桡神经浅支。

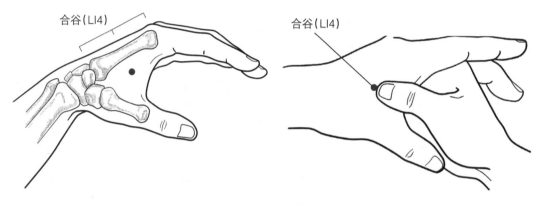

图7-8 合谷

5. 阳溪 Yángxī（LI5）（经穴）

【位置】 在腕后外侧，腕背侧横纹桡侧，桡骨茎突远端，解剖学"鼻烟窝"凹陷中（图7-9）。

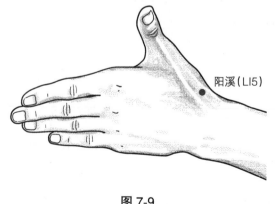

图7-9

注:手拇指充分外展和后伸时,手背外侧部拇长伸肌腱与拇短伸肌腱之间形成一明显的凹陷——解剖学"鼻烟窝",其最凹陷处即是本穴。

【主治】 头痛,目赤肿痛,齿痛,咽喉肿痛,手腕痛。

【刺灸法】 直刺 0.3~0.5 寸。可灸。

【参考资料】 有头静脉,桡动脉本干及腕背支。分布着桡神经浅支。

6. 偏历 Piānlì(LI6)(络穴)

【位置】 在前臂后外侧,腕背侧远端横纹上 3 寸,阳溪(大肠 5)与曲池(大肠 11)连线上(图 7-10)。

注:阳溪至曲池连线的下 1/4 与上 3/4 的交点处。

【主治】 目赤,耳鸣,耳聋,鼻衄,手臂酸痛,咽喉痛,水肿。

【刺灸法】 直刺或斜刺 0.5~0.8 寸。可灸。

【参考资料】 有头静脉。桡侧分布着前臂外侧皮神经和桡神经浅支,尺侧分布着前臂背侧皮神经和前臂骨间背侧神经。

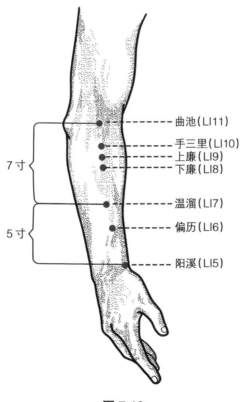

图 7-10

7. 温溜　Wēnliū（LI7）（郄穴）

【位置】　在前臂后外侧,腕背侧远端横纹上 5 寸,阳溪（LI5）与曲池（LI11）连线上（图 7-10）。

【主治】　头痛,面肿,咽喉疼痛,肠鸣、腹痛,肘臂酸痛。

【刺灸法】　直刺 0.5~1.0 寸。可灸。

【参考资料】　有桡动脉肌支,头静脉。分布着前臂背侧皮神经和桡神经深支。

8. 下廉　Xiàlián（LI8）

【位置】　在前臂后外侧,肘横纹下 4 寸,阳溪（LI5）与曲池（LI11）连线上（图 7-10）。

注:阳溪至曲池连线的上 1/3 与下 2/3 的交点处,上廉（LI9）下 1 寸。

【主治】　腹痛,肠鸣,肘臂痛,上肢不遂。

【刺灸法】　直刺 0.5~1.0 寸。可灸。

【参考资料】　血管、神经分布同温溜（LI7）。

9. 上廉　Shànglián（LI9）

【位置】　在前臂后外侧,肘横纹下 3 寸,阳溪（LI5）与曲池（LI11）连线上（图 7-10）。

【主治】　肩臂酸痛,上肢不遂,手臂麻木,肠鸣、腹痛。

【刺灸法】　直刺 0.5~1.0 寸。可灸。

【参考资料】　血管、神经分布同温溜（LI7）。

10. 手三里　Shǒusānlǐ（LI10）

【位置】　在前臂后外侧,肘横纹下 2 寸,阳溪（LI5）与曲池（LI11）连线上（图 7-10）。

【主治】　腹痛,腹泻,齿痛,颊肿,上肢不遂,肩背疼痛。

【刺灸法】　直刺 0.8~1.2 寸。可灸。

【参考资料】　有桡侧返动、静脉的分支。神经分布同温溜（LI7）。

11. 曲池　Qūchí（LI11）（合穴）

【位置】　在肘外侧,尺泽穴（LI5）与肱骨外上髁连线的中点处（图 7-11）。

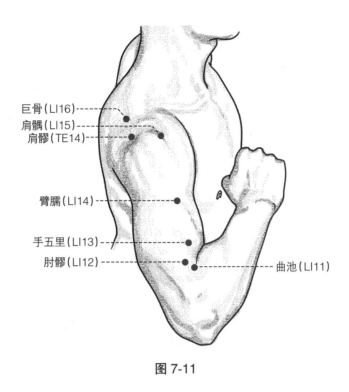

巨骨(LI16)
肩髃(LI15)
肩髎(TE14)
臂臑(LI14)
手五里(LI13)
肘髎(LI12)
曲池(LI11)

图 7-11

注：极度屈肘时，肘横纹桡侧端凹陷中。

【主治】　咽喉肿痛，齿痛，目赤痛，瘰疬，风疹，上肢不遂，腹痛吐泻，热病。

【刺灸法】　直刺 1.0~1.5 寸。可灸。

【参考资料】　有桡侧返动、静脉的分支。分布着前臂背侧皮神经，内侧深层为桡神经。

12. 肘髎　Zhǒuliáo（LI12）

【位置】　在肘后外侧，肱骨外上髁上缘，髁上嵴的前缘（图 7-11）。

【主治】　肘臂酸痛、麻木、挛急。

【刺灸法】　直刺 0.5~1.0 寸。可灸。

【参考资料】　有桡侧副动、静脉。分布着前臂背侧皮神经，内侧深层为桡神经。

13. 手五里　Shǒuwǔlǐ（LI13）

【位置】　在臂外侧，肘横纹上 3 寸，曲池（LI11）与肩髃（LI15）连线上（图 7-11）。

【主治】　肘臂挛痛，瘰疬。

【刺灸法】　直刺 0.5~1.0 寸，避开动脉。可灸。

【参考资料】 有桡侧副动、静脉。分布着前臂背侧皮神经,为桡神经。

14. 臂臑 Bìnào(LI14)

【位置】 在臂外侧,曲池(LI11)和肩髃(LI15)连线上,曲池(LI11)上 7 寸,三角肌前缘处(图 7-11)。

【主治】 肩臂痛,颈项拘急,瘰疬。

【刺灸法】 直刺或向上斜刺 0.8~1.5 寸。可灸。

【参考资料】 有旋肱后动、静脉的分支,及肱深动、静脉。分布着臂背侧皮神经,深层有桡神经。

15. 肩髃 Jiānyú(LI15)

【位置】 在肩带部,肩峰外侧缘前端与肱骨大结节两骨间凹陷中(图 7-11)。

注:屈臂外展,肩峰外侧缘前后端呈现两个凹陷,前一较深凹陷即本穴,后一凹陷为肩髎(TE14)。

【主治】 肩臂疼痛,上肢不遂,风疹,瘰疬。

【刺灸法】 直刺或斜刺 0.8~1.5 寸。可灸。

【参考资料】 有旋肱后动、静脉。分布着锁骨上神经后支及腋神经。

16. 巨骨 Jùgǔ(LI16)

【位置】 在肩带部,锁骨肩峰端与肩胛冈之间凹陷中(图 7-12)。

注:冈上窝外端两骨间凹陷中。

【主治】 肩臂疼痛,抬举不利,肩背痛。

【刺灸法】 直刺 0.5~0.7 寸。可灸。

【参考资料】 深层有肩胛上动、静脉。分布着锁骨上神经后支,副神经分支,深层有肩胛上神经。

17. 天鼎 Tiāndǐng(LI17)

【位置】 在颈前部,横平环状软骨,胸锁乳突肌后缘(图 7-13)。

注:扶突(LI18)直下,横平水突(ST10)。

【主治】 暴喑,咽喉肿痛,瘰疬,气瘿。

【刺灸法】 直刺 0.3~0.5 寸。可灸。

【参考资料】 有颈外浅静脉。分布着锁骨上神经,当颈皮神经在胸锁乳突

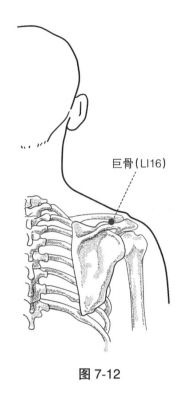

图 7-12

肌后缘穿出处,深层为膈神经。

18. 扶突　Fútū（LI18）

【位置】　在颈前部,横平甲状软骨上缘,胸锁乳突肌前、后缘中间(图 7-13)。

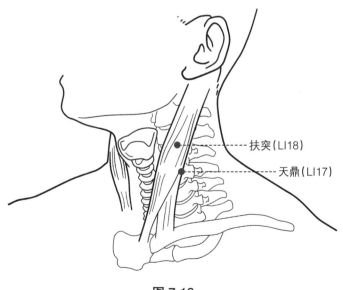

图 7-13

【主治】 咳嗽,气喘,咽喉肿痛,暴喑,瘰疬,气瘿。

【刺灸法】 直刺 0.3~0.5 寸。可灸。

【参考资料】 深层内侧有颈升动、静脉。分布着耳大神经、颈皮神经、枕小神经及副神经。

19. 口禾髎　Kǒuhéliáo（LI19）

【位置】 在面部,横平人中沟上 1/3 与下 2/3 交点处,鼻孔外缘直下(图 7-14)。注:水沟(GV26)旁开 0.5 寸。

【主治】 鼻塞,鼻衄,口㖞。

【刺灸法】 斜刺 0.2~0.3 寸。

【参考资料】 有面动、静脉的上唇支。分布着面神经与眶下神经的吻合支。

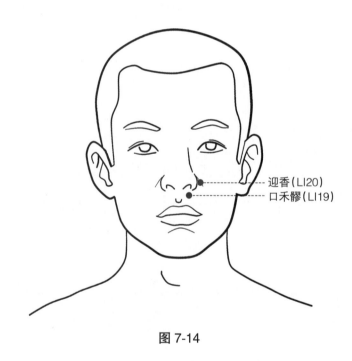

迎香(LI20)
口禾髎(LI19)

图 7-14

20. 迎香　Yíngxiāng（LI20）

【位置】 在面部,鼻翼外缘中点旁,鼻唇沟中(图 7-14)。

【主治】 鼻塞,不闻香臭,鼻衄,鼻渊,口㖞,面痒,面肿。

【刺灸法】 斜刺或横刺 0.3~0.5 寸。

【参考资料】 有面动、静脉及眶下动、静脉分支。分布着面神经与眶下神经的吻合支。

|第三节|足阳明胃经腧穴

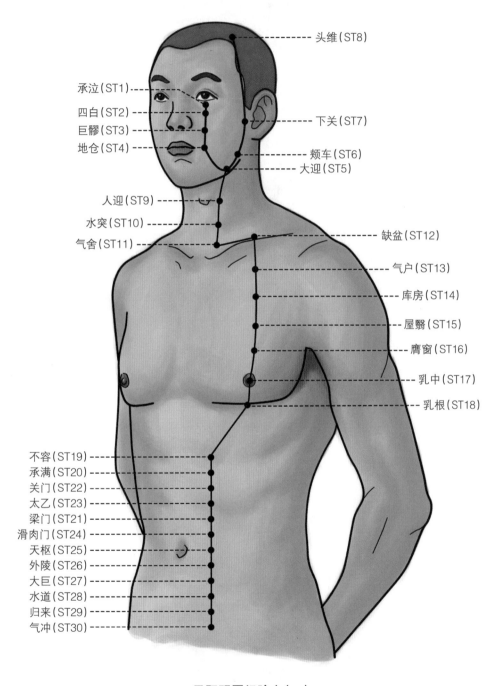

承泣(ST1)
四白(ST2)
巨髎(ST3)
地仓(ST4)

头维(ST8)

下关(ST7)

颊车(ST6)
大迎(ST5)

人迎(ST9)
水突(ST10)
气舍(ST11)

缺盆(ST12)

气户(ST13)

库房(ST14)

屋翳(ST15)

膺窗(ST16)

乳中(ST17)

乳根(ST18)

不容(ST19)
承满(ST20)
关门(ST22)
太乙(ST23)
梁门(ST21)
滑肉门(ST24)
天枢(ST25)
外陵(ST26)
大巨(ST27)
水道(ST28)
归来(ST29)
气冲(ST30)

足阳明胃经腧穴(一)

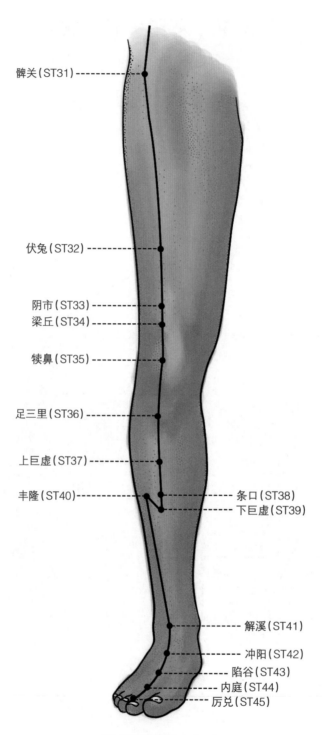

髀关（ST31）

伏兔（ST32）

阴市（ST33）
梁丘（ST34）

犊鼻（ST35）

足三里（ST36）

上巨虚（ST37）

丰隆（ST40）

条口（ST38）
下巨虚（ST39）

解溪（ST41）

冲阳（ST42）

陷谷（ST43）

内庭（ST44）

厉兑（ST45）

足阳明胃经腧穴（二）

1. 承泣 Chéngqì（ST1）

【位置】 在面部,眼球与眶下缘之间,瞳孔直下(图7-15)。

【主治】 目赤肿痛,流泪,夜盲,眼睑眴动,口眼㖞斜。

【刺灸法】 以左手拇指向上轻推眼球,紧靠眶下缘缓慢直刺0.3~0.7寸,不作大幅度捻转。

【参考资料】 有眶下动、静脉的分支及眼动、静脉的分支。分布着眶下神经分支、动眼神经下支及面神经肌支。

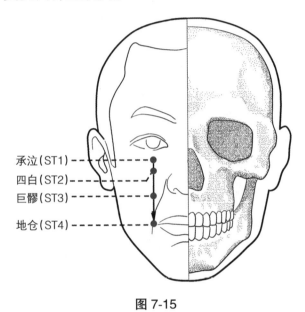

承泣(ST1)
四白(ST2)
巨髎(ST3)
地仓(ST4)

图7-15

2. 四白 Sìbái（ST2）

【位置】 在面部,眶下孔处(图7-15)。

【主治】 目赤痛痒,口眼㖞斜,眼睑眴动。

【刺灸法】 直刺0.2~0.3寸,不可深刺。

【参考资料】 有面动、静脉分支,眶下动静脉。分布着面神经分支,正当眶下神经处。

3. 巨髎 Jùliáo（ST3）

【位置】 在面部,横平鼻翼下缘,瞳孔直下(图7-15)。

注:两目平视,瞳孔垂线与鼻翼下缘水平线的交点处。

【主治】 口眼㖞斜,眼睑眴动,鼻衄,齿痛,唇颊肿。

【刺灸法】 直刺 0.3~0.5 寸。可灸。

【参考资料】 有面动、静脉及眶下动、静脉之分支。分布着面神经及眶下神经的分支。

4. 地仓 Dìcāng（ST4）

【位置】 在面部，口角旁开 0.4 寸（指寸）（图 7-15）。

注：口角旁，在鼻唇沟或鼻唇沟延长线上。

【主治】 口眼㖞斜，流涎，眼睑瞤动。

【刺灸法】 横刺，针尖向颊车（ST6）刺 1.0~1.5 寸。可灸。

【参考资料】 有面动、静脉。分布着面神经分支，眶下神经分深层为颊神经的末支。

5. 大迎 Dàyíng（ST5）

【位置】 在面部，下颌角前方，咬肌附着部的前缘凹陷中，面动脉搏动处（图 7-16）。

【主治】 口眼㖞斜，牙关紧闭，颊肿，面痛，齿痛。

【刺灸法】 避开动脉，斜刺 0.3~0.5 寸。可灸。

【参考资料】 前方有面动、静脉。分布着面神经和颊神经。

6. 颊车 Jiáchē（ST6）

【位置】 在面部，下颌角前上方一横指（中指）（图 7-16）。

注：沿下颌角角平分线上一横指，闭口咬紧牙时咬肌隆起，放松时按之有凹陷处。

【主治】 口眼㖞斜，齿痛，颊肿，面肿，疟腮，牙关紧闭。

【刺灸法】 直刺 0.3~0.5 寸，或向地仓（ST4）横刺。可灸。

【参考资料】 有咬肌动脉。分布着耳大神经、面神经及咬肌神经。

7. 下关 Xiàguān（ST7）

【位置】 在面部，颧弓下缘中央与下颌切迹之间凹陷中（图 7-16）。

注：闭口，上关（GB3）直下，颧弓下缘凹陷中。

【主治】 耳聋，耳鸣，聤耳，齿痛，口眼㖞斜，面痛，牙关开合不利。

【刺灸法】 直刺 0.3~0.5 寸。可灸。

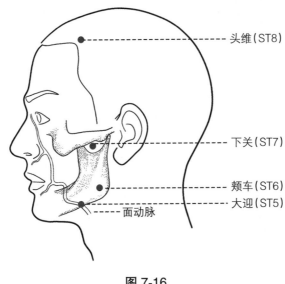

图 7-16

【参考资料】 有面横动、静脉,最深层为上颌动、静脉。分布着面神经颧支及耳颞神经分支。

8. 头维 Tóuwéi(ST8)

【位置】 在头部,额角发际直上 0.5 寸,正中线旁开 4.5 寸(图 7-16)。

【主治】 头痛,目眩,目痛,流泪。

【刺灸法】 横刺 0.5~1.0 寸。

【参考资料】 有颞浅动、静脉的额支。分布着耳颞神经之分支及面神经颞支。

9. 人迎 Rényíng(ST9)

【位置】 在颈前部,横平甲状软骨上缘,胸锁乳突肌前缘,颈总动脉搏动处(图 7-17)。

注 1:取一侧穴,令患者头转向对侧,以显露胸锁乳突肌,抗阻力转动时则肌肉显露更明显。

注 2:本穴横平扶突(LI18)、天窗(SI16)与甲状软骨上缘。三穴的关系为:胸锁乳突肌前缘处为人迎,后缘为天窗,中间为扶突。

【主治】 咽喉肿痛,喘息,气瘿,头晕、面赤。

【刺灸法】 避开颈总动脉,直刺 0.3~0.5 寸。

【参考资料】 有甲状腺上动脉,当颈内、外动脉的分支处。浅层分布有颈皮

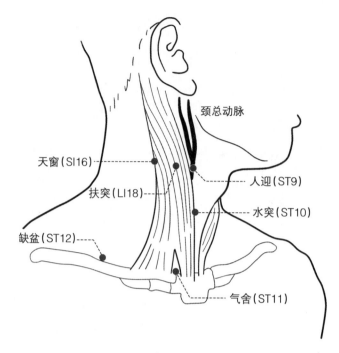

图 7-17

神经,面神经颈支;深层为交感干,外侧有舌下神经降支及迷走神经。

10. 水突　Shuǐtū(ST10)

【位置】　在颈前部,横平环状软骨,胸锁乳突肌前缘(图 7-18)。

【主治】　咽喉肿痛,喘息,咳嗽。

【刺灸法】　直刺 0.3~0.5 寸。可灸。

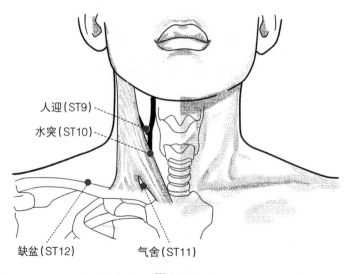

图 7-18

【参考资料】 有颈总动脉。分布着颈皮神经,深层为交感神经发出的心上神经及交感干。

11. 气舍 Qìshè(ST11)

【位置】 在颈前部,锁骨上小窝,锁骨胸骨端上缘,胸锁乳突肌胸骨头与锁骨头中间的凹陷中(图7-18)。

注1:取一侧穴,令患者头转向对侧,以显露胸锁乳突肌,抗阻力转动时则肌肉显露更明显。

注2:人迎(ST9)直下,在锁骨的上缘处。

【主治】 咽喉肿痛,颈部强痛,喘息,瘿瘤。

【刺灸法】 直刺0.3~0.5寸。可灸。

【参考资料】 有颈前静脉,深部为颈总动脉。分布着锁骨上神经前支及舌下神经肌支。

12. 缺盆 Quēpén(ST12)

【位置】 在颈前部,锁骨上大窝,锁骨上缘凹陷中,前正中线旁开4寸(图7-18)。

【主治】 咳嗽,气喘,咽喉肿痛,缺盆中痛。

【刺灸法】 避开血管,直刺0.3~0.5寸,不可深刺。可灸。

【参考资料】 上方有颈横动脉。分布着锁骨上神经中支,深层正当臂丛的锁骨上部。

13. 气户 Qìhù(ST13)

【位置】 在前胸部,锁骨下缘,前正中线旁开4寸(图7-19)。

【主治】 胸部胀满,气喘,咳嗽,呃逆,胸胁痛。

【刺灸法】 斜刺0.3~0.5寸。可灸。

【参考资料】 有胸肩峰动、静脉分支,上方有锁骨下静脉。分布着锁骨上神经及胸前神经的分支。

14. 库房 Kùfáng(ST14)

【位置】 在前胸部,第1肋间隙,前正中线旁开4寸(图7-19)。

注:先于胸骨角水平确定第2肋,其下为第2肋间隙。

【主治】 胸胁胀痛,咳嗽。

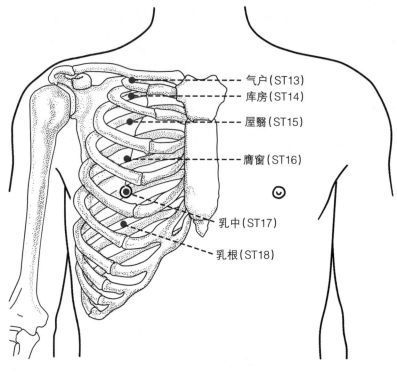

气户(ST13)

库房(ST14)

屋翳(ST15)

膺窗(ST16)

乳中(ST17)

乳根(ST18)

图 7-19

【刺灸法】 斜刺 0.3~0.5 寸。可灸。

【参考资料】 有胸肩峰动、静脉及胸侧动、静脉分支。分布着胸前神经分支。

15. 屋翳 Wūyì(ST15)

【位置】 在前胸部,第 2 肋间隙,前正中线旁开 4 寸(图 7-19)。

注:先于胸骨角水平确定第 2 肋,其下为第 2 肋间隙;男性可以乳头定位第 4 肋间隙,再向上 2 肋为第 2 肋间隙。

【主治】 胸胁胀痛,咳嗽,气喘,乳痈。

【刺灸法】 斜刺 0.3~0.5 寸。可灸。

【参考资料】 血管分布同库房(ST14)。正当胸前神经之胸大肌分支处。

16. 膺窗 Yīngchuāng(ST16)

【位置】 在前胸部,第 3 肋间隙,前正中线旁开 4 寸(图 7-19)。

【主治】 胸胁胀痛,咳嗽,气喘,乳痈。

【刺灸法】 斜刺 0.3~0.5 寸。可灸。

【参考资料】 有胸外侧动、静脉。为胸前神经之分支分布处。

17. 乳中 Rǔzhōng（ST17）

【位置】 在胸部,乳头中央(图7-19)。

注:男性可以乳头定第4肋间隙。

【刺灸法】 本穴不针不灸,只作为胸腹部腧穴的定位标志。

【参考资料】 分布着第四肋间神经的前皮支及外侧皮支。

18. 乳根 Rǔgēn（ST18）

【位置】 在前胸部,第5肋间隙,前正中线旁开4寸(图7-19)。

注:男性在乳头下1肋,即乳中线与第5肋间隙的相交处。女性在乳房根部弧线中点处。

【主治】 胸痛,咳嗽,气喘,乳痈,乳汁少。

【刺灸法】 斜刺0.3~0.5寸。可灸。

【参考资料】 有肋间动、静脉分支及第五肋间神经分支。

19. 不容 Bùróng（ST19）

【位置】 在上腹部,脐中上6寸,前正中线旁开2寸(图7-20)。

注1:巨阙(CV14)旁开2寸。

注2:对于某些肋弓角较狭小的人,此穴下可能正当肋骨,可采用斜刺的方法。

【主治】 腹胀,呕吐,胃痛,食欲不振。

【刺灸法】 直刺0.5~0.8寸。可灸。

【参考资料】 有第七肋间动、静脉分支及腹壁上动、静脉分支。分布着第七肋间神经分支。

20. 承满 Chéngmǎn（ST20）

【位置】 在上腹部,脐中上5寸,前正中线旁开2寸(图7-20)。

注:天枢(ST25)上5寸,不容(ST19)下1寸,上脘(CV13)旁开2寸。

【主治】 胃痛,腹胀,呕吐,食欲不振。

【刺灸法】 直刺0.5~1.0寸。可灸。

【参考资料】 血管、神经分布同不容(ST19)

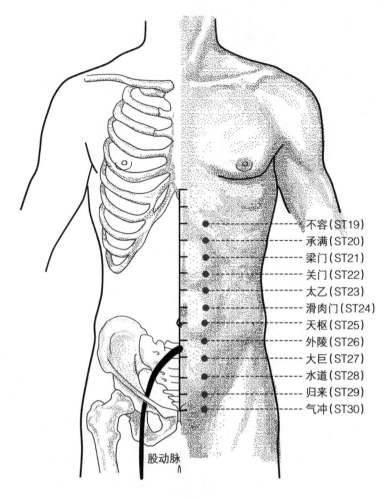

不容（ST19）
承满（ST20）
梁门（ST21）
关门（ST22）
太乙（ST23）
滑肉门（ST24）
天枢（ST25）
外陵（ST26）
大巨（ST27）
水道（ST28）
归来（ST29）
气冲（ST30）

股动脉

图 7-20

21. 梁门　Liángmén（ST21）

【位置】　在上腹部,脐中上 4 寸,前正中线旁开 2 寸(图 7-20)。

　注:天枢（ST25）上 4 寸,承满（ST20）下 1 寸,中脘（CV12）旁开 2 寸。

【主治】　胃痛,呕吐,食欲不振,腹胀,泄泻。

【刺灸法】　直刺 0.8~1.0 寸。可灸。

【参考资料】　有第八肋间动、静脉分支及腹壁上动、静脉分支分布着第八肋间神经分支。

22. 关门　Guānmén（ST22）

【位置】　在上腹部,脐中上 3 寸,前正中线旁开 2 寸(图 7-20)。

　注:本穴与内侧的石关（KI18）、建里（CV11）相平。

【主治】 腹胀,腹痛,食欲不振,肠鸣泄泻,水肿。

【刺灸法】 直刺 0.8~1.0 寸。可灸。

【参考资料】 血管、神经分布同梁门(ST21)。

23. 太乙 Tàiyǐ(ST23)

【位置】 在上腹部,脐中上 2 寸,前正中线旁开 2 寸(图 7-20)。

注:本穴与内侧的商曲(KI17)、下脘(CV10)相平。

【主治】 胃痛,心烦,癫狂,消化不良。

【刺灸法】 直刺 0.7~1.0 寸。可灸。

【参考资料】 有第八、九肋间动、静脉分支及腹壁下动、静脉分布着第八、九肋间神经分支。

24. 滑肉门 Huáròumén(ST24)

【位置】 在上腹部,脐中上 1 寸,前正中线旁开 2 寸(图 7-20)。

注:本穴与内侧的水分(CV9)相平。

【主治】 胃痛,呕吐,癫狂。

【刺灸法】 直刺 0.7~1.0 寸。可灸。

【参考资料】 有第九肋间动、静脉分支及腹壁下动、静脉分支。分布着第九肋间神经分支。

25. 天枢 Tiānshū(ST25)(大肠募穴)

【位置】 在腹部,脐中旁开 2 寸(图 74)。

【主治】 腹痛,腹胀,肠鸣,绕脐痛,便秘,泄泻,痢疾,月经不调,水肿。

【刺灸法】 直刺 0.7~1.2 寸。可灸。

【参考资料】 有第十肋间动、静脉分支及腹壁下动、静脉分支。分布着第十肋间神经分支。

26. 外陵 Wàilíng(ST26)

【位置】 在下腹部,脐中下 1 寸,前正中线旁开 2 寸(图 7-20)。

注:本穴与内侧的中注(KI15)、阴交(CV7)相平。

【主治】 腹痛,疝气,痛经。

【刺灸法】 直刺 0.7~1.2 寸。可灸。

【参考资料】 血管、神经分布同天枢(ST25)。

27. 大巨 Dàjù(ST27)

【位置】 在下腹部,脐中下2寸,前正中线旁开2寸(图7-20)。

注:本穴与内侧的四满(KI14)、石门(CV5)相平。

【主治】 小腹胀满,小便不利,疝气,遗精,早泄。

【刺灸法】 直刺0.7~1.2寸。可灸。

【参考资料】 有第十一肋间动、静脉分支,外侧为腹壁下动、静脉。分布着第十一肋间神经。

28. 水道 Shuǐdào(ST28)

【位置】 在下腹部,脐中下3寸,前正中线旁开2寸(图7-20)。

注:天枢(ST25)下3寸,大巨(ST27)下1寸,关元(CV4)旁开2寸。

【主治】 小腹胀满,小便不通,水肿,疝气,痛经,不孕。

【刺灸法】 直刺0.7~1.2寸。可灸。

【参考资料】 有肋下动、静脉分支,外侧为腹壁下动、静脉。分布着第十一肋间神经。

29. 归来 Guīlái(ST29)

【位置】 在下腹部,脐中下4寸,前正中线旁开2寸(图7-20)。

注:天枢(ST25)下4寸,水道(ST28)下1寸,中极(CV3)旁开2寸。

【主治】 腹痛,疝气,痛经,月经不调,闭经,白带,阴挺。

【刺灸法】 直刺0.7~1.2寸。可灸。

【参考资料】 外侧有腹壁下动、静脉。分布着髂腹下神经。

30. 气冲 Qìchōng(ST30)

【位置】 在腹股沟区,耻骨联合上缘,前正中线旁开2寸,股动脉搏动处(图7-20)。

注:天枢(ST25)下5寸,曲骨(CV2)旁开2寸。

【主治】 腹痛肠鸣,疝气,外阴肿痛,阳痿,痛经,月经不调。

【刺灸法】 直刺0.3~0.5寸。可灸。

【参考资料】 有腹壁浅动、静脉分支,外侧为腹壁下动、静脉。当髂腹股沟神经通过处。

31. 髀关　Bìguān（ST31）

【位置】　在股外侧,股直肌近端、缝匠肌与阔筋膜张肌3条肌肉之间凹陷中（图7-21、图7-22）。

注1:跷足,稍屈膝,大腿稍外展外旋,绷紧肌肉,在股直肌近端显现出两条相交叉的肌肉（斜向内侧为缝匠肌,外侧为阔筋膜张肌）,3条肌肉间围成一个三角形凹陷,其三角形顶角下凹陷中即为本穴。

注2:髂前上棘、髌底外侧端连线与耻骨联合下缘水平线的交点处。

【主治】　下肢痿痹,股痛,屈伸不利。

【刺灸法】　直刺1.0~1.5寸。可灸。

【参考资料】　深层有旋股外侧动、静脉分支。分布着股外侧皮神经。

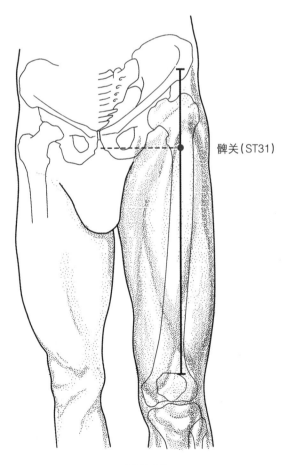

髀关（ST31）

图7-21

32. 伏兔　Fútù（ST32）

【位置】 在股前外侧,髌底上 6 寸,髂前上棘与髌底外侧端的连线上(图 7-22)。

【主治】 腰胯痛,膝冷,下肢麻痹,脚气。

【刺灸法】 直刺 1.0~1.5 寸。可灸。

【参考资料】 有旋股外侧动、静脉分支。为股前皮神经及股外侧皮神经分布处。

33. 阴市　Yīnshì（ST33）

【位置】 在股前外侧,髌底上 3 寸,股直肌肌腱外侧缘(图 7-22)。

注:伏兔(ST32)与髌底外侧缘连线中点。

【主治】 腿膝麻痹、酸痛,屈伸不利,下肢不遂。

【刺灸法】 直刺 0.7~1.0 寸。可灸。

【参考资料】 有旋股外侧动脉降支。为股前皮神经及股外侧皮神经分布处。

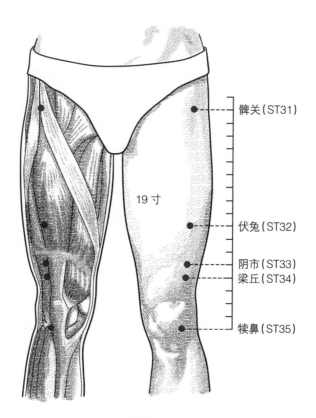

髀关（ST31）

19 寸

伏兔（ST32）

阴市（ST33）
梁丘（ST34）

犊鼻（ST35）

图 7-22

34. 梁丘　Liángqiū（ST34）（郄穴）

【位置】　在股前外侧,髌底上 2 寸,股外侧肌与股直肌肌腱之间(图 7-22)。

注:令大腿肌肉绷紧,显现股直肌肌腱与股外侧肌,于股直肌肌腱与股外侧肌间,阴市(ST33)直下 1 寸处取穴。

【主治】　膝胫痹痛,胃痛,乳痈,下肢不遂。

【刺灸法】　直刺 0.5~1.0 寸。可灸。

【参考资料】　血管、神经分布同阴市(ST33)。

35. 犊鼻　Dúbí（ST35）

【位置】　在膝前侧,髌韧带外侧凹陷中(图 7-22)。

注:屈膝,髌骨外下方的凹陷中。

【主治】　膝痛,麻木,屈伸不利,脚气。

【刺灸法】　直刺 0.7~1.0 寸。可灸。

【参考资料】　有膝关节动、静脉网。分布着腓肠外侧皮神经及腓总神经关节支。

36. 足三里　Zúsānlǐ（ST36）（合穴）

【位置】　在小腿前侧,犊鼻(ST35)下 3 寸,犊鼻与解溪(ST41)连线上(图 7-23)。

注:在胫骨前肌上取穴。

【主治】　胃病,呕吐,呃逆,腹胀,肠鸣,泄泻,痢疾,便秘,乳痈,肠痈,膝胫酸痛,脚气,水肿,咳嗽,气喘,虚劳羸瘦,疳积,完谷不化,中风,瘫痪,头晕,失眠,癫狂。

【刺灸法】　直刺 0.5~1.2 寸。可灸。

【参考资料】　有胫前动、静脉。分布着腓肠外侧皮神经及隐神经的分支,深层为腓深神经。

37. 上巨虚　Shàngjùxū（ST37）（大肠腑下合穴）

【位置】　在小腿外侧,犊鼻(ST35)下 6 寸,犊鼻与解溪(ST41)连线上(图 7-23)。

注:在胫骨前肌上取穴。

【主治】　腹痛,腹胀,肠鸣,泄泻,痢疾,便秘,肠痈,中风瘫痪,脚气。

【刺灸法】　直刺 0.5~1.2 寸。可灸。

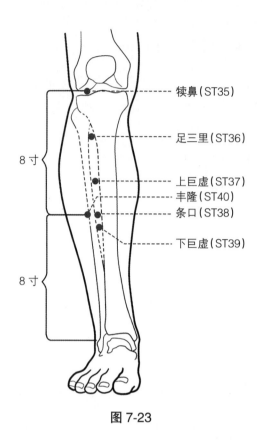

图 7-23

【参考资料】 血管、神经的分布同足三里（ST36）

38. 条口　Tiáokǒu（ST38）

【位置】 在小腿前侧，犊鼻（ST35）下8寸，犊鼻与解溪（ST41）连线上（图7-23）。
注：在胫骨前肌上取穴，横平丰隆。

【主治】 膝胫麻木、酸痛，足缓不收，肩痛不举，脘腹疼痛。

【刺灸法】 直刺0.5~1.0寸。可灸。

【参考资料】 血管、神经分布同足三里（ST36）。

39. 下巨虚　Xiàjùxū（ST39）（小肠腑下合穴）

【位置】 在小腿前侧，犊鼻（ST35）下9寸，犊鼻与解溪（ST41）连线上（图7-23）。
注：在胫骨前肌上取穴，横平外丘（GB36）、阳交（GB35）。

【主治】 小腹痛，腰脊痛引睾丸，乳痈，下肢痿痹。

【刺灸法】 直刺0.5~1.0寸。可灸。

【参考资料】 有胫前动、静脉。分布着腓浅神经分支及腓深神经。

40. 丰隆 Fēnglóng（ST40）（络穴）

【位置】 在小腿前外侧,外踝尖上 8 寸,胫骨前肌的外缘。(图 7-23)

注:条口（ST38）外侧一横指处。

【主治】 头痛,眩晕,咳嗽,哮喘,痰多,胸痛,便秘,癫狂,痫证,下肢痿痹、肿痛。

【刺灸法】 直刺 0.5~1.0 寸。可灸。

【参考资料】 有胫前动、静脉分支。分布着腓浅神经。

41. 解溪 Jiěxī（ST41）（经穴）

【位置】 在踝前侧,踝关节前面中央凹陷中,拇长伸肌腱与趾长伸肌腱之间(图 7-24)。

注:令足趾上跷,显现足背部两肌腱,穴在两腱之间,相当于内、外踝尖连线的中点处。

【主治】 踝关节疼痛,下肢痿痹,癫症,头痛,眩晕,腹胀,便秘。

【刺灸法】 直刺 0.5~0.7 寸。可灸。

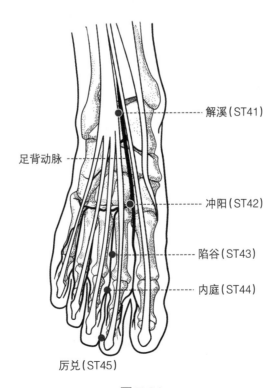

足背动脉

解溪（ST41）

冲阳（ST42）

陷谷（ST43）

内庭（ST44）

厉兑（ST45）

图 7-24

【参考资料】 有胫前动、静脉。分布着腓浅神经及腓深神经。

42. 冲阳 Chōngyáng（ST42）（原穴）

【位置】 在足背,第2跖骨基底部与中间楔状骨关节处,足背动脉搏动处(图7-24)。

【主治】 上齿痛,足背红肿,口眼㖞斜,足痿。

【刺灸法】 避开动脉,直刺0.3~0.5寸。可灸。

【参考资料】 有足背动、静脉及足背静脉网。分布着腓浅神经的足背内侧皮神经,深层为腓深神经。

43. 陷谷 Xiàngǔ（ST43）（输穴）

【位置】 在足背,第2、3跖骨间,第2跖趾关节近端凹陷中(图7-24)。

【主治】 面浮,身肿,腹痛,肠鸣,足背肿痛。

【刺灸法】 直刺0.3~0.5寸。可灸。

【参考资料】 有足背静脉网。分布着足背内侧皮神经。

44. 内庭 Nèitíng（ST44）（荥穴）

【位置】 在足背,第2、3趾间,趾蹼缘后方赤白肉际处(图7-24)。

【主治】 齿痛,面痛,口角㖞斜,咽喉痛,鼻衄,胃痛,吐酸,腹胀,泄泻,痢疾,便秘,足背肿痛,热病。

【刺灸法】 直刺0.3~0.5寸。可灸。

【参考资料】 有足背静脉网。当足背内侧皮神经外侧支分为趾背神经处。

45. 厉兑 Lìduì（ST45）（井穴）

【位置】 在足趾,第2趾末节外侧,趾甲根脚侧后方0.1寸(指寸)。沿趾甲外侧画一直线与趾甲基底缘水平线交点处(图7-24)。

【主治】 面肿,鼻衄,口角㖞斜,齿痛,喉痹,腹胀,足胫寒冷,热病,多梦,癫狂。

【刺灸法】 浅刺0.1寸。可灸。

【参考资料】 有趾背动、静脉形成的动、静脉网。分布着腓浅神经的趾背神经。

|第四节|足太阴脾经腧穴

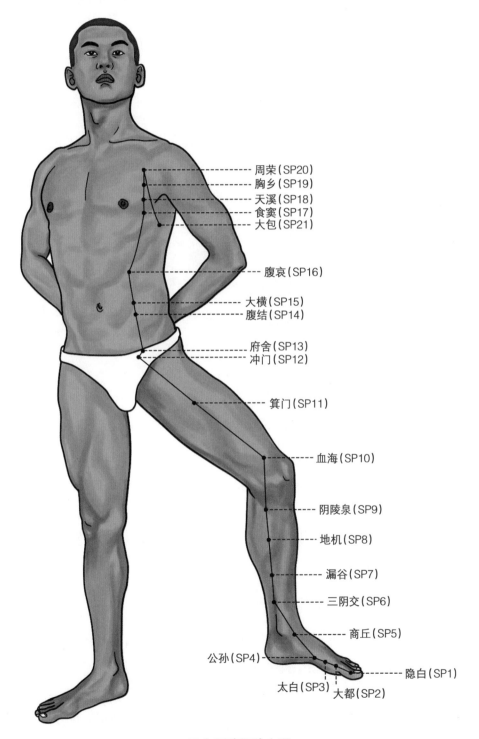

周荣(SP20)
胸乡(SP19)
天溪(SP18)
食窦(SP17)
大包(SP21)

腹哀(SP16)

大横(SP15)
腹结(SP14)

府舍(SP13)
冲门(SP12)

箕门(SP11)

血海(SP10)

阴陵泉(SP9)

地机(SP8)

漏谷(SP7)

三阴交(SP6)

商丘(SP5)

公孙(SP4)

隐白(SP1)

太白(SP3)   大都(SP2)

足太阴脾经腧穴图

1. 隐白　Yǐnbái（SP1）

【位置】　在足趾,大趾末节内侧,趾甲根脚侧后方0.1寸(指寸)。沿着甲内侧画一直线与趾甲基底缘水平线交点处(图7-25)。

【主治】　腹胀,便血,月经过多,崩漏,癫狂,多梦,惊风。

【刺灸法】　浅刺0.1寸。可灸。

【参考资料】　有趾背动脉。为腓浅神经的趾背神经与趾底固有神经的吻合处。

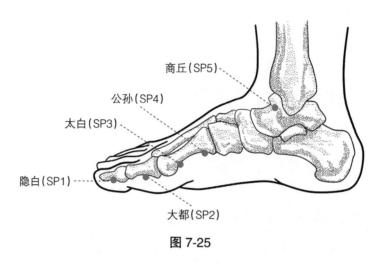

图 7-25

2. 大都　Dàdū（SP2）（荥穴）

【位置】　在足趾,第1跖趾关节远端赤白肉际凹陷中(图7-25)。

【主治】　腹胀,胃痛,便秘,热病无汗。

【刺灸法】　直刺0.1~0.3寸。可灸。

【参考资料】　有足底内侧动、静脉的分支。分布着足底内侧神经的趾底固有神经。

3. 太白　Tàibái（SP3）（输、原穴）

【位置】　在足内侧,第1跖趾关节近端赤白肉际凹陷中(图7-25)。

【主治】　胃痛,腹胀,便秘,痢疾,吐泻,肠鸣,身重,脚气。

【刺灸法】　直刺0.3~0.5寸。可灸。

【参考资料】　有足背静脉网,足底内侧动脉及跗内侧动脉的分支。分布着隐神经与腓浅神经分支。

4. 公孙 Gōngsūn（SP4）（络穴、八脉交会穴）

【位置】 在足内侧,第1跖骨底的前下缘赤白肉际处(图7-25)。

注:沿太白(SP3)向后推至一凹陷,即为本穴。

【主治】 胃病,呕吐,腹痛,腹胀,泄泻,痢疾,肠鸣。

【刺灸法】 直刺0.5~0.8寸。可灸。

【参考资料】 有跗内侧动脉及足背静脉网。分布着隐神经及腓浅神经分支。

5. 商丘 Shāngqiū（SP5）（经穴）

【位置】 在足内侧,内踝前下方,足舟骨粗隆与内踝尖连线中点凹陷中(图7-26)。

注1:内踝前缘垂线与内踝下缘水平线的交点处。

注2:本穴前为中封(LR4),后为照海(KI6)。

【主治】 腹胀,便秘,泄泻,肠鸣,舌本强痛,足踝痛,痔疾。

【刺灸法】 直刺0.2~0.3寸。可灸。

【参考资料】 有跗内侧动脉,大隐静脉。分布着小腿内侧皮神经及腓浅神经分支。

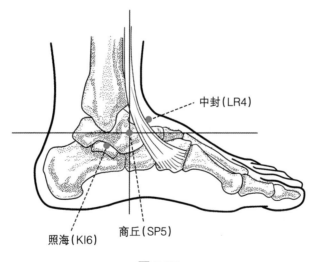

图7-26

6. 三阴交 Sānyīnjiāo（SP6）

【位置】 在小腿内侧,内踝尖上3寸,胫骨内侧缘后际(图7-27)。

注:交信(KI8)上1寸。

【主治】 腹痛,肠鸣,腹胀,泄泻,痛经,月经不调,崩漏,带下,阴挺,不孕,滞产,遗精,阳痿,遗尿,小便不利,水肿,疝气,阴部痛,下肢痿痹,头痛,眩晕,失眠。

【刺灸法】 直刺0.5~1.0寸。可灸。孕妇禁针。

【参考资料】 有大隐静脉,胫后动、静脉。分布着小腿内侧皮神经,深层后方有胫神经。

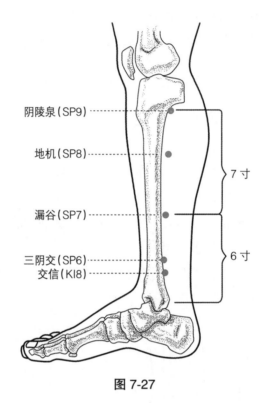

图 7-27

7. 漏谷　Lòugǔ(SP7)

【位置】 在小腿内侧,内踝尖上6寸,胫骨内侧缘后际(图7-27)。

注:三阴交(SP6)上3寸,距胫骨后缘1横指处。

【主治】 腹胀,肠鸣,腿膝厥冷、麻痹。

【刺灸法】 直刺0.5~1.0寸。可灸。

【参考资料】 血管、神经分布同三阴交(SP6)。

8. 地机　Dìjī(SP8)(郄穴)

【位置】 在小腿内侧,阴陵泉(SP9)下3寸,胫骨内侧缘后际(图7-27)。

注:髌尖至内踝尖连线的上1/3与下2/3交点,漏谷(SP7)上4寸,距胫骨后

缘 1 横指处。

【**主治**】 腹痛,腹胀,泄泻,水肿,小便不利,遗精,月经不调,痛经。

【**刺灸法**】 直刺 0.5~1.0 寸。可灸。

【**参考资料**】 前方有大隐静脉及膝最上动脉的分支,深层有胫后动、静脉。神经分布同三阴交(SP6)。

9. 阴陵泉 Yīnlíngquán(SP9)(合穴)

【**位置**】 在小腿内侧,胫骨内侧髁下缘与胫骨内侧缘之间的凹陷中(图 7-27)。

注:用手指沿胫骨内缘由下往上推至膝关节下触摸到一个凹陷即是本穴,该凹陷由胫骨内侧髁下缘与胫骨后缘交角形成。

【**主治**】 腹痛,腹胀,泄泻,痢疾,水肿,黄疸,小便不利,遗尿,尿失禁,阴部痛,痛经,膝痛。

【**刺灸法**】 直刺 0.5~1.0 寸。可灸。

【**参考资料**】 前方有大隐静脉,膝最上动脉,深层有胫后动、静脉。分布着小腿内侧皮神经,深层有胫神经。

10. 血海 Xuèhǎi(SP10)

【**位置**】 在股前内侧,髌底内侧端上 2 寸,股内侧肌隆起处(图 7-28)。

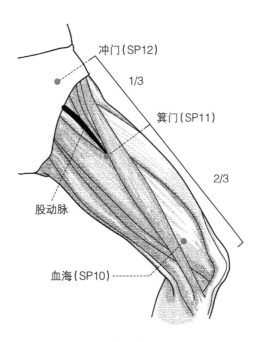

图 7-28

注：屈膝，用右手做杯状，手心盖住其左侧膝盖，拇指在膝内侧，四指与拇指呈45度角，拇指尖下是穴。

【主治】 月经不调，痛经，崩漏，闭经，风疹，湿疹，丹毒，股内侧痛。

【刺灸法】 直刺0.5~1.2寸。可灸。

【参考资料】 有股动、静脉肌支。分布着股前皮神经及股神经肌支。

11. 箕门 Jīmén（SP11）

【位置】 在股内侧，髌底内侧端与冲门（SP12）的连线上1/3与下2/3交点，长收肌和缝匠肌交角的动脉搏动处（图7-29）。

【主治】 小便不利，遗尿，腹股沟肿痛，下肢痿痹。

【刺灸法】 直刺0.5~1.0寸。可灸。

【参考资料】 有大隐静脉，深层之外方有股动、静脉。分布着股前皮神经，深部有隐神经。

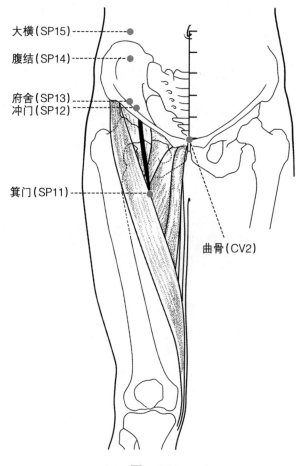

大横（SP15）

腹结（SP14）

府舍（SP13）
冲门（SP12）

箕门（SP11）

曲骨（CV2）

图 7-29

12. 冲门 Chōngmén（SP12）

【位置】 在腹股沟,腹股沟斜纹中,股动脉搏动处的外侧(图7-29)。

注:横平曲骨(CV2),距中线3.5寸,府舍(SP13)内下方。

【主治】 腹痛,疝气,小便不利。

【刺灸法】 避开动脉,直刺0.5~1.0寸。可灸。

【参考资料】 内侧为股动脉。当股神经经过处。

13. 府舍 Fǔshè（SP13）

【位置】 在下腹部,脐中下4.3寸,前正中线旁开4寸,冲门斜上0.7寸(图7-29)。

【主治】 少腹痛,疝气。

【刺灸法】 直刺0.5~1.0寸。可灸。

【参考资料】 分布着髂腹股沟神经。

14. 腹结 Fùjié（SP14）

【位置】 在下腹部,脐中下1.3寸,前正中线旁开4寸(图7-29)。

【主治】 绕脐腹痛,腹胀,疝气,泄泻,便秘。

【刺灸法】 直刺0.5~1.0寸。可灸。

【参考资料】 有第十一肋间动、静脉及第十一肋间神经。

15. 大横 Dàhéng（SP15）

【位置】 在上腹部,腹直肌外侧,脐中旁开4寸(图7-30)。

注:本穴与内侧的天枢(ST25)、肓俞(KI16)、神阙(CV8)相平。

【主治】 腹痛,腹胀,泄泻,痢疾,大便秘结。

【刺灸法】 直刺0.7~1.2寸。可灸。

【参考资料】 有第十肋间动、静脉及第十肋间神经。

16. 腹哀 Fù'āi（SP16）

【位置】 在上腹部,脐中上3寸,前正中线旁开4寸(图7-30)。

注:大横(SP15)直上3寸,横平建里(CV11)。

【主治】 腹痛,食不化.便秘,痢疾。

【刺灸法】 直刺0.5~1.0寸。可灸。

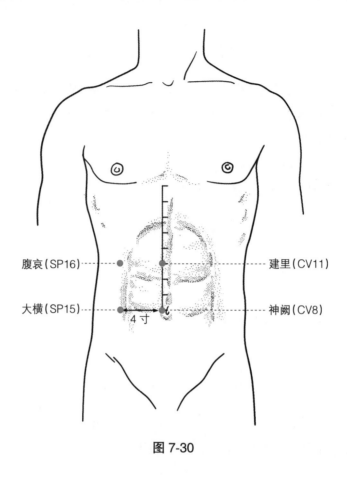

腹哀（SP16）

建里（CV11）

大横（SP15）

神阙（CV8）

4寸

图 7-30

【参考资料】 有第八肋间动、静脉及第八肋间神经。

17. 食窦　Shídòu（SP17）

【位置】 在前胸部，第 5 肋间隙，前正中线旁开 6 寸（图 7-31）。

注：本穴与内侧的乳根（ST18）、步廊（KI22）位于第 5 肋间，3 穴略呈一弧形分布，其弧度与肋间隙弧度相应。

【主治】 胸胁胀痛。

【刺灸法】 斜刺 0.3~0.5 寸。可灸。

【参考资料】 有胸腹壁静脉。分布着第五肋间神经外侧皮支。

18. 天溪　Tiānxī（SP18）

【位置】 在前胸部，第 4 肋间隙，前正中线旁开 6 寸（图 7-31）。

注：本穴与内侧的乳中（ST17）、神封（KI23）均位于第 4 肋间，3 穴略呈一弧形分布，其弧度与肋间隙弧度相应。

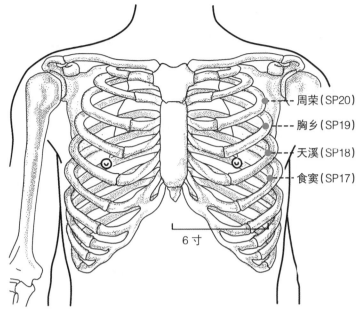

周荣（SP20）
胸乡（SP19）
天溪（SP18）
食窦（SP17）

6寸

图 7-31

【主治】 胸胁胀痛,咳嗽、气逆,乳痈,乳汁少。

【刺灸法】 斜刺 0.3~0.5 寸。可灸。

【参考资料】 有胸外侧动、静脉分支,胸腹壁动、静脉,第四肋间动、静脉。分布着第四肋间神经外侧皮支。

19. 胸乡 Xiōngxiāng（SP19）

【位置】 在前胸部,第 3 肋间隙,前正中线旁开 6 寸(图 7-31)。

注:本穴与内侧的膺窗(ST16)、灵墟(KI24)均位于第 3 肋间,3 穴略呈一弧形分布,其弧度与肋间隙弧度相应。

【主治】 胸胁胀痛。

【刺灸法】 斜刺 0.3~0.5 寸。可灸。

【参考资料】 有胸外侧动、静脉,第三肋间动、静脉。分布着第三肋间神经外侧皮支。

20. 周荣 Zhōuróng（SP20）

【位置】 在前胸部,第 2 肋间隙,前正中线旁开 6 寸(图 7-31)。

注:本穴与内侧的屋翳(ST15)、神藏(KI25)均位于第 2 肋间,3 穴略呈一弧形分布,其弧度与肋间隙弧度相应。

【主治】 胸胁胀满,咳嗽气逆。

【刺灸法】 斜刺0.3~0.5寸。可灸。

【参考资料】 有胸外侧动、静脉,第二肋间动、静脉。分布着胸前神经肌支,第二肋间神经外侧皮支。

21. 大包 Dàbāo(SP21)(脾之大络穴)

【位置】 在侧胸部,第6肋间隙,在腋中线上(图7-32)。

注:侧卧举臂,在第6肋间隙与腋中线的交点处。

【主治】 胸胁痛,气喘,全身疼痛,四肢无力。

【刺灸法】 斜刺0.3~0.5寸。可灸。

【参考资料】 有胸背动、静脉及第七肋间动、静脉。分布着第七肋间神经及胸长神经末支。

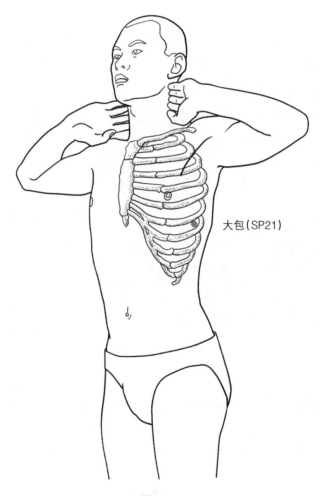

大包(SP21)

图 7-32

|第五节| 手少阴心经腧穴

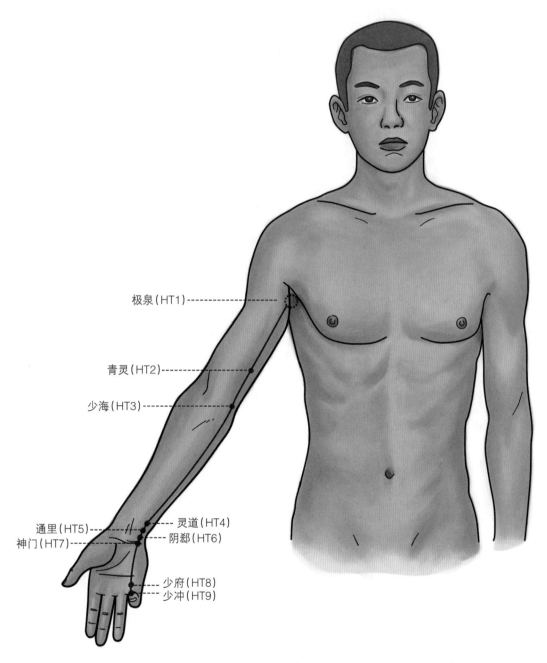

极泉(HT1)

青灵(HT2)

少海(HT3)

通里(HT5)
神门(HT7)

灵道(HT4)
阴郄(HT6)

少府(HT8)
少冲(HT9)

手少阴心经腧穴图

1. 极泉 Jíquán（HT1）

【位置】 在腋窝中央,腋动脉搏动处(图7-33)。

【主治】 心痛,胁肋痛,瘰疬,肘臂冷痛,咽干。

【刺灸法】 避开腋动脉,直刺0.5~1.0寸。可灸。

【参考资料】 外侧为腋动脉。分布着尺神经,正中神经及臂内侧皮神经。

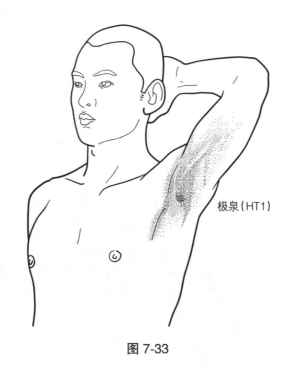

极泉(HT1)

图 7-33

2. 青灵 Qīnglíng（HT2）

【位置】 在臂内侧,肘横纹上3寸,肱二头肌的内侧沟中(图7-34)。
注:屈肘举臂,在极泉(HT1)与少海(HT3)连线的上2/3与下1/3交点处。

【主治】 心痛,胁痛,肩臂痛。

【刺灸法】 直刺0.3~0.5寸。可灸。

【参考资料】 有贵要静脉,尺侧上副动脉。分布着前臂内侧皮神经及尺神经。

3. 少海 Shàohǎi（HT3）（合穴）

【位置】 在肘前内侧,横平肘横纹,肱骨内上髁前缘(图7-35)。
注:屈肘,在肘横纹内侧端与肱骨内上髁连线的中点处。

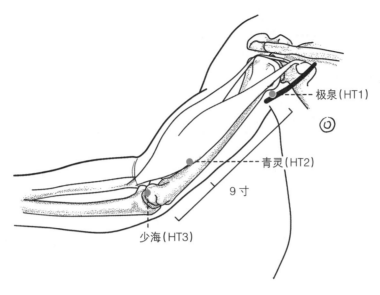

图 7-34

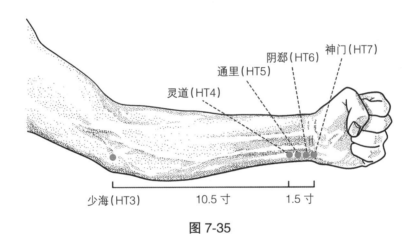

图 7-35

【主治】 心痛,手臂挛痛、麻木,手颤,瘰疬,腋胁痛。

【刺灸法】 直刺 0.5~1.0 寸。可灸。

【参考资料】 有贵要静脉,尺侧下副动脉,尺侧返动、静脉。分布着前臂内侧皮神经。

4. 灵道 Língdào(HT4)(经穴)

【位置】 在前臂前内侧,腕掌侧远端横纹上 1.5 寸,尺侧腕屈肌腱的桡侧缘(图 7-35)。

注 1:神门(HT7)上 1.5 寸,横平尺骨头上缘(根部)。

注2:豌豆骨上缘桡侧直上 1.5 寸取穴。

【主治】 心痛,肘臂挛痛;暴喑,瘰疬。

【刺灸法】 直刺 0.3~0.5 寸。可灸。

【参考资料】 有尺动脉通过。分布着前臂内侧皮神经,尺侧为尺神经。

5. 通里 Tōnglǐ(HT5)(络穴)

【位置】 在前臂前内侧,腕掌侧横纹上 1 寸,尺侧腕屈肌腱的桡侧缘(图7-35)。

注1:神门(HT7)上 1 寸。本穴与灵道(HT4)、阴郄(HT6)2 穴的位置关系为:横平尺骨头根部的是灵道,横平尺骨头中部的是通里,横平尺骨头头部的是阴郄。

注2:豌豆骨上缘桡侧直上 1 寸取穴。

【主治】 心悸、怔忡,头晕,目眩,咽喉肿痛,暴喑,舌强不语,腕臂痛。

【刺灸法】 直刺 0.3~0.5 寸。可灸。

【参考资料】 血管、神经分布同灵道(HT4)。

6. 阴郄 Yīnxì(HT6)(郄穴)

【位置】 在前臂前内侧,腕掌侧远端横纹上 0.5 寸,尺侧腕屈肌腱的桡侧缘(图 7-35)。

注1:神门(HT7)上 0.5 寸,横平尺骨头的远端(头部)。

注2:豌豆骨近端桡侧直上 0.5 寸取穴。

【主治】 心痛,惊悸,骨蒸盗汗,吐血,衄血,暴喑。

【刺灸法】 直刺 0.3~0.5 寸。可灸。

【参考资料】 血管、神经分布同灵道(HT4)。

7. 神门 Shénmén(HT7)(输穴、原穴)

【位置】 在腕前内侧,腕掌侧横纹上,尺侧腕屈肌腱的桡侧缘(图 7-35)。

注:于豌豆骨近端桡侧凹陷中,在腕掌侧横纹上取穴。

【主治】 心痛,心烦,怔忡,惊悸,健忘,不寐,癫狂,痫证,痴呆,胁痛,掌中热,目黄。

【刺灸法】 直刺 0.3~0.5 寸。可灸。

【参考资料】 血管、神经分布同灵道(HT4)。

8. 少府 Shàofǔ（HT8）（荥穴）

【位置】 在手掌,第5掌指关节近端,第4、5掌骨之间(图7-36)。

注:第4、5掌骨之间,握拳时,小指尖所指处,横平劳宫(PC8)。

【主治】 心悸,胸痛,小指挛痛,掌中热,遗尿,小便不利,阴痒。

【刺灸法】 直刺0.3~0.5寸。可灸。

【参考资料】 有指掌侧总动、静脉。分布着来自尺神经的第四指掌侧总神经。

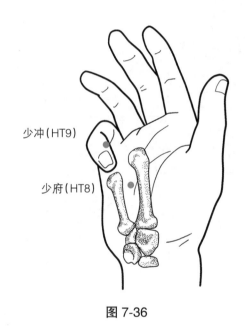

少冲(HT9)

少府(HT8)

图7-36

9. 少冲 Shàochōng（HT9）（井穴）

【位置】 在手指,小指末节桡侧,指甲根脚侧上方0.1寸(指寸)。沿指甲桡侧画一直线与指甲基底缘水平线交点处(图7-36)。

【主治】 心悸,心痛.胸胁痛.癫狂,热病,昏厥。

【刺灸法】 浅刺0.1寸,或三棱针点刺出血。可灸。

【参考资料】 有指掌侧固有动、静脉所形成的动、静脉网。分布着来自尺神经的指掌侧固有神经。

|第六节| 手太阳小肠经腧穴

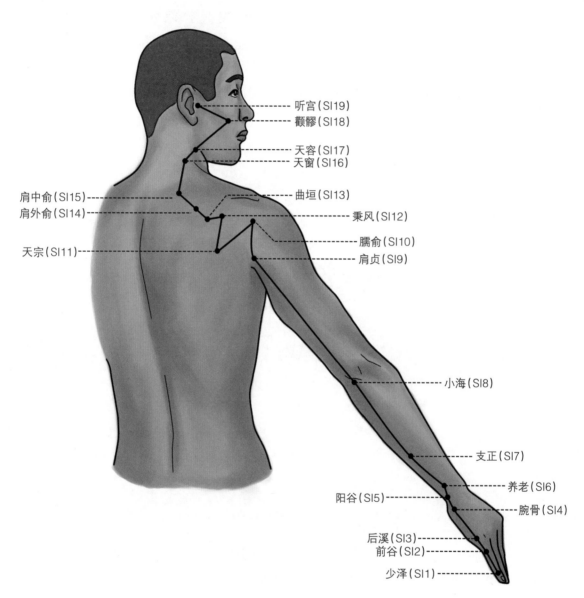

听宫(SI19)
颧髎(SI18)
天容(SI17)
天窗(SI16)
曲垣(SI13)
肩中俞(SI15)
肩外俞(SI14)
秉风(SI12)
臑俞(SI10)
天宗(SI11)
肩贞(SI9)
小海(SI8)
支正(SI7)
养老(SI6)
阳谷(SI5)
腕骨(SI4)
后溪(SI3)
前谷(SI2)
少泽(SI1)

手太阳小肠经腧穴图

1. 少泽 Shàozé（SI1）（井穴）

【位置】 在手指,小指末节尺侧,指甲根脚侧上方0.1寸(指寸)。沿指甲尺侧画一直线与指甲基底缘水平线交点处(图7-37)。

【主治】 头痛,热病,昏厥,乳汁少,咽喉肿痛,目赤,目翳。

【刺灸法】 浅刺0.1寸,或点刺出血。可灸。

【参考资料】 有指掌侧固有动、静脉和指背动、静脉形成的动、静脉网。分布着来自尺神经的指掌侧固有神经及指背神经。

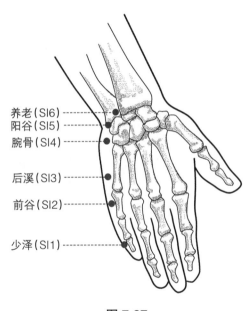

养老(SI6)
阳谷(SI5)
腕骨(SI4)

后溪(SI3)

前谷(SI2)

少泽(SI1)

图 7-37

2. 前谷 Qiángǔ（SI2）（荥穴）

【位置】 在手指,第5掌指关节尺侧远端赤白肉际凹陷中(图7-37)。

注:半握拳,第5掌指横纹尺侧端。

【主治】 手指麻木,热病,耳鸣,头痛,小便赤。

【刺灸法】 直刺0.3~0.5寸。可灸。

【参考资料】 有来自尺动、静脉的指背动、静脉。分布着来自尺神经的指背神经及指掌侧固有神经。

3. 后溪 Hòuxī（SI3）（输穴、八脉交会穴）

【位置】 在手背,第5掌指关节尺侧近端赤白肉际凹陷中(图7-37)。

注:半握拳,掌远侧横纹头(尺侧)赤白肉际处。

【主治】 头项强痛,耳鸣,耳聋,咽喉肿痛,癫狂,疟疾,闪腰,盗汗,热病,手指挛急、麻木,肩臂疼痛。

【刺灸法】 直刺 0.5~0.7 寸。可灸。

【参考资料】 有指背侧动、静脉,手背静脉网。分布着尺神经手背支。

4. 腕骨　Wàngǔ(SI4)(原穴)

【位置】 在腕后内侧,第 5 掌骨底与三角骨之间的赤白肉际凹陷中(图 7-38)。

注:由后溪(SI3)向上沿第 5 掌骨直推至一突起骨,于两骨之间凹陷中取穴。

【主治】 热病无汗,头痛,项强,指挛腕痛,黄疸。

【刺灸法】 直刺 0.3~0.5 寸。可灸。

【参考资料】 有腕背侧动脉(尺动脉),手背静脉网。分布着尺神经手背支。

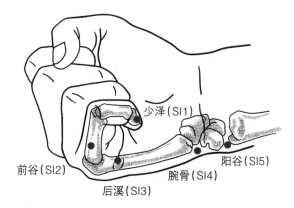

少泽(SI1)

前谷(SI2)

后溪(SI3)

腕骨(SI4)

阳谷(SI5)

图 7-38

5. 阳谷　Yánggǔ(SI5)(经穴)

【位置】 在腕后内侧,尺骨茎突与三角骨之间的凹陷中(图 7-38)。

【主治】 颈颔肿,手腕痛,热病。

【刺灸法】 直刺 0.3~0.5 寸,可灸。

【参考资料】 有腕背侧动脉。分布着尺神经手背支。

6. 养老　Yǎnglǎo(SI6)(郄穴)

【位置】 在前臂后内侧,腕背横纹上 1 寸,尺骨头桡侧凹陷中(图 7-39)。

注:掌心向下,用一手指按在尺骨头的最高点上,然后手掌旋后,在手指滑入的骨缝中。

【主治】 目视不明,肘、肩、臂疼痛。

【刺灸法】 直刺 0.3~0.5 寸。可灸。

【参考资料】 有前臂骨间背侧动、静脉的末支,腕静脉网。分布有前臂背侧

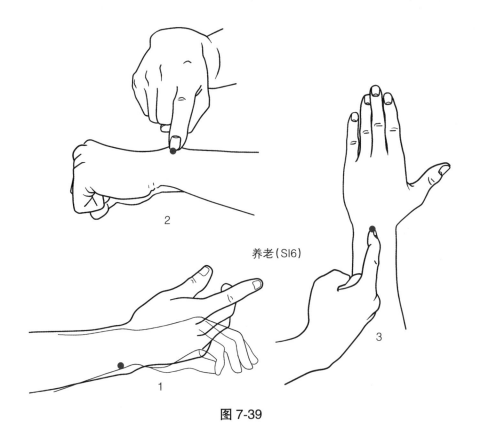

养老(SI6)

图 7-39

皮神经和尺神经手背支的吻合支。

7. 支正 Zhīzhèng(SI7)(络穴)

【位置】 在前臂后内侧,腕背侧远端横纹上 5 寸,尺骨尺侧与尺侧腕屈肌之间(图 7-40)。

注:阳谷(SI5)与小海(SI8)连线的中点下 1 寸。

【主治】 项强,头痛,目眩,肘臂手指挛痛,热病,癫狂。

【刺灸法】 直刺 0.5~0.8 寸。可灸。

【参考资料】 有前臂骨间背侧动、静脉末支。分布着前臂内侧皮神经分支,深层桡侧有前臂骨间背侧神经。

8. 小海 Xiǎohǎi(SI8)(合穴)

【位置】 在肘后内侧,尺骨鹰嘴与肱骨内上髁之间凹陷中(图 7-41)。

注:微屈肘,在尺神经沟中。

【主治】 头痛,颔肿颈痛,肩肘臂痛,痫证。

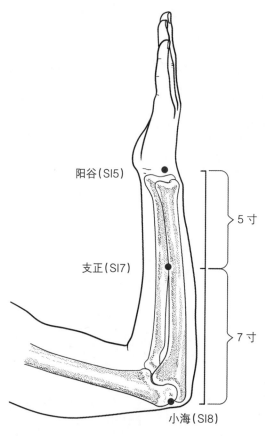

阳谷（SI5）

支正（SI7）

5寸

7寸

小海（SI8）

图 7-40

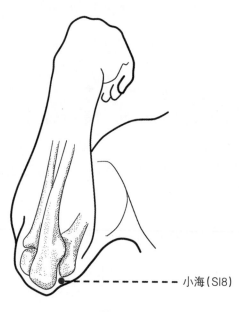

小海（SI8）

图 7-41

【刺灸法】　直刺 0.3~0.5 寸。可灸。

【参考资料】　有尺侧上、下副动、静脉及尺侧返动、静脉。分布着前臂内侧皮神经分支及尺神经。

9. 肩贞　Jiānzhēn（SI9）

【位置】　在肩带部,肩关节后下方,腋后纹头直上 1 寸(图 7-42)。

注:臂内收时,腋后纹头直上 1 寸三角肌后缘。

【主治】　肩胛痛,手臂不举。

【刺灸法】　直刺 0.5~1.0 寸。可灸。

【参考资料】　有旋肩胛动、静脉。分布着腋神经分支,深部上方为桡神经。

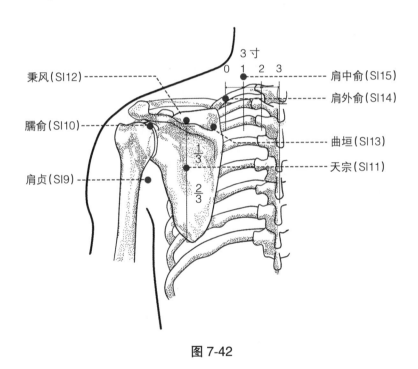

图 7-42

10. 臑俞　Nàoshū（SI10）

【位置】　在肩带部,腋后纹头直上,肩胛冈下缘凹陷中(图 7-42)。

【主治】　肩肿,肩臂酸痛无力。

【刺灸法】　直刺 0.5~1.0 寸。可灸。

【参考资料】　有旋肱后动、静脉,深层为肩胛上动、静脉。分布着臂后皮神经,腋神经,深层为肩胛上神经。

11. 天宗　Tiānzōng（SI11）

【位置】　在肩胛区,约当肩胛冈中点与肩胛骨下角连线上 1/3 与下 2/3 交点凹陷中(图 7-42)。

【主治】　肩胛痛,肘臂外后侧痛,气喘。

【刺灸法】　直刺或斜刺 0.5~1.0 寸。可灸。

【参考资料】　有旋肩胛动、静脉肌支。分布着肩胛上神经。

12. 秉风　Bǐngfēng（SI12）

【位置】　在肩胛区,肩胛冈中点上方冈上窝中(图 7-42)。

【主治】　肩胛痛,上肢酸麻,肩臂不举。

【刺灸法】　直刺 0.5~0.7 寸。可灸。

【参考资料】　有肩胛上动、静脉。分布着锁骨上神经后支和副神经,深层为肩胛上神经。

13. 曲垣　Qūyuán（SI13）

【位置】　在肩胛区,肩胛冈内侧端上缘凹陷中(图 7-42)。

注:臑俞(SI10)与第 2 胸椎棘突连线的中点处。

【主治】　肩胛拘急疼痛。

【刺灸法】　直刺 0.3~0.5 寸。可灸。

【参考资料】　有颈横动、静脉降支,深层为肩胛上动、静脉肌支。分布着第二胸神经后支外侧支,副神经,深层为肩胛上神经肌支。

14. 肩外俞　Jiānwàishū（SI14）

【位置】　在背部,横平第 1 胸椎棘突下缘,后正中线旁开 3 寸(图 7-42)。

注 1:肩胛冈内侧端的垂线与第 1 胸椎棘突下的水平线相交处。

注 2:本穴与内侧的大杼(BL11)、陶道(GV13)均位于第 1 胸椎棘突下缘水平。

【主治】　肩背酸痛,颈项强痛。

【刺灸法】　斜刺 0.3~0.7 寸。可灸。

【参考资料】　深层有颈横动、静脉。分布着第一、二胸神经后支内侧皮支,副神经,深层为肩胛背神经。

15. 肩中俞 Jiānzhōngshū（SI15）

【位置】 在背部,横平第 7 颈椎棘突下缘,后正中线旁开 2 寸(图 7-42)。

注:两臂自然下垂,经第 7 颈椎棘突下缘画一水平线,经后正中线与肩胛骨内侧缘外 1/3 与内 2/3 交点画一垂线,两线之交点即本穴。

【主治】 咳嗽,气喘,肩背酸痛,唾血。

【刺灸法】 斜刺 0.3~0.7 寸。可灸。

【参考资料】 血管、神经分布同肩外俞(SI14)。

16. 天窗 Tiānchuāng（SI16）

【位置】 在颈前部,横平甲状软骨上缘,胸锁乳突肌的后缘(图 7-43)。

注 1:头部抗阻力转向对侧时胸锁乳突肌显露更明显。

注 2:本穴与人迎(ST9)、扶突(LI18)均横平甲状软骨上缘(喉结),三者的位置关系为:胸锁乳突肌前缘处为人迎,后缘为天窗,前后缘中间为扶突。

【主治】 咽喉肿痛,暴喑,耳聋,耳鸣,颈项强痛。

【刺灸法】 直刺 0.3~0.7 寸。可灸。

【参考资料】 有颈升动脉。分布着颈皮神经.当耳大神经丛的发出部。

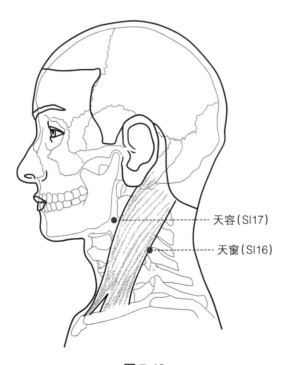

天容(SI17)

天窗(SI16)

图 7-43

17. 天容　Tiānróng（SI17）

【位置】　在颈前部,下颌角后方,胸锁乳突肌的前缘凹陷中(图7-43)。

注:头部抗阻力转向对侧时胸锁乳突肌显露更明显。

【主治】　耳聋,耳鸣,咽喉肿痛,颊肿,咽中如哽,气瘿。

【刺灸法】　直刺0.5~0.7寸。可灸。

【参考资料】　前为颈外静脉,深层为颈内动、静脉。分布着耳大神经的前支,面神经的颈支,深层为交感神经链通过。

18. 颧髎　Quánliáo（SI18）

【位置】　在面部,颧骨下缘,目外眦直下凹陷中(图7-44)。

【主治】　口眼㖞斜,眼睑瞤动,面痛,齿痛,颊肿,目黄。

【刺灸法】　直刺0.5~0.8寸。

【参考资料】　有面横动、静脉分支。分布着面神经及眶下神经。

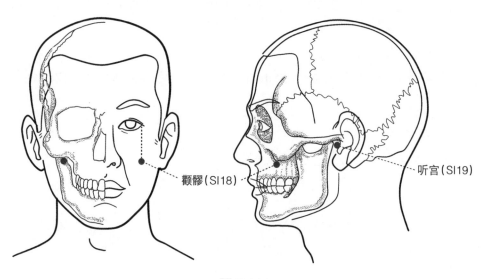

图 7-44

19. 听宫　Tīnggōng（SI19）

【位置】　在面部,耳屏正中前缘与下颌骨髁突后缘之间的凹陷中(图7-44)。

注:微张口,耳屏正中前缘凹陷中,在耳门(TE21)与听会(GB2)之间。

【主治】　耳聋,耳鸣,聤耳,牙关不利,齿痛。

【刺灸法】　张口,直刺0.5~1.0寸。可灸。

【参考资料】　有颞浅动、静脉的耳前支。分布着面神经分支及耳颞神经。

|第七节|足太阳膀胱经腧穴

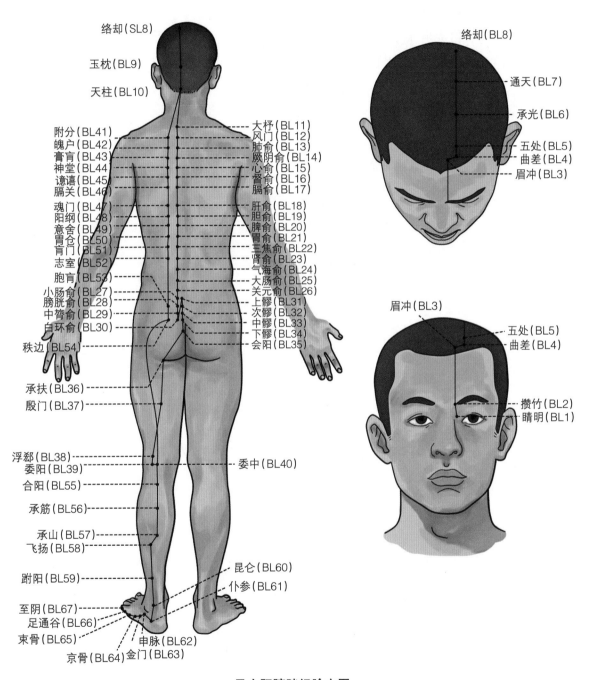

络却(SL8)
玉枕(BL9)
天柱(BL10)

附分(BL41)
魄户(BL42)
膏肓(BL43)
神堂(BL44)
譩譆(BL45)
膈关(BL46)
魂门(BL47)
阳纲(BL48)
意舍(BL49)
胃仓(BL50)
肓门(BL51)
志室(BL52)
胞肓(BL53)
小肠俞(BL27)
膀胱俞(BL28)
中膂俞(BL29)
白环俞(BL30)
秩边(BL54)
承扶(BL36)
殷门(BL37)

大杼(BL11)
风门(BL12)
肺俞(BL13)
厥阴俞(BL14)
心俞(BL15)
督俞(BL16)
膈俞(BL17)
肝俞(BL18)
胆俞(BL19)
脾俞(BL20)
胃俞(BL21)
三焦俞(BL22)
肾俞(BL23)
气海俞(BL24)
大肠俞(BL25)
关元俞(BL26)
上髎(BL31)
次髎(BL32)
中髎(BL33)
下髎(BL34)
会阳(BL35)

浮郄(BL38)
委阳(BL39)
合阳(BL55)
承筋(BL56)
承山(BL57)
飞扬(BL58)
跗阳(BL59)
至阴(BL67)
足通谷(BL66)
束骨(BL65)
京骨(BL64) 金门(BL63)
申脉(BL62)
委中(BL40)
昆仑(BL60)
仆参(BL61)

络却(BL8)
通天(BL7)
承光(BL6)
五处(BL5)
曲差(BL4)
眉冲(BL3)

眉冲(BL3)
五处(BL5)
曲差(BL4)
攒竹(BL2)
睛明(BL1)

足太阳膀胱经腧穴图

1. 睛明　Jīngmíng（BL1）

【位置】　在面部,目内眦上方眶内侧壁凹陷中(图7-45)。

注:闭目,在目内眦上方0.1寸许的凹陷中。

【主治】　目赤肿痛,眦痒,迎风流泪,夜盲,色盲,目眩,近视。

【刺灸法】　嘱患者闭目,医者左手轻推眼球向外侧固定,右手持针,紧靠眶缘,缓慢进针,直刺0.3~0.7寸。不作大幅度捻转、提插,出针后按揉针孔片刻,以防出血。本穴禁灸。

【参考资料】　有内眦动、静脉,深层上方为眼动、静脉本干。分布着滑车上、下神经,深层为动眼神经和眼神经。

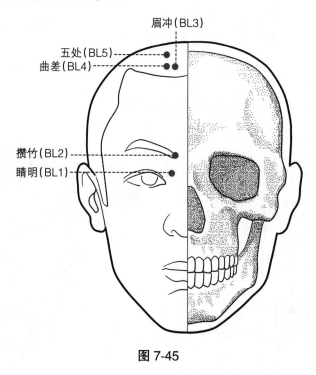

眉冲(BL3)

五处(BL5)
曲差(BL4)

攒竹(BL2)
睛明(BL1)

图 7-45

2. 攒竹　Cuánzhú（BL2）

【位置】　在头部,眉头陷中(图7-45)。

注:沿睛明(BL1)直上至眉头边缘可触及一凹陷,即额切迹处。

【主治】　头痛,目眩,眉棱骨痛,目视不明,迎风流泪,目赤肿痛,眼睑瞤动,青盲。

【刺灸法】　横刺0.3~0.5寸。或三棱针点刺出血。

【参考资料】　有额动、静脉。分布着额神经内侧支。

3. 眉冲 Méichōng（BL3）

【位置】 在头部,额切迹直上入前发际 0.5 寸(图 7-46)。

注:神庭(GV24)与曲差(BL4)中点。

【主治】 头痛,眩晕,痫证,鼻塞。

【刺灸法】 横刺 0.3~0.5 寸。

【参考资料】 血管、神经分布同攒竹(BL2)。

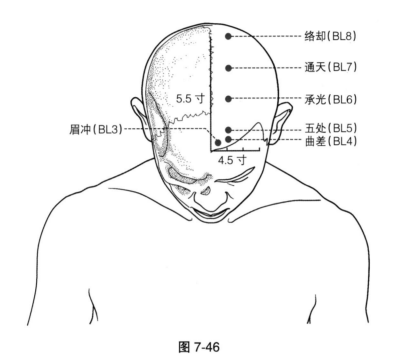

图 7-46

4. 曲差 Qūchā（BL4）

【位置】 在头部,前发际正中直上 0.5 寸,旁开 1.5 寸(图 7-46)。

注:神庭(GV24)与头维(ST8)连线的内 1/3 与外 2/3 的交点处。

【主治】 头痛,鼻塞,鼻衄,目视不明,目眩。

【刺灸法】 横刺 0.3~0.5 寸。可灸。

【参考资料】 有额动、静脉。分布着额神经外侧支。

5. 五处 Wǔchù（BL5）

【位置】 在头部,前发际正中直上 1 寸,旁开 1.5 寸(图 7-46)。

注:曲差(BL4)直上 0.5 寸处,横平上星(GV23)。

【主治】 头痛,目眩,痫证,瘛疭。

【刺灸法】 横刺 0.3~0.5 寸。可灸。

【参考资料】 血管、神经分布同曲差(BL4)。

6. 承光　Chéngguāng（BL6）

【位置】 在头部,前发际正中直上 2.5 寸,旁开 1.5 寸(图 7-46)。

注:五处(BL5)直上 1.5 寸,曲差(BL4)直上 2 寸处。

【主治】 头痛,目眩,鼻塞。

【刺灸法】 横刺 0.3~0.5 寸。

【参考资料】 有额动、静脉,颞浅动、静脉及枕动、静脉的吻合网。当额神经外侧支和枕大神经吻合支处。

7. 通天　Tōngtiān（BL7）

【位置】 在头部,前发际正中直上 4 寸,旁开 1.5 寸(图 7-46)。

注:承光(BL6)与络却(BL8)中点处。

【主治】 头痛,眩晕,鼻塞,鼻衄,鼻渊。

【刺灸法】 横刺 0.3~0.5 寸。可灸。

【参考资料】 有颞浅动、静脉和枕动、静脉的吻合网。分布着枕大神经分支。

8. 络却　Luòquè（SL8）

【位置】 在头部,前发际正中直上 5.5 寸,旁开 1.5 寸(图 7-46)。

注:百会(GV20)后 0.5 寸,旁开 1.5 寸。

【主治】 眩晕,目视不明,耳鸣,癫狂。

【刺灸法】 横刺 0.3~0.5 寸。

【参考资料】 有枕动、静脉分支。分布着枕大神经分支。

9. 玉枕　Yùzhěn（BL9）

【位置】 在头部,横平枕外隆凸上缘,后发际正中旁开 1.3 寸(图 7-47)。

注:斜方肌外侧缘直上与枕外隆凸上缘水平线的交点,横平脑户(GV17)。

【主治】 头项痛,眩晕,目痛,鼻塞。

【刺灸法】 横刺 0.3~0.5 寸。可灸。

【参考资料】 有枕动、静脉。分布着枕大神经分支。

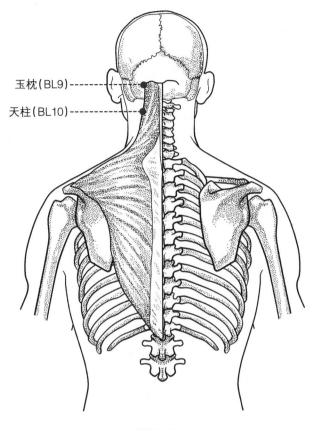

玉枕(BL9)------

天柱(BL10)------

图 7-47

10. 天柱　Tiānzhù（BL10）

【位置】　在颈后部,横平第 2 颈椎棘突上缘,斜方肌外缘凹陷中（图 7-47）。

注:后发际中点上 0.5 寸,旁开 1.3 寸处上。

【主治】　头痛,鼻塞,咽喉肿痛,项强,肩背痛。

【刺灸法】　直刺 0.5~0.8 寸。

【参考资料】　有枕动、静脉干。分布着枕大神经干。

11. 大杼　Dàzhù（BL11）（骨会穴）

【位置】　在背部,第 1 胸椎棘突下缘,后正中线旁开 1.5 寸（图 7-48）。

【主治】　头痛,项背痛,肩胛酸痛,咳嗽,发热,颈项强直。

【刺灸法】　斜刺 0.5~0.7 寸。可灸。

【参考资料】　有肋间动、静脉后支的内侧支。分布着第一、二胸神经后支的内侧皮支,深层为外侧支。

12. 风门 Fēngmén（BL12）

【位置】 在背部,第2胸椎棘突下缘,后正中线旁开1.5寸(图7-48)。

【主治】 伤风咳嗽,发热,头痛,项强,腰背痛。

【刺灸法】 斜刺0.5~0.7寸。可灸。

【参考资料】 有肋间动、静脉后支的内侧支。分布着第二、三胸神经后支的内侧皮支,深层为外侧支。

13. 肺俞 Fèishū（BL13）（背俞穴）

【位置】 在背部,第3胸椎棘突下缘,后正中线旁开1.5寸(图7-48)。

【主治】 咳嗽。气喘,胸痛,吐血,骨蒸潮热,盗汗。

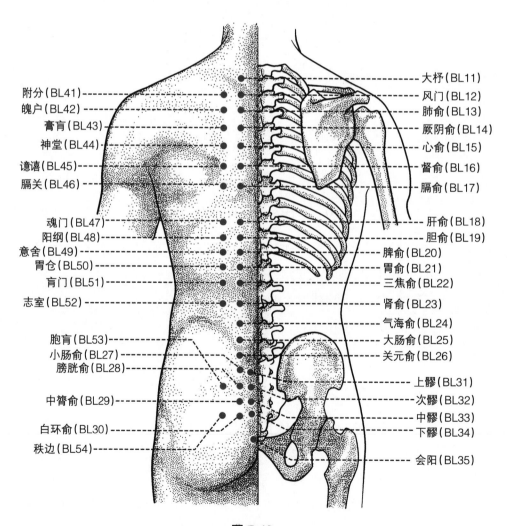

附分(BL41)　　魄户(BL42)　　膏肓(BL43)　　神堂(BL44)　　谚语(BL45)　　膈关(BL46)　　魂门(BL47)　　阳纲(BL48)　　意舍(BL49)　　胃仓(BL50)　　肓门(BL51)　　志室(BL52)　　胞肓(BL53)　　小肠俞(BL27)　　膀胱俞(BL28)　　中膂俞(BL29)　　白环俞(BL30)　　秩边(BL54)

大杼(BL11)　　风门(BL12)　　肺俞(BL13)　　厥阴俞(BL14)　　心俞(BL15)　　督俞(BL16)　　膈俞(BL17)　　肝俞(BL18)　　胆俞(BL19)　　脾俞(BL20)　　胃俞(BL21)　　三焦俞(BL22)　　肾俞(BL23)　　气海俞(BL24)　　大肠俞(BL25)　　关元俞(BL26)　　上髎(BL31)　　次髎(BL32)　　中髎(BL33)　　下髎(BL34)　　会阳(BL35)

图 7-48

【刺灸法】　斜刺 0.5~0.7 寸。可灸。

【参考资料】　有肋间动、静脉后支的内侧支。分布着第三、四胸神经后支的内侧皮支,深层为外侧支。

14. 厥阴俞　Juéyīnshū（BL14）（背俞穴）

【位置】　在背部,第 4 胸椎棘突下缘,后正中线旁开 1.5 寸(图 7-48)。

【主治】　咳嗽,心痛,心悸,胸闷,呕吐。

【刺灸法】　斜刺 0.5~0.7 寸。可灸。

【参考资料】　有肋间动、静脉后支的内侧支。分布着第四、五胸神经后支的内侧皮支,深层为外侧支。

15. 心俞　Xīnshū（BL15）（背俞穴）

【位置】　在背部,第 5 胸椎棘突下缘,后正中线旁开 1.5 寸(图 7-48)。

【主治】　心痛,惊悸,健忘,心烦,咳嗽,吐血,梦遗,盗汗,癫狂,痫证。

【刺灸法】　斜刺 0.5~0.7 寸。可灸。

【参考资料】　有肋间动、静脉后支的内侧支。分布着第五、六胸神经后支的内侧皮支,深层为外侧支。

16. 督俞　Dūshū（BL16）

【位置】　在背部,第 6 胸椎棘突下缘,后正中线旁开 1.5 寸(图 7-48)。

【主治】　心痛,胃病。

【刺灸法】　斜刺 0.5~0.7 寸。可灸。

【参考资料】　有肋间动、静脉后支的内侧支,颈横动脉降支。分布着肩胛背神经,第六、七胸神经后支的内侧皮支,深层为外侧支。

17. 膈俞　Géshū（BL17）（血会穴）

【位置】　在背部,第 7 胸椎棘突下缘,后正中线旁开 1.5 寸(图 7-48)。

注:肩胛骨下角横平第 7 胸椎棘突。

【主治】　呕吐,呃逆,噎膈,饮食不下,气喘,咳嗽,吐血,潮热,盗汗,风疹。

【刺灸法】　斜刺 0.5~0.7 寸。可灸。

【参考资料】　有肋间动、静脉后支的内侧支。分布着第七、八胸神经后支的内侧支,深层为外侧支。

18. 肝俞　Gānshū(BL18)(背俞穴)

【位置】 在背部,第9胸椎棘突下缘,后正中线旁开1.5寸(图7-48)。

【主治】 黄疸,胁痛,目赤,目眩,雀目,癫狂,痫证,脊背痛,吐血,鼻衄。

【刺灸法】 斜刺0.5~0.7寸。可灸。

【参考资料】 有肋间动、静脉后支的内侧支。分布着第九、十胸神经后支的内侧皮支,深层为外侧支。

19. 胆俞　Dǎnshū(BL19)(背俞穴)

【位置】 在背部,第10胸椎棘突下缘,后正中线旁开1.5寸(图7-48)。

【主治】 黄疸,口苦,胸胁痛,肺痨,潮热。

【刺灸法】 斜刺0.5~0.7寸。可灸。

【参考资料】 有肋间动、静脉后支的内侧支。分布着第十、十一胸神经后支的内侧皮支,深层为外侧支。

20. 脾俞　Píshū(BL20)(背俞穴)

【位置】 在背部,第11胸椎棘突下缘,后正中线旁开1.5寸(图7-48)。

【主治】 胃脘痛,腹胀,黄疸,呕吐,泄泻,痢疾,便血,月经过多,水肿,纳呆,背痛。

【刺灸法】 斜刺0.5~0.7寸。可灸。

【参考资料】 有肋间动、静脉后支的内侧支。分布着第十一、十二胸神经后支的内侧皮支,深层为外侧支。

21. 胃俞　Wèishū(BL21)(背俞穴)

【位置】 在背部,第12胸椎棘突下缘,后正中线旁开1.5寸(图7-48)。

【主治】 胸胁痛,胃脘痛,纳呆,腹胀,肠鸣,泄泻,反胃,呕吐。

【刺灸法】 斜刺0.5~0.7寸。可灸。

【参考资料】 有肋下动、静脉后支的内侧支。分布着第十二胸神经后支的内侧皮支,深层为外侧支。

22. 三焦俞　Sānjiāoshū(BL22)(背俞穴)

【位置】 在腰部,第1腰椎棘突下缘,后正中线旁开1.5寸(图7-48)。

【主治】 腹胀,肠鸣,完谷不化,呕吐,泄泻,痢疾,水肿,腰背强痛。

【刺灸法】　直刺 0.5~1.0 寸。可灸。

【参考资料】　有第一腰动、静脉后支。分布着第十胸神经后支外侧皮支,深层为第一腰神经后支的外侧支。

23. 肾俞　Shènshū(BL23)(背俞穴)

【位置】　在腰部,第 2 腰椎棘突下缘,后正中线旁开 1.5 寸(图 7-48)。

【主治】　遗精,阳痿,遗尿,月经不调,白带,腰痛,腰膝酸软,头昏目眩,耳鸣,耳聋,水肿,气喘,泄泻。

【刺灸法】　直刺 0.8~1.2 寸。可灸。

【参考资料】　有第二腰动、静脉后支。分布着第一腰神经后支的外侧皮支。深层为外侧支。

24. 气海俞　Qìhǎishū(BL24)

【位置】　在腰部,第 3 腰椎棘突下缘,后正中线旁开 1.5 寸(图 7-48)。

【主治】　腰痛,月经不调,痛经,气喘。

【刺灸法】　直刺 0.8~1.2 寸。可灸。

【参考资料】　有第三腰动、静脉后支。分布着第二腰神经后支的外侧皮支。

25. 大肠俞　Dàchángshū(BL25)(背俞穴)

【位置】　在腰部,第 4 腰椎棘突下缘,后正中线旁开 1.5 寸(图 7-48)。

【主治】　腰脊酸痛,腹痛,肠鸣,泄泻,便秘,下肢痿痹,腰腿痛。

【刺灸法】　直刺 0.8~1.2 寸。可灸。

【参考资料】　有第四腰动、静脉后支。分布着第三腰神经的后支。

26. 关元俞　Guānyuánshū(BL26)

【位置】　在腰部,第 5 腰椎棘突下缘,后正中线旁开 1.5 寸(图 7-48)。

【主治】　腰痛,腹胀,泄泻,遗尿,腰腿痛,小便频数。

【刺灸法】　直刺 0.8~1.2 寸。可灸。

【参考资料】　有腰最下动、静脉后支。分布着第五腰神经后支。

27. 小肠俞　Xiǎochángshū(BL27)(背俞穴)

【位置】　在骶部,横平第 1 骶后孔,骶正中嵴旁开 1.5 寸(图 7-48)。

注:横平上髎(BL31),髂后上棘内侧。

【主治】 小腹胀痛,痢疾,遗精,尿血,遗尿,白带,腰骶痛,腰腿痛。

【刺灸法】 直刺 0.8~1.2 寸。可灸。

【参考资料】 有骶外侧动、静脉后支。分布着第一骶神经后支的外侧支。

28. 膀胱俞　Pángguāngshū（BL28）（背俞穴）

【位置】 在骶部,横平第 2 骶后孔,骶正中嵴旁开 1.5 寸（图 7-48）。

注:横平次髎(BL32)。

【主治】 小便不通,遗尿,尿频,泄泻,便秘,腰脊强痛。

【刺灸法】 直刺 0.8~1.2 寸。可灸。

【参考资料】 有骶外侧动、静脉后支。分布着第一、二骶神经后支的外侧支。

29. 中膂俞　Zhōnglǚshū（BL29）

【位置】 在骶部,横平第 3 骶后孔,骶正中嵴旁开 1.5 寸（图 7-48）。

注:横平中髎(BL33)。

【主治】 痢疾,疝气,腰脊强痛。

【刺灸法】 直刺 0.8~1.2 寸。可灸。

【参考资料】 有骶外侧动、静脉后支,臀下动、静脉分支。分布着第三、四骶神经后支的外侧支。

30. 白环俞　Báihuánshū（BL30）

【位置】 在骶区,横平第 4 骶后孔,骶正中嵴旁开 1.5 寸（图 7-48）。

注:骶管裂孔旁开 1.5 寸,横平下髎(BL34)。

【主治】 遗尿,疝痛,白带,月经不调,腰髋冷痛,二便不利,里急后重,脱肛。

【刺灸法】 直刺 0.8~1.2 寸。

【参考资料】 有臀下动、静脉,深层为阴部内动、静脉。分布着臀下皮神经,第三、四骶神经后支的外侧支及臀下神经。

31. 上髎　Shàngliáo（BL31）

【位置】 在骶部,髂后上棘与后正中线之间,正对第 1 骶后孔中（图 7-48）。

【主治】 腰痛,二便不利,月经不调,赤白带下,阴挺。

【刺灸法】 直刺 0.8~1.2 寸。可灸。

【参考资料】 有骶外侧动、静脉后支。为第一骶神经后支通过处。

32. 次髎 Cìliáo（BL32）

【位置】 在骶部，正对第2骶后孔中（图7-48）。

【主治】 腰痛，疝气，月经不调，赤白带下，痛经，遗精，阳痿，遗尿，小便不利，下肢痿痹。

【刺灸法】 直刺0.8~1.2寸。可灸。

【参考资料】 有骶外侧动、静脉后支。为第二骶神经后支通过处。

33. 中髎 Zhōngliáo（BL33）

【位置】 在骶部，正对第3骶后孔中（图7-48）。

【主治】 腰痛，便秘，泄泻，小便不利，月经不调，带下。

【刺灸法】 直刺0.8~1.2寸。可灸。

【参考资料】 有骶外侧动、静脉后支。为第三骶神经后支通过处。

34. 下髎 Xiàliáo（BL34）

【位置】 在骶部，正对第4骶后孔中（图7-48）。

【主治】 腰痛，小腹痛，小便不利，便秘，带下。

【刺灸法】 直刺0.8~1.2寸。可灸。

【参考资料】 有臀下动、静脉分支。为第四骶神经后支通过处。

35. 会阳 Huìyáng（BL35）

【位置】 在臀部，尾骨端旁开0.5寸（图7-48）。

注：俯卧，或跪伏位，按取尾骨下端旁软陷处取穴。

【主治】 痢疾，便血，泄泻，痔疾，阳痿，带下。

【刺灸法】 直刺0.5~1.0寸。可灸。

【参考资料】 有臀下动、静脉分支。分布着尾神经。

36. 承扶 Chéngfú（BL36）

【位置】 在臀部，臀下横纹的中点（图7-49）。

【主治】 腰骶臀股疼痛，下肢痿痹，大便难，痔疾。

【刺灸法】 直刺1.0~1.5寸。可灸。

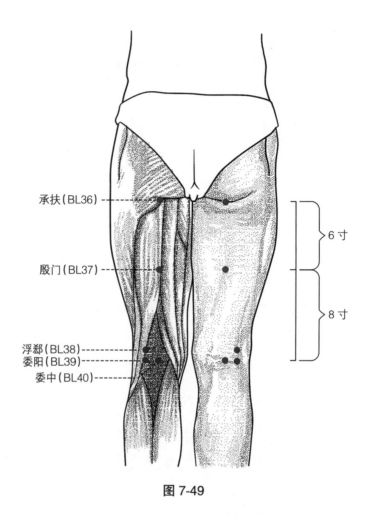

承扶(BL36)

殷门(BL37)

6寸

8寸

浮郄(BL38)
委阳(BL39)
委中(BL40)

图 7-49

【参考资料】 有与坐骨神经并行的动、静脉。分布着股后皮神经,深层正当坐骨神经。

37. 殷门　Yīnmén(BL37)

【位置】 在股后侧,臀沟下 6 寸,股二头肌与半腱肌之间(图 7-49)。

注 1:俯卧,膝关节抗阻力屈曲时,半腱肌和股二头肌显露更明显;同时大腿作内旋和外旋时,半腱肌和股二头肌更容易触摸到。

注 2:于承扶(BL36)与委中(BL40)连线的中点上 1 寸处取穴。

【主治】 腰痛,腰腿痛,下肢痿痹、瘫痪。

【刺灸法】 直刺 1.0~2.0 寸。可灸。

【参考资料】 外侧为股深动、静脉第三穿支。分布着股后皮神经,深层正当坐骨神经。

38. 浮郄 Fúxì（BL38）

【位置】 在膝后侧,腘横纹上 1 寸,股二头肌腱的内侧缘(图 7-49)。

注:稍屈膝,委阳(BL39)上 1 寸,股二头肌腱内侧缘取穴。

【主治】 臀股麻木,腘筋挛急。

【刺灸法】 直刺 0.5~1.0 寸。可灸。

【参考资料】 有膝上外侧动、静脉。分布着股后皮神经及腓总神经。

39. 委阳 Wěiyáng（BL39）（三焦腑下合穴）

【位置】 在膝后外侧,腘横纹上,股二头肌腱的内侧缘(图 7-49)。

注:稍屈膝,股二头肌腱显露更明显。

【主治】 腰脊强痛,小腹胀满,水肿,小便不利,腿足挛痛。

【刺灸法】 直刺 0.5~1.0 寸。可灸。

【参考资料】 血管、神经分布同浮郄(BL38)。

40. 委中 Wěizhōng（BL40）（合穴）

【位置】 在膝后侧,腘横纹中点(图 7-49)。

【主治】 腰痛,髋关节活动不利,腘筋挛急,下肢痿痹,半身不遂,腹痛,吐泻,丹毒。

【刺灸法】 直刺 0.5~1.0 寸,或用三棱针点刺出血。

【参考资料】 皮下有股腘静脉,深层内侧为腘静脉。最深层为腘动脉。分布着股后皮神经及胫神经。

41. 附分 Fùfēn（BL41）

【位置】 在背部,第 2 胸椎棘突下缘,后正中线旁开 3 寸(图 7-48)。

注:本穴与内侧的风门(BL12)均位于第 2 胸椎棘突下缘水平。

【主治】 肩背拘急,颈项强痛,肘臂麻木。

【刺灸法】 斜刺 0.3~0.5 寸。可灸。

【参考资料】 有颈横动脉降支及肋间动、静脉后支的外侧支。分布着第一、二胸神经后支的外侧皮支,深层为肩胛背神经。

42. 魄户　Pòhù（BL42）

【位置】　在背部，第3胸椎棘突下缘，后正中线旁开3寸（图7-48）。

注：本穴与内侧的肺俞（BL13）、身柱（GV12）均位于第3胸椎棘突下缘水平。

【主治】　肺痨，咳血，咳嗽，气喘，项强，肩背痛。

【刺灸法】　斜刺0.3~0.5寸。可灸。

【参考资料】　有肋间动脉后支及颈横动脉降支。分布着第二、三胸神经后支内侧皮支，深层为外侧支及肩胛背神经。

43. 膏肓　Gāohuāng（BL43）

【位置】　在背部，第4胸椎棘突下缘，后正中线旁开3寸（图7-48）。

注：本穴与内侧的厥阴俞（BL14）均位于第4胸椎棘突下缘水平。

【主治】　肺痨，咳嗽，气喘，吐血，盗汗，健忘，遗精。

【刺灸法】　斜刺0.3~0.5寸。可灸。

【参考资料】　有肋间动脉后支及颈横动脉降支。分布着第二、三胸神经后支的内侧皮支，深层为外侧支及肩胛背神经。

44. 神堂　Shéntáng（BL44）

【位置】　在背部，第5胸椎棘突下缘，后正中线旁开3寸（图7-48）。

注：本穴与内侧的心俞（BL15）、神道（GV11）均位于第5胸椎棘突下缘水平。

【主治】　气喘，心痛，心悸，胸闷，咳嗽，脊背强痛。

【刺灸法】　斜刺0.3~0.5寸。可灸。

【参考资料】　有肋间动、静脉后支及颈横动脉降支。分布着第四、五胸神经后支的内侧皮支，深层为外侧支及肩胛背神经。

45. 谚语　Yìxǐ（BL45）

【位置】　在背部，第6胸椎棘突下缘，后正中线旁开3寸（图7-48）。

注：本穴与内侧的督俞（BL16）、灵台（GV10）均位于第6胸椎棘突下缘水平。

【主治】　咳嗽，气喘，肩背痛。

【刺灸法】　斜刺0.3~0.5寸。可灸。

【参考资料】　有肋间动、静脉后支。分布着第五、六胸神经后支的内侧皮支，深层为外侧支。

46. 膈关　Géguān（BL46）

【位置】　在背部,第7胸椎棘突下缘,后正中线旁开3寸(图7-48)。

注:本穴与内侧的膈俞(BL17)、至阳(GV9)均位于第7胸椎棘突下缘水平。

【主治】　饮食不下,呃逆,呕吐,嗳气,脊背强痛。

【刺灸法】　斜刺0.3~0.5寸。可灸。

【参考资料】　有肋间动、静脉后支。分布着第六、七胸神经后支的内侧皮支,深层为外侧支。

47. 魂门　Húnmén（BL47）

【位置】　在背部,第9胸椎棘突下缘,后正中线旁开3寸(图7-48)。

注:本穴与内侧的肝俞(BL18)、筋缩(GV8)均位于第9胸椎棘突下缘水平。

【主治】　胸胁痛,背痛,呕吐,泄泻。

【刺灸法】　斜刺0.3~0.5寸。可灸。

【参考资料】　有肋间动、静脉后支。分布着第七、八胸神经后支的外侧支。

48. 阳纲　Yánggāng（BL48）

【位置】　在背部,第10胸椎棘突下缘,后正中线旁开3寸(图7-48)。

注:本穴与内侧的胆俞(BL19)、中枢(GV7)均位于第10胸椎棘突下缘水平。

【主治】　肠鸣,腹痛,泄泻,胁痛,黄疸。

【刺灸法】　斜刺0.3~0.5寸。可灸。

【参考资料】　有肋间动、静脉后支。分布着第八、九胸神经后支的外侧支。

49. 意舍　Yìshè（BL49）

【位置】　在背部,第11胸椎棘突下缘,后正中线旁开3寸(图7-48)。

注:本穴与内侧的脾俞(BL20)、脊中(GV6)均位于第11胸椎棘突下缘水平。

【主治】　腹胀,肠鸣,呕吐,泄泻,饮食不下。

【刺灸法】　斜刺0.3~0.5寸。可灸。

【参考资料】　有肋间动、静脉后支。分布着第十、十一胸神经后支的外侧支。

50. 胃仓　Wèicāng（BL50）

【位置】　在背部,第12胸椎棘突下缘,后正中线旁开3寸(图7-48)。

注:本穴与内侧的胃俞(BL21)均位于第 12 胸椎棘突下缘水平。

【主治】 腹胀,胃脘痛,脊背痛,小儿食积。

【刺灸法】 斜刺 0.3~0.5 寸。可灸。

【参考资料】 有肋下动、静脉后支。分布着第十一胸神经后支的外侧支。

51. 肓门 Huāngmén(BL51)

【位置】 在腰部,第 1 腰椎棘突下缘,后正中线旁开 3 寸(图 7-48)。

注:本穴与内侧的三焦俞(BL22)、悬枢(GV5)均位于第 1 腰椎棘突下缘水平。

【主治】 腹痛,便秘,痞块。

【刺灸法】 斜刺 0.3~0.5 寸。可灸。

【参考资料】 有第一腰动、静脉后支。分布着第十二胸神经后支的外侧支。

52. 志室 Zhìshì(BL52)

【位置】 在腰部,第 2 腰椎棘突下缘,后正中线旁开 3 寸(图 7-48)。

注:本穴与内侧的肾俞(BL23)、命门(GV4)均位于第 2 腰椎棘突下缘水平。

【主治】 遗精,阳痿,遗尿,尿频,小便不利,月经不调,腰膝酸痛,水肿。

【刺灸法】 直刺 0.5~1.0 寸。可灸。

【参考资料】 有第二腰动、静脉的后支。为第十二胸神经后支的外侧支及第一腰神经的外侧支。

53. 胞肓 Bāohuāng(BL53)

【位置】 在臀部,横平第 2 骶后孔,骶正中嵴旁开 3 寸(图 7-48)。

注:本穴与内侧的膀胱俞(BL28)、次髎(BL32)均位于第 2 骶后孔水平。

【主治】 肠鸣,腹胀,腰脊痛,尿闭。

【刺灸法】 直刺 0.8~1.2 寸。可灸。

【参考资料】 有臀上动、静脉。分布着臀上皮神经,深层为臀上神经。

54. 秩边 Zhìbiān(BL54)

【位置】 在臀部,横平第 4 骶后孔,骶正中嵴旁开 3 寸(图 7-50)。

注:骶管裂孔旁开 3 寸,横平白环俞(BL30)。

【主治】 腰骶痛,下肢痿痹,小便不利,外阴肿痛,痔疾,大便难。

【刺灸法】 直刺 1.5~2.0 寸。可灸。

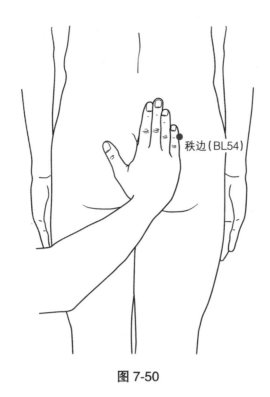

秩边 (BL54)

图 7-50

【参考资料】 有臀下动、静脉。分布着臀下神经、股后皮神经及坐骨神经。

55. 合阳 Héyáng (BL55)

【位置】 在小腿后侧,腘横纹下 2 寸,腓肠肌内、外侧头之间(图 7-51)。

注:在委中(BL40)与承山(BL57)的连线上,委中(BL40)直下 2 寸。

【主治】 腰脊痛,下肢酸痛、麻痹。

【刺灸法】 直刺 0.7~1.0 寸。可灸。

【参考资料】 有小隐静脉,深层为腘动、静脉。分布着腓肠内侧皮神经,深层为胫神经。

56. 承筋 Chéngjīn (BL56)

【位置】 在小腿后侧,腘横纹下 5 寸,腓肠肌两肌腹之间(图 7-51)。

注:合阳(BL55)与承山(BL57)连线的中点。

【主治】 腿痛转筋,痔疾,腰背拘急。

【刺灸法】 直刺 0.8~1.2 寸。可灸。

【参考资料】 有小隐静脉,深层为胫后动、静脉。分布着腓肠内侧皮神经,深层为胫神经。

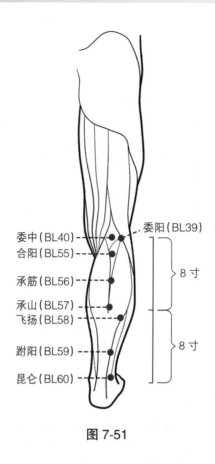

委中(BL40)
合阳(BL55)
承筋(BL56)
承山(BL57)
飞扬(BL58)
跗阳(BL59)
昆仑(BL60)

委阳(BL39)

8寸

8寸

图 7-51

57. 承山 Chéngshān (BL57)

【位置】 在小腿后侧,腓肠肌两肌腹与跟腱交角处,委中(BL40)与昆仑(BL60)之间(图 7-51、图 7-52)。

注:伸直小腿(跖屈)或足跟上提时,腓肠肌肌腹下出现尖角凹陷中(即腓肠肌内、外侧头分开的地方,呈"人"字形沟)。

【主治】 腰痛,腿痛转筋,痔疾,便秘,脚气。

【刺灸法】 直刺 0.8~1.2 寸。可灸。

【参考资料】 血管、神经分布同承筋(BL56)。

58. 飞扬 Fēiyáng (BL58)(络穴)

【位置】 在小腿后外侧,昆仑(BL60)直上 7 寸,腓肠肌外侧头下缘与跟腱移行处(图 7-51)。

注:承山(BL57)外侧斜下方 1 寸处,昆仑(BL60)直上。

【主治】 头痛,目眩,鼻塞,鼻衄,腰背痛,痔疾,腿软无力。

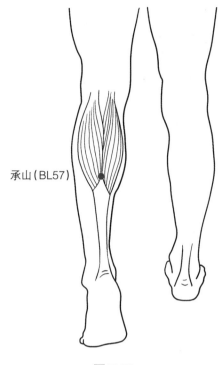

图 7-52

【刺灸法】　直刺 0.7~1.0 寸。可灸。

【参考资料】　分布着腓肠外侧皮神经。

59. 跗阳　Fūyáng（BL59）（阳跷脉郄穴）

【位置】　在小腿后外侧,昆仑（BL60）直上 3 寸,腓骨与跟腱之间（图 7-53）。

【主治】　头重,头痛,腰骶痛,外踝肿痛,下肢瘫痪。

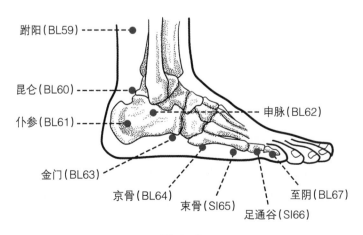

图 7-53

【刺灸法】 直刺 0.5~1.0 寸。可灸。

【参考资料】 有小隐静脉,深层为腓动脉末支。当腓肠神经分布处。

60. 昆仑 Kūnlún(BL60)(经穴)

【位置】 在踝后外侧,外踝尖与跟腱之间的凹陷中(图 7-53)。

【主治】 头痛,目眩,项强,鼻衄,肩背腰腿痛,脚跟肿痛,难产,痫证。

【刺灸法】 直刺 0.5~1.0 寸。可灸。

【参考资料】 有小隐静脉及外踝后动、静脉。分布着腓肠神经。

61. 仆参 Púcān(BL61)

【位置】 在足外侧,昆仑(BL60)直下,跟骨外侧,赤白肉际处(图 7-53)。

【主治】 下肢痿痹,足跟痛。

【刺灸法】 直刺 0.3~0.5 寸。可灸。

【参考资料】 有腓动、静脉跟骨外侧支。分布着腓肠神经跟骨外侧支。

62. 申脉 Shēnmài(BL62)(八脉交会穴)

【位置】 在足外侧,外踝尖直下,外踝下缘与跟骨之间凹陷中(图 7-53)。

注:外踝下缘下方凹陷中,与照海(KI6)内外相对。

【主治】 痫证,癫狂,头痛,眩晕,失眠,腰腿酸痛。

【刺灸法】 直刺 0.3~0.5 寸。可灸。

【参考资料】 有外踝动脉网。分布着腓肠神经。

63. 金门 Jīnmén(BL63)(郄穴)

【位置】 在足背,外踝前缘直下,第 5 跖骨粗隆后方,骰骨下缘凹陷中(图 7-53)。

【主治】 癫狂,痫证,小儿惊风,腰痛,外踝痛,下肢痹痛。

【刺灸法】 直刺 0.3~0.5 寸。可灸。

【参考资料】 有足底外侧动、静脉。分布着足背外侧皮神经,深层为足底外侧神经。

64. 京骨 Jīnggǔ(BL64)(原穴)

【位置】 在足外侧,第 5 跖骨粗隆前下方,赤白肉际处(图 7-53)。

注:约当足跟与第 5 跖趾关节连线的中点处可触到明显隆起的骨,即第 5 跖骨粗隆。

【主治】　头痛,项强,腰腿痛,痫证。

【刺灸法】　直刺 0.3~0.5 寸。可灸。

【参考资料】　血管、神经分布同金门(BL63)。

65. 束骨　Shùgǔ(BL65)(输穴)

【位置】　在足外侧,第 5 跖趾关节的近端,赤白肉际处凹陷中(图 7-53)。

【主治】　癫狂,头痛,项强,目眩,腰痛及下肢后侧痛。

【刺灸法】　直刺 0.3~0.5 寸。可灸。

【参考资料】　有第四趾底总动、静脉。为第四趾底总神经及足背外侧皮神经分布处。

66. 足通谷　Zútōnggǔ(BL66)(荥穴)

【位置】　在足趾,第 5 跖趾关节的远端外侧,赤白肉际处凹陷中(图 7-53)。

【主治】　头痛,项强,目眩,鼻衄,癫狂。

【刺灸法】　直刺 0.2~0.3 寸。可灸。

【参考资料】　有趾底动、静脉。分布着趾底固有神经及足背外侧皮神经。

67. 至阴　Zhìyīn(BL67)(井穴)

【位置】　在足趾,小趾末节外侧,趾甲根角侧后方 0.1 寸(指寸),沿趾甲外侧画一直线与趾甲基底缘水平交点处(图 7-53)。

【主治】　头痛,鼻塞,鼻衄,目痛,胎位不正,难产,胞衣不下。

【刺灸法】　浅刺 0.1 寸。可灸。

【参考资料】　有趾背动脉及趾底固有动脉形成的动脉网。分布着趾底固有神经及足背外侧皮神经。

第八节　足少阴肾经腧穴

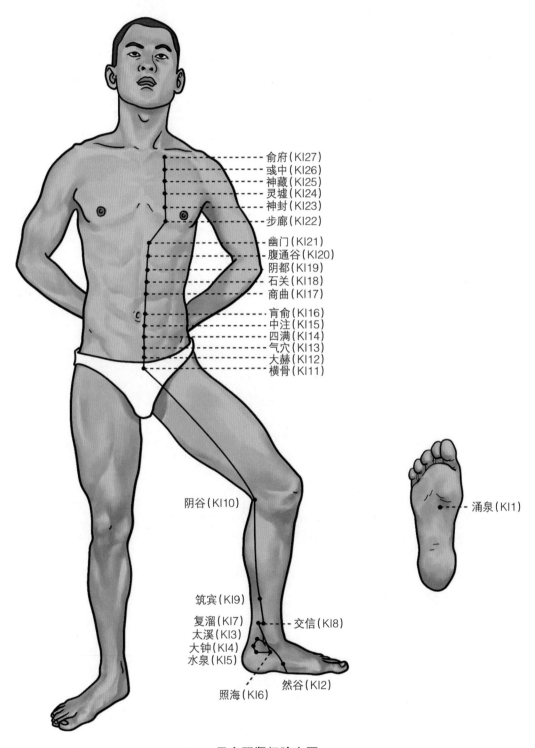

俞府(KI27)
彧中(KI26)
神藏(KI25)
灵墟(KI24)
神封(KI23)
步廊(KI22)

幽门(KI21)
腹通谷(KI20)
阴都(KI19)
石关(KI18)
商曲(KI17)

肓俞(KI16)
中注(KI15)
四满(KI14)
气穴(KI13)
大赫(KI12)
横骨(KI11)

阴谷(KI10)

涌泉(KI1)

筑宾(KI9)

复溜(KI7)　交信(KI8)
太溪(KI3)
大钟(KI4)
水泉(KI5)

照海(KI6)　　然谷(KI2)

足少阴肾经腧穴图

1. 涌泉 Yǒngquán（KI1）（井穴）

【位置】 在足底,屈足卷趾时足心最凹陷中
（图 7-54）。

注:卷足时,约当足底第 2、3 趾蹼缘与足跟连线
的前 1/3 与后 2/3 交点凹陷中。

【主治】 头痛,目眩,头昏,咽喉痛,舌干,失音,
大便难,小便不利,小儿惊风,足心热,昏厥。

【刺灸法】 直刺 0.3~0.5 寸。可灸。

【参考资料】 深层有足底弓。分布着第二趾底
总神经。

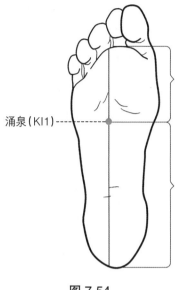

涌泉（KI1）

图 7-54

2. 然谷 Rángǔ（KI2）（荥穴）

【位置】 在足内侧,足舟骨粗隆下方,赤白肉际处（图 7-55）。

【主治】 阴痒,阴挺,月经不调,遗精,咳血,消渴,泄泻,足背肿痛,小儿
脐风。

【刺灸法】 直刺 0.3~0.5 寸。可灸。

【参考资料】 有足底内侧及跗内侧动脉分支。分布着小腿内侧皮神经末支
及足底内侧神经。

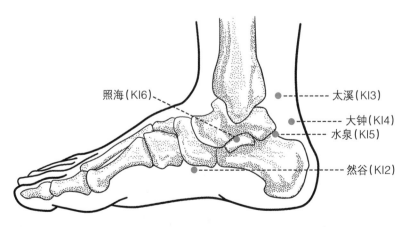

照海（KI6）
太溪（KI3）
大钟（KI4）
水泉（KI5）
然谷（KI2）

图 7-55

3. 太溪　Tàixī（KI3）（输穴、原穴）

【位置】　在踝后内侧,内踝尖与跟腱之间的凹陷中(图 7-55)。

【主治】　咽喉干痛,齿痛,耳聋,耳鸣,头晕,咳血,气喘,消渴,月经不调,不寐,遗精,阳痿,小便频数,腰脊痛。

【刺灸法】　直刺 0.3~0.5 寸。可灸

【参考资料】　前方有胫后动、静脉。分布着小腿内侧皮神经,当胫神经经过处。

4. 大钟　Dàzhōng（KI4）（络穴）

【位置】　在足内侧,内踝后下方,跟骨上缘,跟腱附着部内侧前缘凹陷中(图 7-55)。

【主治】　咳血,气喘,腰脊强痛,二便不利,足跟痛,痴呆。

【刺灸法】　直刺 0.3~0.5 寸。可灸。

【参考资料】　有胫后动脉的跟骨内侧支。分布着小腿内侧皮神经,当胫神经的跟骨内侧支经过处。

5. 水泉　Shuǐquán（KI5）（郄穴）

【位置】　在足内侧,太溪(KI3)直下 1 寸,跟骨结节内侧前缘凹陷中(图 7-55)。

【主治】　闭经,月经不调,痛经,阴挺,小便不利,目昏花。

【刺灸法】　直刺 0.3~0.5 寸。可灸。

【参考资料】　血管、神经分布同大钟(KI4)。

6. 照海　Zhàohǎi（KI6）（八脉交会穴）

【位置】　在足内侧,内踝尖下 1 寸,内踝下缘边际凹陷中(图 7-55)。

注:与申脉(BL62)内外相对。

【主治】　月经不调,赤白带下,阴挺,阴痒,小便频数,癃闭,便秘,痫证,不寐,咽喉干痛,气喘。

【刺灸法】　直刺 0.3~0.5 寸。可灸。

【参考资料】　后下方为胫后动、静脉。分布着小腿内侧皮神经,深部为胫神经本干。

7. 复溜　Fùliū（KI7）（经穴）

【位置】　在小腿后内侧,内踝尖上2寸,跟腱的前缘(图7-56)。

注:前平交信(KI8),太溪(KI3)直上2寸。

【主治】　水肿,腹胀,泄泻,肠鸣,足痿,盗汗,自汗,热病汗不出。

【刺灸法】　直刺0.5~0.7寸。可灸。

【参考资料】　深层前方有胫后动、静脉。分布着腓肠内侧皮神经和小腿内侧皮神经,深层为胫神经。

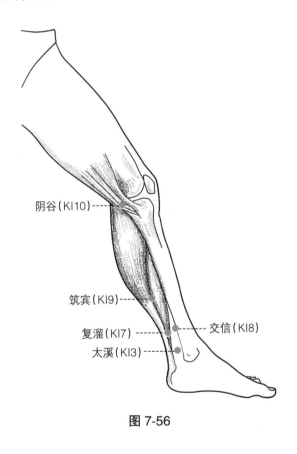

图 7-56

8. 交信　Jiāoxìn（KI8）（阴跷脉郄穴）

【位置】　在小腿内侧,内踝尖上2寸,胫骨内侧缘后际凹陷中(图7-56)。

注:复溜(KI7)前0.5寸。

【主治】　月经不调,痛经,崩漏,阴挺,泄泻,便秘,睾丸肿痛。

【刺灸法】　直刺0.5~0.7寸。可灸。

【参考资料】　深层为胫后动、静脉。分布着小腿内侧皮神经,深部为胫神经本干。

9. 筑宾 Zhùbīn（KI9）（阴维脉郄穴）

【位置】 在小腿后内侧,内踝尖直上5寸,比目鱼肌与跟腱之间(图7-56)。

注1:屈膝,小腿抗阻力绷紧(跖屈),胫骨内侧缘后呈现一条明显的纵行肌肉,即比目鱼肌。

注2:太溪(KI3)与阴谷(KI10)的连线上,太溪(肾3)直上5寸横平蠡沟(LR5)。

【主治】 癫狂,足胫痛,疝痛。

【刺灸法】 直刺0.5~0.7寸。可灸。

【参考资料】 深部有胫后动、静脉。分布着腓肠内侧皮神经和小腿内侧皮神经,深层为胫神经本干。

10. 阴谷 Yīngǔ（KI10）（合穴）

【位置】 在膝后内侧,腘横纹上,半腱肌肌腱外侧缘(图7-57)。

【主治】 阳痿,疝痛,崩漏,小便不利,膝腘酸痛,癫狂。

【刺灸法】 直刺0.8~1.0寸。可灸。

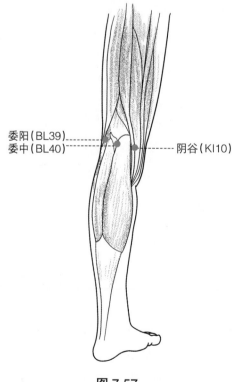

委阳(BL39)
委中(BL40)
阴谷(KI10)

图 7-57

【参考资料】　有膝上内侧动、静脉。分布着股内侧皮神经。

11. 横骨　Hénggǔ（KI11）

【位置】　在下腹部,脐中下 5 寸,前正中线旁开 0.5 寸(图 7-58)。

【主治】　少腹满痛,小便不利,遗尿,遗精,阳痿,阴部痛。

【刺灸法】　直刺 0.5~1.0 寸。可灸。

【参考资料】　有腹壁下动脉,阴部外动脉。分布着髂腹下神经的分支。

12. 大赫　Dàhè（KI12）

【位置】　在下腹部,脐中下 4 寸,前正中线旁开 0.5 寸(图 7-58)。

【主治】　遗精,阳痿,带下,阴部痛,阴挺。

【刺灸法】　直刺 0.5~1.0 寸。可灸。

【参考资料】　有腹壁下动、静脉的肌支。分布着肋下神经及髂腹下神经的分支。

13. 气穴　Qìxué（KI13）

【位置】　在下腹部,脐中下 3 寸,前正中线旁开 0.5 寸(图 7-58)。

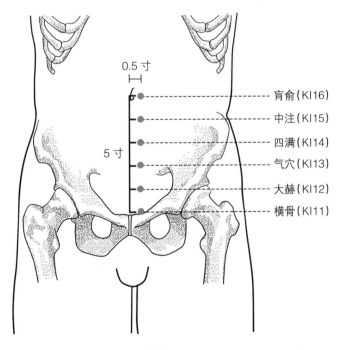

图 7-58

【主治】 月经不调,痛经,小便不利,腹痛,泄泻。

【刺灸法】 直刺 0.5~1.0 寸。可灸。

【参考资料】 血管分布同大赫(KI12)。为肋下神经分布处。

14. 四满 Sìmǎn(KI14)

【位置】 在下腹部,脐中下 2 寸,前正中线旁开 0.5 寸(图 7-58)。

【主治】 腹痛,腹胀,泄泻,遗精,月经不调,痛经,产后腹痛。

【刺灸法】 直刺 0.5~1.0 寸。可灸。

【参考资料】 血管分布同大赫(KI12)。为第十一肋间神经分布处。

15. 中注 Zhōngzhù(KI15)

【位置】 在下腹部,脐中下 1 寸,前正中线旁开 0.5 寸(图 7-58)。

【主治】 月经不调,腹痛,便秘。

【刺灸法】 直刺 0.5~1.0 寸。可灸。

【参考资料】 血管分布同大赫(KI12)。为第十肋间神经分布处。

16. 肓俞 Huāngshū(KI16)

【位置】 在上腹部,脐中旁开 0.5 寸(图 7-59)。

【主治】 腹痛,腹胀,呕吐,便秘,泄泻。

【刺灸法】 直刺 0.5~1.0 寸。可灸。

【参考资料】 血管分布同大赫(KI12)。为第十肋间神经分布处。

17. 商曲 Shāngqū(KI17)

【位置】 在上腹部,脐中上 2 寸,前正中线旁开 0.5 寸(图 7-59)。

【主治】 腹痛,泄泻,便秘。

【刺灸法】 直刺 0.5~1.0 寸。可灸。

【参考资料】 有腹壁上及下动、静脉分支。分布着第九肋间神经。

18. 石关 Shíguān(KI18)

【位置】 在上腹部,脐中上 3 寸,前正中线旁开 0.5 寸(图 7-59)。

【主治】 呕吐,腹痛,便秘,产后腹痛,妇人不孕。

【刺灸法】 直刺 0.5~1.0 寸。可灸。

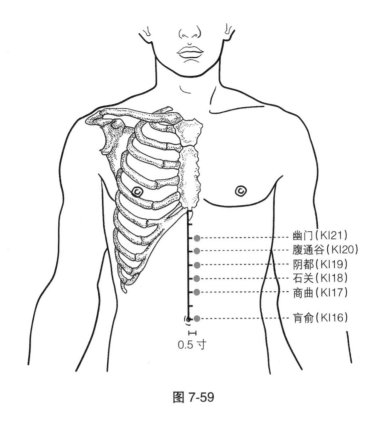

幽门（KI21）
腹通谷（KI20）
阴都（KI19）
石关（KI18）
商曲（KI17）
肓俞（KI16）

0.5 寸

图 7-59

【参考资料】 有胆壁上动、静脉分支。分布着第八肋间神经。

19. 阴都 Yīndū（KI19）

【位置】 在上腹部,当脐中上 4 寸,前正中线旁开 0.5 寸（图 7-59）。

【主治】 肠鸣,腹痛,胃脘痛,便秘,呕吐。

【刺灸法】 直刺 0.5~1.0 寸。可灸。

【参考资料】 血管、神经分布同石关（KI18）。

20. 腹通谷 Fùtōnggǔ（KI20）

【位置】 在上腹部,当脐中上 5 寸,前正中线旁开 0.5 寸（图 7-59）。

【主治】 腹痛,腹胀,呕吐,消化不良。

【刺灸法】 直刺 0.5~1.0 寸。可灸。

【参考资料】 血管、神经分布同石关（KI18）。

21. 幽门 Yōumén（KI21）

【位置】 在上腹部,当脐中上 6 寸,前正中线旁开 0.5 寸（图 7-59）。

【主治】 腹痛,腹胀,消化不良,呕吐,泄泻,恶阻。

【刺灸法】 直刺 0.3~0.7 寸,不可深刺,以免伤及肝脏。可灸。

【参考资料】 血管分布同石关(KI18)。为第七肋间神经分布处。

22. 步廊 Bùláng(KI22)

【位置】 在前胸部,第 5 肋间隙,前正中线旁开 2 寸(图 7-60)。

【主治】 咳嗽,气喘,胸胁胀满,呕吐,纳呆。

【刺灸法】 斜刺 0.3~0.5 寸。本经胸部诸穴,均不可深刺,以免伤及心肺。可灸。

【参考资料】 有第五肋间动、静脉。分布着第五肋间神经前皮支,深部为第五肋间神经。

23. 神封 Shénfēng(KI23)

【位置】 在前胸部,第 4 肋间隙,前正中线旁开 2 寸(图 7-60)。

【主治】 咳嗽,气喘,胸胁胀满,乳痈。

【刺灸法】 斜刺 0.3~0.5 寸。可灸。

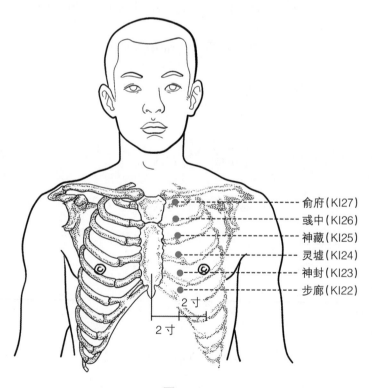

图 7-60

【参考资料】 有第四肋间动、静脉。分布着第四肋间神经前皮支,深部为第四肋间神经。

24. 灵墟 Língxū（KI24）

【位置】 在前胸部,第 3 肋间隙,前正中线旁开 2 寸(图 7-60)。

【主治】 咳嗽,气喘,胸胁胀痛,乳痈。

【刺灸法】 斜刺 0.3~0.5 寸。可灸。

【参考资料】 有第三肋间动、静脉。分布着第三肋间神经前皮支,深层为第三肋间神经。

25. 神藏 Shéncáng（KI25）

【位置】 在前胸部,第 2 肋间隙,前正中线旁开 2 寸(图 7-60)。

【主治】 咳嗽,气喘,胸痛。

【刺灸法】 斜刺 0.3~0.5 寸。

【参考资料】 有第二肋间动、静脉。分布着第二肋间神经前皮支,深层为第二肋间神经。

26. 彧中 Yùzhōng（KI26）

【位置】 在前胸部,第 1 肋间隙,前正中线旁开 2 寸(图 7-60)。

【主治】 咳嗽,气喘,痰壅,胸胁胀满。

【刺灸法】 斜刺 0.3~0.5 寸。可灸。

【参考资料】 有第一肋间动、静脉。分布着第一肋间神经前皮支,锁骨上神经前支,深层为第一肋间神经。

27. 俞府 Shūfǔ（KI27）

【位置】 在前胸部,锁骨下缘,前正中线旁开 2 寸(图 7-60)。

【主治】 咳嗽,气喘,胸痛。

【刺灸法】 斜刺 0.3~0.5 寸。可灸。

【参考资料】 有乳房内动、静脉的前穿支。分布着锁骨上神经的前支。

|第九节| 手厥阴心包经腧穴

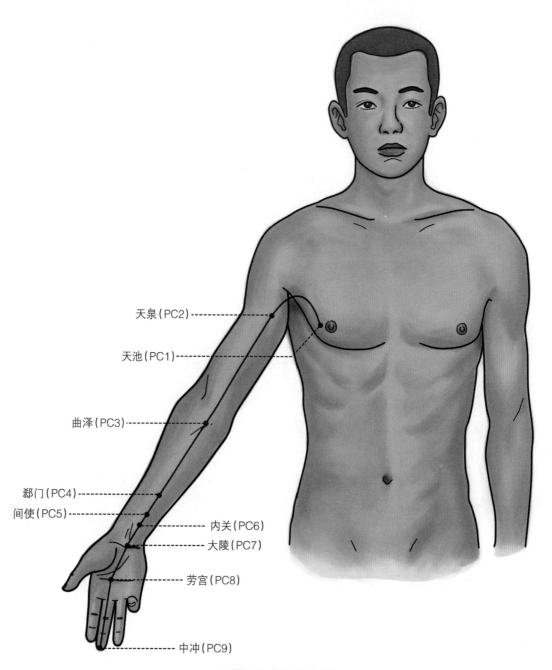

天泉 (PC2)
天池 (PC1)
曲泽 (PC3)
郄门 (PC4)
间使 (PC5)
内关 (PC6)
大陵 (PC7)
劳宫 (PC8)
中冲 (PC9)

手厥阴心包经腧穴图

1. 天池 Tiānchí（PC1）

【位置】 在胸部，第4肋间隙，乳头外侧1寸，前正中线旁开5寸（图7-61）。

【主治】 胸闷，胁痛，腋下肿痛。

【刺灸法】 斜刺0.2~0.4寸。不可深刺。可灸。

【参考资料】 有胸腹壁静脉，胸外动、静脉分支。分布着胸前神经肌支及第四肋间神经。

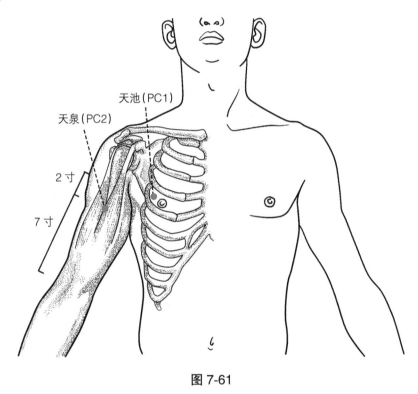

图7-61

2. 天泉 Tiānquán（PC2）

【位置】 在臂前侧，腋前纹头下2寸，肱二头肌的长、短头之间（图7-61）。

【主治】 心痛，胁胀，咳嗽，胸壁及上臂内侧痛。

【刺灸法】 直刺0.5~0.7寸。可灸。

【参考资料】 有肱动、静脉肌支。为臂内侧皮神经及肌皮神经分布处。

3. 曲泽 Qūzé（PC3）（合穴）

【位置】 在肘前侧，肘横纹上，肱二头肌腱的尺侧缘凹陷中（图7-62）。

注：仰掌，屈肘45°，肱二头肌腱内侧缘。

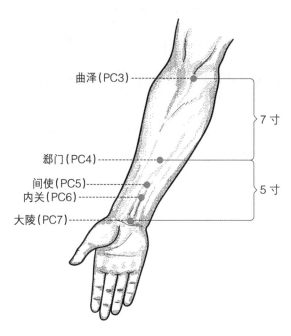

图 7-62

【主治】 心痛,心悸,热病,烦躁,胃痛,呕吐,肘臂酸痛,手臂震颤。

【刺灸法】 直刺 0.5~0.7 寸,或三棱针点刺出血。可灸。

【参考资料】 当肱动、静脉处。分布着正中神经本干。

4. 郄门 Xīmén(PC4)(郄穴)

【位置】 在前臂前侧,腕掌侧远端横纹上 5 寸,掌长肌腱与桡侧腕屈肌腱之间(图 7-62)。

注 1:握拳,腕旋后,微屈肘时,呈现两肌腱,郄门穴在曲泽(PC3)与大陵(PC7)连线中点下 1 寸,两肌腱之间。

注 2:若两手的一侧或双侧摸不到掌长肌腱,则以桡侧腕屈肌腱尺侧定穴。

【主治】 心痛,心悸,呕血,咳血,胸痛,疔疮,痫证。

【刺灸法】 直刺 0.5~1.0 寸。可灸。

【参考资料】 有前臂正中动、静脉,深层为前臂掌侧骨间动、静脉。分布着前臂内侧皮神经,深层为正中神经,最深层为前臂掌侧骨间神经。

5. 间使 Jiānshǐ(PC5)(经穴)

【位置】 在前臂前侧,腕掌侧远端横纹上 3 寸,掌长肌腱与桡侧腕屈肌腱之间(图 7-62)。

注 1:握拳,腕旋后,微屈肘时,呈现两肌腱,间使穴在大陵(PC7)直上 3 寸,两肌腱之间。

注 2:若两手的一侧或双侧摸不到掌长肌腱,则以桡侧腕屈肌腱尺侧定穴。

【主治】　心痛,心悸,胃痛,呕吐,热病,烦躁,疟疾,癫狂,痫证,腋肿,肘臂挛痛。

【刺灸法】　直刺 0.5~1.0 寸。可灸。

【参考资料】　有前臂正中动、静脉,深层为前臂掌侧骨间动、静脉。分布着前臂内侧皮神经,前臂外侧皮神经,正中神经掌皮支,最深层有前臂掌侧骨间神经。

6. 内关　Nèiguān(PC6)(络穴,八脉交会穴)

【位置】　在前臂前区,腕掌侧远端横纹上 2 寸,掌长肌腱与桡侧腕屈肌腱之间(图 7-62)。

注 1:握拳,腕旋后,微屈肘时,呈现两肌腱,本穴在大陵(PC7)直上 2 寸,两肌腱之间。

注 2:若两手的一侧或双侧摸不到掌长肌腱,则以桡侧腕屈肌腱尺侧定穴。

【主治】　心痛,心悸,胸闷,胁痛,胃痛,恶心,呕吐,呃逆,癫狂,痫证,失眠,热病,烦躁,疟疾,肘臂挛痛。

【刺灸法】　直刺 0.5~0.8 寸。可灸。

【参考资料】　血管、神经分布同间使(PC5)。

7. 大陵　Dàlíng(PC7)(输穴、原穴)

【位置】　在腕前侧,腕掌侧横纹中,掌长肌腱与桡侧腕屈肌腱之间(图 7-62)。

注:握拳,微屈腕时,呈现两肌腱,大陵穴在腕掌侧横纹的中点,两肌腱之间。横平豌豆骨近端处的神门(HT7)。

【主治】　心痛,心悸,胃痛,呕吐,癫狂,痫证,胸闷,胁痛,惊悸,失眠,烦躁,口臭。

【刺灸法】　直刺 0.3~0.5 寸。可灸。

【参考资料】　有腕掌侧动、静脉网。深层为正中神经本干。

8. 劳宫　Láogōng(PC8)(荥穴)

【位置】　在手掌,横平第 3 掌指关节近端,第 2、3 掌骨之间偏于第 3 掌骨桡侧(图7-63、图7-64)。

备注:替代定位:在手掌,横平第3掌指关节近端,第3、4掌骨之间凹陷中。

【主治】 心痛,癫狂,痫证,口疮,口臭,鹅掌风,呕吐,反胃。

【刺灸法】 直刺0.3~0.5寸。可灸。

【参考资料】 有指掌侧总动脉。分布着正中神经的第二指掌侧总神经。

9. 中冲 Zhōngchōng(PC9)(井穴)

【位置】 在手指,中指末节最高点(图7-63)。

备注:替代定位:在手指,中指末节桡侧指甲根角侧上方0.1寸(指寸),沿指甲桡侧画一直线与指甲基底缘水平线交点处。

【主治】 心痛,心烦,昏厥,舌强肿痛,热病,中暑,惊厥,掌中热。

【刺灸法】 浅刺0.1寸,或三棱针点刺出血。可灸。

【参考资料】 有指掌侧固有动、静脉所形成的动、静脉网。分布着正中神经之指掌侧固有神经。

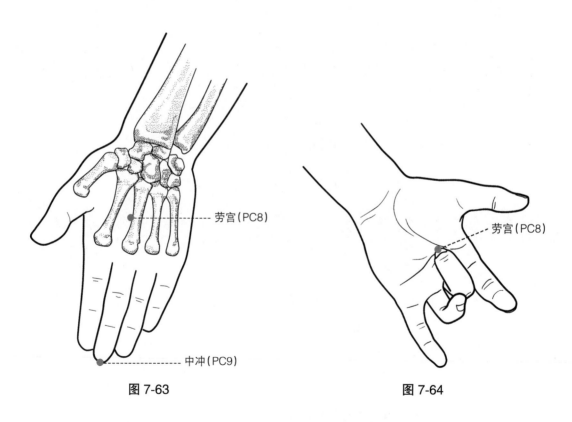

劳宫(PC8)

劳宫(PC8)

中冲(PC9)

图7-63   图7-64

|第十节|手少阳三焦经腧穴

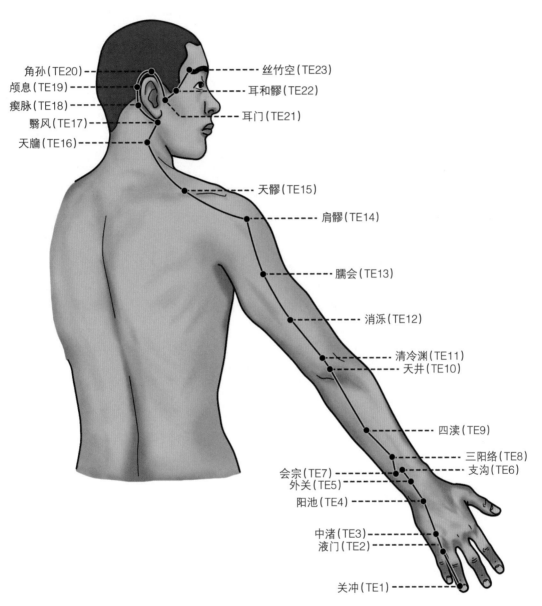

角孙(TE20)
颅息(TE19)
瘈脉(TE18)
翳风(TE17)
天牖(TE16)

丝竹空(TE23)
耳和髎(TE22)
耳门(TE21)

天髎(TE15)
肩髎(TE14)
臑会(TE13)
消泺(TE12)
清冷渊(TE11)
天井(TE10)
四渎(TE9)
三阳络(TE8)
会宗(TE7)
支沟(TE6)
外关(TE5)
阳池(TE4)
中渚(TE3)
液门(TE2)
关冲(TE1)

手少阳三焦经腧穴图

1. 关冲 Guānchōng（TE1）（井穴）

【位置】 在手指,第4指末节尺侧,指甲根角侧上方0.1寸(指寸)。沿指甲尺侧画一直线与指甲基底缘水平线交点处(图7-65)。

【主治】 头痛,目赤,咽喉肿痛,舌强,热病,心烦。

【刺灸法】 浅刺0.1寸,或三棱针点刺出血。可灸。

【参考资料】 有指掌侧固有动、静脉形成的动、静脉网。分布着来自尺神经的指掌侧固有神经。

2. 液门 Yèmén（TE2）（荥穴）

【位置】 在手背,第4、5指间,指蹼缘上方赤白肉际凹陷中(图7-65)。

【主治】 头痛,目赤,暴聋,咽喉肿痛,疟疾,手臂痛。

【刺灸法】 向掌骨间斜刺0.3~0.5寸。可灸。

【参考资料】 有来自尺动脉的指背动脉。分布着尺神经手背支。

3. 中渚 Zhōngzhǔ（TE3）（输穴）

【位置】 在手背,第4、5掌骨间,第4掌指关节近端凹陷中(图7-65)。

【主治】 头痛,目赤,耳聋,耳鸣,咽喉肿痛,热病,肘臂痛,手指不能屈伸。

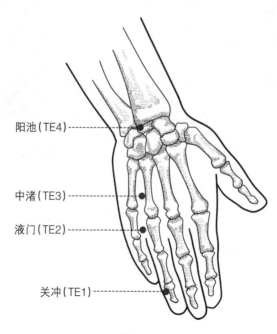

图 7-65

【刺灸法】 直刺 0.3~0.5 寸。可灸。

【参考资料】 有手背静脉网及第四掌背动脉。分布着来自尺神经的手背支。

4. 阳池 Yángchí（TE4）（原穴）

【位置】 在腕后侧,腕背侧横纹上,指伸肌腱的尺侧缘凹陷中(图 7-66)。

注1:俯掌,沿第4、5掌骨间向上至腕背侧横纹处的凹陷中,横平阳溪(SI5)、阳谷(SI5)。

注2:指伸肌腱,在抗阻力伸指、伸腕时可明显触及。

【主治】 肩臂痛,腕痛,疟疾,耳聋,消渴。

【刺灸法】 直刺 0.3~0.5 寸。可灸。

【参考资料】 有腕背静脉网,腕背动脉。分布着尺神经手背支及前臂背侧皮神经末支。

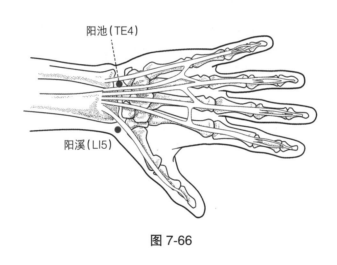

图 7-66

5. 外关 Wàiguān（TE5）（络穴、八脉交会穴）

【位置】 在前臂后侧,腕背侧横纹上 2 寸,尺骨与桡骨间隙中点(图 7-67)。

注:阳池(TE4)上 2 寸,两骨之间凹陷中。与内关(PC6)相对。

【主治】 热病,头痛,颊痛,落枕,耳聋,耳鸣,胁肋痛,肘臂屈伸不利,手指疼痛,手颤。

【刺灸法】 直刺 0.5~1 寸。可灸。

【参考资料】 深层有前臂骨间背侧和掌侧动、静脉本干。分布着前臂背侧皮神经,深层有桡神经之前臂骨间背侧神经和正中神经之骨间掌侧神经。

6. 支沟　Zhīgōu（TE6）（经穴）

【位置】　在前臂后侧,腕背侧横纹上 3 寸,尺骨与桡骨间隙中点(图 7-67)。

注:外关(TE5)上 1 寸,两骨之间,横平会宗(TE7)。

【主治】　耳鸣,耳聋,胁肋痛,呕吐,便秘,热病,肩背酸重,暴喑。

【刺灸法】　直刺 0.8~1.2 寸。可灸。

【参考资料】　血管、神经分布同外关(TE5)。

7. 会宗　Huìzōng（TE7）（郄穴）

【位置】　在前臂后侧,腕背侧远端横纹上 3 寸,尺骨的桡侧缘(图 7-67)。

注:支沟(TE6)尺侧。

【主治】　耳聋,耳痛,痫证,臂痛。

【刺灸法】　直刺 0.5~1.0 寸。可灸。

【参考资料】　有前臂骨间背侧动、静脉。分布着前臂背侧皮神经、前臂内侧皮神经,深层有前臂骨间背侧神经和骨间掌侧神经。

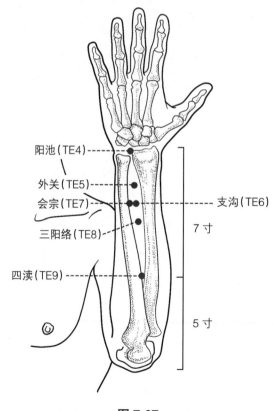

阳池(TE4)

外关(TE5)

会宗(TE7)

支沟(TE6)

三阳络(TE8)

四渎(TE9)

7 寸

5 寸

图 7-67

8. 三阳络 Sānyángluò（TE8）

【位置】 在前臂后侧，腕背侧远端横纹上4寸，尺骨与桡骨间隙中点（图7-67）。

注：阳池（TE4）与肘尖连线的上2/3与下1/3的交点处。

【主治】 耳聋，暴喑，胸胁痛，手臂痛，齿痛。

【刺灸法】 直刺0.5~1.0寸。可灸。

【参考资料】 血管、神经分布同会宗（TE7）。

9. 四渎 Sìdú（TE9）

【位置】 在前臂后侧，鹰嘴尖下5寸，尺骨与桡骨间隙中点（图7-67）。

【主治】 耳聋，齿痛，偏头痛，暴喑，前臂痛。

【刺灸法】 直刺0.5~1.0寸。可灸。

【参考资料】 血管、神经分布同会宗（TE7）。

10. 天井 Tiānjǐng（TE10）（合穴）

【位置】 在肘后侧，鹰嘴尖上1寸凹陷中（图7-68）。

注：屈肘90°时，鹰嘴窝中。

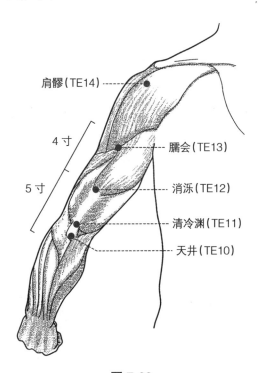

图 7-68

【主治】 偏头痛,颈项、肩臂痛,痫证,瘰疬,气瘿。

【刺灸法】 直刺 0.3~0.5 寸。可灸。

【参考资料】 有肘关节动、静脉网。分布着臂背侧皮神经和桡神经的肌支。

11. 清冷渊　Qīnglěngyuān（TE11）

【位置】 在臂后侧,鹰嘴尖上 2 寸,鹰嘴尖与肩峰角连线上(图 7-68)。

【主治】 肩臂痛不举,偏头痛。

【刺灸法】 直刺 0.3~0.5 寸。可灸。

【参考资料】 有中侧副动、静脉末支。分布着臂背侧皮神经及桡神经肌支。

12. 消泺　Xiāoluò（TE12）

【位置】 在臂后侧,鹰嘴尖上 5 寸,鹰嘴尖与肩峰角连线上(图 7-68)。

【主治】 头痛、颈项强痛,臂痛不举。

【刺灸法】 直刺 0.5~0.7 寸。可灸。

【参考资料】 有中侧副动、静脉。分布着臂背侧皮神经和桡神经肌支。

13. 臑会　Nàohuì（TE13）

【位置】 在臂后侧,肩峰角下 3 寸,三角肌的后下缘(图 7-68)。

【主治】 气瘿,肩臂酸痛。

【刺灸法】 直刺 0.5~0.8 寸。可灸。

【参考资料】 有中侧副动、静脉。分布着臂背侧皮神经,桡神经肌支,深层为桡神经。

14. 肩髎　Jiānliáo（TE14）

【位置】 在肩带部,肩峰角与肱骨大结节两骨间凹陷中(图 7-68)。

注:屈肘臂外展时,肩峰外侧缘前后端呈现两个凹陷,前一较深凹陷为肩髃(LI15),后一凹陷即本穴。

【主治】 肩臂疼痛不举,上肢痿痹。

【刺灸法】 直刺 0.7~1.0 寸。可灸。

【参考资料】 有旋肱后动脉肌支,分布着腋神经肌支。

15. 天髎　Tiānliáo（TE15）

【位置】　在肩胛区，肩胛骨上角上缘凹陷中（图 7-69）。

注：正坐垂肩，肩井（GB21）与曲垣（SI13）连线的中点。

【主治】　肩肘痛，颈项强痛。

【刺灸法】　直刺 0.3~0.5 寸。可灸。

【参考资料】　有颈横动脉降支，深层为肩胛上动脉肌支。分布着副神经，肩胛上神经分支。

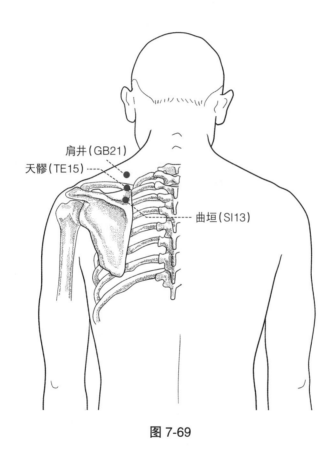

图 7-69

16. 天牖　Tiānyǒu（TE16）

【位置】　在颈前部，横平下颌角，胸锁乳突肌的后缘凹陷中（图 7-70）。

【主治】　头痛，项强，面肿，目昏，暴聋。

【刺灸法】　直刺 0.3~0.5 寸。可灸。

【参考资料】　有耳后动脉及枕小神经。

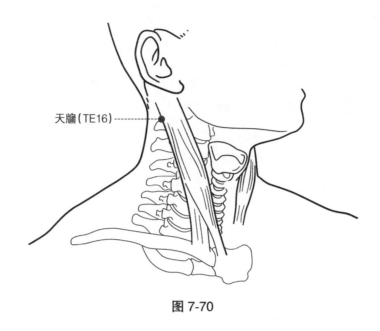

图 7-70

17. 翳风 Yìfēng（TE17）

【位置】 在颈前部,耳垂后方,乳突下端前方凹陷中(图 7-71)。

注:下颌角与乳突之间凹陷中。

【主治】 耳鸣,耳聋,聤耳,口眼㖞斜,齿痛,颊肿,瘰疬,牙关不利。

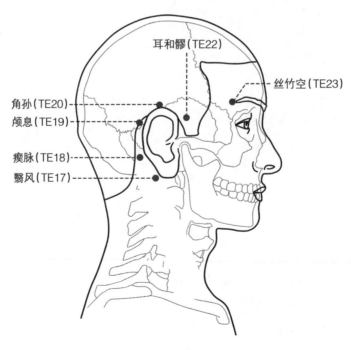

图 7-71

【刺灸法】 直刺 0.5~1.0 寸。可灸。

【参考资料】 有耳后动、静脉,颈外静脉。分布着耳大神经,深层为面神经干从茎乳突穿出处。

18. 瘈脉　Chìmài（TE18）

【位置】 在头部,乳突中央,角孙与翳风之间沿耳轮弧形连线的上 2/3 与下 1/3 的交点处(图 7-71)。

【主治】 头痛,耳鸣,耳聋,小儿惊痫。

【刺灸法】 横刺 0.3~0.5 寸,或三棱针点刺出血。可灸。

【参考资料】 有耳后动、静脉。为耳大神经的耳后支分布处。

19. 颅息　Lúxī（TE19）

【位置】 在头部,角孙(TE20)与翳风(TE17)沿耳轮弧形连线的上 1/3 与下 2/3 的交点处(图 7-71)。

【主治】 头痛,耳鸣,耳聋,耳痛,小儿惊痫。

【刺灸法】 横刺 0.3~0.5 寸。可灸。

【参考资料】 有耳后动、静脉。为耳大神经和枕小神经的吻合支分布处。

20. 角孙　Jiǎosūn（TE20）

【位置】 在头部,耳尖正对发际处(图 7-72)。

注:将耳郭折向前按于头部,头部正对着耳尖处即是本穴。

【主治】 耳鸣,目赤肿痛,龈肿,齿痛,痄腮。

【刺灸法】 横刺 0.3~0.5 寸。可灸。

【参考资料】 有颞浅动、静脉的分支及耳颞神经的分支。

21. 耳门　Ěrmén（TE21）

【位置】 在面部,耳屏上切迹与下颌骨髁突之间的凹陷中(图 7-73)。

注:微张口,耳屏上切迹前的凹陷中,听宫(SI19)直上。

【主治】 耳鸣,耳聋,聤耳,齿痛,唇吻强。

【刺灸法】 直刺 0.3~0.5 寸。可灸。

【参考资料】 有颞浅动、静脉。分布着耳颞神经及面神经分支。

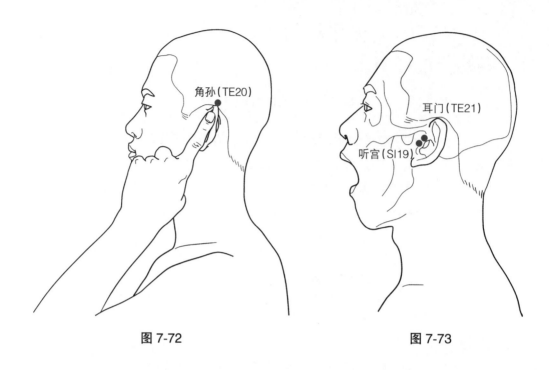

图 7-72 　　　　　　　　　　　　　　　图 7-73

22. 耳和髎　Ěrhéliáo（TE22）

【位置】　在头部,鬓发后缘,耳郭根之前方,颞浅动脉的后缘(图 7-71)。

【主治】　偏头痛,耳鸣,牙关拘急。

【刺灸法】　避开动脉斜刺 0.1~0.3 寸。可灸。

【参考资料】　有颞浅动、静脉。分布着耳颞神经的分支,当面神经颞支处。

23. 丝竹空　Sīzhúkōng（TE23）

【位置】　在头部,眉梢凹陷中(图 7-71)。

注:瞳子髎(GB1)直上。

【主治】　头痛,目赤痛,目眩,眼睑瞤动,齿痛,口眼㖞斜。

【刺灸法】　横刺 0.3~0.5 寸。可灸。

【参考资料】　有颞浅动、静脉的额支。分布着面神经颧支及颞神经的分支。

|第十一节|足少阳胆经腧穴

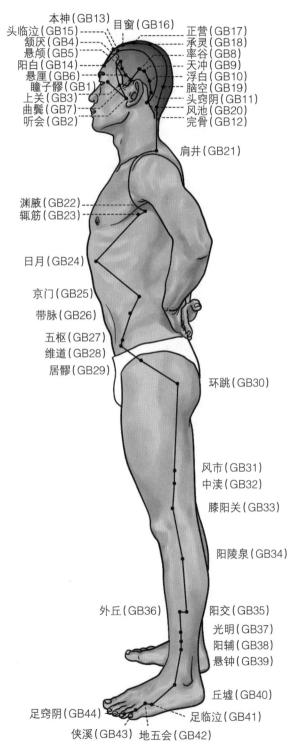

本神(GB13) 目窗(GB16)
头临泣(GB15) 正营(GB17)
颔厌(GB4) 承灵(GB18)
悬颅(GB5) 率谷(GB8)
阳白(GB14) 天冲(GB9)
悬厘(GB6) 浮白(GB10)
瞳子髎(GB1) 脑空(GB19)
上关(GB3) 头窍阴(GB11)
曲鬓(GB7) 风池(GB20)
听会(GB2) 完骨(GB12)

肩井(GB21)

渊腋(GB22)
辄筋(GB23)

日月(GB24)

京门(GB25)

带脉(GB26)

五枢(GB27)
维道(GB28)
居髎(GB29)

环跳(GB30)

风市(GB31)
中渎(GB32)

膝阳关(GB33)

阳陵泉(GB34)

外丘(GB36) 阳交(GB35)
光明(GB37)
阳辅(GB38)
悬钟(GB39)

丘墟(GB40)

足窍阴(GB44) 足临泣(GB41)
侠溪(GB43) 地五会(GB42)

足少阳胆经腧穴图

1. 瞳子髎　Tóngzǐliáo（GB1）

【位置】　在头部,目外眦外侧 0.5 寸凹陷中(图 7-74)。

【主治】　头痛,目赤痛,迎风流泪,视力衰退,口眼喎斜。

【刺灸法】　横刺 0.3~0.5 寸。

【参考资料】　有颧眶动、静脉。分布着颧面神经和颧颞神经,面神经的颞支。

2. 听会　Tīnghuì（GB2）

【位置】　在面部,耳屏间切迹与下颌骨髁突之间的凹陷中(图 7-74)。

注:张口,耳屏间切迹前方的凹陷中。

【主治】　耳聋,耳鸣,齿痛,牙关不利,疟腮,口眼喎斜。

【刺灸法】　直刺 0.5~0.7 寸。可灸。

【参考资料】　有颞浅动脉。分布着耳大神经及面神经。

3. 上关　Shàngguān（GB3）

【位置】　在头部,颧弓上缘中央凹陷中(图 7-74)。

注:下关(ST7)直上颧弓上缘凹陷中。

【主治】　头痛,耳聋,耳鸣,聤耳,口眼喎斜,齿痛。

【刺灸法】　直刺 0.3~0.5 寸,不宜深刺。可灸。

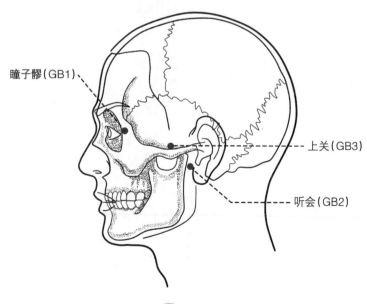

瞳子髎(GB1)

上关(GB3)

听会(GB2)

图 7-74

【参考资料】 有颧眶动、静脉。分布着面神经的颧眶支。

4. 颔厌 Hànyàn（GB4）

【位置】 在头部,从头维(ST8)至曲鬓(GB7)的弧形连线的上 1/4 与下 3/4 的交点处(图 7-75)。

【主治】 偏头痛,目眩,耳鸣,目外眦痛,齿痛,抽搐,痫证。

【刺灸法】 横刺 0.3~0.5 寸。可灸。

【参考资料】 有颞浅动、静脉顶支。当耳颞神经颞支处。

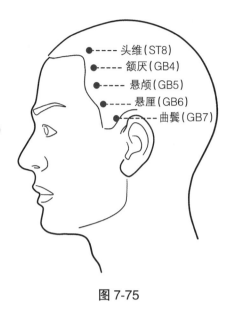

头维(ST8)
颔厌(GB4)
悬颅(GB5)
悬厘(GB6)
曲鬓(GB7)

图 7-75

5. 悬颅 Xuánlú（GB5）

【位置】 在头部,从头维(ST8)至曲鬓(GB7)的弧形连线的中点处(图 7-75)。

【主治】 偏头痛,目外眦痛,面肿。

【刺灸法】 横刺 0.3~0.5 寸。可灸。

【参考资料】 血管、神经分布同颔厌(GB4)。

6. 悬厘 Xuánlí（GB6）

【位置】 在头部,从头维(ST8)至曲鬓(GB7)的弧形连线的上 3/4 与下 1/4 的交点处(图 7-75)。

【主治】 偏头痛,目外眦痛,耳鸣,善嚏。

【刺灸法】 横刺 0.3~0.5 寸。可灸。

【参考资料】 血管、神经分布同颔厌(GB4)。

7. 曲鬓 Qūbìn（GB7）

【位置】 在头部,耳前鬓角发际后缘的垂线与耳尖水平线交点处(图 7-75)。

【主治】 头痛,颊颔肿,牙关紧闭,鬓角痛,小儿惊风。

【刺灸法】 横刺 0.3~0.5 寸。可灸。

【参考资料】 血管、神经分布同颔厌(GB4)。

8. 率谷　Shuàigǔ（GB8）

【位置】　在头部,耳尖直上入发际 1.5 寸(图 7-76)。

注:角孙(TE20)直上,入发际 1.5 寸。咀嚼时,以手按之有肌肉鼓动处。

【主治】　偏头痛,眩晕,呕吐,小儿惊风。

【刺灸法】　横刺 0.3~0.5 寸。可灸。

【参考资料】　有颞浅动、静脉顶支。分布着耳颞神经和枕大神经吻合支。

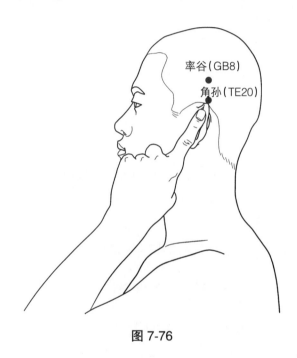

率谷(GB8)

角孙(TE20)

图 7-76

9. 天冲　Tiānchōng（GB9）

【位置】　在头部,耳根后缘直上,入发际 2 寸(图 7-77)。

注:率谷(GB8)之后 0.5 寸。

【主治】　头痛,痫证,齿龈肿痛,善惊。

【刺灸法】　横刺 0.3~0.5 寸。

【参考资料】　分布着耳后动、静脉及枕大神经分支。

10. 浮白　Fúbái（GB10）

【位置】　在头部,耳后乳突的后上方,从天冲(GB9)至完骨(GB12)的弧形连线的上 1/3 与下 2/3 的交点处(图 7-77)。

注:耳尖后方,入发际1寸。

【主治】 头痛,耳鸣,耳聋。

【刺灸法】 横刺0.3~0.5寸。可灸。

【参考资料】 血管、神经分布同天冲(GB9)。

11. 头窍阴 Tóuqiàoyīn(GB11)

【位置】 在头部,耳后乳突的后上方,从天冲(GB9)至完骨(GB12)的弧形连线的上2/3与下1/3的交点处(图7-77)。

【主治】 头项痛,耳鸣,耳聋,耳痛。

【刺灸法】 横刺0.3~0.5寸。可灸。

【参考资料】 有耳后动、静脉分支。分布着枕大神经和枕小神经吻合支。

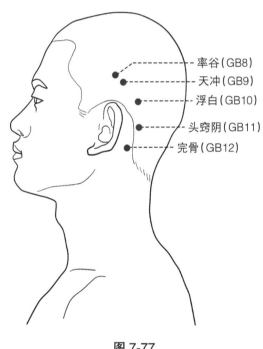

率谷(GB8)
天冲(GB9)
浮白(GB10)
头窍阴(GB11)
完骨(GB12)

图7-77

12. 完骨 Wángǔ(GB12)

【位置】 在颈前部,耳后乳突的后下方凹陷处(图7-77)。

【主治】 头痛,失眠,颊肿,耳后痛,口眼㖞斜,齿痛。

【刺灸法】 斜刺0.3~0.5寸。可灸。

【参考资料】 分布着耳后动、静脉及枕小神经本干。

13. 本神 Běnshén（GB13）

【位置】 在头部,前发际上 0.5 寸,前正中线旁开 3 寸(图 7-78)。

注:神庭(GV24)与头维(ST8)弧形连线的内 2/3 与外 1/3 的交点处。

【主治】 头痛,失眠,目眩,痫证。

【刺灸法】 横刺 0.3~0.5 寸。可灸。

【参考资料】 有颞浅动、静脉额支和额动、静脉外侧支。当额神经外侧支处。

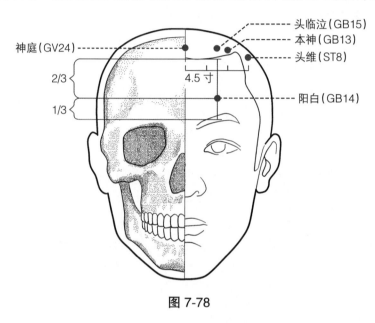

图 7-78

14. 阳白 Yángbái（GB14）

【位置】 在头部,眉上 1 寸,瞳孔直上(图 7-79)。

【主治】 前额痛,眉棱骨痛,目痛,目眩,眼睑瞤动,眼睑下垂,迎风流泪。

【刺灸法】 横刺 0.3~0.5 寸。可灸。

【参考资料】 有额动、静脉外侧支。当额神经外侧支处。

15. 头临泣 Tóulínqì（GB15）

【位置】 在头部,前发际上 0.5 寸,瞳孔直上(图 7-79)。

注:两目平视,瞳孔直上,正当神庭(GV24)与头维(ST8)弧形连线的中点处。

【主治】 头痛,目眩,迎风流泪,目外眦痛,鼻塞,鼻渊。

【刺灸法】 横刺 0.3~0.5 寸。可灸。

【参考资料】 有额动、静脉。分布着额神经内、外侧支的吻合支。

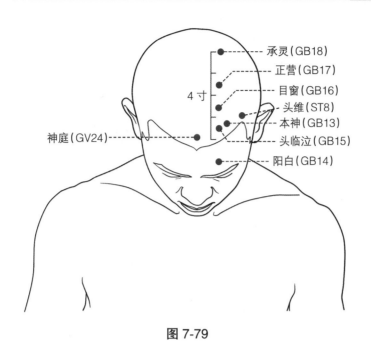

图 7-79

16. 目窗　Mùchuāng（GB16）

【位置】　在头部,前发际上 1.5 寸,瞳孔直上(图 7-79)。

注:头临泣(GB15)直向上 1 寸处。

【主治】　头痛,眩晕,目赤痛,鼻塞。

【刺灸法】　横刺 0.3~0.5 寸。可灸。

【参考资料】　有颞浅动、静脉额支。分布着额神经内、外侧支的吻合支。

17. 正营　Zhèngyíng（GB17）

【位置】　在头部,前发际直上 2.5 寸,瞳孔直上(图 7-79)。

注:头临泣(GB15)直上 2 寸处。

【主治】　偏头痛,眩晕。

【刺灸法】　横刺 0.3~0.5 寸。可灸。

【参考资料】　有颞浅动、静脉顶支和枕动、静脉的吻合网。分布着额神经和枕大神经吻合支。

18. 承灵　Chénglíng（GB18）

【位置】　在头部,前发际上 4 寸,瞳孔直上(图 7-79)。

注:正营(GB17)后 1.5 寸,横平通天(BL17)。

【主治】 头痛,眩晕,鼻衄,鼻渊。

【刺灸法】 横刺 0.3~0.5 寸。可灸。

【参考资料】 有枕动、静脉分支及枕大神经分支。

19. 脑空   Nǎokōng(GB19)

【位置】 在头部,横平枕外隆凸的上缘,风池(GB20)直上(图 7-80)。

注:横平脑户(GV17)、玉枕(BL9)。

【主治】 头痛,项强,眩晕,目痛,耳鸣,痫证。

【刺灸法】 横刺 0.3~0.5 寸。可灸。

【参考资料】 血管、神经分方同承灵(GB18)。

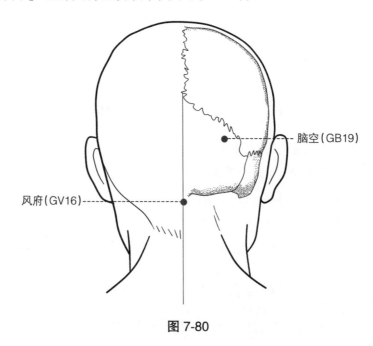

图 7-80

20. 风池   Fēngchí(GB20)

【位置】 在颈前部,枕骨之下,胸锁乳突肌上端与斜方肌上端之间的凹陷中(图 7-81)。

注:横平风府(GV16)。

【主治】 头痛,眩晕,失眠,颈项强痛,目视不明,青盲,目赤痛,耳鸣,抽搐,痫证,小儿惊风,热病,感冒,鼻塞,鼻渊。

【刺灸法】 向鼻尖方向针 0.5~0.8 寸。可灸。

【参考资料】 有枕动、静脉分支。分布着枕小神经分支。

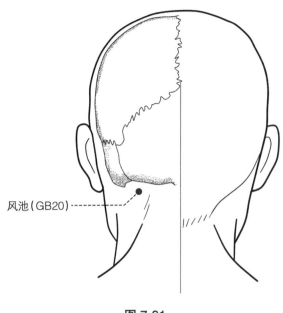

图 7-81

21. 肩井　Jiānjǐng（GB21）

【位置】　在颈后部,第 7 颈椎棘突与肩峰最外侧点连线的中点(图 7-82)。

【主治】　颈项强痛,肩背痛,臂不举,乳汁不下,乳痈,瘰疬,中风,难产。

【刺灸法】　直刺 0.3~0.5 寸。可灸。

【参考资料】　有颈横动、静脉。分布着锁骨上神经后支及副神经。

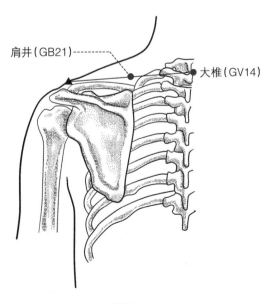

图 7-82

22. 渊腋　Yuānyè（GB22）

【位置】　在侧胸部，第 4 肋间隙中，在腋中线上（图 7-83）。

【主治】　胸满，腋下肿，胁痛，臂痛不举。

【刺灸法】　斜刺 0.3~0.5 寸。

【参考资料】　有胸腹壁静脉，胸外侧动、静脉及第五肋间动、静脉。分布着第五肋间神经的外侧皮支，胸长神经的分支。

23. 辄筋　Zhéjīn（GB23）

【位置】　在侧胸部，第 4 肋间隙中，腋中线前 1 寸（图 7-83）。

【主治】　胸满，胁痛，气喘。

【刺灸法】　斜刺 0.3~0.5 寸。可灸。

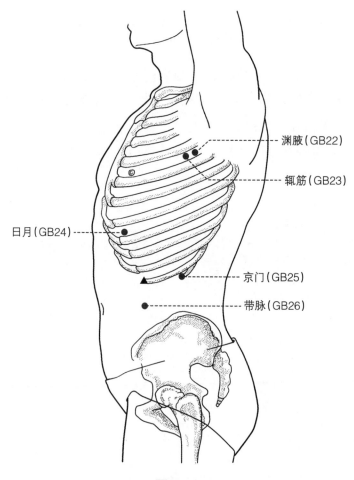

图 7-83

【参考资料】 有胸外侧动、静脉及第五肋间动、静脉。分布着第五肋间神经外侧皮支。

24. 日月 Rìyuè（GB24）（胆募穴）

【位置】 在前胸部,第7肋间隙中,前正中线旁开4寸(图7-84)。

注1:乳头直下,期门(LR14)下1肋。

注2:女性可在锁骨中线与第7肋间隙交点处取。

【主治】 胁痛,呕吐,吞酸,呕逆,黄疸,乳痈。

【刺灸法】 斜刺0.3~0.5寸。可灸。

【参考资料】 有第七肋间动、静脉。分布着第七肋间神经。

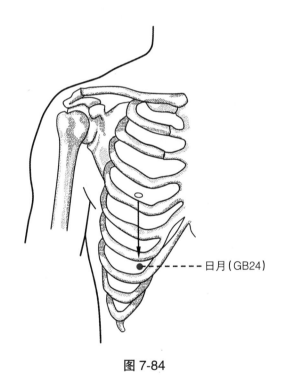

日月（GB24）

图 7-84

25. 京门 Jīngmén（GB25）（肾募穴）

【位置】 在侧腹部,第12肋骨游离缘端的下际(图7-85)。

注:侧卧举臂,从腋后线的肋弓软骨缘下方向后触及第12肋骨游离端,在下方取穴。

【主治】 腹胀,肠鸣,泄泻,腰胁痛。

【刺灸法】 直刺0.3~0.5寸。可灸。

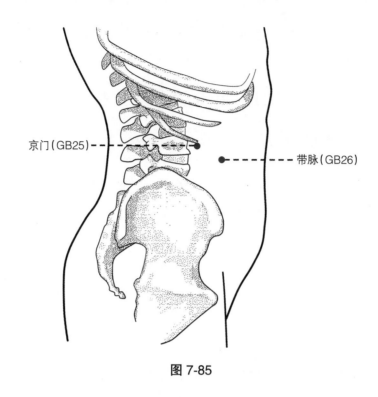

京门（GB25）- - - 带脉（GB26）

图 7-85

【参考资料】 有第十一肋间动、静脉。分布着第十一肋间神经。

26. 带脉 Dàimài（GB26）

【位置】 在侧腹部,第 11 肋骨游离端垂线与脐水平线的交点上（图 7-85）。

注 1：首先确定第 10 肋,沿肋弓下缘向外下方至其底部稍下方可触及第 11 肋骨游离端。

注 2：章门（LR13）直下,横平神阙（CV8）。

【主治】 月经不调,闭经,赤白带下,腹痛,疝气,腰胁痛。

【刺灸法】 直刺 0.5~0.8 寸。可灸。

【参考资料】 有肋下动、静脉。分布着肋下神经。

27. 五枢 Wǔshū（GB27）

【位置】 在下腹部,横平脐下 3 寸,髂前上棘内侧（图 7-86）。

注：带脉（GB26）下 3 寸处,横平关元（CV4）。

【主治】 赤白带下,腰胯痛,少腹痛,疝气,便秘。

【刺灸法】 直刺 0.5~1.0 寸。可灸。

【参考资料】 有旋髂浅深动、静脉。分布着髂腹下神经。

28. 维道 Wéidào（GB28）

【位置】 在下腹部,髂前上棘内下 0.5 寸(图 7-86)。

注:五枢(GB27)内下 0.5 寸。

【主治】 带下,少腹痛,疝气,阴挺。

【刺灸法】 直刺 0.5~1.0 寸。可灸。

【参考资料】 有旋髂浅深动、静脉。当髂腹股沟神经分布处。

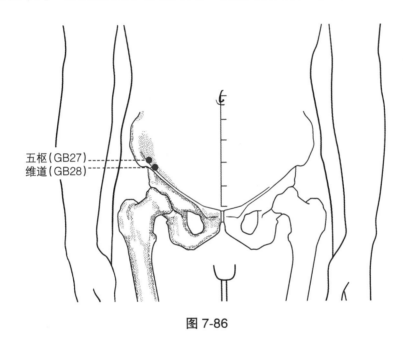

五枢(GB27)
维道(GB28)

图 7-86

29. 居髎 Jūliáo（GB29）

【位置】 在臀部,髂前上棘与股骨大转子最凸点连线的中点处(图 7-87)。

注:侧卧,屈髋屈膝取穴。

【主治】 腰腿痹痛,瘫痪,下肢痿痹。

【刺灸法】 直刺 0.5~1.0 寸。可灸。

【参考资料】 有旋髂浅动、静脉分支及旋股外侧动、静脉升支。当股外侧皮神经分布处。

30. 环跳 Huántiào（GB30）

【位置】 在臀部,股骨大转子最凸点与骶管裂孔连线的外 1/3 与内 2/3 交点处(图 7-88)。

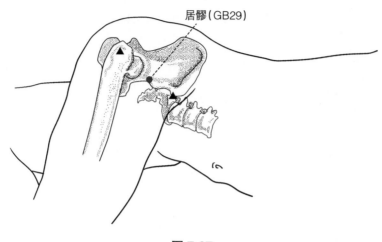

图 7-87

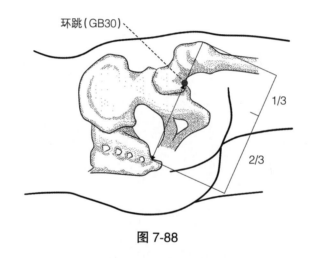

图 7-88

【主治】　腰腿痛,下肢痿痹,半身不遂。

【刺灸法】　直刺 1.5~2.5 寸。可灸。

【参考资料】　内侧为臀下动、静脉。分布着臀下皮神经,臀下神经,深部为坐骨神经。

31. 风市　Fēngshì(GB31)

【位置】　在股外侧,直立垂手,掌心贴于大腿时,中指尖所指凹陷中,髂胫束后缘(图 7-89)。

　　注:稍屈膝,大腿抗阻力外展,可显露髂胫束。

【主治】　腰腿酸痛,下肢痿痹,脚气,全身瘙痒。

【刺灸法】 直刺 0.7~1.2 寸。可灸。

【参考资料】 有旋股外侧动、静脉肌支。分布着股外侧皮神经,股神经肌支。

32. 中渎 Zhōngdú(GB32)

【位置】 在股外侧,腘横纹上 7 寸,髂胫束后缘(图 7-90)。

【主治】 腿膝酸痛,痿痹不仁,半身不遂。

【刺灸法】 直刺 0.7~1.0 寸。可灸。

【参考资料】 血管、神经分布同风市(GB31)。

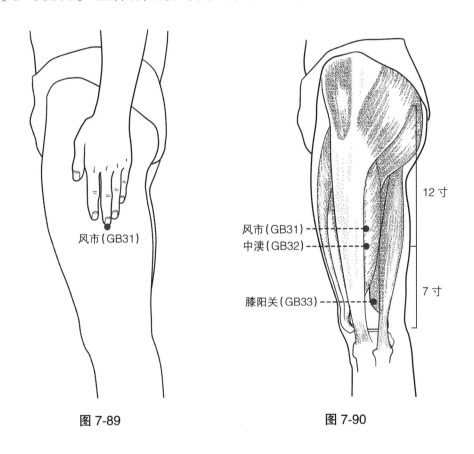

风市(GB31)

风市(GB31)
中渎(GB32)
膝阳关(GB33)

12 寸
7 寸

图 7-89   图 7-90

33. 膝阳关 Xīyángguān(GB33)

【位置】 在膝外侧,股骨外上髁后上缘,股二头肌腱与髂胫束之间的凹陷中(图 7-90)。

【主治】 膝肿痛,腘筋挛急,小腿麻木。

【刺灸法】 直刺 0.5~1.0 寸。

【参考资料】 有膝上外侧动、静脉。分布有股外侧皮神经末支。

34. 阳陵泉　Yánglíngquán（GB34）（合穴、筋会穴）

【位置】　在小腿外侧,腓骨头前下方凹陷中（图 7-91）。

【主治】　半身不遂,下肢痿痹、麻木,膝髌肿痛,脚气,胁痛,口苦,呕吐,黄疸,小儿惊风。

【刺灸法】　直刺 0.8~1.2 寸。可灸。

【参考资料】　有膝下外侧动、静脉。当腓总神经分为腓浅及腓深神经处。

35. 阳交　Yángjiāo（GB35）（阳维脉郄穴）

【位置】　在小腿外侧,外踝尖上 7 寸,腓骨后缘（图 7-91）。

【主治】　胸胁胀满,下肢痿痹。

【刺灸法】　直刺 0.5~0.8 寸。可灸。

【参考资料】　有腓动、静脉分支。分布着腓肠外侧皮神经。

36. 外丘　Wàiqiū（GB36）（郄穴）

【位置】　在小腿外侧,外踝尖上 7 寸,腓骨前缘（图 7-91）。

注:外踝尖与腘横纹外侧端连线中点下 1 寸,阳交（GB35）前。

【主治】　胸胁痛、颈项痛,腿痛,猘犬伤毒不出。

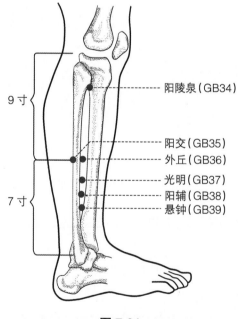

图 7-91

【刺灸法】 直刺 0.5~0.8 寸。可灸。

【参考资料】 有胫前动、静脉分支。分布着腓浅神经。

37. 光明 Guāngmíng（GB37）（络穴）

【位置】 在小腿外侧，外踝尖上 5 寸，腓骨前缘（图 7-91）。

【主治】 膝痛，下肢痿痹，目视不明，目痛，夜盲，乳胀痛。

【刺灸法】 直刺 0.7~1.0 寸。可灸。

【参考资料】 有胫前动、静脉分支。分布着腓浅神经。

38. 阳辅 Yángfǔ（GB38）（经穴）

【位置】 在小腿外侧，外踝尖上 4 寸，腓骨前缘（图 7-91）。

【主治】 偏头痛，目外眦痛，腋下痛，瘰疬，腰痛，胸胁及下肢外侧痛，疟疾。

【刺灸法】 直刺 0.5~0.7 寸，可灸。

【参考资料】 血管、神经分布同光明（GB37）。

39. 悬钟 Xuánzhōng（GB39）（髓会穴）

【位置】 在小腿外侧，外踝尖上 3 寸，腓骨前缘（图 7-91）。

【主治】 中风，半身不遂，颈项痛，腹胀，胁痛，下肢痿痹，足胫挛痛，脚气。

【刺灸法】 直刺 0.3~0.5 寸，可灸。

【参考资料】 血管、神经分布同光明（GB37）。

40. 丘墟 Qiūxū（GB40）（原穴）

【位置】 在踝前外侧，外踝的前下方，趾长伸肌腱的外侧凹陷中（图 7-92）。

注：第 2~5 趾抗阻力伸展，可清楚显现趾长伸肌腱。

【主治】 颈项痛，腋下肿，胸胁痛，呕吐，嗳酸，下肢痿痹，外踝肿痛，疟疾。

【刺灸法】 直刺 0.5~0.8 寸。可灸。

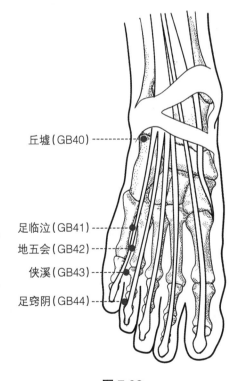

丘墟（GB40）

足临泣（GB41）
地五会（GB42）
侠溪（GB43）
足窍阴（GB44）

图 7-92

【参考资料】 有外踝前动脉分支。分布着足背中间皮神经分支及腓浅神经分支。

41. 足临泣 Zúlínqì（GB41）（输穴、八脉交会穴）

【位置】 在足背,第4、5趾骨底结合部的前方,第5趾长伸肌腱外侧凹陷中（图7-92）。

【主治】 头痛,目眩,目外眦痛,瘰疬,胁肋痛,乳房胀痛,月经不调,足跗肿痛,足趾挛痛。

【刺灸法】 直刺0.3~0.5寸,可灸。

【参考资料】 有足背动、静脉网,第四跖骨背侧动、静脉。分布着足背中间皮神经分支。

42. 地五会 Dìwǔhuì（GB42）

【位置】 在足背,第4、5趾骨间,第4趾指关节近端凹陷中（图7-92）。

【主治】 目眦痛,耳鸣,乳房胀痛,足跗肿痛。

【刺灸法】 直刺0.3~0.5寸。

【参考资料】 血管、神经分布同足临泣（GB41）。

43. 侠溪 Xiáxī（GB43）（荥穴）

【位置】 在足背,第4、5趾间,趾蹼缘后方赤白肉际处（图7-92）。

【主治】 头痛,眩晕,目外眦痛,耳鸣,耳聋,颊肿,胁肋痛,乳房胀痛,热病。

【刺灸法】 直刺0.3~0.5寸。可灸。

【参考资料】 有趾背动、静脉。分布着趾背神经。

44. 足窍阴 Zúqiàoyīn（GB44）（井穴）

【位置】 在足趾,第4趾末节外侧,趾甲根脚侧后方0.1寸（指寸）,沿趾甲外侧画一直线与趾甲基底缘水平线交点处（图7-92）。

【主治】 偏头痛,耳聋,耳鸣,目痛,多梦,热病。

【刺灸法】 浅刺0.1寸。可灸。

【参考资料】 有趾背动、静脉和趾底动、静脉形成的动、静脉网。分布着趾背神经。

|第十二节| 足厥阴肝经腧穴

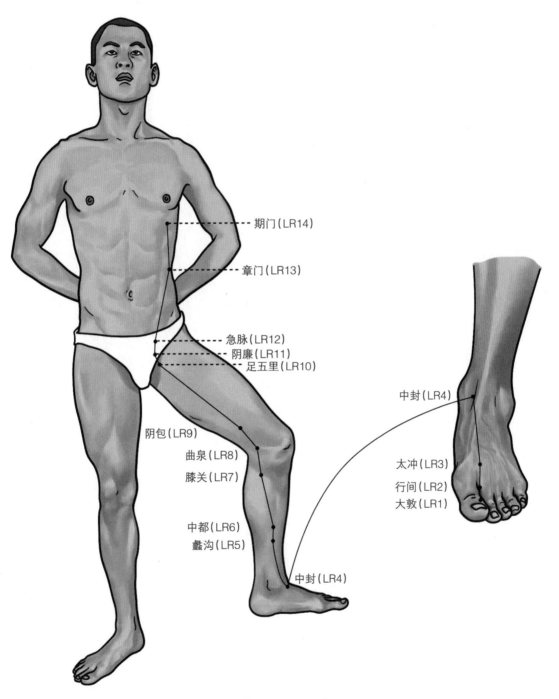

期门(LR14)

章门(LR13)

急脉(LR12)
阴廉(LR11)
足五里(LR10)

阴包(LR9)

曲泉(LR8)

膝关(LR7)

中都(LR6)
蠡沟(LR5)

中封(LR4)

中封(LR4)

太冲(LR3)
行间(LR2)
大敦(LR1)

足厥阴肝经腧穴图

1. 大敦 Dàdūn（LR1）（井穴）

【位置】 在足趾，大趾末节外侧，趾甲根脚侧后方 0.1 寸（指寸），沿趾甲外侧画一直线与趾甲基底缘水平线交点处（图 7-93）。

【主治】 疝气，遗尿，崩漏，阴挺，癫证。

【刺灸法】 浅刺 0.1~0.2 寸。可灸。

【参考资料】 有趾背动、静脉及来自腓深神经的趾背神经。

2. 行间 Xíngjiān（LR2）（荥穴）

【位置】 在足背，第 1、2 趾间，趾蹼缘的后方赤白肉际处（图 7-93）。

【主治】 头痛，眩晕，雀目，口喁，胁痛，腹胀，疝痛，小便不利，尿痛，月经不调，癫证，失眠，抽搐。（图 7-93）

【刺灸法】 斜刺 0.3~0.5 寸。可灸。

【参考资料】 有足背静脉网，第一趾背动、静脉。正当腓深神经分为趾背神经处。

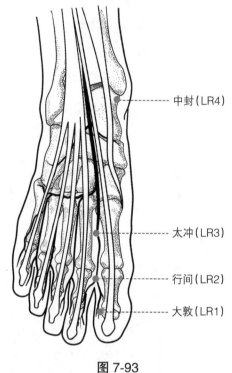

中封（LR4）

太冲（LR3）

行间（LR2）

大敦（LR1）

图 7-93

3. 太冲 Tàichōng（LR3）（输穴、原穴）

【位置】 在足背，第 1、2 趾骨间，趾骨底结合部前方凹陷中，触及动脉搏动处（图 7-93）。

注：从第 1、2 趾骨间向后推移至底部的凹陷中取穴。

【主治】 头痛，眩晕，失眠，目赤肿痛，郁证，小儿惊风，口喁，胁痛，崩漏，疝气，遗尿，小便不利，癫证，内踝前缘痛。

【刺灸法】 直刺 0.3~0.5 寸。可灸。

【参考资料】 有足背静脉网，第一跖骨背动脉。分布着腓深神经的分支。

4. 中封 Zhōngfēng（LR4）（经穴）

【位置】 在踝前内侧，足内踝前，胫骨前肌肌腱的内侧缘凹陷中（图 7-93）。

注：商丘（SP5）与解溪（ST41）中间。

【主治】 疝痛,阴部痛,遗精,小便不利,胁肋胀痛。

【刺灸法】 直刺 0.3~0.5 寸。可灸。

【参考资料】 有足背静脉网及内踝前动脉。分布着足背内侧皮神经的分支及隐神经。

5. 蠡沟 Lígōu(LR5)(络穴)

【位置】 在小腿前内侧,内踝尖上 5 寸,胫骨内侧缘(面)的中央(图 7-94)。

注:髌尖与内踝尖连线的上 2/3 与下 1/3 交点,胫骨内侧缘(面)的中央,横平筑宾(KI19)。

【主治】 小便不利,遗尿,疝气,月经不调,赤白带下,外阴瘙痒,足胫痿痹。

【刺灸法】 横刺 0.3~0.5 寸。可灸。

【参考资料】 后方为大隐静脉。分布着隐神经的分支

6. 中都 Zhōngdū(LR6)(郄穴)

【位置】 在小腿前内侧,内踝尖上 7 寸,胫骨内侧缘(面)的中央(图 7-94)。

注:髌尖与内踝尖连线中点下 0.5 寸,胫骨内侧缘(面)的中央。

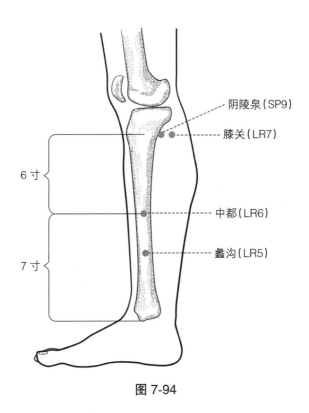

图 7-94

【主治】 腹痛,胁痛,泄泻,疝气,崩漏,恶露不绝。

【刺灸法】 横刺 0.3~0.5 寸。可灸。

【参考资料】 有大隐静脉。分布着隐神经的分支。

7. 膝关　Xīguān（LR7）

【位置】 在小腿内侧,胫骨内侧髁的下方,阴陵泉（SP9）后 1 寸（图 7-94）。

【主治】 膝部疼痛。

【刺灸法】 直刺 0.5~0.8 寸。可灸。

【参考资料】 深部有胫后动脉。分布着腓肠内侧皮神经分支,深部为胫神经。

8. 曲泉　Qūquán（LR8）（合穴）

【位置】 在膝内侧,腘横纹内侧端,半腱肌肌腱内缘凹陷中（图 7-95）。

注:屈膝,在膝横纹内侧端最明显的肌腱内侧凹陷中取穴。

【主治】 小腹痛,小便不利,遗精,外阴疼痛,阴挺,阴痒,膝股内侧痛。

【刺灸法】 直刺 0.5~0.8 寸。可灸。

【参考资料】 前方为大隐静脉,当膝最上动脉处。有隐神经分布。

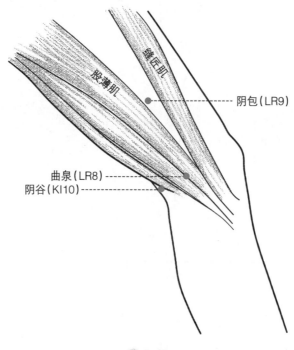

缝匠肌
股薄肌
阴包(LR9)
曲泉(LR8)
阴谷(KI10)

图 7-95

9. 阴包　Yīnbāo（LR9）

【位置】　在股内侧,髌底上 4 寸,股薄肌与缝匠肌之间(图 7-95)。

注:大腿稍屈,稍外展,用力收缩肌肉,显露出明显的缝匠肌,在其后缘取穴。

【主治】　腰骶引小腹痛,小便不利,遗尿,月经不调。

【刺灸法】　直刺 0.5~0.7 寸。可灸。

【参考资料】　深部外侧有股动、静脉,有旋股内侧动脉浅支。分布着股前皮神经,当闭孔神经前支处。

10. 足五里　Zúwǔlǐ（LR10）

【位置】　在股内侧,气冲(ST30)直下 3 寸,动脉搏动处(图 7-96、图 7-97)。

【主治】　小腹胀满,小便不通。

【刺灸法】　直刺 0.5~1.0 寸。可灸。

【参考资料】　有旋股内侧动、静脉浅支。分布着股前皮神经,及闭孔神经的前支。

11. 阴廉　Yīnlián（LR11）

【位置】　在股内侧,气冲(ST30)直下 2 寸(图 7-96、图 7-97)。

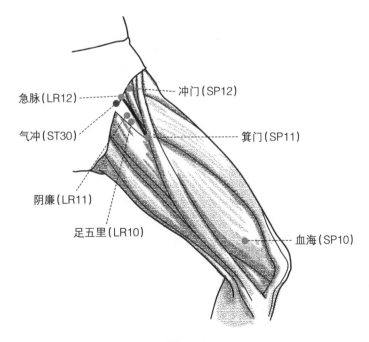

急脉(LR12)

冲门(SP12)

气冲(ST30)

箕门(SP11)

阴廉(LR11)

足五里(LR10)

血海(SP10)

图 7-96

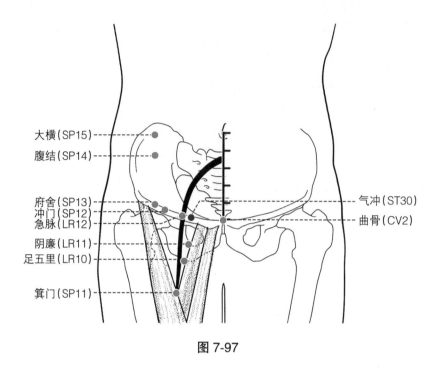

大横(SP15) ------
腹结(SP14) ------

府舍(SP13) ------
冲门(SP12) ------
急脉(LR12) ------
阴廉(LR11) ------
足五里(LR10) ------

箕门(SP11) ------

------ 气冲(ST30)
------ 曲骨(CV2)

图 7-97

注:稍屈髋,屈膝,外展,大腿抗阻力内收时显露出长收肌,阴廉(LR10)位于长收肌的外缘。

【主治】 月经不调,带下,小腹痛,腿股痛。

【刺灸法】 直刺 0.5~1.0 寸。可灸。

【参考资料】 有旋股内侧动、静脉的分支。分布着股内侧皮神经分支,深层有闭孔神经的前支。

12. 急脉 Jímài(LR12)

【位置】 在腹股沟,横平耻骨联合上缘,前正中线旁开 2.5 寸(图 7-96、图 7-97)。

注:气冲(ST30)外 0.5 寸处。

【主治】 少腹痛,阴部痛,疝气。

【刺灸法】 可灸。

【参考资料】 有阴部外动、静脉的分支及腹壁下动、静脉的耻骨支,外方有股静脉。分布着髂腹股沟神经,深层下方为闭孔神经的前支。

13. 章门 Zhāng mén(LR13)(脾幕穴、脏会穴)

【位置】 在侧腹部,在第 11 肋骨游离端的下际(图 7-98)。

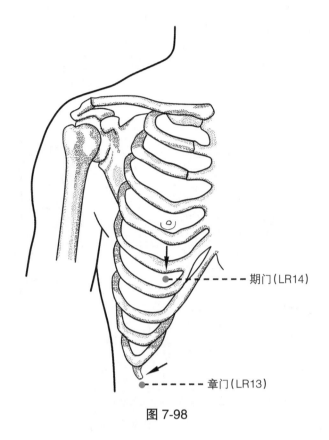

期门(LR14)

章门(LR13)

图 7-98

注:侧卧举臂,在肋弓下缘可触摸到第 11 肋骨游离端,在其下际取穴。

【主治】 胁痛,腹胀,肠鸣,呕吐,泄泻,完谷不化。

【刺灸法】 直刺 0.5~0.8 寸。可灸。

【参考资料】 有第十肋间动脉末支。稍下方为第十肋间神经。

14. 期门 Qīmén(LR14)(肝募穴)

【位置】 在前胸部,第 6 肋间隙,前正中线旁开 4 寸(图 7-98)。

注:在乳头直下,不容(ST19)旁开 2 寸处取穴。女性在锁骨中线与第 6 肋间隙交点处。

【主治】 胁痛,腹胀,呃逆,吐酸,乳痈,郁证,热病。

【刺灸法】 斜刺 0.3~0.5 寸。可灸。

【参考资料】 有第六肋间动、静脉。分布着第六肋间神经。

第十三节 | 督脉腧穴

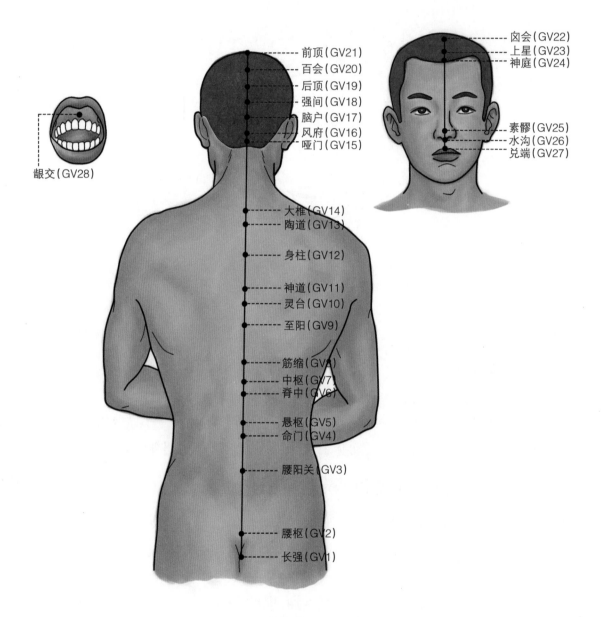

前顶（GV21）
百会（GV20）
后顶（GV19）
强间（GV18）
脑户（GV17）
风府（GV16）
哑门（GV15）

囟会（GV22）
上星（GV23）
神庭（GV24）
素髎（GV25）
水沟（GV26）
兑端（GV27）

龈交（GV28）

大椎（GV14）
陶道（GV13）
身柱（GV12）
神道（GV11）
灵台（GV10）
至阳（GV9）
筋缩（GV8）
中枢（GV7）
脊中（GV6）
悬枢（GV5）
命门（GV4）
腰阳关（GV3）
腰枢（GV2）
长强（GV1）

督脉腧穴图

1. 长强　Chángqiáng（GV1）（络穴）

【位置】 在会阴区,尾骨下方,尾骨端与肛门连线的中点处(图7-99、图7-100)。

注:俯卧位或胸膝位取穴。

【主治】 泄泻,便血,痔疾,脱肛,便秘,腰脊痛,痫证。

【刺灸法】 直刺0.5~1.0寸。可灸。

【参考资料】 有肛门动、静脉分支。分布着尾神经后支及肛门神经。

2. 腰俞　Yāoshū（GV2）

【位置】 在骶部,正对骶管裂孔,后正中线上(图7-99、图7-100)。

注:臀裂正上方的小凹陷即骶管裂孔。

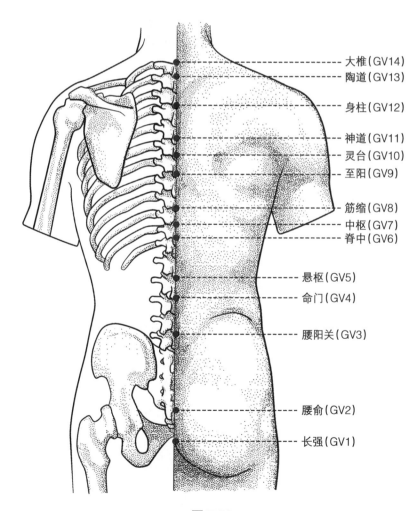

大椎（GV14）
陶道（GV13）
身柱（GV12）
神道（GV11）
灵台（GV10）
至阳（GV9）
筋缩（GV8）
中枢（GV7）
脊中（GV6）
悬枢（GV5）
命门（GV4）
腰阳关（GV3）
腰俞（GV2）
长强（GV1）

图7-99

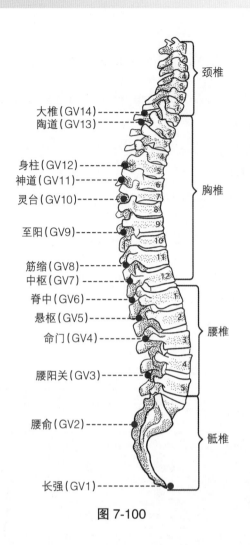

颈椎

大椎(GV14)

陶道(GV13)

身柱(GV12)

神道(GV11)

灵台(GV10)

胸椎

至阳(GV9)

筋缩(GV8)

中枢(GV7)

脊中(GV6)

悬枢(GV5)

腰椎

命门(GV4)

腰阳关(GV3)

腰俞(GV2)

骶椎

长强(GV1)

图 7-100

【主治】 月经不调,腰脊强痛,痔疾,下肢痿痹,癫证。

【刺灸法】 向上斜刺 0.5~1.0 寸。可灸。

【参考资料】 有骶中动、静脉分支。分布着尾神经分支。

3. 腰阳关　Yāoyángguān(GV3)

【位置】 在腰部,第 4 腰椎棘突下凹陷中,后正中线上(图 7-99、图 7-100)。

注:先找到髂嵴最高点,此两点连线的中点即第 4 腰椎棘突下缘,即本穴。

【主治】 月经不调,遗精,阳痿,腰骶痛,下肢痿痹。

【刺灸法】 直刺 0.5~1.0 寸。可灸。

【参考资料】 有腰动脉后支。分布着腰神经后支的内侧支。

4. 命门　Mìngmén（GV4）

【位置】　在腰部，第2腰椎棘突下凹陷中，后正中线上（图7-99、图7-100）。

【主治】　脊强，腰痛，阳痿，遗精，月经不调，泄泻，完谷不化，带下。

【刺灸法】　直刺0.5~1.0寸。可灸。

【参考资料】　血管、神经分布同腰阳关（GV3）。

5. 悬枢　Xuánshū（GV5）

【位置】　在腰部，第1腰椎棘突下凹陷中，后正中线上（图7-99、图7-100）。

【主治】　腰脊强痛，泄泻，完谷不化。

【刺灸法】　直刺0.5~1.0寸。可灸。

【参考资料】　血管、神经分布同腰阳关（GV3）。

6. 脊中　Jǐzhōng（GV6）

【位置】　在背部，第11胸椎棘突下凹陷中，后正中线上（图7-99、图7-100）。

【主治】　胃脘痛，腹泻，黄疸，痫证，腰脊强痛。

【刺灸法】　直刺0.5~1.0寸。

【参考资料】　有第十一肋间动脉后支。分布着第十一胸神经后支的内侧支。

7. 中枢　Zhōngshū（GV7）

【位置】　在背部，第10胸椎棘突下凹陷中，后正中线上（图7-99、图7-100）。

【主治】　胃脘痛，腰痛，脊强。

【刺灸法】　直刺0.5~1.0寸。可灸。

【参考资料】　有第十肋间动脉后支。分布着第十胸神经后支之内侧支。

8. 筋缩　Jīnsuō（GV8）

【位置】　在背部，第9胸椎棘突下凹陷中，后正中线上（图7-99、图7-100）。

【主治】　痫证，脊强，胃痛。

【刺灸法】　直刺0.5~1.0寸。可灸。

【参考资料】　有第九肋间动脉后支。分布着第九胸神经后支之内侧支。

9. 至阳　Zhìyáng（GV9）

【位置】　在背部,第七胸椎棘突下凹陷中,后正中线上(图7-99、图7-100)。

注:当后正中线与肩胛骨下角水平线交点处,第7胸椎棘突下凹陷中。

【主治】　黄疸,咳喘,脊强,胸背痛。

【刺灸法】　向上斜刺0.5~1.0寸。可灸。

【参考资料】　有第七肋间动脉后支。分布着第七胸神经后支之内侧支。

10. 灵台　Língtái（GV10）

【位置】　在背部,第6胸椎棘突下凹陷中,当后正中线上(图7-99、图7-100)。

【主治】　咳嗽,气喘,疔疮,背痛项强。

【刺灸法】　向上斜刺0.5~1.0寸。可灸。

【参考资料】　有第六肋间动脉后支。分布着第六胸神经后支之内侧支。

11. 神道　Shéndào（GV11）

【位置】　在背部,第5胸椎棘突下凹陷中,当后正中线上(图7-99、图7-100)。

【主治】　健忘,惊悸,脊背强痛,咳嗽,心痛。

【刺灸法】　向上斜刺0.5~1.0寸。可灸。

【参考资料】　有第五肋间动脉后支。分布着第五胸神经后支之内侧支。

12. 身柱　Shēnzhù（GV12）

【位置】　在背部,第3胸椎棘突下凹陷中,当后正中线上(图7-99、图7-100)。

注:当后正中线与两肩胛冈内端连线的交点处,第3胸椎棘突下凹陷中。

【主治】　咳嗽,气喘,痫证,腰脊强痛,疔疮。

【刺灸法】　向上斜刺0.5~1.0寸。可灸。

【参考资料】　有第三肋间动脉后支。分布着第三胸神经后支之内侧支。

13. 陶道　Táodào（GV13）

【位置】　在背部,第1胸椎棘突下凹陷中,当后正中线上(图7-101)。

【主治】　脊强,头痛,疟疾,热病。

【刺灸法】　向上斜刺0.5~1.0寸。可灸。

【参考资料】　有第一肋间动脉的后支。分布着第一胸神经后支之内侧支及

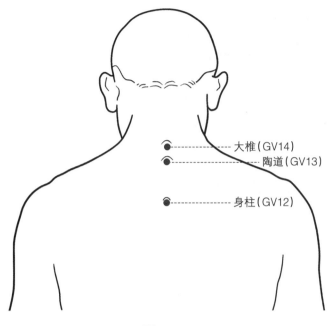

图 7-101

其分支。

14. 大椎 Dàzhuī（GV14）

【位置】 在颈后部,第 7 颈椎棘突下凹陷中,后正中线上(图 7-101)。

注 1：坐姿,头部中间位,于颈后隆起最高者为第 7 颈椎棘突,低头时容易触到。

注 2：稍低头,第 7 颈椎可随头左右旋转而轻微旋转。

【主治】 头项强痛,疟疾,热病,癫痫,骨蒸潮热,咳嗽,气喘,感冒,脊背强急。

【刺灸法】 向上斜刺 0.5~1.0 寸。可灸。

【参考资料】 有颈横动脉分支。分布着第八颈神经后支及第一胸神经后支之内侧支。

15. 哑门 Yǎmén（GV15）

【位置】 在颈后部,第 2 颈椎棘突上凹陷中,后正中线上(图 7-102)。

注：先定风府(GV16),再于风府下 0.5 寸取本穴。

【主治】 癫狂,痫证,聋哑,暴喑,中风,舌强不语,后头痛,项强,鼻衄。

【刺灸法】 直刺 0.5~0.8 寸,不可向上斜刺或深刺,深部接近延髓,必须严格掌握针刺的角度和深度。

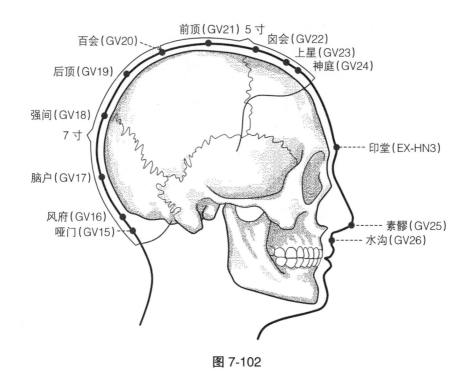

百会(GV20)

前顶(GV21) 5寸

囟会(GV22)

上星(GV23)

神庭(GV24)

后顶(GV19)

强间(GV18)

7寸

脑户(GV17)

风府(GV16)

哑门(GV15)

印堂(EX-HN3)

素髎(GV25)

水沟(GV26)

图 7-102

【参考资料】 有枕动、静脉分支。为第三枕神经分布处。

16. 风府 Fēngfǔ(GV16)

【位置】 在颈后部,枕外隆凸直下,两侧斜方肌之间凹陷中(图 7-102)。

注:正坐,头稍仰,使斜方肌松弛,从项后发际正中上推至枕骨而止,即是本穴。

【主治】 头痛,项强,目眩,鼻衄,咽喉肿痛,中风不语、半身不遂,癫狂。

【刺灸法】 直刺 0.5~0.8 寸,不可深刺,深部为延髓,针刺注意安全。

【参考资料】 有枕动脉分支。为第三枕神经与枕大神经分支分布处。

17. 脑户 Nǎohù(GV17)

【位置】 在头部,枕外隆凸的上缘凹陷中(图 7-102)。

注:后正中线与枕外隆凸的上缘交点处的凹陷中。横平玉枕(BL9)。

【主治】 痫证,头晕,颈项强痛。

【刺灸法】 横刺 0.3~0.5 寸。可灸。

【参考资料】 有左右枕动、静脉分支。分布着枕大神经分支。

18. 强间 Qiángjiān(GV18)

【位置】 在头部,后发际正中直上 4 寸(图 7-102)。

注:脑户(GV17)直向上 1.5 寸凹陷中。

【主治】 头痛,项强,目眩,癫狂。

【刺灸法】 横刺 0.3~0.5 寸。可灸。

【参考资料】 血管、神经分布同脑户。

19. 后顶 Hòudǐng(GV19)

【位置】 在头部,后发际正中直上 5.5 寸(图 7-102)。

注:百会(GV20)向后 1.5 寸。

【主治】 头痛,眩晕,癫狂,痫证。

【刺灸法】 横刺 0.3~0.5 寸。可灸。

【参考资料】 血管、神经分布同脑户(GV17)。

20. 百会 Bǎihuì(GV20)

【位置】 在头部,前发际正中直上 5 寸(图 7-102、图 7-103)。

注 1:在前、后发际正中连线的中点向前 1 寸凹陷中。

注 2:折耳,两耳尖向上连线的中点。

【主治】 头痛,眩晕,耳鸣,鼻塞,中风失语,昏厥,癫狂,脱肛,阴挺。

【刺灸法】 横刺 0.3~0.5 寸。可灸。

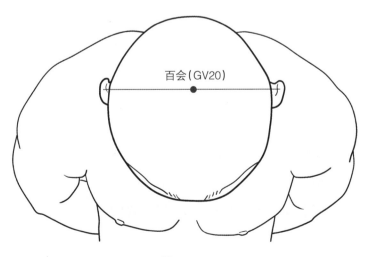

图 7-103

【参考资料】 有左右颞浅动、静脉及左右枕动、静脉的吻合网。分布着枕大神经分支。

21. 前顶　Qiándǐng（GV21）

【位置】 在头部，前发际正中直上 3.5 寸（图 7-102）。

注：百会（GV20）与囟会（GV22）连线的中点。

【主治】 痫证，头晕，目眩，头顶痛，鼻渊。

【刺灸法】 横刺 0.3~0.5 寸。可灸。

【参考资料】 有左右颞浅动、静脉吻合网。当额神经分支和由枕大神经分支的会合处。

22. 囟会　Xìnhuì（GV22）

【位置】 在头部，前发际正中直上 2 寸（图 7-102）。

【主治】 头痛，目眩，鼻渊，小儿惊痫。

【刺灸法】 横刺 0.3~0.5 寸，小儿前囟未闭者禁针。可灸。

【参考资料】 有颞浅动、静脉和额动、静脉的吻合网。分布着额神经分支。

23. 上星　Shàngxīng（GV23）

【位置】 在头部，前发际正中直上 1 寸（图 7-102、图 7-104）。

【主治】 头痛，目痛，鼻衄，鼻渊，癫狂。

【刺灸法】 横刺 0.3~0.5 寸，或点刺出血，小儿前囟未闭者禁针。可灸。

【参考资料】 有额动静脉的分支及颞浅动、静脉的分支。分布着额神经分支。

24. 神庭　Shéntíng（GV24）

【位置】 在头部，前发际正中直上 0.5 寸（图 7-102、图 7-104）。

注：发际不明或变异者，从眉心直上 3.5 寸处取穴。

【主治】 痫证，惊悸，失眠，头痛，眩晕，鼻渊。

【刺灸法】 横刺 0.3~0.5 寸，或点刺出血。可灸。

【参考资料】 有额动、静脉分支。分布着额神经分支。

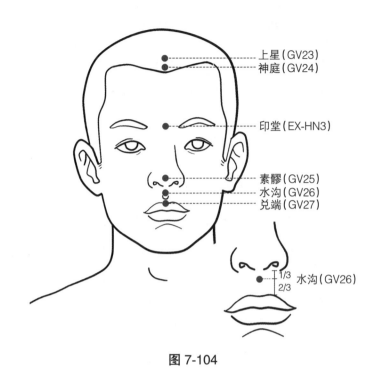

图 7-104

25. 素髎 Sùliáo（GV25）

【位置】 在面部,鼻尖的正中央。(图 7-102、图 7-104)

【主治】 昏厥,鼻塞,鼻衄,鼻渊,酒渣鼻。

【刺灸法】 直刺 0.2~0.3 寸,或点刺出血。

【参考资料】 有面动、静脉鼻背支。分布着筛前神经的鼻外支。

26. 水沟 Shuǐgōu（GV26）(人中)

【位置】 在面部,人中沟的中间(图 7-102、图 7-104)。

注:替代定位:在面部,人中沟的上 1/3 与中 1/3 交点处。

【主治】 癫狂,痫证,脏躁,小儿惊风,中风昏迷,昏厥,牙关紧闭,口眼㖞斜,面肿,腰脊强痛。

【刺灸法】 向上斜刺 0.3~0.5 寸。

【参考资料】 有上唇动、静脉。分布着面神经颊支及眶下神经分支。

27. 兑端　Duìduān（GV27）

【位置】　在面部，上唇结节的中点（图 7-104）。

【主治】　癫狂，口㖞瞤动，唇吻强，齿龈肿痛。

【刺灸法】　直刺 0.2~0.3 寸。

【参考资料】　有上唇动、静脉。分布着面神经颊支及眶下神经分支。

28. 龈交　Yínjiāo（GV28）

【位置】　在面部，在上唇内，上唇系带与上牙龈的交点（图 7-105）。

注：正坐仰头，提起上唇，于上唇系带与牙龈之移行处取穴。

【主治】　癫狂，齿龈肿痛，鼻渊。

【刺灸法】　向上斜刺 0.1~0.2 寸，或点刺出血。

【参考资料】　有上唇动、静脉。分布着上齿槽神经分支。

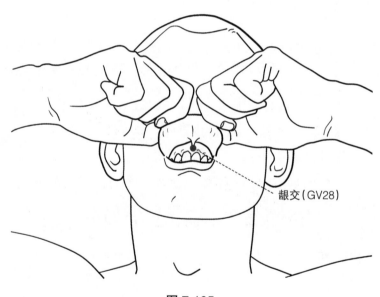

龈交（GV28）

图 7-105

| 第十四节 | 任脉腧穴

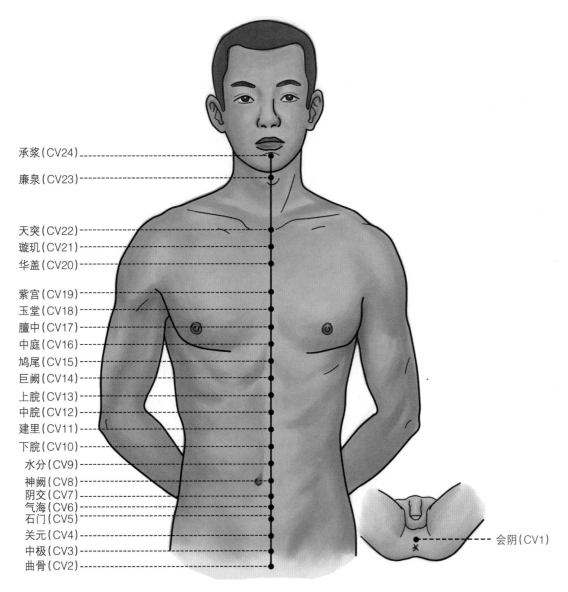

承浆（CV24）
廉泉（CV23）
天突（CV22）
璇玑（CV21）
华盖（CV20）
紫宫（CV19）
玉堂（CV18）
膻中（CV17）
中庭（CV16）
鸠尾（CV15）
巨阙（CV14）
上脘（CV13）
中脘（CV12）
建里（CV11）
下脘（CV10）
水分（CV9）
神阙（CV8）
阴交（CV7）
气海（CV6）
石门（CV5）
关元（CV4）
中极（CV3）
曲骨（CV2）

会阴（CV1）

任脉腧穴图

1. 会阴　Huiyīn（CV1）

【位置】　在会阴区，男性在阴囊根部与肛门连线的中点，女性在大阴唇后联合与肛门连线的中点（图7-106）。

注：胸膝位或侧卧位，在前后二阴中间。

【主治】　阴痒，小便不利，痔疾，遗精，遗尿，月经不调，癫狂。

【刺灸法】　直刺0.5~1.0寸。可灸。

【参考资料】　有会阴动、静脉分支及会阴神经分支。

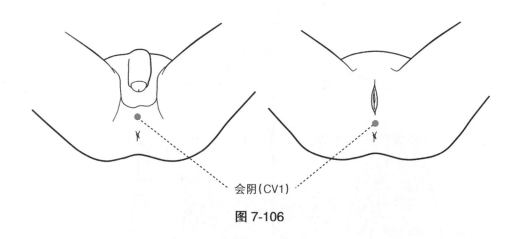

会阴（CV1）

图 7-106

2. 曲骨　Qūgǔ（CV2）

【位置】　在下腹部，耻骨联合上缘，前正中线上（图7-107）。

【主治】　小便淋沥、不通，遗尿，遗精，阳痿，赤白带下，月经不调，痛经，疝气。

【刺灸法】　直刺0.5~1.0寸，本经曲骨至上脘诸穴，孕妇针刺慎用。可灸。

【参考资料】　有腹壁下动脉及闭孔动脉的分支。分布着髂腹下神经的分支。

3. 中极　Zhōngjí（CV3）（膀胱募穴）

【位置】　在下腹部，前正中线上，当脐中下4寸（图7-107）。

【主治】　遗尿，遗精，阳痿，疝气，崩漏，月经不调，痛经，带下，小便频数，小便不通，小腹痛，阴挺，阴痒。

【刺灸法】　直刺0.5~1.0寸。可灸。

【参考资料】　有腹壁浅动、静脉分支及腹壁下动、静脉分支。分布着髂腹下神经的分支。

4. 关元　Guānyuán（CV4）（小肠募穴）

【位置】　在下腹部,脐中下 3 寸,前正中线上(图 7-107)。

【主治】　遗尿,遗精,小便频数,小便不通,疝气,月经不调,带下,痛经,崩漏,产后出血,小腹痛,完谷不化,泄泻,脱肛,中风脱证。

【刺灸法】　直刺 0.8~1.2 寸,本穴有强壮作用,为保健要穴。可灸。

【参考资料】　血管分布同中极(CV3)。分布着十二肋间神经的前皮支的内侧支(内部为小肠)。

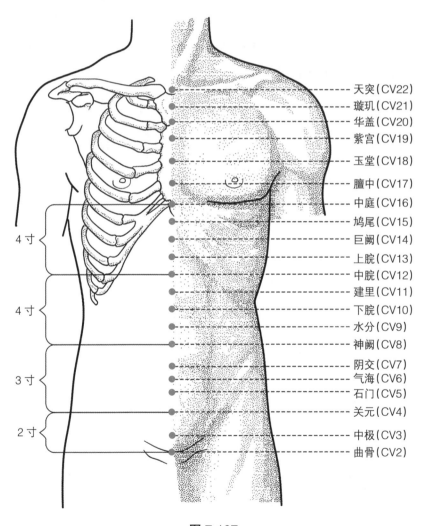

天突(CV22)
璇玑(CV21)
华盖(CV20)
紫宫(CV19)
玉堂(CV18)
膻中(CV17)
中庭(CV16)
鸠尾(CV15)
巨阙(CV14)
上脘(CV13)
中脘(CV12)
建里(CV11)
下脘(CV10)
水分(CV9)
神阙(CV8)
阴交(CV7)
气海(CV6)
石门(CV5)
关元(CV4)
中极(CV3)
曲骨(CV2)

4 寸
4 寸
3 寸
2 寸

图 7-107

5. 石门 Shímén（CV5）（三焦募穴）

【位置】 在下腹部,脐中下 2 寸,前正中线上(图 7-107)。

【主治】 腹痛,泄泻,水肿,疝气,尿闭,遗尿,闭经,带下,崩漏,产后出血。

【刺灸法】 直刺 0.5~1.0 寸。可灸。

【参考资料】 血管分布同中极(CV3)。分布着第十一肋间神经的前皮支。

6. 气海 Qìhǎi（CV6）

【位置】 在下腹部,脐中下 1.5 寸,前正中线上(图 7-107)。

【主治】 腹痛,遗尿,遗精,阳痿,疝气,水肿,泄泻,痢疾,崩漏,月经不调,痛经,闭经,带下,产后出血,便秘,中风脱证,气喘。

【刺灸法】 直刺 0.8~1.2 寸,本穴有强壮作用,为保健要穴。可灸。

【参考资料】 神经分布同石门(CV5)。

7. 阴交 Yīnjiāo（CV7）

【位置】 在下腹部,脐中下 1 寸,前正中线上(图 7-107)。

【主治】 腹胀,水肿,疝气,月经不调,崩漏,带下,阴痒,产后出血,脐周痛。

【刺灸法】 直刺 0.8~1.2 寸。可灸。

【参考资料】 血管分布同中极(CV3)。为第十肋间神经的前皮支分布处。

8. 神阙 Shénquè（CV8）

【位置】 在上腹部,脐中央(图 7-107)。

【主治】 腹痛、肠鸣,中风脱证,脱肛,泄泻不止。

【刺灸法】 禁针,可灸。

【参考资料】 有腹壁下动、静脉。分布着第十肋间神经的前皮支。

9. 水分 Shuǐfēn（CV9）

【位置】 在上腹部,脐中上 1 寸,前正中线上(图 7-107)。

【主治】 腹痛肠鸣,水肿,小便不通,泄泻。

【刺灸法】 直刺 0.5~1.0 寸。可灸。

【参考资料】 血管分布同神阙(CV8)。当第八肋及第九肋间神经前皮支分布处。

10. 下脘 Xiàwǎn（CV10）

【位置】 在上腹部,脐中上 2 寸,前正中线上(图 7-107)。

【主治】 胃脘痛,腹痛,肠鸣,饮食不化,呕吐,泄泻。

【刺灸法】 直刺 0.5~1.2 寸。可灸。

【参考资料】 血管分布同神阙(CV8)。分布着第八肋间神经的前皮支。

11. 建里 Jiànlǐ（CV11）

【位置】 在上腹部,脐中上 3 寸,前正中线上(图 7-107)。

【主治】 胃痛,呕吐,腹胀,肠鸣,水肿,食欲不振。

【刺灸法】 直刺 0.5~1.2 寸。可灸。

【参考资料】 有腹壁上、下动脉交界处的分支。分布着第八肋间神经的前皮支。

12. 中脘 Zhōngwǎn（CV12）（胃募穴、腑会穴）

【位置】 在上腹部,脐中上 4 寸,前正中线上(图 7-107)。

注:剑胸结合与脐中连线的中点处。

【主治】 胃痛,腹胀,肠鸣,反胃,吞酸,呕吐,泄泻,痢疾,黄疸,饮食不化,失眠。

【刺灸法】 直刺 0.5~1.2 寸。可灸。

【参考资料】 有腹壁上动、静脉。分布着第七肋间神经的前皮支。

13. 上脘 Shàngwǎn（CV13）

【位置】 在上腹部,脐中上 5 寸,前正中线上(图 7-107)。

【主治】 胃痛,腹胀,反胃,呕吐,痫证,失眠。

【刺灸法】 直刺 0.5~1.2 寸。可灸。

【参考资料】 血管、神经分布同中脘(CV12)。

14. 巨阙 Jùquè（CV14）（心募穴）

【位置】 在上腹部,前正中线上,当脐中上 6 寸(图 7-107)。

【主治】 心胸痛,反胃,噎膈,泛酸,呕吐,癫狂,痫证,心悸。

【刺灸法】 直刺 0.3~0.8 寸。可灸。

【参考资料】 血管、神经分布同中脘(CV12)。

15. 鸠尾 Jiūwěi(CV15)(络穴)

【位置】 在上腹部,胸剑结合下1寸,前正中线上(图7-107)。

【主治】 心胸痛,反胃,癫狂,痫证。

【刺灸法】 向下斜刺0.4~0.6寸。可灸。

【参考资料】 血管、神经分布同中脘(CV12)。

16. 中庭 Zhōngtíng(CV16)

【位置】 在前胸部,剑胸结合中点处,当前正中线上(图7-107)。

【主治】 胸胁胀满,噎膈,反胃,饮食不下。

【刺灸法】 横刺0.3~0.5寸。可灸。

【参考资料】 有乳房内动、静脉的前穿支。分布着第六肋间神经前皮支。

17. 膻中 Dànzhōng(CV17)(心包募穴、气会穴)

【位置】 在前胸部,横平第4肋间隙,当前正中线上(图7-107)。

【主治】 气喘,胸痛,胸闷,心悸,乳汁少,呃逆,噎膈。

【刺灸法】 横刺0.3~0.5寸。可灸。

【参考资料】 血管分布同中庭(CV16)。分布着第四肋间神经的前皮支。

18. 玉堂 Yùtáng(CV18)

【位置】 在前胸部,横平第3肋间隙,前正中线上(图7-107)。

【主治】 胸痛,咳嗽,气喘,呕吐。

【刺灸法】 横刺0.3~0.5寸。可灸。

【参考资料】 血管分布同中庭(CV16)。分布着第三肋间神经的前皮支。

19. 紫宫 Zǐgōng(CV19)

【位置】 在前胸部,横平第2肋间隙,前正中线上(图7-107)。

【主治】 胸痛,咳嗽,气喘。

【刺灸法】 横刺0.3~0.5寸。可灸。

【参考资料】 血管分布同中庭(CV16)。分布着第二肋间神经的前皮支。

20. 华盖 Huágài（CV20）

【位置】 在前胸部,横平第1肋间隙,前正中线上(图7-107)。

【主治】 胸胁胀痛,气喘,咳嗽。

【刺灸法】 横刺0.3~0.5寸。可灸。

【参考资料】 血管分布同中庭(CV16)。分布着第一肋间神经的前皮支。

21. 璇玑 Xuánjī（CV21）

【位置】 在前胸部,胸骨上窝下1寸,前正中线上(图7-107)。

注:前正中线上,天突(CV22)下1寸。

【主治】 胸痛,咳嗽,气喘。

【刺灸法】 横刺0.3~0.5寸。可灸。

【参考资料】 血管分布同中庭(CV16)。当锁骨上神经前支及第一肋间神经的前皮支分布处。

22. 天突 Tiāntū（CV22）

【位置】 在颈前部,胸骨上窝中央,前正中线上(图7-108)。

注:两锁骨内侧端中间凹陷中。

【主治】 哮喘,咳嗽,咽喉肿痛,咽干,呃逆,暴喑,瘿瘤,噎膈。

【刺灸法】 先直刺0.2寸,然后将针尖转向下方,紧靠胸骨后面刺入0.5~1.0寸。可灸。

【参考资料】 皮下有颈静脉弓,甲状腺下动脉分支,深部为气管,再往下胸骨柄后方为无名静脉及主动脉弓。分布着锁骨上神经前支。

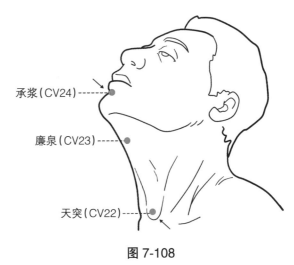

承浆(CV24)

廉泉(CV23)

天突(CV22)

图 7-108

23. 廉泉 Liánquán（CV23）

【位置】 在颈前部,甲状软骨上缘上方,舌骨上缘凹陷中,前正中线上(图7-108)。

注:稍仰头,在下颌骨与甲状软骨之间,可触及舌骨结节。

【主治】 舌下肿痛,舌缓流涎,中风舌强不语,暴喑,吞咽困难。

【刺灸法】 向舌根斜刺 0.5~1.0 寸。可灸。

【参考资料】 有颈前静脉。分布着颈皮神经的分支,舌下神经及吞咽神经的分支。

24. 承浆 Chéngjiāng(CV24)

【位置】 在面部,颏唇沟的正中凹陷中(图 7-108)。

【主治】 面肿,龈肿,齿肿,流涎,癫狂,口眼㖞斜。

【刺灸法】 斜刺 0.2~0.3 寸。可灸。

【参考资料】 有下唇动、静脉的分支。当面神经分支分布处。

第十五节 经外奇穴

1. 四神聪 Sìshéncōng(EX-HN1)

【位置】 正坐位,在头顶部,百会(GV20)前后左右各一寸,共四穴(图 7-109)。

【主治】 头痛,眩晕,失眠,健忘,痫证。

【刺灸法】 横刺 0.5~1.0 寸。可灸。

2. 当阳 Dāngyáng(EX-HN2)

【位置】 在头部,瞳孔直上,前发际上 1 寸(图 7-109)。

【主治】 偏、正头痛,眩晕,目赤肿痛。

【刺灸法】 平刺 0.5~0.8 寸,可灸。

3. 印堂 Yìntáng(EX-HN3)

【位置】 在头部,两眉毛内侧端中间的凹陷中(图 7-102、图 7-104)。

注:左右攒竹(BL2)连线的中点。

【主治】 头痛,头重,鼻衄,鼻渊,小儿惊风,前额疼痛,失眠。

【刺灸法】 横刺 0.3~0.5 寸。可灸。

【参考资料】 在降眉间肌中,浅层有滑车上神经分布,深层有面神经颞支和内眦动脉分布。

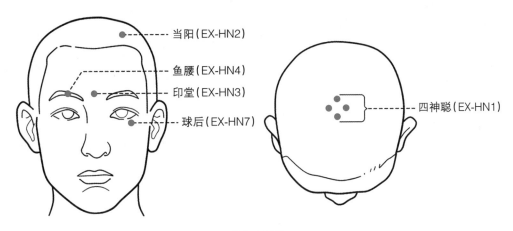

图 7-109

4. 鱼腰　Yúyāo（EX-HN4）

【位置】　在头部，瞳孔直上，眉毛的中央（图7-109）。

【主治】　眉棱骨痛，眼睑瞤动，眼睑下垂，目翳，目赤肿痛。

【刺灸法】　横刺0.3~0.5寸。

5. 太阳　Tàiyáng（EX-HN5）

【位置】　在头部，眉梢与目外眦之间向后约一横指的凹陷中（图7-110）。

【主治】　头痛，目疾，口眼㖞斜。

【刺灸法】　直刺0.3~0.5寸，或点刺出血。

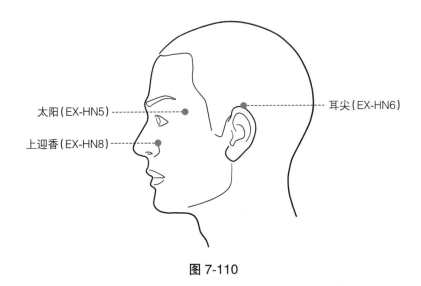

图 7-110

6. 耳尖　Ěrjiān（EX-HN6）

【位置】　折耳时,耳郭上方之尖端(图 7-110)。

【主治】　目赤肿痛,热病,目翳。

【刺灸法】　直刺 0.1~0.2 寸或点刺出血。可灸。

7. 球后　Qiúhòu（EX-HN7）

【位置】　在面部,眶下缘外 1/4 与内 3/4 交界处(图 7-109)。

【主治】　目疾。

【刺灸法】　轻推眼球向上,沿眶缘缓慢直刺 0.5~1.2 寸,不作大幅度提插、捻转。

8. 上迎香　Shàngyíngxiāng（EX-HN8）

【位置】　在面部,当鼻翼软骨与鼻甲的交界处,近鼻唇沟上端处(图 7-110)。

【主治】　鼻塞,鼻渊,目赤肿痛,头痛。

【刺灸法】　沿鼻唇沟上端向内下方斜刺 0.3~0.5 寸,可灸。

9. 内迎香　Nèiyíngxiāng（EX-HN9）

【位置】　正坐仰靠,于鼻翼软骨与鼻甲交界的黏膜处取穴(图 7-111)。

【主治】　目赤肿痛,鼻疾,喉痹,热病,中暑。

【刺灸法】　点刺出血。

10. 聚泉　Jùquán（EX-HN10）

【位置】　在口腔内,舌背正中缝的中点处(图 7-112)。

【主治】　舌强,舌缓,食不知味,消渴。

【刺灸法】　直刺 0.1~0.2 寸,或点刺出血。

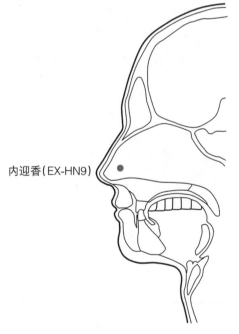

内迎香(EX-HN9)

图 7-111

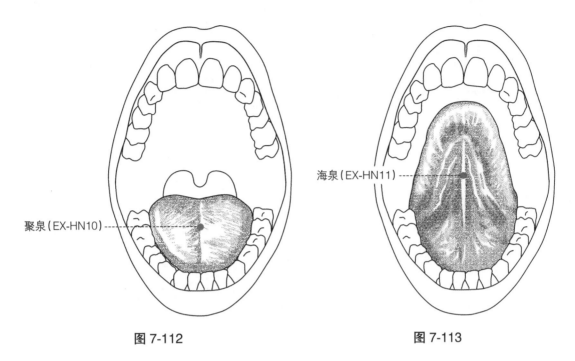

图 7-112   图 7-113

11. 海泉 Hǎiquán（EX-HN11）

【位置】 在口腔内,舌下系带中点处(图 7-113)。

【主治】 舌缓不收,重舌肿胀,消渴。

【刺灸法】 点刺出血。

12. 金津 Jīnjīn（EX-HN12） 玉液 Yùyè（EX-HN13）

【位置】 舌系带两侧静脉上,左为金津,右为玉液(图 7-114)。

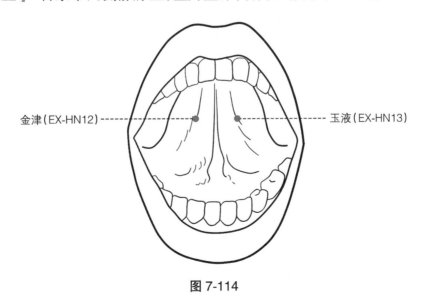

图 7-114

【主治】 舌肿,呕吐不止,舌强不语。

【刺灸法】 点刺出血。

13. 翳明 Yìmíng(EX-HN14)

【位置】 在项部,当翳风(TE17)后
1寸(图7-115)。

【主治】 目疾,耳鸣,失眠。

【刺灸法】 直刺0.5~0.8寸。

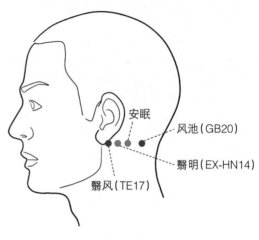

14. 颈百劳 Jǐngbǎiláo(EX-HN15)

图 7-115

【位置】 在项部,第七颈椎棘突直上2寸,后正中线旁开1寸(图7-116)。

【主治】 瘰疬,咳嗽,哮喘,顿咳,落枕。

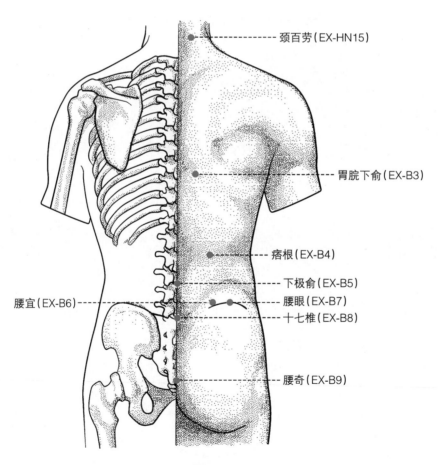

图 7-116

【刺灸法】　直刺 0.5~1 寸。可灸。

15. 子宫　Zǐgōng（EX-CA1）

【位置】　在下腹部,脐中下 4 寸,前正中线旁开 3 寸(图 7-117)。

【主治】　痛经,崩漏,不孕,阴挺,月经不调,疝气。

【刺灸法】　直刺 0.8~1.2 寸。可灸。

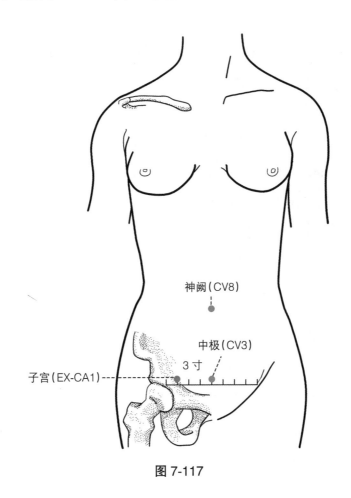

图 7-117

16. 定喘　Dìngchuǎn（EX-B1）

【位置】　在脊柱区,横平第 7 颈椎棘突下(大椎 GV14),后正中线旁开 0.5 寸(图 7-118)。

【主治】　哮喘,咳嗽,项强,肩背痛,落枕,风疹。

【刺灸法】　直刺 0.5~0.8 寸。可灸。

17. 夹脊　Jiájǐ（EX-B2）

【位置】　在脊柱区,第1胸椎至第5腰椎棘突下两侧,后正中线旁开0.5寸,一侧17穴（图7-118）。

【主治】　①$T_{1~5}$夹脊:治疗心肺、胸部及上肢疾病;②$T_{6~12}$夹脊:治疗脾胃、肠、肝胆疾病;③$L_{1~5}$夹脊:治疗腰骶、盆腔及下肢疾病。见表7-1。

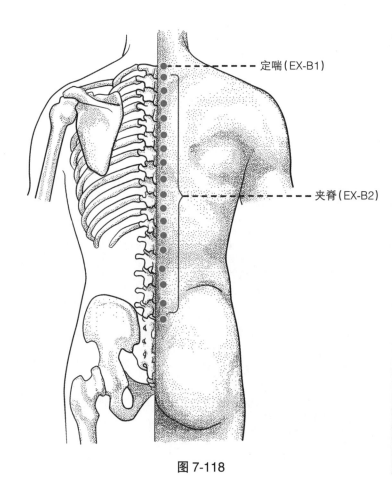

图7-118

表7-1　夹脊穴主治表

夹脊穴	主治
胸椎 1	
2	
3	上肢疾病
4	
5	胸部疾病
6	
7	
8	
9	
10	腹部疾病
11	
12	
腰椎 1	
2	
3	
4	下肢疾病
5	

定喘（EX-B1）

夹脊（EX-B2）

【刺灸法】　颈胸部直刺或向脊柱方向斜刺0.5~1.0寸,腰部直刺1.0~1.5寸。可灸。

18. 胃脘下俞　Wèiwǎnxiàshū（EX-B3）

【位置】　在脊椎区,横平第8胸椎棘突下,后正中线旁开1.5寸（图7-116）。

【主治】　消渴,呕吐,腹痛,胸胁痛。

【刺灸法】 斜刺 0.5~0.8 寸,可灸。

19. 痞根 Pǐgēn(EX-B4)

【位置】 在腰区,横平第 1 腰椎棘突下,后正中线旁开 3.5 寸(图 7-116)。

【主治】 腹中痞块,腰痛。

【刺灸法】 直刺 0.5~1 寸。可灸。

20. 下极俞 Xiàjíshū(EX-B5)

【位置】 在腰部,第 3 腰椎棘突下(图 7-116)。

【主治】 腰痛,下肢酸痛,腹痛,泄泻,小便不利,遗尿。

【刺灸法】 直刺 0.5~1 寸,可灸。

21. 腰宜 Yāoyí(EX-B6)

【位置】 在腰区,横平第 4 腰椎棘突下,后正中线旁开 3 寸凹陷中(图 7-116)。

【主治】 腰痛,脊强,崩漏。

【刺灸法】 直刺 0.5~1 寸,可灸。

22. 腰眼 Yāoyǎn(EX-B7)

【位置】 在腰区,横平第 4 腰椎棘突下,后正中线旁开 3.5 寸凹陷中(图 7-116)。

【主治】 腰痛,尿频,月经不调。

【刺灸法】 直刺 0.8~1.2 寸。可灸。

23. 十七椎 Shíqīzhuī(EX-B8)

【位置】 在腰区,第 5 腰椎棘突下凹陷中(图 7-116)。

【主治】 腰痛,腿痛,下肢痿痹,月经不调,痛经。

【刺灸法】 直刺 0.8~1.2 寸。可灸。

24. 腰奇 Yāoqí(EX-B9)

【位置】 在骶区,尾骨尖端直上 2 寸,骶角之间凹陷中(图 7-116)。

【主治】 痫证,头痛,失眠,便秘。

【刺灸法】 向上横刺 1.0~2.0 寸。可灸。

25. 肘尖　Zhǒujiān（EX-UE1）

【位置】 在肘后区,当尺骨鹰嘴的尖端(图 7-119)。

【主治】 瘰疬。

【刺灸法】 艾炷灸 7~14 壮。

26. 二白　Èrbái（EX-UE2）

【位置】 前臂掌面,腕横纹上 4 寸,桡侧腕屈肌腱两侧,一侧两穴(图 7-120)。

【主治】 痔疮疼痛,脱肛。

【刺灸法】 直刺 0.5~1.0 寸。可灸。

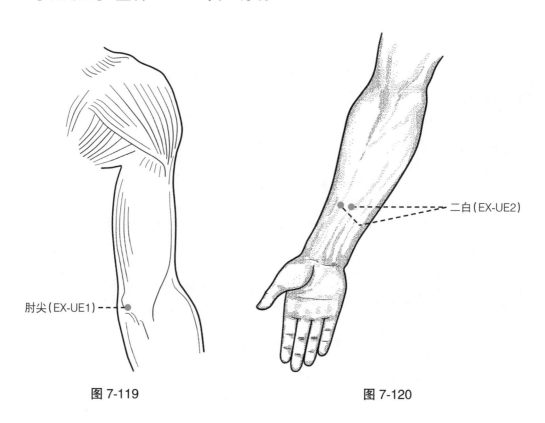

肘尖(EX-UE1)

二白(EX-UE2)

图 7-119　　　　　　　　　　　　　图 7-120

27. 中泉　Zhōngquán（EX-UE3）

【位置】 在前臂后区,腕背侧远端横纹上,指总伸肌腱桡侧的凹陷处,阳溪(LI5)与阳池(TE4)之间(图 7-121)。

【主治】 胸闷,胃痛,吐血。

【刺灸法】 直刺 0.3~0.5 寸。可灸。

28. 中魁 Zhōngkuí（EX-UE4）

【位置】 在手指，中指指背近端指关节的中点（图 7-121）。

【主治】 反胃，呕吐，呃逆。

【刺灸法】 艾炷灸 3 壮。

29. 大骨空 Dàgǔkōng（EX-UE5）

【位置】 在手指，拇指背面，指间关节的中点处（图 7-121）。

【主治】 目疾，鼻衄，吐泻。

【刺灸法】 灸。

30. 小骨空 Xiǎogǔkōng（EX-UE6）

【位置】 在手指，小指背面，近侧指间关节的中点处（图 7-121）。

【主治】 目疾，喉痹，耳聋，疟疾，指关节痛。

【刺灸法】 灸。

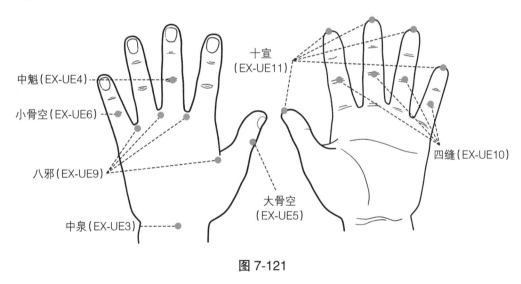

图 7-121

31. 腰痛点 Yāotòngdiǎn（EX-UE7）

【位置】 手背，当腕背侧远端横纹与掌指关节的中点处，第 2、3 掌骨及第 4、5 掌骨之间，一手两穴（图 7-122）。

【主治】 急性腰扭伤，小儿急慢惊风，头痛。

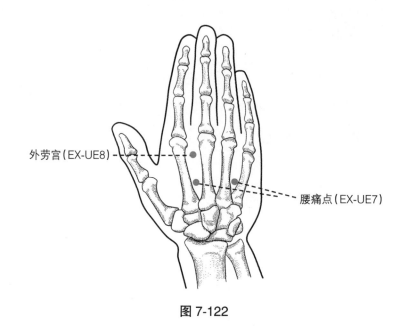

外劳宫(EX-UE8)

腰痛点(EX-UE7)

图 7-122

【刺灸法】 由两侧向掌中斜刺 0.5~1.0 寸。

32. 外劳宫　Wàiláogōng(EX-UE8)

【位置】 在手背,第 2、3 掌骨之间,掌指关节后 0.5 寸(指寸)凹陷中(图 7-122)。
【主治】 落枕,颈项强痛,手背肿痛,手指麻木。
【刺灸法】 直刺 0.5~0.8 寸,可灸。

33. 八邪　Bāxié(EX-UE9)

【位置】 在手背,第 1~5 指间,指蹼缘后方赤白肉际处,左右共 8 穴(图 7-121)。
【主治】 烦热,手指麻木,手指拘挛,手背红肿。
【刺灸法】 斜刺 0.3~0.5 寸,或点刺出血。可灸。

34. 四缝　Sìfèng(EX-UE10)

【位置】 在手指,第 2~5 指掌面的近端指关节横纹中点,一手 4 穴(图 7-121)。
【主治】 小儿疳积,顿咳。
【刺灸法】 点刺挤出少许黄白色透明黏液。

35. 十宣　Shíxuān(EX-UE11)

【位置】 在手指,十指尖端,距指甲游离缘 0.1 寸(图 7-121)。

【主治】　中风,昏迷,痫证,高热,乳蛾,小儿惊风,指端麻木。

【刺灸法】　浅刺 0.1~0.2 寸,或点刺出血。

36. 髋骨　Kuāngǔ(EX-LE1)

【位置】　在股前区,梁丘(ST34)两旁各 1.5 寸,一肢 2 穴(图 7-123)。

【主治】　膝肿,鹤膝风,下肢痿痹。

【刺灸法】　直刺 0.5~1 寸,可灸。

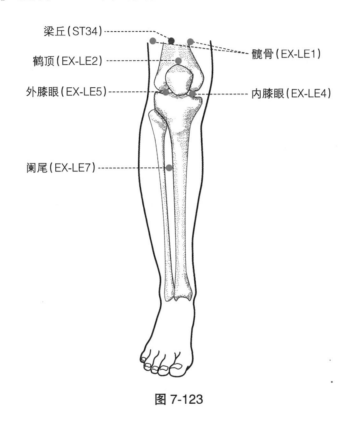

梁丘(ST34)
鹤顶(EX-LE2)
外膝眼(EX-LE5)
阑尾(EX-LE7)
髋骨(EX-LE1)
内膝眼(EX-LE4)

图 7-123

37. 鹤顶　Hèdǐng(EX-LE2)

【位置】　在膝前区,髌底中点的上方凹陷中(图 7-123)。

【主治】　膝痛,足胫无力,瘫痪。

【刺灸法】　直刺 0.5~0.8 寸。可灸。

38. 百虫窝　Bǎichóngwō(EX-LE3)

【位置】　在股前区,髌底内侧端上 3 寸,注:屈膝,血海(SP10)上 1 寸(图 7-124)。

【主治】　风疹,湿疹,虫积。

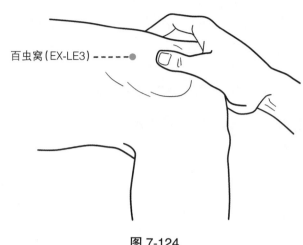

百虫窝（EX-LE3）

图 7-124

【刺灸法】 直刺 1.0~1.2 寸。可灸。

39. 内膝眼　Nèixīyǎn（EX-LE4）

【位置】 屈膝,髌韧带内侧凹陷中,外侧凹陷中为外膝眼（EX-LE5）,即犊鼻（ST35）（图 7-123）。

【主治】 膝痛,下肢无力。

【刺灸法】 直刺 0.5~1.0 寸。可灸。

40. 胆囊　Dǎnnáng（EX-LE6）

【位置】 在小腿外侧,腓骨小头直下 2 寸（图 7-125）。

【主治】 急、慢性胆囊炎、胆石症,胆道蛔虫症,下肢痿痹。

【刺灸法】 直刺 0.8~1.2 寸。

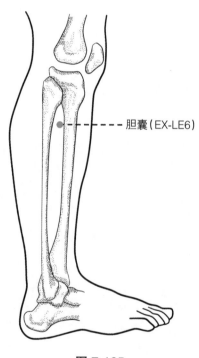

胆囊（EX-LE6）

图 7-125

41. 阑尾　Lánwěi（EX-LE7）

【位置】 在小腿外侧,髌韧带外侧凹陷下 5 寸,胫骨前嵴外一横中指（图 7-123）。

【主治】 急、慢性阑尾炎,消化不良,下肢瘫痪。

【刺灸法】 直刺 1.0~1.2 寸。

42. 内踝尖　Nèihuáijiān（EX-LE8）

【位置】　在踝区，内踝的最凸起处（图7-126）。

【主治】　乳蛾，齿痛，霍乱转筋。

【刺灸法】　灸。

43. 外踝尖　Wàihuáijiān（EX-LE9）

【位置】　在踝区，外踝的最凸起处（图7-126）。

【主治】　十趾拘急，足外廉转筋，脚气，齿痛，重舌。

【刺灸法】　灸。

44. 八风　Bāfēng（EX-LE10）

【位置】　在足背，第1~5趾间，趾蹼缘的后方赤白内际处，左右共8穴（图7-126）。

【主治】　脚气，趾痛，足背肿痛。

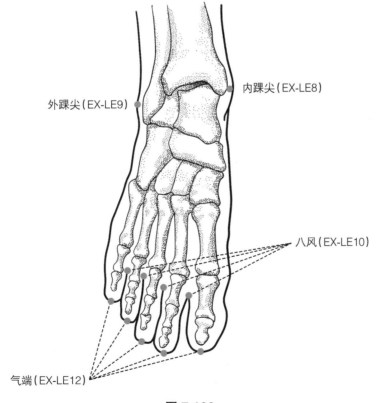

图 7-126

【刺灸法】 斜刺 0.5~0.8 寸。可灸。

45. 独阴　Dúyīn（EX-LE11）

【位置】 在足底,第 2 趾的跖侧远端趾间关节的中点(图 7-127)。

【主治】 卒心痛,胸胁痛,呕吐,月经不调,胞衣不下,难产,胎死腹中,疝气。

【刺灸法】 直刺 0.1~0.2 寸。

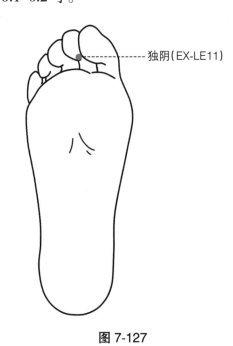

独阴(EX-LE11)

图 7-127

46. 气端　Qìduān（EX-LE12）

【位置】 在足中,十趾端的中央,距趾甲游离缘 0.1 寸(指寸),左右共 10 穴(图 7-126)。

【主治】 卒中,足趾麻木,足背肿痛,脚气。

【刺灸法】 直刺 0.1~0.2 寸,或点刺出血,可灸。

【附】 安眠

【位置】 翳风(TE17)与风池(GB20)连线的中点(图 7-115)。

【主治】 失眠,眩晕,头痛,心悸,癫狂。

【刺灸法】 直刺 0.5~0.8 寸。

第八章

病因病机

病因,就是引起疾病发生的原因;病机,就是疾病的发生、发展与变化的机制。中医学认为,人体各脏腑组织之间,以及人体与外界环境之间,都是在不断产生矛盾和解决矛盾过程中,维持着相对的动态平衡,从而保持人体的正常生理活动。如果某种影响超越人体的适应能力,人体一时不能通过自行调整加以适应,这时人体内部,以及人体与外界环境之间失去相对的平衡,于是发生疾病。疾病之是否发生,固然与各种致病因素存在有关,更重要的是取决于人体的生理功能对外界环境的适应能力。这是中医学对发病机制的基本观点。本章就病因、病机内容分别加以论述。

第一节 病因

人体致病的因素很多,总的可分为六淫、七情、饮食、劳逸、外伤、虫兽所伤,以及痰饮、瘀血等。

任何疾病的证候,都是在某种原因的影响下,患病机体所产生的一种病态反映。认识病因,除了作为致病因素的客观条件外,主要是着眼于病证的临床表现,也就是通过对疾病的症状和体征的分析来推求病因。这种方法,称为"辨证求因"。学习致病因素的性质和特点,主要是掌握它们所致病证的临床表现的特征。

一、六淫

风、寒、暑、湿、燥、火(温热)是自然界六种不同的气候变化。在正常情况下,并不致病,称为六气。只有在气候异常急骤的变化或人体的抵抗力下降时,六气才能成为致病因素,侵犯人体发生疾病。这六种致病因素就称为六淫。由于六淫是不正之气,所以又称"六邪"。

六淫为病,其发病途径多从肌表或口鼻而入,都有从外感受的特点。因此把六淫引起的疾病,多称之为外感病。

六淫为病,多与季节气候、居处环境有关。如夏天多暑病,冬天多寒病,久居湿处多湿病等。故有"时病"之称。

六淫既可单独使人致病,又可两种或两种以上同时侵犯人体而致病,如风寒感冒,风寒湿痹等。

六淫在发病过程中,不仅可以互相影响,而且可以在一定条件下相互转化。如寒邪入里可以化热,暑温日久可以化燥伤阴等。

现将六淫的性质和致病特点,分述于下:

（一）风

为春天的主气，但一年四季均可发生。汗出当风或迎风而卧，都是感受风邪的重要原因。

1. 风为百病之长 风为六淫的主要致病因素，凡寒、湿、热等邪，多依附于风邪侵犯人体，故《素问·风论》说："风者百病之长也"。

风邪不仅能与六淫相兼夹，有时还与病理性产物之痰相结合成为风痰而致病。如面瘫，多半是风痰阻络引起的病证。

2. 风为阳邪，其性开泄 风为阳邪，具有升发、向上向外的特性，故风邪伤人容易侵犯人体的上部（头面）和肌表，并使皮肤腠理开泄，常见头痛，鼻塞，咽痒或痛，面部浮肿，恶风，出汗等症状。

3. 风性善行而数变 风邪具有来去迅速、变化多端的特性。故致病后具有行无定处，变幻无常和发病迅速的特点。如痹证中关节疼痛游走不定，便属风邪偏盛的行痹，亦称风痹。风疹也为风邪致病，就有皮肤瘙痒，时隐时现，此伏彼起等临床表现。

4. 风性善动 指风邪具有动摇不定的特性，故致病后，可出现眩晕，震颤，四肢抽搐，角弓反张等症状。如破伤风患者之角弓反张，面瘫患者的口眼㖞斜，面肌痉挛，都与风邪这一特性有关。

（二）寒

为冬季主气，其他季节也可见到，但不如冬令之甚。寒冬季节衣着单薄，或淋雨涉水，汗出贪凉等，都容易导致感受寒邪。

1. 寒为阴邪，易伤阳气 寒为阴邪，侵犯人体则阳气受损，人体失去正常温煦作用，临床表现为明显的寒象，如形寒肢冷，脘腹冷痛，下利清谷，小便清长等症。

2. 寒性收引凝滞 收引即收缩牵引，凝滞即凝闭不通。由于寒邪有此特性，所以易导致人体腠理闭塞，筋脉挛缩，气血运行不畅，而出现恶寒，无汗，肢体屈伸不利，寒性痛证等临床表现。

（三）暑

为夏季的主气，暑邪与其他外邪不同，具有明显的季节性，独见于夏令。炎夏季节，气温过高，或烈日之下露天作业，或工作场所闷热，每易感受暑邪而发病。

1. 暑为阳邪，其性炎热 暑邪为火热所化，其性炎热，故为阳邪。暑邪侵害人体后，多表现有明显的阳热证候，如高热，烦渴，汗出，脉洪等。

2. 暑性升散,易伤津气　升散即上升发散。暑邪伤人,上犯头目,可出现头昏、目眩。由于暑邪有发散的特性,侵袭人体后,可使腠理开泄而多汗。若开泄太过,汗出过多则会耗伤津液,出现口渴喜饮,唇干舌燥,小便短赤等症。同时,由于开泄太过,往往气随津泄而致少气懒言,肢倦乏力等气虚症状。

若暑热之邪扰乱心神,则会发生突然昏倒,不省人事的中暑重症。

3. 暑易夹湿　夏季炎热多雨,气候潮湿,故人体在感受暑邪的同时,往往兼夹湿邪。因此暑邪为病,在发热、烦渴的同时,也常见头晕且重,胸闷呕恶,食少便溏,肢体困重等症。

(四) 湿

为长夏的主气。长夏即夏秋之交,天气炎热多雨,湿气最盛。在此季节中,因感受湿邪而发病者较多。此外,阴雨连绵,住处潮湿,淋雨或出汗后湿衣未能及时更换,或职业关系经常接触水湿等,都容易导致感受湿邪。

1. 湿性重浊　重即沉重或重着,浊即秽浊。湿性重着,湿邪侵害人体后,多见头昏且重如裹布帛,身体沉重如负重物和关节酸痛重着等。湿性秽浊,致病后,可出现分泌物及排泄物等秽浊不清的症状,如肌肤疮疡,湿疹流水,带下黄白量多腥秽,小便浑浊,痢下脓血等。

2. 湿性黏滞　黏滞即黏腻阻滞。湿邪致病,在症状上也可见苔腻难化,大便黏滞不爽,小便涩滞不利等症,在病程上往往较长,缠绵难愈,如着痹、湿温、湿疹等。

3. 湿为阴邪,易阻遏气机,损伤阳气　湿为阴邪,容易阻遏气的正常运行,造成气机不畅,而见胸闷脘痞,小便短涩,大便不爽等症。脾喜燥而恶湿,故湿邪尤易损伤脾阳,脾阳受困,运化不健,水湿不布,可见脘腹胀满,食欲不振,大便稀溏,尿少,水肿等症。

(五) 燥

为秋季的主气,久晴无雨,天气干燥,故易感受燥邪为患。

1. 燥性干涩,易伤津液　因燥邪具有干燥枯涩的特性,故致病后最易耗伤人体津液,而见口鼻干燥,咽干口渴,皮肤皲裂,毛发不荣,大便秘结,小便短少等津液不足的症状。

2. 燥易伤肺　肺为娇脏,喜清肃濡润。燥邪多从口鼻而入,最易伤肺,肺失濡润则宣发肃降无能,则出现干咳少痰或胶痰难咯,或痰中带血等症。

(六) 火(温热)

为阳盛之气,多见于炎热的夏季,但在其他季节中,因此而致病者也不少见。

火、温、热有程度上的差别,有"火为热之极,温为热之渐"的说法,但三者的基本性质相同,所以火热、温热亦常并称。

1. 火为阳邪,其性炎热 火热之性,燔灼焚焰,升腾上炎,故属阳邪。其伤于人,多见高热,烦渴,汗出及口舌生疮,牙龈肿痛,头痛目赤等症。若扰乱心神,则可出现心烦、失眠、狂躁妄动,神昏谵语。

2. 耗伤阴津 火热燔灼,既能灼伤阴津,又能迫津外泄,导致人体津伤液耗,故致病后除有发热外,常伴有口渴喜饮,咽干唇燥,大便秘结,小便短赤等症。

3. 生风动血 火热炽盛,燔灼肝经,使筋脉失养而致肝风内动,表现为高热神昏,四肢抽搐,颈项强直,角弓反张,目睛上视等,习惯称为"热极生风"。

火热之邪,扰动血分,可使血行加快,脉来疾速,甚则迫血妄行而致各种出血证候,如吐血,衄血,便血,尿血,崩漏,月经过多等。火热侵袭人体不仅能迫血妄行而致出血,而且可以客于血肉,壅聚不散,肉腐血败,发为痈肿疮疡。

自然界中,除六淫之外,还有一类邪气,叫做疫疠,是一类具有强烈传染性的致病邪气。疫疠的性质和温热之邪相近似,但它具有毒力强,致病力强,传染性强的特性。其致病具有发病急骤,病情重笃,症状相似的特点。是瘟疫病的致病因素。中医学所记载的瘟疫病如天花、霍乱、白喉、疫痢(中毒性菌痢)等,实际包括了西医学中许多传染病和烈性传染病在内。

此外,临床上还有一些并非因为外感六淫而是由于人体本身组织器官功能失调所致的病理改变,其临床表现与风、寒、湿、燥、火的致病特征相似,为了不致混淆,故称这类病理改变为内风、内寒、内湿、内燥、内火(内热),因其不属六淫范围,这里不作讨论,有关内容将主要在脏腑辨证中述及。

二、七情

中医学将情志活动的表现归纳为喜、怒、忧、思、悲、恐、惊七种,简称七情。在一般情况下,七情是人体对外界事物的不同反映,属正常的精神活动的范围,并不会致病。只有突然、强烈或持续过久的情志刺激,或者是人们对于这些刺激过于敏感,超越了生理活动所能调节的范围,才能影响人体的生理,使脏腑气血功能紊乱,导致疾病的发生。七情致病不同于六淫,它是直接影响脏腑气血而发病,故是内伤病的主要致病因素,又称"内伤七情"。

七情致病,可使脏腑功能紊乱,气血运行失常。古人认为,不同的情志变化,侧重影响不同内脏,产生不同的病理和症状。故有"怒伤肝,喜伤心,悲忧伤肺,思伤脾,惊恐伤肾"和"怒则气上,喜则气缓,悲则气消,恐则气下,惊则气乱,思则气结"等说法,这些说法在一定程度上反映了临床实际情况,至于具体伤及哪一脏,引起何种气机的变化,应根据具体情况进行具体分析。

七情致病虽可及于五脏,但从临床情况来看,七情引起的内脏病变多见于心、肝、脾三脏。如过度惊喜或恐惧,能导致心神不安,神不守舍,出现心悸,失眠,多梦,精神恍惚,甚则哭笑无常,狂躁妄动等症;郁怒不解,能影响肝的疏泄功能,出现胁肋胀痛,急躁易怒,嗳气叹息,或咽中如有物阻,或妇女月经不调,甚至可损及血脉,发生出血等症。思虑或悲忧过度,常能影响脾的运化功能,出现脘腹胀满,食欲不振等症。七情所伤,心、肝、脾功能失调,既可单独发病,也常相互影响,如思虑过度,劳伤心脾;郁怒不解,肝脾不和等。

三、饮食劳倦

(一) 饮食不调

饮食是维持人体生命活动必不可少的物质,但饮食不调则又常是导致疾病发生的原因之一。因饮食而致病,主要有三个方面,即饥饱失常,饮食偏嗜和饮食不洁。

1. 饥饱失常　饮食以适量为宜,过饥过饱均可发生疾病。过饥,则摄食不足,气血化源缺乏,久之气虚血亏,形体消瘦,正气虚弱,而又易感邪为病。过饱,超过了机体的消化能力,损伤脾胃的功能,可出现嗳腐吞酸,脘腹胀痛,厌食吐泻等症。故《素问·痹论》说:"饮食自倍,肠胃乃伤"。

2. 饮食偏嗜　饮食应适当调节,才能使人体得到各种必要的营养补充,若任其偏嗜,则易引起部分营养的缺乏或发生他病。如久食白大米可使人患脚气病;内陆高原居民长期饮用所谓"沙水"(缺乏碘质的饮水),故易发气瘿;如过食生冷,则易损伤脾阳,寒湿内生,发生腹痛腹泻;恣食肥甘厚味或嗜好饮酒,易致湿热痰浊内生,气血壅滞,首先损害脾胃,进而引起其他一些病变,如胸闷痰多,眩晕,痔疮下血,痈疡等病症。

3. 饮食不洁　食入生冷不洁、腐败变质食物或误食毒物,可损伤脾胃功能,出现脘腹胀痛,恶心呕吐,肠鸣腹泻,或引起肠道寄生虫病,或导致食物中毒。

(二) 过劳过逸

正常的劳动和适当的休息,是增强体质、预防疾病的基本条件,不会致病。只有在过劳过逸的情况下,才能成为致病因素。

《素问·举痛论》说:"劳则气耗"。长期过度劳累耗伤正气,可见消瘦乏力,气少懒言,心悸,失眠,头昏眼花等症。房劳过度,易耗伤肾气,出现腰膝酸软、头昏耳鸣、阳痿早泄、神疲乏力、月经不调等虚衰表现。长期保持一个姿势,出现颈腰肌肉僵硬疼痛、关节弹响,过度运动,使关节、肌肉损伤,过度用眼,出现视物不清、眼干涩疼痛等情况,都可称为过劳。

过度安逸,缺乏运动和必要的劳动,亦会使气血运行不畅,脾胃功能呆滞,机体抵抗力下降,除可致筋骨柔弱,精神不振,食少乏力,形体虚胖,动则气喘外,还可继发其他疾病。

四、外伤及虫兽所伤

外伤包括创伤、跌打损伤、持重努伤和烧烫伤等。外伤可引起皮肤肌肉瘀血肿痛,出血或筋伤骨折,脱臼等症。若外邪侵入创口,或损伤重要脏器,或出血过多,则可导致昏迷,抽搐等症。

虫兽所伤包括毒蛇、猛兽、疯狗咬伤等,轻则引起出血,皮损疼痛等症,重则可见全身中毒症状,以致死亡。

五、痰饮瘀血

痰饮和瘀血都是脏腑功能失调的病理产物,但同时又能直接或间接地作用于机体的某些脏腑组织,引起各种疾病,故它们也可作为一种致病因素。

（一）痰饮

痰饮是由于肺、脾、肾等脏腑功能失调,水液代谢障碍,使水湿停聚而形成。一般认为浊稠的叫痰,清稀的叫饮,合称痰饮。《金匮要略·痰饮咳嗽病脉证治》有"痰饮""悬饮""溢饮""支饮"等不同名称。

痰饮为病,从广义上讲,就包括有形痰饮和无形痰饮的多种病证在内。因痰饮所在的部位不同,痰饮病的临床表现也不完全一样。如痰浊阻肺,可见咳喘多痰;痰迷心窍,可见心悸,神昏,癫狂;痰阻经络筋骨,可见瘰疬痰核,阴疽流注,肢体麻木或半身不遂;痰饮上犯头目,可见眩晕昏冒;痰气凝结喉咙,可致咽中梗阻如有异物;饮泛肌肤,可见水肿,身痛困重;饮停胸胁,则见咳喘,胸胁胀痛;饮溢胃肠,每致恶心呕吐痰涎,脘腹不适,肠鸣等症。总之,痰饮为病,相当广泛,既指一般咳吐之痰饮,又指许多具有"痰饮"特殊症状的病证在内。其临床常见咳吐多量痰涎,喉中痰鸣,脘腹胀满,呕吐,眩晕,心悸,苔腻,脉弦滑等。

（二）瘀血

瘀血主要是由于气虚、气滞、血寒等原因,使血行不畅而凝滞,或因外伤及其他原因造成的内出血,不能及时消散或排出所形成。

瘀血为病,常随其所瘀阻的部位不同,而产生不同的症状。如瘀阻于心,可见胸闷心痛,口唇青紫;瘀阻于肺,可见胸痛咳血;瘀阻于肠胃,可见呕血,便血;瘀阻于肝,可见胁痛痞块;瘀阻胞宫,可见痛经,月经不调,经色紫黯有块;瘀阻皮肉,可见皮肤青紫,皮下血肿等。

瘀血病症虽然繁多,但临床表现有其共同特征:

(1) 疼痛:疼痛如针刺锥扎,痛处固定不移而拒按。

(2) 出血:血色紫黯或紫黑,或夹有紫黑色血块。

(3) 瘀斑(点):瘀血停于肌肤浅表部位,可见瘀斑或瘀点,局部常伴疼痛,舌色紫黯或见瘀斑(点)。

(4) 肿块:肿块多凝固不移,有时肿块表面呈紫红色,常伴有疼痛。

| 第二节 | 病机

疾病的发生,总的说来,是由于阴阳失调,正气与邪气相互斗争,导致了人体生理功能障碍的结果。正气是指人体的功能活动及其抗病能力,简称为"正";邪气是指各种致病因素,简称为"邪"。疾病的发生关系到正邪两个方面,一是人体本身的功能紊乱,正气相对虚弱;二是邪气对人体的影响。正虚邪侵是发病原因的两个方面,两者都是不能忽视的。但正气是疾病发生的内因,邪气则是疾病发生的外因,外因必须通过内因起作用。人体正气旺盛,邪气就不容易侵害,人体就不会发病,即《素问·刺法论》所谓"正气存内,邪不可干",只有人体的正气相对虚弱,不足以抵抗外邪时,邪气才能乘虚而入,侵犯人体,发生疾病,即《素问·评热病论》所谓"邪之所凑,其气必虚"。这种既重视外因条件,更强调机体内在因素的具有辩证法思想的认识论,对于认识疾病和指导临床实践起了积极的作用。

疾病虽然错综复杂,千变万化,但就其病理过程来讲,总不外乎阴阳失调,邪正斗争,升降失常等几个主要方面。而在病变过程中,这几个方面又常相互影响,密切联系。

一、阴阳失调

阴阳失调,是指人体受到病邪的侵袭,阴阳失去了相对平衡与协调,导致了阴阳的偏盛偏衰的病理变化。各种致病因素作用于人体,以致机体内部的阴阳失调,才能形成疾病。

阴阳失调引起的阴阳偏盛偏衰,可表现为或寒或热、或实或虚的各种不同的病理变化。一般地说,阳盛出现实热证;阴盛出现实寒证;阳虚出现虚寒证;阴虚出现虚热证。此外,在疾病的发展过程中,还可能出现真寒假热、真热假寒的阴盛格阳和阳盛格阴等病理变化。

根据阴阳学说的理论,人体内部的一切矛盾斗争和变化均可以阴阳概括,如脏腑、经络有阴阳,气血、营卫、表里、升降等都分属阴阳。所以脏腑、经络的功能失常,气血不和,营卫失调等病理变化,均属于阴阳失调的范畴。阴阳失调贯穿在一切疾病的发生发展的始终,是疾病的内在根据。

二、邪正斗争

邪正斗争,是指机体的抗病能力与致病因素的斗争。这种斗争不仅关系着疾病的发生,而且影响着疾病的发展与转归。所以,从一定意义上讲,疾病的过程也就是邪正斗争的过程。邪正斗争是疾病发生、发展与转归的关键。

病邪作用于人体,引起正邪抗争,破坏了人体的阴阳相对平衡,导致了脏腑经络功能的失调,使气血功能紊乱,气机升降失常,从而产生了一系列的病理变化。这些病理变化在证候上的反映,主要表现为虚实的变化。邪盛正实,则多表现为实证;邪盛正虚,则多表现为虚证或虚实夹杂证。故《素问·通评虚实论》说:"邪气盛则实,精气夺则虚"。实,主要是指邪气亢盛,是以邪气盛为矛盾的主要方面的一种病理反应,多见于外感六淫致病的初、中期以及痰饮、食积、瘀血、水湿等滞留所引起的病证;虚,主要指正气不足,是以正气虚损为矛盾的主要方面的一种病理反应,多见于素体虚弱或因病而致的脏腑功能衰弱,气血津液不足的疾病。

三、升降失常

升降出入是人体气化功能的基本形式。升降失常指在疾病过程中,人体脏腑经络、阴阳气血与气机的升降失去常态而产生的一种病理变化。

人体脏腑经络的功能活动,脏腑经络以及气血阴阳的相互联系,无不依赖于气机的升降出入。肺的宣发与肃降,脾主升清与胃主降浊,心肾相交,水火既济,都是气机升降出入运动的具体体现。由于气机的升降出入,关系到脏腑经络、气血阴阳等各个方面的功能活动,所以升降失常,可波及五脏六腑、表里内外、四肢九窍,而发生种种病理变化。如肺失宣降的胸闷咳喘,胃失和降的嗳腐呕恶,脾不升清运化失职的便溏腹泻,心肾不交的失眠心悸,阴阳气血逆乱的昏倒不省以及肾不纳气,孤阳上越,清阳不升,气虚下陷等,都是指升降失常的病变而言。

气机的升降出入,是机体各脏腑组织的综合作用。但脾胃的升降,对整体气机的升降出入至关重要。这是因为脾胃为后天之本,居于中焦,通连上下,是升降运动的枢纽。脾胃升降正常,才能维持机体的各种正常生理功能。所以,脾胃的升降,对整个机体的升降出入是极为重要的。但它又不能单独存在,必须有其他脏腑的升降运动的配合,才能更好地发挥其升降作用。若脾胃的升降出入失常,则清阳之气不能敷布,后天之精不能收藏,饮食清气无法进入,痰浊之物也不能排出,就可发生多种病证。所以要认识到脾胃升降失常对于整个机体活动的影响,以及治理脾胃应注意调和升降的重要性。

第九章

诊法

诊法,是诊察疾病的方法。它包括望、闻、问、切四项内容,简称"四诊"。

望诊,是医生运用视觉,观察患者全身和局部的神色形态等的变化;闻诊,是听患者的声音和嗅患者气味的变化;问诊,是询问患者或家属关于疾病发生与发展的经过,现在症状及其他与疾病有关的情况;切诊,是切按患者的脉搏和触按患者的皮肤、脘腹、手足及其他部位以诊察了解病情。

人体是一个有机的整体,局部的病变可以影响全身,内脏的病变,可以反映到体表。正如《丹溪心法·能合色脉可以万全》说:"欲知其内者,当以观乎外;诊于外者,斯以知其内。盖有诸内者,必形诸外"。所以通过望、闻、问、切四诊,将搜集到的有关病情进行分析、归纳,从而辨别疾病的原因、性质及其内部联系,为辨证论治提供依据。

望、闻、问、切是调查了解病情的四种方法,是相互联系、相互补充、不可分割的。临床运用时,必须将它们有机地结合起来,也就是"四诊合参",才能全面而系统地了解病情,从而作出正确的判断。只强调某一种诊法而忽视其他诊法的做法,是不够全面的。

| 第一节 | 望诊

望诊,是医生通过视觉直接观察患者的神、色、形态及其分泌物、排泄物的异常变化,以了解疾病情况,测知内脏病变的一种诊断方法。中医学在长期的医疗实践中,认识到人体外部,特别是面部、舌部与脏腑的关系极为密切。这些部位的细微变化,可以反映出人体内外各部的病态。故通过对外部的观察,可以辨识疾病。

一、望神

神,是人体生命活动的总的表现,是以精气为基础的脏腑气血盛衰的外现征象。通过望神,可以概括得知人体正气的盛衰和疾病的轻重,对预后诊断有重要意义。

在疾病过程中,若患者神志清楚,精神尚好,目光有神,反应灵敏是为"有神",表明疾病较轻浅;若患者精神萎靡,目光晦暗,反应迟钝,甚至神识昏迷等称为"无神",表示疾病较深重。若垂危患者出现的精神暂时好转的假象,称为"假神",是临死的预兆,并非佳兆。

二、望色

色,主要是指面部的颜色与光泽。常见的病色有青、黄、赤、白、黑五色;光泽,是指颜色的鲜明、润泽或晦暗、枯槁。

由于人类种族的不同,肤色不一样,即使在同一种族中肤色也会有所差异,但只要是明润光泽,都属于正常面色。

面部色泽是脏腑气血盛衰的外部反映,其变化常反映不同的病理变化。所以,望面色对疾病的诊断有一定参考价值。

现将五色主病分述如下:

红色:多主热证,但有虚实之分。若满面通红,多见于外感发热,或脏腑阳盛的实热证。如两颧潮红,伴潮热、盗汗等症状,是为阴虚内热证。

白色:主虚寒、失血。面色苍白多为阴盛或阳虚;面色㿠白而虚浮,多为阳气不足;面色淡白而消瘦,多属血虚。

黄色:主虚证、湿证。面、目、皮肤俱黄为黄疸。其黄鲜明如橘皮色的,为阳黄、多属湿热;黄色晦暗如烟熏样的,为阴黄,多属寒湿或久瘀不化。若面色萎黄,多属气血两虚。

青色:主寒证、痛证、瘀血及惊风。阴寒内盛,脘腹剧痛,可见面色苍白带青;面唇青紫,伴心前区或胸骨后阵痛,为心血瘀阻。小儿高热,面唇青紫,伴有抽搐的,为惊风。

黑色:主肾虚、瘀血。若面部淡黑兼腰酸足冷,多为肾阳不足;瘀血久留体内者,多见面色黑而晦暗,兼肌肤甲错。

一般而言,患者面部色泽鲜明润泽的,说明病轻,气血未衰、其病易治,预后较好;如果是晦暗枯槁的,则为病重,精气已伤,治疗较难,预后较差。

另外,对于分泌物和排泄物,如涕、痰、小便、白带等,一般来说,颜色清白者为虚、为寒,浊黄者为实、为热。

三、望形态

形态,主要指患者体形的壮、弱、胖、瘦和动静姿态以及与疾病有关的体位变化。

一般来说,形体肥胖,精神不振者,多为气虚痰湿较盛;形体瘦削,皮肤欠润者,多为阴血不足;形体极度瘦削,每见于精气衰竭的患者。

患者的动静姿态和体位是病理变化的外在表现。不同的病证,表现出不同的姿态和体位。从总的方面来说,喜动者属阳证,喜静者属阴证。如坐而仰首,多是痰涎壅盛的肺实证;坐而俯首,气短懒言者,多属气虚证。四肢抽搐多见于风病,如破伤风、小儿急慢惊风;肢体软弱无力,不能随意运动,肌肉萎缩者,是为痿证;肢体筋骨、肌肉、关节等处疼痛、酸楚、重着、麻木和关节肿大屈伸不利者,是为痹证;一侧手足举动不遂、麻木不仁,多为中风偏瘫。

四、望五官

(一) 望目

目为肝之窍,但五脏六腑精气皆上注于目,故目的异常变化不仅关系于肝,而且也能反映其他脏腑的病变。望目,除观察眼神外,还应注意外形、颜色及动态等方面的变化。如目赤红肿,多属风热或肝火;白睛发黄,多为黄疸;目眦溃烂,多属湿热;目睛上视、斜视或直视,多属肝风所致。

(二) 望鼻

主要是观察鼻的外形及鼻内分泌物。鼻翼煽动,多见于肺热或肺肾气虚而致的喘息;鼻流清涕,属外感风寒;流浊涕,多为外感风热;久流浊涕而有腥臭味的,多是鼻渊。

(三) 望耳

应注意耳的色泽及耳内情况。如久病重病患者,耳轮干枯焦黑,多为肾精亏耗,精不上荣所致;耳内流脓水,是为聤耳,多由肝胆湿热所致。

(四) 望龈

牙龈色淡白的,多是血虚不荣;红肿的,多属胃火上炎;红肿出血的,则为胃火伤络。

(五) 望唇口

主要观察其颜色,润燥和形态的变化。若唇色淡白,多属血虚;唇色青紫,或为寒凝,或为血瘀;唇色深红而干,多属热盛。猝然昏倒,口开不闭为虚,牙关紧闭为实。

(六) 望咽喉

应注意其颜色及形态的异常改变。咽喉红肿而痛,多属肺胃积热;红肿溃烂,有黄白腐点,为肺胃热毒壅盛,若色鲜娇嫩,疼痛不甚,多为阴虚火旺;如有灰白色假膜,擦之不去,重擦出血,且随即复生者,是为白喉,属肺热阴伤之症。

五、望舌

望舌,又称舌诊,是望诊的重要组成部分,也是中医诊断疾病的重要依据之一。

(一) 舌的生理

由于舌通过经络直接或间接地联系于许多脏腑,如手少阴心经之别连舌本,足太阴脾经连舌本、散舌下,足少阴肾经挟舌本等。所以,脏腑的精气可上营于舌,脏腑的病变亦可以从舌象变化反映出来,因而望舌可以诊查内脏病理变化。

望舌,主要是观察舌质和舌苔两个方面。舌质,又称舌体,是舌的肌肉脉络组织。舌苔是舌体上附着的一层苔状物,由胃气所生。正常舌象,是舌体柔软,活动自如,不肥不瘦,淡红润泽,舌面铺有薄薄的、颗粒均匀、干湿适中的白苔。

舌部划分为舌尖、舌中、舌根和舌边四个部分,舌尖常反映心肺的病变,舌边常反映肝胆的病变,舌中常反映脾胃的病变,舌根常反映肾的病变。这种以舌的分部来诊察脏腑病变的方法,在临床上具有一定的价值(图9-1)。

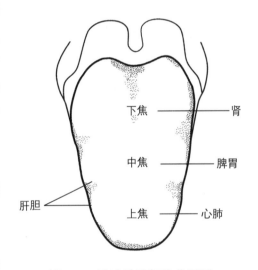

图 9-1 舌诊脏腑部位分属图

(二) 舌诊的内容

1. 望舌质　主要观察其颜色、形态的异常。

(1) 望舌色

淡白舌:舌色较正常的浅淡,主虚证、寒证。多为阳气虚弱或气血不足之证。

红舌:舌色较正常深,呈鲜红色,主热证。可见于里实热证,又可见于阴虚内热证。

绛舌:舌色呈深红,主热盛。见于外感热病的,是为邪热入于营分、血分;见于内伤杂病之中,多为阴虚火旺。

青紫舌:舌质青紫,主瘀血为病,但有寒热之分。青紫色深,干枯少泽,多属于热;淡紫湿润,多属于寒。舌有紫色斑点,亦属血瘀。

(2) 望舌形

胖大舌:舌体较正常胖大,须区分胖嫩与肿胀。舌体胖嫩色淡,齿痕明显者,多属脾肾阳虚,由于津液不行,水饮痰湿阻滞所致;舌体肿胀满口,舌色深红者,多是心脾热盛;舌体肿胀,色青紫而黯者,多见于中毒。

瘦薄舌:舌体较正常瘦小而薄,瘦薄而色淡者,多是气血两虚;瘦薄而色绛且干者,多是阴虚火旺,致津液耗伤而成。

裂纹舌:舌体上有不规则的裂纹或裂沟,舌质红绛而有裂纹者,多属热盛津伤;舌质淡白而有裂纹者,常是血虚证的表现。正常人亦可见裂纹舌,但其裂纹不深,且经久不变,不作病舌论。

芒刺舌:舌面颗粒增大,高起如刺,摸之棘手,称芒刺舌。色红而芒刺高起者,多是热邪内结的现象,热邪越重,芒刺越大越多。

歪斜舌:舌体偏歪在一侧,多见于中风或中风先兆。

强硬舌:指舌体不柔,伸缩不便或不能转动。见于外感热病的,多属热入心包,痰浊内阻或邪热炽盛,耗伤津液;见于内伤杂病中者,多为中风或中风先兆。

痿软舌:舌体软弱,伸卷无力,多属气血虚极或阴液亏损,舌体筋脉失养所致。舌淡而痿,多见气血亏虚;舌绛而痿,是阴亡已极。

2. 望舌苔

(1) 望苔质

厚薄:舌苔的厚薄,一般以能"见底"者为薄,不能"见底"者为厚(所谓见底,是透过舌苔能隐约地见到舌质)。观察舌苔的厚薄,可以了解病邪的轻重和病情的进退。一般来说,病邪在表或偏于正虚的病证,舌苔多薄;若湿、痰、食等壅盛于里,或病邪传里,则舌苔多厚。舌苔由薄增厚,反映病邪由表入里,病情由轻转重,为病进;若舌苔由厚变薄,反映病邪渐消,病情由重转轻,为病退。

润燥:正常舌苔是润泽的,为津液上承的表现。观察舌苔的润燥,可以了解体内津液的情况。舌面干燥,望之粗糙,扪之无津,多是热盛津伤或阴液亏耗津不上承所致。苔面有过多的水分,甚则伸舌下滴,称为"滑苔"。是由于水湿上泛所致,多见于水饮,寒湿内停之证。

腻腐:观察苔的腐腻,可知肠胃之湿浊。舌面上覆盖一层浊而滑腻的黏性物,颗粒细小致密,刮之难去,谓之腻苔。多见于湿浊痰饮,食积内停等证。若黏性物颗粒大,疏松而厚,如豆渣堆积舌面,刮之易去,称为"腐苔"。多由阳热有余、蒸腾胃中浊腐之气上升而成。亦常见于痰浊食积等证。

剥落:舌苔部分剥落,剥脱处光滑无苔,称为"花剥苔",是胃气阴两伤之候;若舌上无苔,光洁如镜,即为"镜面舌",是胃阴枯竭,胃气大伤的表现。

(2) 望苔色

白苔:生理情况下多是薄白苔,病理情况下的白苔多主表证、寒证。见于表寒证的,苔多薄白;见于里寒证的,苔多白厚。

黄苔:主里证、热证。一般来说,黄苔颜色越深,反映热邪越重。淡黄为微热,深黄为热重,焦黄是热结。

灰苔:主里证,可见于里热证,亦可见于寒湿证。苔灰黄干燥,多属热炽津伤;苔灰白而润,则多为寒湿内蕴或痰饮内停。灰苔常可发展为黑苔,故灰黑苔常同时并见。

黑苔:主里证,主热极又主寒盛。多由黄苔或灰苔发展而来,常见于疾病的严重阶段。若苔黄黑而干,甚则生芒刺,多为热极津伤;若苔淡黑而滑,则多属阳虚寒盛。

(三) 舌诊的注意事项

1. 疾病是一个复杂的发展过程,舌质与舌苔的变化是内在复杂病变在舌上的反映。舌质的变化主要反映脏腑的虚实,精气的盛衰;舌苔的变化主要反映病邪的浅深,病证的性质。所以,在分别掌握舌质、舌苔的基本变化及其主病的同时,必须将舌质和舌苔的变化结合起来分析。在一般情况下,舌质与舌苔的变化是统一的,其主病往往是两者的综合。例如内有实热则多见舌红苔黄而干,病属虚寒则多见舌淡苔白而润。但是,临床也会见到患者的舌质与舌苔变化不一致的情况,更需要进行全面细致的分析,才能为辨证提供可靠的依据。

2. 望舌宜在自然光线下进行,并尽可能使光线直射患者舌上,要求患者自然地将舌伸出口外。

3. 食用某些食物和药物可使舌苔染上颜色,饮食或刮舌可改变舌苔的厚薄和润燥。临床上应注意排除由于这类原因而引起的假象。

六、望小儿指纹

指纹是指浮露于小儿食指内侧面的脉络,因其也是手太阴肺经的一个分支,故望小儿指纹与诊成人寸口脉具有相似的原理和临床意义。由于小儿寸口脉短小,三部九候不易分辨,而指纹却比较清晰,同时小儿切脉不易合作,望指纹较方便,故对幼儿以望指纹法代替切脉。

望指纹适用于三岁以下的婴幼儿,年龄较大则指纹不显。

(一) 望指纹的方法

小儿指纹分为风、气、命三关,即食指第一节部位为风关,第二节部位为气关,第三节部位为命关。望指纹时,抱小儿向光,医生用左手握小儿食指内侧,以右手大拇指用力适中地由命关向气关、风关直推数次,因指纹愈推愈明显,便于观察。

（二）望指纹的内容

望指纹主要观察颜色、形态的变化，而指纹形态包括指纹的粗细、长短、深浅等。

1. 正常指纹

颜色：淡红兼微黄。

形态：粗细适中，隐现于风关之内。

2. 病理性指纹

（1）颜色：色鲜红为外感表证，色紫红为内热，色黄为脾虚，见青色主惊风、主痛，色青紫多为血脉闭阻、病危的表现。

（2）形态：纹细色淡属正虚，纹粗色深属邪实。指纹见于风关病轻浅，至气关病较重，到命关病更重，透关射甲为病危。浮现明显为病在表，沉隐不显为病在里。

｜第二节｜闻诊

闻诊，包括听声音和嗅气味两个方面。

一、听声音

（一）语言

语声强弱：一般来说，语声响亮，多属实证；语声低微，多属虚证。语声嘶哑，甚则不能发音，称为"失音"，有虚实之分。见于外感病，发病急，多属实证；若见于内伤，表现为慢性或反复发作，多属虚证。

语言错乱：神志昏迷，胡言乱语，声高有力的，谓之"谵语"，多属热扰心神实证；精神萎靡，语音重复，声音低弱的，称为"郑声"，多是心气大伤，神无所依的心虚证。

（二）呼吸

呼吸微弱，多因气虚而致；呼吸有力，声高气粗，多是热邪内盛之故，属实证。

喘声低微息短，气不得续的多因肺肾气虚所致，属虚喘；喘息气粗，声高息涌，以呼出为快的，多因肺有实邪，气机不利所致，属实喘。

（三）咳嗽

咳嗽是肺失宣肃，气逆不降的反映。咳声重浊，多属实证；咳声低微，多属虚证。干咳无痰或只有少量稠痰,多属燥邪伤肺或阴虚肺燥。

二、嗅气味

总的来说,患者的各种分泌物与排泄物有恶臭者多属实热证;略带腥气或气味不重者多属虚寒证;有酸腐味者多属食积。临床上嗅气味既要分辨气味不同,以辨别病证的性质,还要审察气味之来源,以辨别病证的病位。

|第三节| 问诊

问诊是通过询问患者或其陪诊者,以了解病情的一种诊察方法。

问诊应围绕主诉(主要病痛),按辨证要求有系统有目的地逐步深入询问。

问诊的内容比较广泛,兹就问现病史中的主要内容,简介如下:

一、问寒热

寒热,即恶寒和发热。问寒热,除了要问患者有无恶寒、发热的症状外,还必须问清寒热的轻重,时间及其兼证等,从而为深入分析判断寒热的证型提供必要的依据。

1. 恶寒发热　疾病初起恶寒与发热同时并见,多属外感表证,为外邪犯表,邪正交争的反映。外感风寒表证,多具有恶寒重发热轻的特征,患者多兼有无汗,头身痛,脉浮紧等症;外感风热表证多具有恶寒轻发热重的特征,患者多兼有口渴,有汗,脉浮数等症。

2. 寒热往来　患者恶寒与发热反复交替发作,称为寒热往来,是半表半里证的特征。患者多兼有口苦,咽干,胸胁满闷等证。

若先寒战后壮热,发作有定时,多属疟疾。

3. 但热不寒　发热而不恶寒,谓之但热不寒。其中,患者高热不退,不恶寒反恶热,谓之壮热。多属外邪由表转里,里热炽盛的里实热证。患者多兼有大汗,大渴,脉洪大等症。发热如潮有定期,按时而至或按时而热更甚的,谓之潮热。午后和夜晚潮热,兼盗汗,舌红少津等症者多为阴虚潮热;午后潮热,兼便秘,腹满痛等症者多为阳明潮(实)热。

4. 但寒不热　在疾病过程中,患者自觉恶寒而不发热,多属里虚寒证。患者多兼有形寒肢冷,脉沉迟无力等症。

二、问汗

问汗,首先要问有汗还是无汗,如有汗,就要进一步问清汗出的特征及有关兼症等。

表证无汗,多属外感寒邪;表证有汗,或为外感风邪所引起的中风表虚证,或为外感风热所引起的表热证。临床上当根据不同的兼症加以区别。

入睡汗出,醒则汗止,谓之盗汗。多属阴虚而阳热亢盛之证。患者多兼有潮热,舌红少苔等。

经常汗出不止,活动后更甚的,谓之自汗。多为气虚、阳虚之证。患者多兼有畏冷,神疲乏力等症。

全身汗出量多,谓之大汗。兼见高热,烦渴饮冷,脉洪等症者,是为阳热内盛,迫汗外泄的里实热证。重病患者,大汗淋漓,伴有神疲气弱,肢冷脉沉细,是为阳气将绝之危象。

三、问饮食口味

问饮食口味包括食欲、食量、口渴和口味等方面。

食少见于久病形瘦,便溏,倦怠,舌淡苔薄白的患者,多属脾胃虚弱;若食少兼有胸闷腹胀,苔厚腻的患者,则为脾胃气滞,多因食积湿邪内蕴所致。

患者食多易饥,反见形体消瘦,谓之消谷善饥,多是胃火炽盛所致。

患者感觉饥饿,但不欲食或进食量少,谓之饥不欲食,多因胃阴受伤,虚热内扰所致。

在病变过程中,口不渴,说明津液未伤,多见于寒证,或是没有明显的热邪;若口渴,则多提示津液损伤,或因痰湿内阻,津不上承所致。应根据口渴的特点,饮水多少,及有关兼症加以分析辨别。

临床上,口苦者多见于肝胆火盛;口甜而黏腻不爽,多属脾胃湿热;口中泛酸,多是肝胃蕴热;口淡乏味,多为脾虚失运。

四、问二便

由于医生在诊病时往往难于直接观察到患者大小便的变化,所以多通过问诊进行了解。

大便秘结,干燥难解,多属热结或津亏;大便溏薄,多属脾虚或脾湿;水粪杂下,完谷不化,多为脾肾阳虚;下痢脓血,里急后重,多是肠腑湿热,气滞肠道。

小便色黄多属热证,小便清长是病无热邪或为寒证,小便浑浊多属湿热下注或浊精下泄,小便红赤多是热伤血络。量多色清者多是肾气不固,膀胱失约;量少色黄而急迫,或伴尿道疼痛者多是湿热下注膀胱;若小便点滴而出,甚则点滴不通,谓之癃闭,既可见于肾气衰竭,气化失司的虚证,又可见于因湿热下注、瘀血、结石而致膀胱气化滞涩不通的实证。

五、问痛

疼痛,是临床最常见的自觉症状之一。问痛,除应全面了解病史及其兼症外,必须详问疼痛的性质和部位。分辨疼痛的性质特点。对于分析产生疼痛的病因病理有一定意义。分辨疼痛的部位,对于了解病变所在的脏腑经络有一定作用。

1. 疼痛的性质

胀痛:痛而且胀,胀重痛轻,是气滞疼痛的特点,常伴有疼痛攻窜不定,以胸、脘、胁、腹部为多见。但头部胀痛则多属火热上扰所致。

刺痛:痛如针刺,是瘀血疼痛的特点之一,常伴有痛处固定的特点。多见于胸、脘、胁、少腹部。

重痛:痛而兼沉重、重着,是湿邪困遏气血为病的特征。为湿性重浊的原因而致。多见于头部、四肢及腰部。

绞痛:痛如绞割,多是有形实邪突然闭阻气机的表现。

掣痛:短时间而间歇的抽掣牵引跳痛,称为掣痛。多与肝病有关,是为肝风致痛的特征。

灼痛:痛有灼热感而喜凉者,谓之灼痛。常见于两胁和脘部。多因火热之邪窜络或阴虚阳热亢盛所致。

冷痛:痛有冷感而喜暖者,谓之冷痛。常见于头、腰、脘、腹部。多因寒邪阻络或为阳气不足,脏腑、经络不得温养而致。

隐痛:疼痛并不剧烈,可以忍耐,却绵绵不休,持续时间较长。多是虚寒致痛的特征。

空痛:痛而有空虚感觉的,谓之空痛。多由精血亏虚,经脉不充,运行不畅所致。

2. 疼痛的部位

头痛:头为诸阳之会,脑为髓之海,凡五脏六腑之气血,皆上注于头。故凡六淫之邪外袭上犯巅顶,邪气稽留阻抑清阳,或内伤诸疾,导致气血逆乱瘀阻经络,脑失所养均可发生头痛。脏腑的精气血亏损不能上荣于头,导致髓海空虚,引起头痛属虚证;邪扰清阳引起的头痛多为实证。

胸痛:胸为心肺所居,其疼痛多反映心肺的病变。

胁痛:胁为肝胆经脉分布的部位、肝胆经脉受阻或经脉失养,均可导致胁痛。

脘痛:脘,指上腹部,是胃所在部位,分上脘、中脘、下脘,统称胃脘。寒邪犯胃,食滞胃脘,肝气犯胃均可导致脘痛。

腹痛:腹部分上腹、小腹和少腹。脐以上为上腹,属脾;脐以下为小腹,属肾、膀胱、大小肠及胞宫;小腹两侧称少腹,为肝经经脉所过。就其疼痛的不同部位,可以察知其所属的不同脏腑经络。腹痛,因寒凝、热结、气滞、血瘀、食滞、虫积等而致者,多为实证;至于气虚、血虚、虚寒等,概属虚证。

腰痛:腰为肾之府。腰痛除局部经脉阻滞外,多由肾虚不能充养而引起。

四肢痛:四肢疼痛,或在关节,或在肌肉,或在经络,多由外邪侵袭,气血运行不畅所致。

此外,问痛还应询问疼痛的持续时间,喜按还是拒按。一般来说,新病疼痛持续不解或痛而拒按多属实证;久病疼痛,时有缓止,或痛而喜按,多见于虚证。

六、问睡眠

经常不易入睡,或睡后易醒再难入睡,或睡眠欠酣,常易惊醒,均属失眠。失眠兼见头昏心悸者,多属心脾两虚,血不养心;心烦失眠,梦多者多属心火炽盛;胃中嘈杂或饱食后不能入睡者,为胃气失和,心神不安。

时时欲睡,不能自禁者,称为嗜睡。头目昏沉,而嗜睡者,为痰湿内盛;精神疲乏,朦胧迷糊似睡非睡者,为心肾阳虚。

七、问经带

对女性患者,除上述问诊内容外,根据辨证需要,还应问及月经和带下的情况。对已婚妇女,还需问妊娠和产育情况。这里仅就月经、带下问诊作简要叙述。

1. 月经 应注意询问月经的周期,经行的天数,经量,经色,经质及其兼症。必要时应询问末次月经的日期,或停经年龄。

一般来说,月经先期量多,色深红,质稠者,多属血热内炽;量多,色淡,质稀者,多属气不摄血。月经后期,量少,色紫黯或有块者,多属寒凝血瘀;量少色淡,质稀者,多属血虚化源不足。月经先后无定期,多是肝气郁滞冲任失调的征象。

月经前或行经期乳房、小腹胀痛拒按，多属气滞血瘀；经期小腹冷痛，多属寒凝血瘀；月经期或经后小腹隐痛喜按，多是气血亏虚。

2. 带下　应注意询问带下的色、量、质和气味等。带下色白，量多而清稀的，多属虚证寒证；色黄或赤，黏稠臭秽的，多为实证热证。

|第四节|切诊

切诊，是医生用手在患者体表的一定部位进行触、摸、按、压，以了解疾病的一种诊断方法。一般分脉诊和触诊两个部分。

一、脉诊

脉诊的部位，现在用的是诊寸口，即切按患者腕部桡动脉搏动处。寸口分寸、关、尺三部（图9-2）。掌后高骨（桡骨茎突）为关部，关之前（腕端）为寸部，关之后（肘端）为尺部。

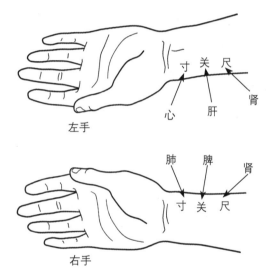

图9-2　诊脉寸关尺部位图

关于三部脉分候脏腑的问题，历代论说颇多，但基本精神是一致的。现临床常用的分候方法是：左手寸部候心，关部候肝，尺部候肾；右手寸部候肺，关部候脾胃，尺部候肾。

诊脉时，应让患者取坐位或仰卧位，手臂与心脏近于同一水平位，直腕仰掌，以使气血流通。医生从患者外侧先用中指定关部，再用食指按寸部，无名指按尺部。三指应呈"弓"形，指头平齐，以指腹触按脉体。布指疏密与患者的身长相适应，身高臂长者，布指宜疏；身矮臂短者，布指宜密。对小儿可用"一指定三关法"，不细分三部。

诊脉时常运用三种不同的指力，即轻按（浮取），不轻不重的按（中取），重按（沉取），以体察脉象。一般先三指同时用同样的指力切脉，然后根据病情需要分候寸、关、尺三部。

诊脉主要体察脉搏的浅深部位（浮沉），次数快慢（迟数），气势强弱（有力、无力），形态特点（如粗细、软硬）和节律的变化，以辨别病证的表里寒热虚实。

正常脉象是:从容和缓,一息四至,均匀有力。但因年龄、性别、体质、精神状态和气候变化等不同,脉象也会有所差异,应注意与病脉鉴别。下面介绍十七种常见病脉。

1. 浮脉

脉象:轻按即得。

主病:多主表证,见于外感初期。外邪袭表,卫气与之相争,脉气鼓动于外,故见浮脉。内伤久病亦有见浮脉的,多是浮大无力,为阳气外浮之象,是病情严重的表现。

2. 沉脉

脉象:重按始得。

主病:主里证。有力为里实,病邪在里,气血内困,则脉象沉而有力;无力为里虚,脏腑虚弱,气血不足,脉气难以鼓动,则脉沉而无力。

3. 迟脉

脉象:脉来迟慢,一息不足四至(每分钟脉搏 60 次以下)。

主病:寒证。寒则气收,凝滞脉道,气血运行缓慢,故脉来迟缓。迟而有力为阴寒积冷,实于里;迟而无力则为阳气不足,虚于内。

4. 数脉

脉象:一息脉来五至以上(每分钟脉搏在 90 次以上)。

主病:热证。邪热鼓动,血行加速,故见脉数。实热内盛,正气不衰,邪正相争,则数而有力;久病阴虚,虚热内生,则数而无力,但虚阳外浮,亦有见数脉者,其脉必数大无力,按之豁然而空。

5. 虚脉

脉象:三部脉轻按重按都无力,是无力脉的总称。

主病:虚证。多为气血两虚,气血不足,鼓动无力,故脉虚。

6. 实脉

脉象:三部脉轻按重按都有力,是有力脉的总称。

主病:实证。邪气实而正气不虚,邪正相搏,气血壅盛,故搏动有力。

7. 洪脉

脉象:脉体阔大有力,如波涛汹涌,来盛去衰。若无汹涌之势,即称大脉。

主病:热盛。常与数脉并见。内热充斥,脉道扩大,气盛血涌故见洪脉。

8. 细脉

脉象:脉细如线,但应指起落明显。

主病:诸虚劳损,气血不足。临床上常见于久病体弱,阴虚、血虚等证。阴虚血弱不能充盛于脉道,气不足又无力鼓动血液运行,故脉体细小。

9. 滑脉

脉象:往来流利,应指圆滑如流珠。

主病:痰饮、食滞、实热。实邪壅盛于里,气实血涌,故往来流利,应指圆滑。妇人妊娠亦常见滑脉,是血气充盛而和调的表现。

10. 涩脉

脉象:往来艰涩。

主病:气滞、血瘀、精伤、血少。气滞、血瘀,脉道受阻,血流艰涩不畅,脉多涩而有力;精伤、血少,脉道不充,血流不畅,故脉气往来艰涩而无力。

11. 弦脉

脉象:端直以长,如按琴弦。

主病:肝胆病、痛证、痰饮等。肝胆病致肝气不柔,脉道劲急,故见弦脉;痛证则经脉紧张,亦见弦脉;痰饮内停,气机转输不利,故见弦象。

12. 紧脉

脉象:脉来绷急,应指紧张有力,状如牵绳转索。

主病:寒、痛、宿食。寒主收引,受寒则脉道收缩而拘急,故见紧脉;痛证多因寒邪所致,故亦常见紧脉。

13. 濡脉

脉象:浮细而应指无力。

主病:多主湿病。湿邪黏滞,壅遏脉道,气血被困,故浮细而软。

14. 弱脉

脉象:沉细而应指无力。

主病:气血两虚诸证。血虚脉道不充,气虚脉搏无力,故脉来沉细软弱。

15. 促脉

脉象:脉来急数而有不规则的间歇。

主病:主阳热亢盛,气滞血瘀或痰食停积等病证。阳盛热实,阴不济阳,故脉来急数而时有歇止。凡气、血、痰、食、肿、痛等诸实热证,均可见此脉,但促而有力;若促而无力,多见是虚脱之象,临证应加以注意。

16. 结脉

脉象:脉来缓慢而有不规则的间歇。

主病:主阴盛气结,寒痰瘀血等病证。寒痰瘀血等使脉气阻滞,阴盛而阳不达,故脉来缓慢而时有歇止。

17. 代脉

脉象:脉来缓弱而有规则的歇止。

主病:主脏气衰微,亦主风证,痛证,七情惊恐,跌打损伤。脏气衰微,气血亏损,以致脉气不相接续,故脉来缓弱而止有定数,且间歇时间较长,风证、痛证、七情惊恐、跌打损伤诸病见代脉者,多因病致心气失和,脉气不相顺接所致。

疾病的过程是复杂的,上述诸病脉在临床上往往不是单独存在而是两种或两种以上的脉同时出现。这种数种脉象同见的脉,称为相兼脉。相兼脉的主病,一般说来,是各单一脉主病的综合。例如浮紧脉:浮脉主表证,紧主寒证,浮紧脉即主表寒证等。浮数脉:浮脉主表证,数主热证,浮数脉即主表热证等。

二、按诊

按诊,是对患者的脘腹、手足及各部腧穴等处施行触摸按压以了解疾病的一种诊断方法。略述如下:

1. 按脘部　脘部,即上腹部,又称"心下"。心下按之硬而痛的多是实证;心下满,按之濡软而不痛的多是虚证。

2. 按腹部　腹痛喜按为虚,拒按为实。腹胀满按之不硬,叩之如鼓,小便自利的属气胀;按之如囊裹水,小便不利的是水臌。腹内有肿块,按之坚硬,推之不移且痛有定处的,为癥为积,多属血瘀;肿块时聚时散,或按之无形,痛无定处的,为瘕为聚,多属气滞。

3. 按腧穴　按腧穴的方法,早在《黄帝内经》就有记载,《灵枢·背腧》说:"欲得而验之,按其处,应在中而痛解,乃其俞也",《灵枢·九针十二原》又说:"五脏有疾也,应出十二原,十二原各有所出。明知其原,睹其应,而知五脏之害矣"。近年来,通过大量的临床实践,发现患病后在经络循行的通路上或经气汇聚的穴位处,有明显的压痛或敏感反应,如胃痛可在胃俞(BL21)、足三里穴(ST36)有压痛,肝病在肝俞(BL18)和期门(LR14)穴有压痛,肠痈每于大肠下合穴上巨虚(ST37)处有压痛等,均可作为对内脏疾病的辅助诊断。

第十章

辨证

辨证,就是分析、辨认疾病的证候。是中医认识和诊断疾病的方法。辨证的过程,就是以中医基本理论为指导,对通过四诊所了解到的症状、体征等临床现象进行综合分析,辨明其内在联系,推断其原因、性质以及正邪的盛衰和病情的发展趋势等方面的情况,从而作出诊断的过程。

辨证和论治,是中医诊治疾病过程中相互联系、不可分割的两个部分。辨证是决定治疗的前提和依据,论治则是根据辨证的结果,确定相应的治疗方法,也是对辨证是否正确的检验。临床上只有辨证正确,采取恰当的治疗方法,才能取得预期的效果。

中医的辨证方法很多,有八纲辨证、气血辨证、脏腑辨证、经络辨证等。其中八纲辨证是各种辨证的总纲;气血辨证、脏腑辨证主要是针对内伤杂病的辨证方法;经络辨证主要是针对经络病证的辨证方法。它们虽各有特点,各有侧重,但又是互相联系和互相补充的。了解和掌握这些辨证方法的基本内容和特点,并且通过临床实践加以融会贯通,是十分必要的。

第一节 | 八纲辨证

八纲,指阴、阳、表、里、寒、热、虚、实八类基本证候。八纲辨证是对通过四诊所搜集到的各种病象进行综合分析,从而判断疾病的大体部位、寒热性质以及邪正盛衰等方面的情况,并将它分属于八纲的辨证方法。

八纲是辨证的纲领,是各种证候的总的概括,在诊断疾病过程中,具有执简驭繁、提纲挈领的作用。

八纲辨证,虽然是根据四诊所搜集到的病情归纳为八个基本证候,但并不是把各种证候划分为互不相干的八个部分,它们是互相联系而不可分割的。临床运用时,必须注意这种联系,才能正确而全面地认识疾病。

一、表里

表里,是用以概括和辨别病变部位和病势趋向的两个纲领。

人体的皮毛、肌腠、经络浅表部属表,五脏六腑属里。

(一) 表证

表证,是指外感六淫邪气侵犯体表所致的病变和证候。多见于外感病初起阶段。临床表现以恶寒(恶风),发热,苔薄,脉浮等为主,常兼见头身疼痛,鼻塞,咳嗽等症状。多具有起病急,病程短的特点。由于感受邪气的不同与患者体质的差异,临床表现有寒、热、虚、实之别。详见表 10-1。

表 10-1 表证的寒热虚实鉴别表

类别	共同症状	主要鉴别
表寒	恶寒,发热,头痛,身痛,苔薄,脉浮	恶寒重、发热轻,无汗,口不渴,苔薄白而润,脉浮紧
表热		恶寒轻、发热重,无汗或有汗,口干,苔薄黄,脉浮数
表虚		有汗
表实		无汗

(二) 里证

里证,是指外邪入里,波及脏腑,或脏腑功能紊乱所产生的病变和证候。

里证包括的范围很广,就其发病的一般规律来说,归纳起来大致有以下三种情况:表邪不解,内传入里,侵犯脏腑而成;外邪直接侵犯脏腑而发病;情志内伤,饮食劳倦等因素,直接影响脏腑,使脏腑功能失调而出现的病证。

关于里证的具体内容,详见虚实辨证及脏腑辨证等有关章节。

(三) 表证与里证的鉴别

辨别外感热病的表证和里证,审察病证发热是否伴有恶寒以及舌苔、脉象等变化具有重要意义。一般说来,发热恶寒者属表证,发热不恶寒,或但寒不热者属里证。表证舌苔常见薄白,或仅见舌边红赤,若舌苔见其他异常表现者多有里证存在。脉浮者为病在表,脉沉者为病在里。

(四) 表证与里证的关系

疾病发展过程中,在一定条件下,表邪不解,内传入里,出现里证,即为由表入里;某些里证,病邪从里透达于肌表,则为由里出表。这种转变的发生,主要取决于邪正双方斗争的情况。表邪入里,多因机体抗邪能力降低,或邪气过盛,或护理不当,或误治、失治等因素所致。里邪出表,多为治疗、护理得当,机体抗邪能力增强而成。一般地说,表邪入里表示病势加重,里邪出表反映邪有去路,病势减轻。

在疾病发展过程中,表证和里证同时出现,称"表里同病"。这种情况的出现,除初病既见表证又见里证外,多因表证未罢,病邪内传于里;或本有内伤,又加外感;或外感引发宿疾等而致。由于表证与里证往往与寒热虚实相关,所以表里同病有多种证候。临床常见的有表寒里热、表虚里实、表实里虚等。

(五) 半表半里证

在疾病发展过程中出现的外邪既不能完全入里,正气又不能驱邪完全出表而介于表里之间的病变,称为"半表半里证"。主要临床表现有寒热往来,胸胁苦满,心烦喜呕,不欲饮食,口苦,咽干,目眩,脉弦等(参阅六经辨证中的少阳证)。

二、寒热

寒热,是辨别病证性质的两个纲领。《素问·阴阳应象大论》说:"阳胜则热,阴胜则寒。"寒证、热证是阴阳偏盛偏衰的具体表现之一。辨别病证的属寒属热,对于指导治疗有重要意义。

(一) 寒证、热证

寒证是感受寒邪或体内阳虚所产生的病变和证候。热证是感受热邪或体内阴虚所产生的病变和证候。

由于寒证与热证的性质根本相反,因此,它们所表现的征象完全不同。寒证常见恶寒喜暖,口淡不渴,面色苍白,肢冷蜷卧,大便稀溏,小便清长,舌淡苔白而润,脉迟或紧等症状。热证多见发热喜凉,口渴饮冷,面红目赤,烦躁不宁,大便燥结,小便短赤,舌红苔黄而干,脉数等症状。但临床上辨别寒证与热证,不能孤立地根据某一症状作判断,应对疾病的表现综合观察,才能得出正确的结论。尤其是寒热、口渴与否、面色、四肢、二便、舌苔和脉象等方面更为重要。现以里证范畴的实寒证,实热证的举例,列表说明(表10-2)。

表 10-2　寒证、热证鉴别表

类型	主要症状	舌象	脉象
寒证	面色苍白,恶寒不渴或热饮不多,大便溏薄,小便清长	舌淡苔白润	迟
热证	面色红赤,发热,口渴喜冷饮,大便秘结,小便短赤	舌红苔黄干	数

(二) 寒证与热证的关系

寒证与热证虽有阴阳盛衰的本质区别,但它们又是互相联系的,既可以同时存在,表现为寒热错杂的证候;又可以在一定条件下相互转化,出现寒证化热,热证转寒的情况;疾病发展到危重阶段,还会出现真热假寒或真寒假热的证候。

1. 寒热错杂　患者在同一时间内,上部表现为热,下部表现为寒的证候,称为上热下寒证,是常见的寒热错杂证之一。临床既见胸中烦热、频欲呕吐的上热证,又见腹痛喜暖、大便溏薄的下寒证。此类病证,常由病因上的寒热错杂,病理上各脏腑的阴阳之气不能协调,使阳盛于上,阴盛于下所致。

此外,表寒里热、表热里寒也是表里同病中常见的寒热错杂证。

2. 寒热转化 初为寒证,后出现热证,且寒证表现渐渐消失,就是寒证化热。如感受寒邪,开始发热恶寒,身痛,无汗,苔白,脉浮紧,属于表寒证。寒邪入里化热、恶寒等症状消失,而发热不退,心烦,口渴,苔黄等热证表现相继出现,这就表示其证候由表寒而转化为里热。

若先为热证,后出现寒证,且热证表现渐渐消失,即为热证转寒。如高热、汗多、口渴、心烦,脉洪数的患者,突然出现四肢厥冷、面色苍白、脉象沉迟,这就是由热证转化为寒证的表现。

寒证与热证的相互转化是有条件的,关键在于邪正双方的力量对比。一般地说,由寒化热,是人体正气充实、阳气亢盛,邪气才能从阳化热;人体素质阳虚,或疾病过程中阳气大量耗伤,邪正斗争中正不胜邪,热证则转化为寒证。

3. 寒热真假 真热假寒,即内有真热而外见假寒的证候。其临床表现可见手足逆冷、脉沉,但虽肢冷而胸腹灼热,且不恶寒,反恶热,脉沉而按之有力,更见烦渴喜冷饮、咽干、口臭、小便短赤、大便燥结,舌色深红,苔黄而干等症。这是由于内热过盛、阳气被郁不能外达所致。

真寒假热,即内有真寒外见假热的证候。临床表现可见身热、面红、口渴,脉浮。但身热反欲盖衣被,口渴喜热饮。脉浮而按之无力,并可见尿清、便溏,舌淡、苔白等一派寒象。这是由于阴寒内盛,逼阳于外所致。

从上可知,所谓寒热真假,就是疾病的现象与本质不一致。临床上必须仔细诊察,认真分析,才能透过表面假象,找出真寒或真热的本质。辨别寒热假象,一般应着重注意于:脉象的有力或无力,舌质的淡与红,舌苔的润与燥,口渴与不渴,喜冷饮与热饮,胸腹是否温暖,小便的清与黄,不欲盖衣被等。

三、虚实

虚实,是用以概括和辨别正气强弱和邪气盛衰的两个纲领。《素问·通评虚实论》说:"邪气盛则实,精气夺则虚。"辨别病证的属虚属实,是治疗时确定扶正或祛邪的依据。

(一) 虚证、实证

虚是指正气不足,虚证是指正气虚弱所表现的病变和证候;实是指邪气过盛,实证指邪气过盛而正气未衰所表现的病变和证候。

1. 虚证 因为人体正气不足有阴、阳、气、血虚损的区别,所以有阴虚、阳虚、气虚、血虚等多种证候的不同,因此临床表现各异。气虚证、血虚证的内容详见气血辨证,阴虚证、阳虚证的主要临床表现见表10-3。

表 10-3　阴虚证、阳虚证鉴别表

类型	主要临床表现	舌象	脉象
阴虚	午后潮热,两颧发赤,手足心热,盗汗,咽干,口燥,尿黄,便干	舌红少苔	细数
阳虚	形寒肢冷,神疲乏力,自汗,口不渴,尿清长,大便溏泄	舌淡苔白	弱

2. 阳虚证与阴虚证　是机体阴阳亏虚而产生的病变和证候的概括。由于阴阳在病理方面相互消长的关系,阳虚则相对的导致阴盛,阴虚则相对的导致阳盛,所以它们除了表现虚的证候外,阳虚还表现有寒象,但与阴阳偏盛所产生的寒证与热证有本质的区别。

3. 实证　由于实邪的性质及所在部位的不同,其临床表现亦极不一致。

辨别虚证、实证,主要看患者形体的盛衰,精神的好坏,声音气息的强弱,痛处的喜按与拒按,以及舌苔、脉象等方面。虚证多反映出不足征象;实证多反映出有余征象。见表 10-4。

表 10-4　虚证、实证举例鉴别表

类型	临床表现	舌象	脉象
虚证	形体消瘦,精神萎靡,体倦乏力,气弱懒言,面色少华,心悸气短,失眠健忘,自汗盗汗,遗精遗尿,疼痛喜按	舌干无苔或少苔	虚
实证	形体壮实,精神亢奋,声高气粗,胸腹胀满,疼痛拒按,大便秘结或里急后重,小便不利	舌苔厚腻	实

(二) 虚证与实证的关系

虚证与实证,虽有正气不足和邪气过盛的本质区别,但邪正虚实之间,又是相互联系、相互影响的。其临床表现略述如下:

1. 虚实夹杂　患者在同一时期出现正虚与邪实两方面病变,即为虚实夹杂证。

虚实夹杂的证候,有以正虚为主的,有以邪实为主的,也有虚实并重的。临床必须辨别主次轻重,标本缓急,确定适宜的治法。

2. 虚实转化　病本为实证,因失治、误治等原因,虽邪气渐去,而正气已伤,逐渐转为虚证。如高热、口渴、汗出、脉浮数之实热证,日久不愈,导致津气耗损,可转变为形体消瘦,面色少华,虚羸,舌上少苔或无苔,脉细无力的虚证。

病本为虚证,由于正气不足,不能布化,以致产生实邪,而出现种种实证的表现,是为因虚致实,或者叫做虚中夹实,或称为本虚标实。如脾肺气虚,因运化失职,宣降失常,以致出现痰饮或水湿等实邪。

3. **虚实真假**　虚与实有时也会出现真假疑似的症状,辨证时尤当仔细。真实假虚,即病本实证,而出现一些类似虚证的症状。如燥热积滞结聚肠胃,阻滞气机,致使气血不能畅达,因而出现神情默默,身寒肢冷,脉象沉迟等症。但仔细观察患者,语声高亢,气粗,脉虽沉迟而按之有力,还可见腹部胀满,大便不通,舌红苔焦黄等证,说明燥热积滞是病变的本质,而其类似虚证的症状却是假象。

真虚假实,即病本虚证,而出现一些类似实证的现象。如脾胃气虚,运化无力,因而出现腹部胀满而痛、脉弦等症。但腹部胀满,有时减轻,不似实证之常满不减,腹痛却不拒按,或按之痛减,脉虽弦,但重按却无力。由此可知中虚不运是病变的本质,腹胀满痛是类似实证的假象。

辨别虚实真假的要点,在于脉、舌和症状的仔细审察。如脉搏的有力无力,舌质的老或嫩,痛处的喜按或拒按等,并注意发病原因及治疗经过。

四、阴阳

阴阳是概括病证类别的一对纲领,又是八纲辨证的总纲,它概括其他三对纲领,即表、热、实属阳;里、寒、虚属阴。同时,阴阳也具体地概括了体内脏腑组织的某些病理变化,如亡阴证、亡阳证,以及虚证中阐述的阴虚证、阳虚证。

(一)阴证、阳证

阴证是指体内阳气虚衰、寒邪凝滞的病变和征象;阳证是指体内阳气偏亢,热邪壅盛的病变和征象。即虚、寒证属于阴证的范畴,实、热证属于阳证的范畴。一般来说,凡是表现为兴奋、躁动、亢进、明亮的征象,归属阳证;凡是表现为抑郁、沉静、衰退、晦暗的征象,归属阴证。

(二)亡阴、亡阳

亡阴是指由于阴液大量消耗而表现出阴液衰竭的病变和证候;亡阳是指由于体内阳气严重损耗而表现阳气虚脱的病变和证候。

亡阴与亡阳证是疾病过程中的危重证候。亡阴、亡阳证可由于阴虚证、阳虚证发展至严重阶段而形成,也可在急性病急剧变化时出现,如剧烈吐泻或大量失血常引起亡阴,大汗出则多引起亡阳。

由于阴阳互根,亡阴则阳气无所依附而散越,而亡阳的阴液亦损,但主次不同,治法有别。

亡阴、亡阳证的临床表现,除了原发疾病的各种危重症状外,还兼有汗出等表现,其鉴别要点如表 10-5。

表 10-5　亡阴证、亡阳证鉴别表

类型	临床表现	舌象	脉象
亡阴	汗出而黏,身热,手足温,呼吸短促,烦躁不安,渴喜冷饮	舌红而干	细数无力
亡阳	汗冷如珠,身凉,手足冷,呼吸气微,精神委顿,口不渴或喜热饮	舌淡而润	脉细欲绝

｜第二节｜气血津液辨证

气血津液辨证,是运用气血津液理论,分析气血津液的病理变化,从而辨认其所反映的不同证候的一种辨证方法。

由于气、血、津液都是脏腑功能活动的物质基础,而其生成与运行又有赖于脏腑的功能活动,所以气、血、津液的病变可以影响到脏腑,脏腑发生病变也会影响到气、血、津液。

一、气的病证

气的病变很多,一般可概括为气虚、气陷、气滞、气逆四种。

(一) 气虚证

气虚证是脏腑功能减退所表现的证候。

【临床表现】　头晕目眩,少气懒言,疲倦乏力,自汗,动则尤甚,舌淡,脉虚。

【病因病机】　常由久病亏损,年老体弱,饮食失调或劳累过度等因素所致。其病机主要由于正气不足,脏腑功能衰退,故出现少气懒言,疲倦乏力。气虚则运血无力,气血不能上荣头目,故头晕目眩,卫气虚弱,不能固密肌表故自汗,"劳则气耗",故活动时诸症加剧。营气虚不能上承于舌,故舌淡,气鼓动血行之力不足,故脉虚。

(二) 气陷证

气陷证是气虚病变的一种,它以气虚的升举无力为其特征,主要发生在中焦,所以又称"中气下陷"。

【临床表现】　头晕目眩,少气乏力,腹部坠胀,脱肛,子宫或胃、肾内脏下垂,舌淡,脉虚。

【病因病机】　其形成原因同气虚证。头晕目眩,少气乏力,舌淡,脉虚,为气虚证的共有症状。升举无力而坠陷于下,故见腹部坠胀,脱肛或子宫或胃、肾下垂等症。

（三）气滞证

气滞证是指人体某一部位或某一脏腑的气机阻滞，运行不畅所表现的证候。

【临床表现】 胀闷，疼痛等症。

【病因病机】 气滞证常由情志不畅，饮食失调，感受外邪，跌仆损伤等因素引起。气的运行障碍以致壅滞郁结，不通则痛，故以胀闷、疼痛为其主要临床表现。其特点是胀甚于痛，胀痛时轻时重，部位常不固定，并常与精神因素有关，且每在嗳气或矢气之后可暂时减轻，由于引起气滞的原因和发生病变的脏腑不同，所以，气滞证候除胀闷、疼痛外，又有各自的不同特点，详细内容见脏腑辨证。

（四）气逆证

气逆证是指气机升降失常，脏腑之气上逆，失其和降所表现的证候。一般多指肺胃之气上逆以及肝气升发太过所致的肝气上逆的病理变化。

【临床表现】 肺气上逆，则咳嗽，喘息。胃气上逆，则嗳气，呃逆，恶心，呕吐。肝气升发太过，可见头痛，眩晕，昏厥，吐血等。

【病因病机】 肺气上逆，多因感受外邪，或痰浊壅滞，使肺气不得宣降，故上逆而出现咳喘。寒饮、痰浊、食积等留于胃腑阻滞气机，或外邪犯胃，使胃气失于和降而上逆，则见嗳气，呃逆，恶心，呕吐等症。郁怒伤肝，升发太过，气火上逆，则见头痛，眩晕，甚则昏厥，吐血。

二、血的病证

血的病证，主要有血虚、血瘀、血热三种。

（一）血虚证

血虚证是因血之不足，不能濡养脏腑经脉所出现的证候。

【临床表现】 面色淡白无华或萎黄，唇色淡白，头昏眼花，心悸失眠，手足发麻，舌淡，脉细。

【病因病机】 血虚的病变，常由脾胃虚弱，生化不足，或失血过多，或为七情过度，阴血暗耗等原因所引起。血虚不能滋养头目，上荣于面，故头昏眼花，面色淡白无华或萎黄，唇色淡白。血不养心，心神不宁，则心悸失眠。经脉失于濡养，则手足发麻。血虚不荣于舌，故舌质淡，不能充盈于脉，故脉细。

（二）血瘀证

凡离开经脉之血，不能及时排出消散而瘀滞于某一处，或血运行受阻，局部有血瘀积，均属于瘀血。由瘀血引起的各种病证称为血瘀证。

【临床表现】 疼痛,肿块,出血,有瘀斑。

【病因病机】 形成血瘀的原因很多,有跌打损伤,各种出血之后,气滞则血流不畅,气虚则运血无力,寒邪或热邪侵入血分等。瘀血阻塞,不通则痛,故疼痛是血瘀最主要的一个症状,疼痛的部位固定,多呈刺痛;瘀血停积于局部,就会形成肿块,且部位固定质较坚硬;瘀血阻塞络脉,使血液不能循经而行,就会引起出血,这种出血常反复发作,血色紫黯或夹有血块;血行瘀滞不通,故皮肤及舌有瘀斑。由于引起血瘀的原因有寒、热、虚、实种种不同,故血瘀证除上述共同症状外,又有兼寒证、热证、气虚证、气滞证、血虚证等。

(三) 血热证

血热证是指血分有热,或热邪侵犯血分而出现的证候。

【临床表现】 心烦,甚或躁狂,口干不喜饮,舌红绛,脉数,或见各种出血证,妇女月经过多等。

【病因病机】 血热证多由外感热邪,或肝郁化火等原因引起。血热炽盛,扰乱心神,故见心烦,甚或躁狂;阴血被耗,故口干;热不在气分,故不喜饮水;热盛血行增速,故舌红绛,脉数;邪热盛于血分,血受热迫,血络易伤,故见衄血、吐血、尿血及妇女月经过多等症。

针灸治疗气血病证,主要在于调理气血。《灵枢·九针十二原》说:"欲以微针通其经脉,调其血气。"《千金翼方》也说:"凡病皆由血气壅滞不得宣通,针以开导之……"临床上根据病情,选用有关的腧穴和不同的针灸方法,调整气血,使之恢复平衡。

【附】 卫气营血辨证

卫气营血辨证,是气血理论的灵活运用,主要用于外感温热病的一种辨证方法。

温热病大多由人体感受温热病毒或疫疠之气,在机体抗病能力不足的情况下发生的。温热病的特点是起病急,易伤阴,变化多。清代叶天士认为温病过程中的病变机制,主要是卫、气、营、血的功能失常,因此,他以卫、气、营、血为基本理论,用以分析病机,辨别证型,识别传变,确定治疗。卫、气、营、血既是对温病证候的概括,又表示病变发展过程中浅深轻重的四个不同阶段。浅的是卫分,其次是气分,再次是营分,最深是血分。卫与气比较轻浅,营与血较深重。

（一）卫分证

卫分证是温热邪气侵犯肌表，卫气功能失常所表现的证候。卫是人体的外卫，包括皮肤肌表，具有调节体温和抗御外邪的功能，它和生理上的卫气及肺的功能有密切关系。病邪的侵犯，就会引起肺卫病变的证候。主要证候为发热，微恶风寒，头痛咳嗽，无汗或少汗，口微渴，咽喉肿痛，舌边尖红，苔薄白，脉浮数。本证多见于温病初期，温邪客表，卫气被郁，故发热微恶风寒；卫气开合失司则无汗或少汗；卫气郁阻，经气不利，则头痛；皮毛与肺相合，卫气被郁则肺气不宣，故咳嗽；喉为肺之门户，温邪袭肺，故咽喉肿痛；口微渴为温邪灼伤津液所致，舌边尖红，苔薄白，脉浮数，为表热之征。治疗以辛凉解表，泄卫透汗，佐宣降肺气。针治取手太阴肺经、手阳明大肠经与督脉、足太阳膀胱经腧穴为主。

（二）气分证

气分证是温热邪气内入脏腑，正盛邪实，正邪剧争，阳热亢盛的里热证。由于邪犯气分所在脏腑、部位的有所不同，因此所反映的证候类型较多，常见的为热壅于肺，热郁胸膈，热结胃腑，热结肠道等。

气分证主要证候为发热不恶寒反恶热，舌红苔黄，脉数。且常伴有心烦，口渴，尿赤等症。热壅于肺，可见咳喘，胸痛，咯吐黄稠痰；热郁胸膈，可见心烦懊恼，坐卧不安；热结胃腑，可见壮热烦渴喜冷饮，大汗，舌苔黄燥，脉滑数或浮大有力；热结肠道，可见潮热，便秘或纯利稀水，腹满硬痛，苔黄燥甚则焦黑起刺，脉沉实有力。气分证的共同特点是热盛，因邪热入于气分，正邪剧争，阳热亢盛，故发热而恶热，尿赤，舌红苔黄，脉数；邪已去表，故不恶寒；热盛津伤故口渴，热扰心神故心烦。热壅于肺，肺失清肃，气机不利，故咳嗽胸痛；肺热炼液成痰，所以痰多黄稠；热扰胸膈气机不畅，故心烦懊恼，坐卧不安；蒸腾于外，故壮热不已，里热蒸腾，逼津外渗，所以大汗出；热盛津伤，则烦渴引饮舌苔黄燥；里热盛，气盛血涌，故脉滑数或浮大有力。热结肠道，燥热与糟粕相连，腑气不通，故腹满硬痛，大便秘结或热结旁流，下利稀水；阳明腑实，燥热内盛，所以日晡潮热，舌苔黄燥甚则焦黑起刺，脉沉实有力。

治疗原则是清泄气热为主，选取督脉、手足阳明经的腧穴。病变脏腑或病变部位所联系的有关经脉的腧穴分别论治，其中胃热亢盛与热结肠道两证与六经辨证中的阳明经证与腑证，治理相同。热壅于肺的取手太阴肺经、手阳明大肠经腧穴为主。热扰胸膈，取手厥阴心包经、手少阴心经和足阳明胃经腧穴为主。

（三）营分证

营分证是温热邪气内陷的深重阶段。营是血中之气，内通于心，故营分证以营阴受损心神被扰的病变为其特点。主要证候为身热夜甚，口干不甚渴饮，心烦不寐，甚或神昏谵语，斑疹隐隐，舌质红绛，脉细数。本证多由气分病不解内传入营，邪热深入，灼伤营阴，故身热夜甚，口干而不甚渴饮；营气通于心，营热扰心，则心烦不寐；邪热内闭心包，故可见谵语；热损血络，则斑疹隐隐；舌质红绛，脉细数均为热入营分之症。治疗以清营泄热。可佐以针治或刺络放血，取手少阴心经与手厥阴心包经、督脉腧穴为主。

（四）血分证

血分证是邪入营分证的进一步发展，是因热盛动血，扰乱心神所致。主要证候为灼热，躁扰，狂乱，谵语，斑疹显露，或见吐血，衄血，便血，尿血，舌质深绛等。心主血藏神，热损营血则身热灼热，舌质深绛；热盛动血，则斑疹显露，则吐血便血尿血；血分有热，扰乱心神，则躁狂谵语。治疗以凉血解毒，针治可佐以泄热醒脑，镇惊安神。取督脉、手足阳明经、手少阴经、手足厥阴经腧穴为主。

三、津液病证

津液，是体内各种正常水液的总称，为人体生命活动不可缺少的物质基础。

津和液在性状、分布和生理功能等方面有所不同。津较清稀，流动性较大，内可充盈血脉，润泽脏腑，外可达于皮毛孔窍，易于耗散也易于补充。液较稠厚，流动性较小，以濡养脏腑，充养骨髓、脑髓、脊髓，滑利关节为主，一般不易损耗，一旦亏损则不易于迅速补充。

津液病变可以概括为津液不足与水液停滞两种。

（一）津液不足

是因津液亏耗，失其濡润作用所出现的证候。

【临床表现】 口干咽燥，唇焦齿枯，皮肤干燥，甚则干瘪无弹性，小便短少，大便秘结，舌干少津，脉多细数。

【病因病机】 津液不足的病变，常因过度耗损，如过汗、失血、呕泻、多尿及燥热之邪灼伤等原因引起;亦可因机体生化障碍,肺脾肾三脏功能失调所致。口唇肌肤津液不足,则见咽干唇焦而口渴。汗孔化源不足,则汗少或无汗,皮肤干燥,毛发枯槁。小肠主液,大肠主津,津液不足,则小便短少,大便秘结。脾胃之津上承于口而为涎,涎少则舌干少津。津血同源,相互转化,津液不足,则血虚不能充盈于脉,故脉细。

(二) 水液停滞

是因津液不能正常输布和排泄,从而导致津液停滞于体内的证候。

【临床表现】 主要表现为痰、饮、水肿等。除因水液停滞、内生水湿见胸闷呕恶,脘腹痞满,头身困重,口腻不渴,腹泻便溏,面黄肤肿等症外,聚湿生痰、痰饮凝聚可见多种痰证或饮证,如痰阻于心、肺、胃、经络、筋骨、头部和咽喉等不同部位有不同症状,饮停聚的部位不同而有痰饮、悬饮、溢饮和支饮等不同名称。水液潴留则可见水肿或腹水等。

【病因病机】 肺失宣发和肃降功能、脾的运化和转输功能减退、肝失疏泄功能、三焦水道不利等,使津液得不到正常输布,在体内流行迟缓,或在体内某一局部发生滞留,因而津液不化,水湿内生。湿阻上焦,故胸闷呕恶,头沉重。湿邪困脾,阻滞中焦,故脘腹痞满,口腻不渴,腹泻便溏。湿性重浊,易困肌表,故身体困重,面黄肤肿。湿邪黏滞,缠绵难愈,日久酿痰成饮,留滞停聚于身体不同部位,出现不同症状。

肺的宣发肃降和肾的气化作用失常,使津液转化为汗液和尿液的功能减退,而致水液贮留,溢于肌肤成为水肿,存于体内则为腹水。

| 第三节 | 脏腑辨证

脏腑辨证,是以脏腑学说等理论为指导,把四诊所搜集到的病情进行分析、归纳,以辨别所属的脏腑、病因、性质的一种辨证方法。

虽然疾病的种类很多,临床表现又很复杂,但究其发病机制,都与脏腑功能及其所生成的气血津液失调有关。因此,在临床运用中,首先应根据各脏腑的生理功能和病理特点,分辨病证所属的脏腑,然后再结合八纲辨证,分辨病证的寒热虚实,从而为治疗提供可靠依据。由此可知,在临床运用上,脏腑辨证是与八纲辨证、气血辨证等辨证方法紧密结合的。

脏腑之间是相互联系的,在病变过程中可以互相影响,临床上既有一个脏腑的病变,也有两个或多个脏腑合病的病理变化。因此,在进行脏腑辨证时,必须从整体观念出发,注意这种联系和影响,才能做出全面而正确的诊断。

一、心与小肠病辨证

心的生理功能是主血脉和藏神。因此,各种原因引起的血脉运行失常和神志活动异常的病变属于心病的范围。心开窍于舌,舌红、舌疮等亦按心病辨证治疗。

小肠的生理功能是主化物和分清泌浊,所以小肠病实际包括在脾病的范围之内,不再赘述,这里只叙述小肠气痛证。

(一)心气虚、心阳虚

【临床表现】 心气虚、心阳虚在临床上都可以出现心悸,气短,活动时加重,自汗,脉细弱或结代。若见神疲体倦,舌淡,苔白等症为心气虚证;若兼见形寒肢冷,口唇青紫,舌淡而胖嫩或紫黯,则为心阳虚证。若见大汗淋漓,四肢厥冷,呼吸气微,脉微欲绝,神志模糊,甚至昏迷,多是心阳虚脱的危候。

【病因病机】 多由于久病心气日衰,暴病伤阳耗气,老年脏气衰弱及禀赋不足等原因所致。心气或心阳不足,血运无力,故心悸、气短;动则耗气,故活动时加重;血运无力,不能充盈血脉,故脉细弱;脉气不相接续,则脉有歇止;气虚阳弱,不能固摄肌表,故自汗出、气虚;脏腑功能衰退,故神疲体倦。心阳虚则血失温运而血行不畅,又必兼有形寒肢冷,口唇青紫,舌质紫黯等症。阳虚之极而暴脱,宗气大泄,则见大汗淋漓,四肢厥冷,呼吸气微,神志模糊,甚至昏迷,脉微欲绝等危候。

(二)心血虚、心阴虚

【临床表现】 心血虚和心阴虚临床上都可以出现心悸,失眠,多梦,健忘。若兼见面唇淡白无华,眩晕,舌淡,脉细无力,称之为心血虚;若兼见心烦口干,手足心热,潮热,盗汗,舌红,脉细数,称之为心阴虚。

【病因病机】 本证多因体质素虚,病后虚弱,或精神刺激耗伤心血、心阴所致。阴血不足,心神失养,心悸,健忘;心神不宁则失眠,多梦;血虚不能荣养于上,故眩晕,面唇淡白无华,舌淡;血虚不能充盈于脉,故见脉细无力;心阴不足,虚热内扰,故伴有心烦口干,手足心热,颧红,潮热,盗汗,舌红,脉细数等症。

(三)心血瘀阻

【临床表现】 心悸、心痛(心前区或胸骨后刺痛或闷痛),常及肩臂,时发时止,重者面、唇、指甲青紫,肢冷,自汗出,舌质紫黯,或见瘀点、瘀斑,脉细涩或结代。

【病因病机】　本证多由于心气不足,心阳不振,以致血行不畅,再因精神刺激,或劳累感寒,或过嗜肥腻、饮酒,以致痰浊凝聚而诱发或加重。血瘀心脉,故心悸,心痛(瘀血重者刺痛,痰浊凝聚重者闷痛);手少阴经脉循肩臂内侧而行,故肩臂引痛;心血瘀阻,全身血脉流通不畅,故面、唇、指甲青紫,舌质紫黯,或见瘀点、瘀斑,脉细涩或结代;心阳不振,心血瘀阻,阳气不能达于四肢体表,故肢冷,自汗出。

(四) 心火炽盛

【临床表现】　心烦,失眠,面赤口渴,舌体糜烂疼痛,口疮,小便赤热甚则涩痛,舌红,脉数。

【病因病机】　本证多因情志郁结,久而化火,或六淫内郁化火,或过食辛辣食物、烟、酒,久而化热生火所致。心火内生,火热扰心,心神不安,故见心烦,失眠;舌为心之苗,心火炽盛,上炎于舌,故舌体糜烂疼痛和发生口疮;火热伤津则口渴,尿赤灼热,甚则涩痛;热邪炽盛,血行加速,故面赤,舌红,脉数。

(五) 心神错乱(痰迷心窍,痰火扰心)

【临床表现】　痰迷心窍证多见精神抑郁,神识痴呆,或胡言乱语,哭笑无常,或突然昏倒,不省人事,喉中痰鸣,苔白腻,脉弦滑。痰火扰心证多见神志错乱,狂躁妄动,打人骂人,不寐多梦,面赤气粗,便秘尿赤,苔黄腻,脉滑数有力。

【病因病机】　痰迷心窍证多因情志不遂,气机不舒,津液不布,聚而为痰,痰浊蒙蔽心窍,则产生神志障碍一系列症状及苔白腻,脉弦滑等痰浊内蕴之象。若气郁化火,灼津为痰,痰火交炽,扰乱心神,则出现狂躁妄动,打人骂人,不寐多梦,苔黄腻,脉滑数有力等痰火内盛之象。

(六) 小肠气痛

【临床表现】　小腹急痛,腹胀肠鸣,或阴囊坠胀疼痛,连及腰脊,下控睾丸,苔白,脉沉弦。

【病因病机】　本证多因饮食失节,寒暖不调或因负重过度,致小肠气机郁陷为患。小肠气机郁滞,故小腹急痛、腹胀肠鸣。若小肠气机下陷,可见阴囊坠胀连及腰脊,下控睾丸而痛。苔白、脉沉弦为气滞之象。

根据心主血脉和藏神的生理功能,凡见到以心悸、失眠、神志失常等为主证的各种病理变化,多从心病进行辨证论治,选取手少阴心经、手厥阴心包经以及其背俞穴为主。小肠病证主要表现在消化功能的障碍,其虚证常概括在脾虚证候中,多从脾胃论治;其实证中小肠实热证,与心火炽盛证相似。小肠气痛证,可概括在寒凝肝脉证中。临床上根据病情,一般多取其俞募及下合穴为主,配用脾、胃、心、肝等经的有关腧穴分别论治。

二、肺与大肠病辨证

肺的生理功能是主气,为宗气出入之所;司呼吸,主宣发肃降,为气机出入升降之枢;外合皮毛,开窍于鼻。故肺的病理表现,主要是宗气不足和气机出入升降的失常。因肺为娇脏,不耐寒热,且与皮毛相合,所以外邪侵袭,常先犯肺。

大肠的生理功能是传导糟粕以排出体外。故大肠病理变化,主要反映在传导失常方面。

(一)风邪犯肺

【临床表现】 咳嗽痰稀色白,口不渴,鼻塞流清涕,或兼见恶寒发热,无汗,头痛,苔薄白,脉浮紧为风寒束肺;若咳嗽痰稠色黄,口渴,咽喉疼痛,若兼身热恶风,头痛,苔薄黄,脉浮数者为风热犯肺。

【病因病机】 多由外感风邪夹寒或夹热侵袭肺系所致。风寒束肺,肺失宣降,故咳嗽,痰稀色白;肺开窍于鼻,肺受寒邪,其窍不利,故鼻塞流清涕;肺合皮毛而主表,风寒束表,营卫不利,故见恶寒发热,无汗,头身疼痛;苔薄白,脉浮紧,均属风寒在表之征。若风热犯肺,宣降失司,故见咳嗽痰黄稠;热邪伤津,故口渴;风热上壅则咽喉疼痛;风热犯表,卫气失于宣畅,则身热恶风,头痛;苔薄黄、脉浮数,为风热在表之象。

(二)痰湿阻肺

【临床表现】 咳嗽痰多,呈泡沫样或色白而黏,容易咳出,胸部满闷,喉中痰鸣,气短或气喘,甚则不能平卧,苔白腻,脉滑。

【病因病机】 本证多因外感咳嗽,治而不愈,反复发作,以致肺不布津,聚为痰湿;或脾运不健,湿聚成痰,停伏于肺,每因感受风寒而诱发或加剧。痰湿阻塞气道,肺气不利,故咳嗽痰多,胸闷气喘,痰鸣,甚则不能平卧;咯泡沫样痰或白黏痰,苔白腻,脉滑,为痰湿内蕴之症。

(三)痰热蕴肺

【临床表现】 咳嗽气喘息粗,甚则鼻翼煽动,痰稠色黄,或咳出腥臭脓血,咳则胸痛,口干,小便黄,大便秘结,舌质红,苔黄腻,脉滑数。

【病因病机】 本证多由外感风热,或风寒入里郁而化热所致。热邪蕴肺,煎熬津液成痰,痰热蕴蒸,肺失清肃,故咳喘,胸痛,痰黄而稠;痰热蕴蒸,肺络瘀阻,腐化成脓,则咳吐脓血;邪热伤津,故口干,小便黄;肺气不降,故大便秘结;苔黄腻,舌质红,脉滑数,皆属痰热内蕴之象。

（四）肺气虚弱

【临床表现】　咳嗽无力,气短,动则气喘更甚,痰液清稀,倦怠懒言,声音低怯,畏风形寒,自汗,舌淡苔薄白,脉虚弱。

【病因病机】　本证多因慢性咳嗽,久咳伤气,肺气日渐虚弱;或劳伤过度,病后元气未复,导致肺气不足,气失所主而发病。肺气虚弱,气失所主,肃降无权,故咳嗽无力;气失所主,少气不足息,故气短,气喘;肺气不足,气不布津则停聚成痰而清稀;卫表不固,则畏风形寒,自汗,倦怠懒言,声音低怯,舌淡苔薄白,脉虚弱均属气虚之象。

（五）肺阴不足

【临床表现】　干咳无痰,或痰少而黏,或痰中带血,口燥咽干,午后潮热,颧红盗汗,手足心热,舌红少苔,脉细数。

【病因病机】　本证多因久咳耗伤肺阴,或劳损所伤,或外感燥邪,以致肺阴不足,虚热内生而发热。肺阴亏耗,失于清润,气逆于上,故咳嗽而痰少,口燥咽干;咳伤肺络,故痰中带血;阴虚火旺则午后潮热,颧红,盗汗,手足心热;舌红少苔,脉细数,均为阴虚有热之证。

（六）大肠湿热

【临床表现】　腹痛,里急后重,下痢脓血,或泄泻黄水,肛门灼热,小便短赤,或发热,口渴,舌苔黄腻,脉滑数或濡数。

【病因病机】　本证多由于夏秋季节暑湿热毒之邪侵犯肠胃,或因饮食不节,过食生冷或食不洁之物,损伤脾胃与肠腑而形成。湿热之邪壅滞肠中,气机不畅,故腹痛;湿热熏灼,损伤肠道血络,故下痢脓血。若湿热蕴结大肠,传导失司,则泻下黄水,肛门灼热,小便短赤;热盛伤津,则发热,口渴;舌苔黄腻,脉滑数或濡数,均为湿热内盛之征。

（七）大肠液亏

【临床表现】　大便干燥秘结,难于排出,口干咽燥,舌红少津,或见黄燥苔,脉细。

【病因病机】　本证多由于老年人或妇女产后,或热病后期,津液亏乏所致。大肠津液不足,肠失濡润,故便秘难下;口干咽燥,舌红少津,苔黄燥,脉细,是津亏有虚热之征。

肺的病症取手太阴肺经及其背俞穴为主。其实证可配以手阳明大肠经腧穴。针用泻法,或佐以拔罐、放血等法,以疏通经气,恢复肺气的宣降功能。虚证可根据病症涉及的脏器,配用足太阴脾经、足少阴肾经腧穴,施以补法或平补平泻。

大肠病症,治疗多取俞、募及下合穴为主。但由于在生理功能上与脾胃关系较为密切,故又当兼取足阳明胃经、足太阴脾经等有关腧穴,随其见症不同而选用。

三、脾与胃病辨证

脾的生理功能是主运化和统摄血液,脾气宜升。所以脾病主要是运化失常,统摄无权以及脾气下陷的病证等。

胃的生理功能是受纳和腐熟水谷,胃气以下降为和,故胃的病变主要反映在和降失常及消化不良等方面。

脾胃主受纳和运化,升清降浊,为气血生化之源,五脏六腑、四肢百骸皆赖以养,故有脾胃为"后天之本"之称。

(一) 脾气虚弱

【临床表现】 面色萎黄,形体消瘦,疲倦乏力,少气懒言,纳食减少,腹胀便溏,或见腹部坠胀,内脏下垂,脱肛,舌淡苔薄白,脉缓弱或濡细。

【病因病机】 本证多因病久虚损,或过度劳倦,或饮食失节,损伤脾气所致。脾气虚弱则运化功能减退,故饮食减少,腹胀便溏;脾失健运,气血来源不足,故面色萎黄,形体消瘦,疲倦乏力,少气懒言;病久虚损,脾气不升而下陷,故腹部坠胀,也可见阴挺及脱肛,胃下垂,肾下垂等病证;舌淡苔薄白,脉缓弱或濡细等均属气虚之象。

(二) 脾不统血

【临床表现】 面色淡白无华,体倦乏力,少气懒言,皮肤紫斑,便血,月经过多,崩漏,舌淡,脉细弱。

【病因病机】 本证多因病久虚弱,或劳倦伤脾,使脾虚统摄无力所致。脾虚运化失职,气血来源不足,故面色淡白无华,体倦乏力,少气懒言;脾主统血,脾气虚弱,不能统摄血液,血不循经而外溢,故见紫斑,便血,月经过多,崩漏等出血症;舌淡,脉细弱是气血亏之象。

(三) 脾阳虚弱

【临床表现】 面色少华,四肢不温,纳少腹胀,或隐痛,食入腹胀更甚,喜温喜按,便溏,舌淡嫩,苔白,脉沉迟。

【病因病机】 本证多由脾气虚弱发展而致,也可因饮食生冷肥甘,或过用寒凉药物损伤脾阳所致。脾阳虚则运化无权,故纳减腹胀,便溏;脾阳不足致阴寒凝滞,气机不通,故见隐痛,证属虚寒,故喜温喜按;脾阳既虚,气血失于温运,故面白少华,四肢不温;舌淡嫩,苔白,脉沉迟为脾阳虚弱之象。

（四）寒湿困脾

【临床表现】　脘腹胀闷,不思饮食,口黏,头身重困,大便不实或泄泻,舌苔白腻,脉濡。

【病因病机】　本证多因涉水淋雨,坐卧湿地,或过食生冷,或内湿素盛,中阳被困,脾失运化而发病。脾为寒湿所困,运化失司,故脘腹胀闷,不思饮食,大便不实或泄泻;湿性黏滞,重着,阻滞气机,故口黏,头身困重;舌苔白腻,脉濡,为湿浊内盛之象。

（五）脾胃湿热

【临床表现】　脘腹痞闷,不思饮食,恶心呕吐,口苦黏腻,身重困倦,面目身黄,色泽鲜明,大便溏泄,小便短黄,舌苔黄腻,脉濡数。

【病因病机】　本证多因感受湿热外邪或嗜食肥甘酒酪,湿热内生所致。湿热郁遏脾胃,受纳运化失职,故脘腹痞闷,不思饮食,恶心呕吐,大便溏泄;湿热熏蒸,故口苦黏腻,小便短黄;湿性黏滞、重浊、湿阻气机,故身重困倦;湿热交蒸、胆汁外溢于肌肤,故面目身黄且鲜明;舌苔黄腻,脉濡数,为湿热内蕴之象。

（六）食滞胃脘

【临床表现】　脘腹胀满而痛,嗳腐吞酸,厌食,或呕吐,大便不爽,舌苔厚腻,脉滑。

【病因病机】　本证多由饮食不节,暴饮暴食或吃不易消化食物,以致食积不化所致。食积不化,脘腹气机阻滞,故胀满疼痛;腐熟无能、浊气上逆,故嗳腐吞酸,厌食,呕吐;若食浊下阻,传导失职,则大便不爽;舌苔厚腻,脉滑,为食滞之象。

（七）胃寒停饮

【临床表现】　脘闷而痛,遇寒加剧,得热则减,泛吐清水,或食后呕吐,舌苔白滑,脉迟。

【病因病机】　本证多因胃阳素虚,复又感寒,或饮食生冷,以致寒凝于胃而发病。寒凝于胃,胃气阻滞,故见脘闷而痛;遇冷则寒凝愈甚而加剧,得热则寒散气畅而痛减;若病久伤阳,阳气不足则津液不布,以致聚而成饮,停伏于胃,寒饮上逆,则见泛吐清水,食后呕吐;舌苔白滑,脉迟,皆为阳虚、寒饮内停之象。

（八）胃火炽盛

【临床表现】　胃脘灼热疼痛,吞酸嘈杂,渴喜冷饮,消谷善饥,呕吐,口臭,齿龈肿痛或溃烂出血,大便干结,小便短黄,舌红苔黄,脉数。

【病因病机】　本证多因嗜食辛辣、肥腻食物,化热生火;或情志不舒,肝火犯胃所致。胃火炽盛,煎灼津液,故胃脘灼痛,渴喜冷饮;肝郁化热,胃失和降,则吞酸嘈杂;胃热盛,腐熟水谷功能亢进,故消谷善饥;胃热熏蒸,胃气上逆,则呕吐;胃的经脉上络于齿龈,胃火循经上炎,则口臭,齿龈肿痛或溃烂出血;大便干结,小便短黄,舌红苔黄,脉数,皆为火热内盛之象。

(九)胃阴不足

【临床表现】 胃脘灼痛,嘈杂似饥,饥不欲食,或干呕呃逆,口干咽燥,大便干结,舌红少津,脉细数。

【病因病机】 本证多因上述胃热炽盛,耗伤胃阴而致;或见于热性病后期,因温邪久羁耗伤阴液而致。胃阴耗伤,胃失滋润,以致胃失和降,故胃脘灼痛、嘈杂似饥,干呕呃逆;胃津不足,受纳失职,故饥不欲食;胃阴既虚,津不上承,故口干咽燥;大便干结,舌红少津、脉细数,为阴虚内热之象。

脾胃表里相合,关系甚为密切,发病时每多互相影响。治疗时取足太阴脾经、足阳明胃经的俞、募、原、络、合诸穴为主,兼取足厥阴肝经、手厥阴心包经等有关腧穴。施以针刺补泻和温灸之法,以达到治疗的目的。

四、肝与胆病辨证

肝的生理功能是主疏泄、藏血、主筋、开窍于目等。肝的病变主要反映在肝不藏血、疏泄失常和筋脉不利等方面。

胆的主要生理功能是贮藏和排泄胆汁,促进饮食物的消化。胆气与人的情志有关。胆与肝相表里,每多肝胆同病。

(一)肝气郁结

【临床表现】 精神抑郁,易怒,胁肋胀痛,或窜痛,乳房作胀,胸闷不舒,喜叹息,脘腹胀痛、纳呆嗳气,或咽部有阻塞感,妇女月经不调,痛经,苔薄白,脉弦。日久可见胁肋刺痛,或见癥瘕痞块,舌色紫黯,或见瘀点,瘀斑,脉弦。

【病因病机】 本证多因精神刺激,导致肝气失于疏泄,而发生肝气郁结。肝气郁结,气机不畅,故精神抑郁,易怒,胁肋、乳房胀痛,胸闷,叹气;肝气横逆侵犯脾胃,则脘腹胀痛,纳呆,嗳气;气机不畅,湿聚成痰,痰气搏结于咽喉,故咽部有异物阻塞感;气病及血,气血不畅,冲任失调,则月经不调,痛经;肝气郁结,经久不愈,导致气滞血瘀,则成癥瘕痞块,并见胁肋刺痛,舌紫或有瘀斑,脉弦等症。

(二)肝火上炎

【临床表现】 头胀痛,眩晕,目赤肿痛,口苦咽干,急躁易怒,胁肋灼痛,耳鸣如潮,尿黄便秘,或吐血、衄血,舌红苔黄,脉弦数。

【病因病机】 本证多因气郁化火,气火上逆;或过嗜烟酒肥腻,蕴热化火所致。火性炎上,肝火上攻头目,故头胀痛,眩晕,目赤肿痛,口苦咽干;肝在志为怒,肝火旺盛,故急躁易怒;肝火内盛,灼及肝络,故胁肋灼痛;肝火循胆经上壅于耳,故耳鸣,其特点为突然发作,鸣声如潮,按之不减;肝火灼伤血络,可见吐血,衄血;尿黄,便秘,舌红,苔黄,脉弦数均为肝火内盛之象。

(三) 肝阳上亢

【临床表现】 头痛且胀,眩晕耳鸣,面红目赤,急躁易怒,失眠多梦,心悸健忘,腰膝酸软,舌红,脉弦细数。

【病因病机】 本证多因郁怒焦虑,气郁化火,内耗阴血,阴不制阳;或素体肝肾阴虚,不能制约肝阳,以致亢逆于上。阳气亢逆升腾,故头痛且胀,眩晕耳鸣;肝阳亢盛,则面红目赤,急躁易怒;阴虚阳亢、神失所养,阴阳不相既济,故心悸健忘,不寐多梦;肝肾阴虚,筋骨失养,故腰膝酸软;舌红,脉弦数为阴虚火旺之象。

(四) 肝风内动

凡疾病变化过程中出现的眩晕、抽搐、震颤、麻木等症状,称之为"肝风"。常见有三种情况,即肝阳化风、热极生风及血虚生风。

1. 肝阳化风

【临床表现】 眩晕,头痛,肢体麻木或震颤,语言不利,舌红,舌体颤动,脉弦数。甚则猝然昏倒,不省人事,舌强不语,口眼㖞斜,或半身不遂。

【病因病机】 多由于素体阴虚阳亢,加以情志过极,劳倦过度,或嗜酒劳累等诱发因素的作用,致使阴亏于下,肝阳暴张,阳化风动而发病。肝阳上扰头目,故眩晕头痛;肝阴不足,筋脉失养,或患者痰浊素盛,气血痹阻,以致筋脉失养则肢体麻木或震颤,语言不利;肝阳暴张,阳升风动,气血上逆,夹痰夹火,上蔽清窍,则见突然昏倒,不省人事;风痰窜络,气血不畅,则见舌强不语,口眼㖞斜,半身不遂;舌红,脉弦数,皆属肝阳亢盛之象。

2. 热极生风

【临床表现】 高热,抽搐,项强,两目上视,甚则角弓反张,神志昏迷,牙关紧闭,舌质红绛,脉弦数。

【病因病机】 多为外感热病中热邪亢盛,引动肝风所致。热邪炽盛,燔灼筋脉,故见高热,抽搐,项强,两目上视,角弓反张,热扰心神则昏迷;舌红绛,脉弦数,皆属肝病热盛之象。

3. 血虚生风

肝血不足,筋脉失养,则虚风内动。其临床表现与病因病机,参见肝血不足证。

（五）寒凝肝脉

【临床表现】 少腹胀痛,睾丸坠胀,或阴囊收缩,受寒痛甚,得热则减,舌苔白滑,脉沉弦。

【病因病机】 多因外感寒邪,侵袭肝脉,使气血阻滞而发病。肝脉绕阴器抵少腹,寒性收引,以致经脉挛缩拘急,气血被阻,不通而痛;得热则寒散而痛减,遇冷则寒凝而痛甚;舌苔白滑,脉沉弦,均属里寒之象。

（六）肝血不足

【临床表现】 面色无华,眩晕,视物模糊,两目干涩,夜盲,肢体麻木,筋脉拘挛,月经量少或经闭,舌淡,脉细。

【病因病机】 多因生血不足,或失血过多,或久病耗伤肝血所致。肝血虚少,不能上荣于头目,故面色无华,眩晕,视物模糊,目干涩,夜盲;肝血亏耗,不能濡养肢体筋脉,故肢体麻木,筋脉拘挛;肝血不足,血海空虚,可出现月经量少或经闭;血虚则舌淡,脉细。

（七）肝胆湿热

【临床表现】 胁胀疼痛,口苦纳呆,恶心呕吐,腹胀,尿短黄,苔黄腻,脉弦数,或面目、周身发黄,或发热。若见阴囊湿疹,或睾丸肿大热痛;或带下黄臭,外阴瘙痒,则为肝经湿热。

【病因病机】 多因外感湿热之邪,或过食肥腻,湿热内生,蕴结肝胆所致。湿热蕴结,肝胆疏泄失常,故胁肋疼痛;胆气上溢则口苦;湿热郁阻,脾胃升降失司,故纳呆,呕恶,腹胀;湿热下注膀胱,则见尿短黄;苔黄腻,脉弦数,均为肝胆湿热之象;肝胆疏泄失常,胆汁不循常道,外溢肌肤,故面目皆黄;湿热交蒸,气机郁滞,故发热;肝脉绕阴器,故肝经湿热下注,可见阴囊湿疹或睾丸肿痛,在妇女则见外阴瘙痒,带下黄臭。

肝的病变范围涉及较广,肝胆互为表里,肝病可影响胆。胆病可影响肝,或肝胆同病。临床上以针治为主,多取足厥阴肝经,足少阳胆经腧穴,随症配有脾、胃、肾经及任、督二脉有关腧穴分别论治,实证宜以泻,虚证宜以补,虚实互见,本虚标实宜以平补平泻。

五、肾与膀胱病辨证

肾的生理功能是主藏精,为生殖发育之源;主水,以维持体内水液的平衡;主骨、生髓,以使骨骼健壮;开窍于耳及二阴等。故有肾为"先天之本"之称。所以肾病的病理变化主要表现在肾精封藏失职,水液代谢失调,生长、发育、生殖的异常等方面。

膀胱的生理功能是贮存、排泄小便，所以膀胱的病变主要反映在小便的异常。

（一）肾气虚弱

【临床表现】　腰膝酸软，小便频数而清，尿后余沥，或遗尿，甚则不禁，男子滑精早泄，女子带下清冷，舌淡苔白，脉细弱。

【病因病机】　本证多由于年高肾气衰弱，或年幼肾气不充，或劳损过度，久病失养，以致肾气虚弱而发病。腰为肾之府，肾气亏耗，无以濡养，则腰膝酸软；肾气不固，膀胱失约，故小便频数而清，尿后余沥，遗尿，小便失禁；肾气虚弱，失其封藏固摄之权，故见滑精早泄，或带下清冷；舌淡苔白，脉细弱，为肾气不足之象。

（二）肾阳不足

【临床表现】　面色㿠白，形寒肢冷，腰膝酸软，阳痿不举，头昏耳鸣，舌淡苔白，脉沉弱。

【病因病机】　多因素体阳虚，年高肾亏，或久病及肾，或房劳伤肾，以致肾阳亏损而发病。阳虚不能温煦，故形寒肢冷，面色㿠白；肾阳衰弱，下元虚惫，骨、耳与脑髓失其濡养，故腰酸腿软，头昏耳鸣；肾阳不足，生殖功能衰退，故男子阳痿，女子宫寒不孕；舌淡，苔白，脉沉弱，为肾阳不足之象。

（三）肾阴不足

【临床表现】　头昏耳鸣，少寐健忘，腰膝酸软，遗精，口干或午后潮热，颧红，盗汗，小便黄，大便干，舌红苔少，脉细数。

【病因病机】　本证多因久病、房劳或热病后，耗伤肾阴所致。肾阴亏虚，不能生髓充骨养脑，故头晕耳鸣，健忘，腰膝酸软；阴虚生内热，故午后潮热，颧红，盗汗，口干，小便黄，大便干；虚热内扰，故遗精；热扰心神，则少寐；舌红，苔少，脉细数，为阴虚内热之象。

（四）膀胱湿热

【临床表现】　尿频，尿急，尿道灼热疼痛，或淋沥不畅，或排尿中断，尿色黄赤混浊或尿血，或尿有砂石。可兼见小腹胀满或腰痛，苔黄腻，脉数。

【病因病机】　多由外感之邪，蕴结膀胱；或多食辛热肥甘之品，下注膀胱所致。湿热蕴结膀胱，气化失常，故尿频，尿急，尿道灼热疼痛，淋沥不畅，尿黄；尿液受热煎熬，杂质渐为砂石，故排尿时突然中断，尿混浊，或尿中央有砂石；湿热伤及血络，则见尿血；膀胱被阻，故见小腹胀满；腑病及脏，则见腰痛；苔黄腻，脉

331

数,为湿热内蕴之象。

肾藏其阴而寓元阳,只宜固藏,不宜泄露,所以肾病多虚证。在治疗上常强调其不足,取本脏背俞、任、督及足少阴经穴为主,或兼取足太阴脾经、足阳明胃经、足厥阴肝经和手太阴肺经经穴。阳气虚的多灸,针以补法;阴虚仅针不灸,施以补法或平补平泻。膀胱病证,每与肾有关,治宜兼顾,多选用本腑的俞、募、任脉、足少阴肾经及足太阴脾经腧穴,针以平补平泻或泻法。

六、脏腑兼病辨证

凡两个以上脏器同时或相继发病的,即为脏腑兼病,证候较为复杂,现将临床上常见的脏腑兼病举例分述如下:

(一)心肾不交

【临床表现】 心烦不寐,心悸健忘,头晕耳鸣,咽干,腰酸梦遗,潮热盗汗,舌红,苔少,脉细数。

【病因病机】 多因久病、劳倦及房劳损伤心肾之阴,或情志所伤,气郁化火,心火亢于上,不能下交于肾,以致心肾不交,水火失济而发病。肾阴不足,不能上交于心,心火独亢,扰乱心神,则心烦不寐,心悸不安;肾精亏耗,髓海空虚,故头晕,耳鸣,健忘;腰府失养则腰酸;心肾不交,虚火妄动,精关不固则梦遗;咽干,潮热盗汗,舌红,苔少,脉细数,均为阴虚火旺之象。

(二)心肾阳虚

【临床表现】 形寒肢冷,心悸怔忡,尿少身肿,甚则唇甲青紫,舌质青紫黯淡,或胖嫩,苔白滑,脉沉微,甚则欲绝。

【病因病机】 多因劳倦内伤,耗伤心肾之阳;或久病不愈,耗伤心肾;或外感邪热,稽留过久,内伤心肾之阳所致。阳衰不能温养形体,故形寒肢冷。心肾阳虚,气化失司,水气内停,故尿少。泛滥肌肤则浮肿,水气凌心则心悸怔忡。甚则运血无力,血行瘀阻,故唇甲青紫,舌质黯淡青紫。水湿内停,故苔白滑,阳虚故舌胖嫩。脉沉微,甚则欲绝,为阳虚不足甚至衰竭之象。

(三)肺肾气虚

【临床表现】 喘促短气,呼多吸少,动则更甚,声低气怯,肢冷面青,自汗,小便常因咳甚而失禁,舌淡,苔薄,脉虚弱。

【病因病机】 多因久咳不愈,由肺及肾,则肺肾俱虚;或劳伤肾气,气不归元,肾失摄纳所致。肺司呼吸,肾主纳气,"肺为气之主,肾为气之根",肺肾气虚,气不归元,肾失摄纳,故喘促短气,呼多吸少,动则更甚;肺虚则宗气亦微,故声低气怯。阳气虚衰,不能温养于外,故肢冷面青;气虚,卫阳不固,故自汗出;肾气虚弱,膀胱失约,则尿随咳出;舌淡,苔薄,脉虚弱为阳气虚弱之征。

（四）肺肾阴虚

【临床表现】 咳嗽痰少,或痰中带血,口燥咽干,腰膝酸软,潮热颧红,盗汗遗精,舌红,苔少,脉细数。

【病因病机】 多因久咳肺伤,阴津不足,由肺及肾;或劳伤过度,肾阴亏虚,不能滋养肺脏,以致肺肾阴虚,肺阴不足,肺失清润,故干咳少痰,口燥咽干;阴虚生内热,故见潮热颧红,盗汗;虚热灼伤肺络,故见痰中带血;肾阴不足,故见腰膝酸软,遗精;舌红,苔少,脉细数,皆为阴虚内热之象。

（五）肝肾阴虚

【临床表现】 头晕目眩,咽干耳鸣,五心烦热,腰膝酸软,颧红盗汗,男子遗精,女子月经量少,舌红,苦少,脉细数。

【病因病机】 多因情志内伤,劳伤阴血或久病不愈,耗损肝肾之阴所致。肝肾阴虚,不能滋养头目,故头晕目眩,耳鸣;阴虚生内热,故致五心烦热,颧红,盗汗,咽干,舌红苔少,脉细数;虚火内扰则遗精;肝肾阴虚则冲任失调,故月经量少。

（六）脾肾阳虚

【临床表现】 面色㿠白,形寒肢冷,腰膝酸软,便溏或五更泄泻,或面浮肢肿,舌淡胖嫩,苔薄白,脉沉弱。

【病因病机】 多因久病耗气伤阳,由脾及肾;或肾阳既虚,不能温养脾阳,以致脾肾阳气俱伤。脾肾阳虚,不能温煦,故面色㿠白,形寒肢冷,腰膝酸软;阳气不足,水谷不得腐熟运化,故便溏或五更泄;阳气虚弱,无以运化水湿,水湿泛溢肌表,故面浮肢肿;舌淡胖嫩,苔薄白,脉沉弱,均属阳虚之象。

（七）心肺气虚

【临床表现】 心悸气短,咳喘少气,吐稀白痰涎,胸满憋闷,自汗乏力,动则更甚,面色㿠白或黯滞,甚者可见口唇青紫,舌质黯淡或见瘀斑,脉细弱。

【病因病机】 多因劳倦过度,耗伤心肺之气;或久咳肺虚,致使心脉内宗气不足,久则心气亦衰;或心气不足,运血无力,致使血运不畅,阻滞肺脉以致肺气日衰。心肺气虚,鼓动血行之力不足,故心悸。肺气虚不足以息,故气短少气。肺气虚津液不布,故咳吐稀白痰涎。肺失肃降,气逆于上,故咳喘、胸闷憋气。气虚不足,肌表不固,故乏力自汗。动则气耗,故动则更甚。气血不荣,故面色㿠白或晦暗。血行瘀滞,可见口唇青紫、舌有瘀斑。脉细弱为气虚之象。

(八）肺脾气虚

【临床表现】 倦怠乏力,咳嗽痰多而稀白,食欲不振,便溏,甚则面浮足肿,舌淡,苔白,脉弱。

【病因病机】 多因久咳肺虚,影响及脾;或脾虚不运,肺气生化之源不足所致。气虚,脏腑功能减退,故倦怠乏力;气虚不能布津,湿聚成痰,痰湿停伏于肺,肺失肃降,故咳嗽痰多而稀白;脾运不健,故食欲不振,便溏;肺脾俱虚,气不行水,水湿泛溢,故面浮足肿;舌淡,苔白,脉弱,均为气虚之象。

(九）肝脾失调

【临床表现】 胸胁胀满疼痛,精神抑郁或急躁易怒,不思饮食,腹胀便溏,苔薄,脉弦。

【病因病机】 多因郁怒伤肝,饮食劳倦伤脾,以致肝气横逆犯脾,肝脾失调而发病。肝失疏泄,故见胸胁胀满疼痛,精神抑郁或急躁易怒;肝气横逆犯脾,脾失健运,故不思饮食,腹胀便溏;脉弦为肝病之象。

(十）肝胃不和

【临床表现】 胸胁、胃脘胀闷时痛,嗳气,吞酸嘈杂,精神抑郁或急躁易怒,苔薄,脉弦。

【病因病机】 多因郁怒伤肝,饮食劳倦伤胃,以致肝强胃弱,肝胃不和而发病。肝失疏泄,故见精神抑郁或急躁易怒,胸胁胀满疼痛;肝气横逆犯胃,胃失和降,故胃脘胀闷时痛,嗳气,吞酸嘈杂;脉弦为肝病之象。

(十一）心脾两虚

【临床表现】 面色萎黄,倦怠乏力,心悸健忘,失眠多梦,食少腹胀,便溏,妇女月经不调,舌淡,苔薄白,脉细弱。

【病因病机】 多因病后失调,慢性出血,或思虑劳倦过度,以致心血耗伤,脾气虚弱而发病。且脾气虚弱,气血生化之源不足,可导致心血更虚。气血虚弱,故面色萎黄,倦怠乏力,舌淡,苔薄白,脉细弱;心血不足,心神失养,故心悸健忘,失眠多梦;脾虚不运,则见食少腹胀,便溏;气虚血少,冲脉不盛则月经量少,甚则经闭;脾气虚弱,统摄无权,可见经行量多。

(十二）肝火犯肺

【临床表现】 胸胁灼痛,咳嗽阵作,甚则咳吐鲜血,性急善怒,烦热口苦,头晕目赤,舌红,苔薄黄,脉弦数。

【病因病机】 多由情志不舒,气郁化火,上犯于肺所致。气郁火炽,肝失疏泄,故胸胁灼痛,性急善怒;气火逆乘于肺,肺失清肃,故咳嗽阵作;火热灼伤肺络,则见咳血;肝火上炎,故烦热口渴,头晕目赤;舌红,苔薄黄,脉弦数,均为肝火内炽之象。

【附】 三焦辨证

三焦辨证,是在卫气营血辨证的基础上,结合温热病的传变规律总结出来的一种辨证方法。

温热病是感受四时温热病邪所引起的急性热病的总称。由于四时气候变化不同,感受病邪有异,患者素质及其机体反应性也不一样,因而发生的温热病各具特点,类型很多,但就其病变性质来说,不外温热与湿热两大类。温热类病变的三焦辨证内容,多与卫气营血辨证相同,故不予重述。下面仅就湿热类病变的三焦辨证作一概要说明。

(一) 上焦湿热

上焦湿热是湿热伤人的初期阶段,病位多在肺与皮毛。由于湿与脾胃有密切关系,故上焦湿热往往兼有脾胃的见证。主要证候为恶寒重,发热轻,或不发热,头重如裹,肢体困重,胸闷不渴,神识呆滞,脘痞纳呆,或肠鸣便溏,舌苔白腻,脉象濡缓。本证多因感受湿邪,湿郁肌表,内困脾气所致。湿困肌表,卫阳被郁,故恶寒重;湿热郁滞,故发热;湿困于上,则头重如裹;湿郁肌表,则肢体困重;湿阻胸阳,气机不畅,故胸闷;湿盛津未伤,故不渴;湿浊蒙蔽清阳,故神识呆滞;湿困脾胃,受纳、运化失职,故脘痞纳呆,肠鸣便溏。病在初起,湿浊尚未化热,气机为湿所困,故舌苔白腻,脉象濡缓。湿郁表里,尚未化热,治宜温散表里之湿;若热象已显者,治宜宣化湿热。针治根据其不同见症,以取手、足阳明经和手、足太阴经腧穴为主。

(二) 中焦湿热

中焦湿热为湿热病的中期阶段,以湿伤脾胃的病变为主。由于中焦阻滞,亦可影响到上、下二焦。主要证候为身热不扬,或汗出虽减,继而复热,或午后热甚,肢体困重,胸脘痞闷呕恶不欲食,口渴不欲多饮,小便短赤,便溏不爽,甚则神呆少言或神昏不清,苔白腻带黄,脉濡数等。本证由上焦湿热传来,或由感受暑湿之邪,内伤脾胃所致,也可因饮食不节,化生湿热而成。热在湿中,湿热郁蒸,故身热不扬,午后热甚;湿热缠绵,不易分解,故汗出热减,继而复热;湿热困郁,气机不畅,升降失常,故胸脘痞闷,呕恶不欲食;热伤津,湿胜热,故口渴不欲饮;湿热阻滞中焦,脾运不健,气失通畅,故小便短赤,便溏不爽;湿热阻滞清窍,故神呆少言或神昏不清;苔白腻带黄,脉濡数,为湿热之征。治疗以清化湿热,宣通气机。针治以取足太阴脾经、足阳明胃经腧穴为主。

(三)下焦湿热

下焦湿热病重点在大肠与膀胱,临床证候以二便的异常为主。主要证候为小便癃闭,渴不多饮,或大便不通,小腹硬满,舌苔黄腻或白腻,脉濡数。湿热蕴结膀胱,气化失职,故小便不通。湿聚于下,津不上承,故渴不多饮;湿阻大肠,传导失司,腑气不通,故大便不通,小腹硬满;舌苔黄腻或白腻,脉濡数,都是湿热之象。治疗以导浊引滞,针治取任脉、足太阳膀胱经和脾、胃二经腧穴为主。

第四节 经络辨证

经络辨证,是以经络理论为指导,根据经络的循行部位和脏腑属络,以辨认经络病候的一种辨证方法。

经络以经脉为主体,因而在辨证时即以经脉的病候记载为主要依据。

一、十二经脉病候

十二经脉中每一条经脉都有一定的循行径路和所属络的脏腑。如发生病变,各有不同的病候。其病候的表现可分属两个方面:一为本经的脏或腑功能失常;一为本经循行部位的病证。简述如下:

1. 手太阴肺经病候 咳嗽,气喘,咯血,咽喉肿痛,胸部胀满,缺盆部、肩背及手臂内侧前缘痛等。

2. 手阳明大肠经病候 鼻血,鼻流清涕,齿痛,咽喉肿痛,颈、肩前、上肢外侧前缘痛,肠鸣腹痛,泄泻,下利赤白等。

3. 足阳明胃经病候 肠鸣,腹胀,水肿,胃脘痛,呕吐,易饥,鼻衄,口㖞,咽喉肿痛,胸腹及下肢外侧前缘痛,发热,发狂等。

4. 足太阴脾经病候 嗳气,呕吐,胃脘痛,腹胀,便溏,黄疸,身重无力,舌根强痛,股膝内侧肿胀、厥冷等。

5. 手少阴心经病候 心痛,心悸,胁痛,失眠,盗汗,咽干口渴,上臂内侧痛,手心热等。

6. 手太阳小肠经病候　耳聋,目黄,咽喉痛,颊肿,少腹胀痛,肩臂外侧后缘痛等。

7. 足太阳膀胱经病候　小便不通,遗尿,癫狂,疟疾,目痛,迎风流泪,鼻塞流涕,鼻衄,头痛,项背腰臀部以及下肢后面疼痛等。

8. 足少阴肾经病候　遗尿,尿频,遗精,阳痿,月经不调,气喘,咳血,舌干,咽喉肿痛,水肿,腰脊痛,股内侧后缘痛,下肢无力,足心热等。

9. 手厥阴心包经病候　心痛,心悸,心烦,胸闷,面赤,腋下肿,癫狂,上肢拘急,手心热等。

10. 手少阳三焦经病候　腹胀,水肿,小便不利,耳聋,耳鸣,目外眦痛,颊肿,咽喉肿痛,耳后、肩、臂、肘外侧痛等。

11. 足少阳胆经病候　头痛,目外眦痛,颔痛,目眩,口苦,缺盆部肿痛,腋下痛,胸胁、股及下肢外侧痛等。

12. 足厥阴肝经病候　腰痛,胸满,少腹痛,疝气,头顶痛,咽干,呕逆,遗尿,小便不利,精神失常等。

二、奇经八脉病候

奇经八脉具有加强经脉之间的联系,调节正经气血的作用。且与肝肾等脏及女子胞、脑髓等奇恒之腑的联系较为密切。根据其循行部位和生理功能,简述其病候如下:

1. 督脉病候　脊柱强痛,角弓反张,头痛,癫痫等。

2. 任脉病候　带下,月经不调,不孕,不育,疝气,遗精,遗尿,尿闭,胃脘少腹痛,阴中痛等。

3. 冲脉病候　腹内拘急而痛,月经不调,不孕,不育,气喘等。

4. 带脉病候　腹部胀满,腰部弛缓无力,带下,子宫下垂,下肢痿软等。

5. 阳跷脉病候　癫痫,不眠,目内眦赤痛,腰背痛,下肢痉挛、足外翻等。

6. 阴跷脉病候　癫痫,多眠,少腹痛,腰髋连阴中痛,下肢痉挛、足内翻等。

7. 阳维脉病候　恶寒发热等表证。

8. 阴维脉病候　胸痛,心痛,胃痛等里证。

三、十五络脉病候

十五络脉,从十二经脉及任、督二脉分出,加上脾之大络。主要分布于四肢

体表,以加强表里两经的联系和渗灌各部的气血。络脉的病候,可补充经脉病候的不足。简述如下:

1. **手太阴络脉病候** 手腕、手掌部发热,呼吸气短,遗尿,尿频。
2. **手少阴络脉病候** 胸腹胀满,不能说话。
3. **手厥阴络脉病候** 心痛,心烦。
4. **手阳明络脉病候** 齿痛,耳聋,牙齿发冷,胸膈闷塞不畅。
5. **手太阳络脉病候** 关节纵缓,肘部痿酸,皮肤生疣。
6. **手少阳络脉病候** 肘关节拘挛,肘关节弛缓不收。
7. **足阳明络脉病候** 癫狂,足胫部肌肉萎缩、松弛,咽部肿痛,突然音哑。
8. **足太阳络脉病候** 鼻塞,鼻流清涕,头痛,背痛,鼻出血。
9. **足少阳络脉病候** 足部厥冷,下肢瘫痪,不能起立。
10. **足太阴络脉病候** 腹内绞痛,霍乱吐泻。
11. **足少阴络脉病候** 尿潴留,腰痛,心烦胸闷。
12. **足厥阴络脉病候** 阳强不倒,阴部瘙痒,睾丸肿胀,疝气。
13. **任脉之络病候** 腹部皮肤胀痛及瘙痒。
14. **督脉之络病候** 脊柱强直,头部沉重,摇头。
15. **脾之大络病候** 遍身疼痛,四肢关节松软无力。

【附】 六经辨证

　　六经辨证,是《伤寒论》辨证论治的理论体系,是《黄帝内经》经络理论的发展和运用,它主要用于外感病的辨证。外感病的发生、发展过程中,不同的阶段,其病变各有特点,概括为六种不同性质的证候类型,即太阳病证、阳明病证、少阳病证、太阴病证、少阴病证、厥阴病证。前三者统称为三阳病证,后三者统称为三阴病证。

　　六经辨证与经络、脏腑的关系相当密切,从经络关系来说,太阳经、阳明经、少阳经分别循行人体的后面、前面和侧面,所以太阳病可见到头项强痛,阳明病可以见到面赤,腹满疼痛,少阳病可见到胸胁苦满。在三阴病中,太阴病的腹痛下利,少阴病的口燥咽干,厥阴病的心中疼热,巅顶痛,也都是和三阴经的循行部位有关。再从六经与脏腑关系来说,三阳病证是以六腑病变为基础,如膀胱是太阳之腑,病邪由经入腑影响膀胱功能,就容易发生水停不化,小便不利的证候;胃是阳明之腑,胃中燥热内传,就可导致大便秘结、腹痛拒按等胃肠燥实的证候;胆是少阳之腑,邪犯胆腑,就会出现口苦、胁痛等症。而三阴病证是以五脏病变为基础,如太阴病的脾阳不振,少阴病的心肾虚衰,厥阴病肝气冲逆等证。可见六经辨证是经络、脏腑病理变化的反映,但由于六经辨证的重点,在于主要分析外感寒邪所引起的一系列病理变化及其传变规律,因而不完全等同于十二经脉辨证和脏腑辨证。

六经分证,是将外感病演变过程中所表现的各种证候,根据人体抗病的强弱,病邪的盛衰,病位的浅深等方面,进行分析、综合与归纳,找出其病理的内在联系,从而作为指导治疗的依据。三阳病多属正盛邪实,抗病力强,病势亢奋,证候表现为热为实,治疗以祛邪为主;三阴病多属邪盛而抗病力衰减,病势虚衰,证候表现为寒为虚,治疗以扶正为主。

六经病既有区别,又有联系,外感病发展一般皆由表入里,但有时也会出现合病、并病、直中和表里相传等特殊情况,所以临床诊治不但要掌握一般,而且要了解特殊,方能诊断正确,论治无误。

(一) 太阳病证

太阳病多见于外感病的初起阶段,属表证。主要证候为发热,恶寒,头项强痛,脉浮。

太阳主一身之表,为六经之藩篱,风寒邪气侵袭人体,太阳首当其冲,卫阳被抑郁不得宣泄,故发热,恶寒;太阳经脉行于头项,邪伤太阳经脉,经气不利,所以头项强痛;邪犯肌表,正气抗邪向外,故脉浮。由于患者体质有强弱,感邪性质和感邪轻重有所差异,太阳病的病理变化与临床表现也不尽相同,有汗、脉浮缓者为太阳中风证,无汗、脉浮紧为太阳伤寒证。针刺治疗以祛风解表,疏通经气,取督脉及手、足太阳经脉腧穴为主。

(二) 少阳病证

少阳病多由太阳病传变而来,病邪已离太阳之表尚未入阳明之里,正处于表里之间,所以称少阳病的性质为半表半里证。主要证候为寒热往来,胸胁苦满,不欲饮食,心烦喜呕,口苦,咽干,目眩,脉弦。邪犯少阳,正邪相争于半表半里,以致气机不畅,升降不利。邪正相争故往来寒热;少阳经脉布胸胁,邪犯少阳,经气不利,则胸胁苦满;少阳病邪犯胃,故不欲饮食,胃气上逆则吐;少阳火邪内扰故心烦,胆火循经上犯,则口苦,咽干目眩;肝胆有郁,脉见弦象。治疗以和解少阳,取用少阳、厥阴经脉腧穴为主。

(三) 阳明病证

阳明病为正邪斗争的极期阶段,性质属里热实证。根据病变部位及证候特点的不同,阳明病证分经证和腑证两大类:无形邪热弥漫全身叫经证,有形热邪结聚腑中叫腑证。

1. 阳明经证　主要证候为高热,大汗出,大渴引饮,面赤心烦,舌苔黄燥,脉浮而有力。邪入阳明,里热亢盛故高热,面赤;热迫津液外泄,则大汗出;热盛伤津则大渴引饮,舌苔黄燥;阳明热盛上扰心神,故心烦躁扰;正邪俱盛而里热蒸腾,故脉浮而有力。治疗以清热为主,针治取用手、足阳明与督脉腧穴为主。

2. 阳明腑证　主要证候为身热,日晡为甚,便秘,腹满疼痛拒按,烦躁,谵语,舌苔黄燥或焦黄起刺,脉沉实有力。阳明里热与燥屎相结,腑气不通,故便秘,腹满疼痛拒按,热结于里,午后阳明经气旺盛,故身热,日晡为甚;燥热之邪夹浊气上攻,心神被扰则烦躁,谵语;热盛津伤,燥实内结,故苔黄燥或焦黄起刺,脉沉实有力。治疗以攻下为主,针治以取手、足阳明经募穴及下合穴为主,兼取足太阴脾经腧穴。

(四) 太阴病证

太阴病证为脾气虚弱,寒湿内阻的虚寒病变。主要证候为腹满而吐,食欲不振,腹泻,腹痛,喜温喜按,口不渴,舌淡苔白,脉迟或缓。本证多因脾阳素虚,寒邪直中或三阳病治疗失当所致,中阳不足,脾失健运,寒湿内阻,升降失常则腹满腹痛,下利呕吐,食欲不振;病属虚寒,故腹痛多喜温喜按,口不渴;舌淡苔白,脉迟缓,皆为虚寒之象。治疗以温中散寒,针治取用足太阴脾经和足阳明胃经俞、募、合穴与任脉腧穴为主,针灸并用。

(五) 少阴病证

少阴病为心肾病变,病至少阴,正气极度衰惫,故少阴病的性质,为全身性虚弱证。病至少阴,心肾功能衰退,或为阳虚阴盛,或为阴虚火旺。阳虚阴盛,即从阴化寒,表现为少阴寒化证;阴虚火旺,则从阳化热,表现为少阴热化证。

1. 少阴寒化证　主要证候为恶寒蜷卧,神倦欲寐,手足厥冷,下利清谷,口不渴或喜热饮,小便清长,舌淡苔白、脉沉而微细。本证多因心肾阳衰,寒邪直中少阴所致。阳虚不能温煦,故恶寒蜷卧,手足厥冷。阳气不振则神倦欲寐;少阴阳虚不能温脾以化水谷,故下利清谷;阳虚寒盛,故口不渴。亦有因下焦阳衰,不能化气升津,或下利过多,津液受伤而口渴,但以喜热饮或饮量不多为特点。小便清长,舌淡苔白,脉沉细等皆为阳衰阴盛之象。治疗以回阳逐寒,取用任脉、足少阴肾经和足太阴脾经腧穴为主,针灸并用,重用灸法。

2. **少阴热化证** 主要证候为心烦不眠,口燥咽干,小便黄赤,舌红或绛,脉细数。本证多因邪热不解而耗伤肾阴,或素体阴虚,邪入少阴、从阳化热而致。肾阴不足,心火亢盛,水火不相交济,则心烦不眠;热灼肾阴,则口燥咽干,舌红或绛;阴虚火旺,故脉来细数。治疗以滋阴清火。针治以取手、足少阴经腧穴为主。

(六) 厥阴病证

厥阴为阴之尽,阳之始,阴中有阳。病至厥阴,由于正气衰竭,阴阳调节紊乱,所以厥阴病以寒热错杂证为主要证型。主要证候为消渴,气上冲心,心中疼热,饥而不欲食,厥逆、下利,呕吐或吐出蛔虫。本证是肝胆有热而肠胃虚寒的病变。

为上热下寒、寒热错杂、气机逆乱、水谷不运的表现。邪热消烁津液,则消渴;阳热上冲故气上冲心,而心中疼热;肝疏泄太过则患者易感饥饿。但肠胃虚寒,水谷不运,故饥而不欲食;肠胃气机逆乱,故呕吐下利;阳气不达于四肢则四肢厥逆。治疗以温清并用,攻补兼施,针治选用足厥阴经、任脉、足少阳经腧穴为主,兼取脾经腧穴。

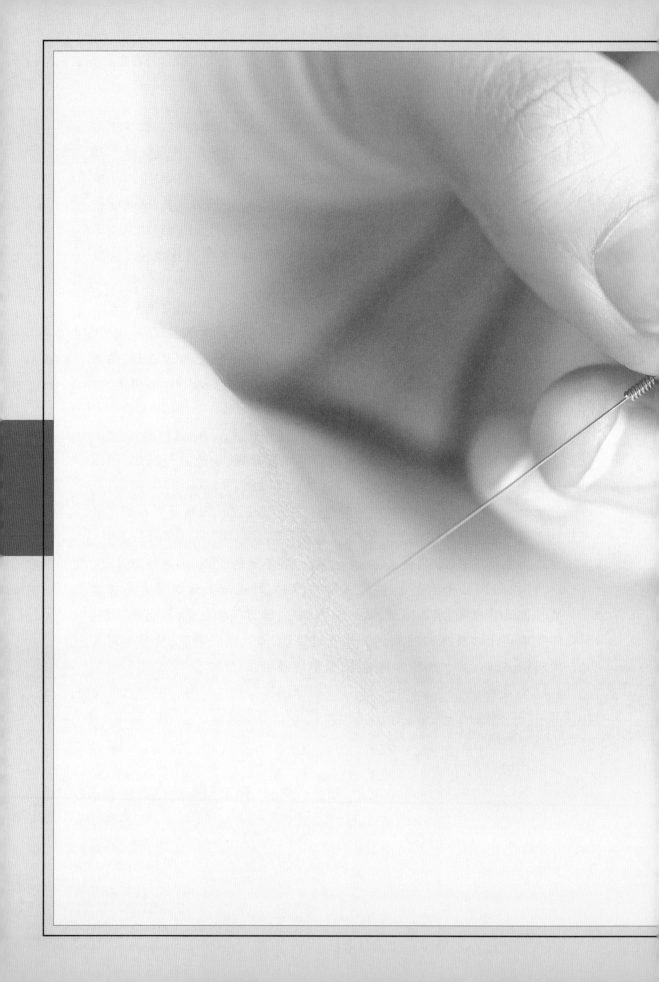

第十一章

针灸技法

| 第一节 | 毫针刺法

一、针具

毫针是现在临床应用最广泛的一种针具,制针材料有金、银、合金等,现多采用不锈钢针。

(一)毫针结构

毫针分为针尖、针体、针根、针柄、针尾 5 部分(图 11-1)。

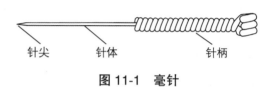

针尖　　　针体　　　　　针柄

图 11-1　毫针

1. 针体　针尖至针柄间的主体部分,又称针身,是毫针刺入腧穴内相应深度的主要部分。

2. 针柄　从针根到针尾的部分,一般是用金属丝缠绕呈螺旋状,是术者持针、行针和施用手法的主要操作部位。

3. 针尖　针体的尖端部分,又称针芒,是毫针刺入腧穴的关键部位。

4. 针根　针体与针柄连接的部分,是观察针体刺入腧穴深度和提插幅度的外部标志。

5. 针尾　针柄的末端部分,多为缠柄金属丝的延续,一般绕 5 环。

(二)毫针分类

毫针可分为非无菌针灸针(可重复使用的针灸针,每次使用前医生必须消毒)和无菌针灸针(为一次性使用)两种。无菌针灸针又可以分为两种类型,带导向管和不带导向管的。

根据毫针针柄与针尾的构成和形状不同,又可分为:环柄针、平柄针、花柄针、塑料柄针和金属管柄针。

1. 环柄针　即针柄用金属丝缠绕成环形并有环形针尾者(图 11-2)。

2. 平柄针　即针柄用金属丝缠绕至针柄终端者(图 11-3)。

3. 花柄针　即针柄缠绕为花瓣样者(图 11-4)。

4. 塑料柄针　即针柄用塑料制成者(图 11-5)。

5. 金属管柄针　即针柄用金属管制成者(图 11-6)。

6. 一次性无菌针灸针(带导向管)　即带有塑料导向管的一次性的无菌针灸针(图 11-7)。

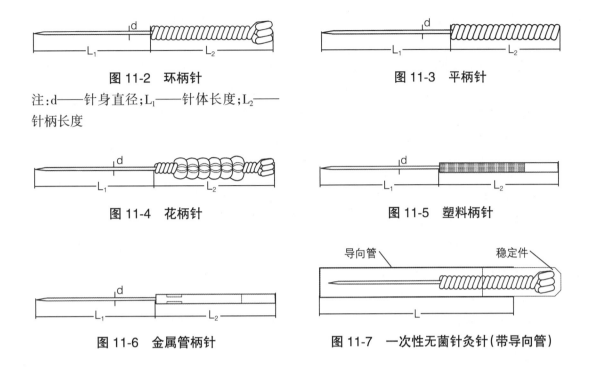

图 11-2　环柄针

图 11-3　平柄针

注:d——针身直径;L₁——针体长度;L₂——针柄长度

图 11-4　花柄针

图 11-5　塑料柄针

图 11-6　金属管柄针

图 11-7　一次性无菌针灸针(带导向管)

(三) 毫针规格

毫针的规格,主要以针体的直径和长度来区分。

1. 针体直径应符合表 11-1 所列标准。

表 11-1　毫针针体直径标准(mm)

针灸针直径(d)标准	允许误差
$0.12 \leqslant d < 0.25$	± 0.008
$0.25 \leqslant d \leqslant 0.45$	± 0.015
$0.45 < d \leqslant 0.80$	± 0.020

2. 针体长度应符合表 11-2 所列标准。

表 11-2　毫针针体长度标准(mm)

标准针灸针长度(L₁)范围	允许误差
$5 < L_1 \leqslant 25$	± 0.50
$25 < L_1 \leqslant 75$	± 1.00
$75 < L_1 \leqslant 150$	± 1.50
$100 < L_1 \leqslant 200$	± 2.00

3. 针灸针针柄 L_2 不可短于 18mm。

二、操作方法

(一) 施术前准备

1. 针具选择　根据患者的体质、年龄、病情和腧穴部位的不同,选用不同规格的毫针。短毫针主要用于皮肉浅薄部位的腧穴,作浅刺之用;长毫针多用于肌肉丰厚部位的腧穴,作深刺、透刺之用;平柄针和管柄针主要在进针器或进针管的辅助下使用。

2. 针具检查　为防止针刺意外事故的发生,多次使用的毫针与一次性毫针在每次使用前,均应严格检查,如发现有损坏等不合格者,应予剔除。

(1) 用刺手拇、食、中三指或拇、食二指夹持针柄,一边稍加捻转,一边用押手指端抵住针尖,频频试探,若针尖卷曲,指端可有划刺的感觉。

(2) 已消毒的毫针,可用押手执消毒棉球,裹住针体下段,刺手拇食指持针柄,将针尖在棉球中边捻边提插,如发觉有不滑利或退出时针尖上带有棉絮者,则说明针尖有毛钩。亦应注意检查针根是否滑利有无毛刺。

(3) 同时检查几支毫针时,可用手夹持针柄,使针尖向上,针柄在下,于阳光充足处仔细观察针尖有无毛钩现象。

(4) 检查针体和针根时,使针尖向上,针柄向下,手捏针柄,于阳光充足处仔细观察,看针体有无粗糙、弯曲、折痕、斑剥、锈痕、上下是否匀称,以及针根有无剥蚀损伤及毛刺等。

(5) 检查针柄的缠丝有无松动时,可一手执住针柄,另一手紧捏针体,两手向相反方向用力拉送,或作相反方向捻转,如有松动,即可觉察。

3. 毫针操作基本训练　针刺操作者在进行针刺治疗前,应经过指力和指感的训练,训练方法如下。

(1) 纸垫练针法:用松软的细草纸或纸巾,折叠成厚约2cm,长和宽分别为8cm、5cm的纸垫,外用棉线呈井字形扎紧(图11-8)。练习时,左手拿住纸垫,右手拇食指或拇、食、中指持针,使针体垂直于纸垫,然后捻转针柄,将针刺入纸垫内,捻转时手指向下渐加压力,待刺透纸垫背面后,再捻转退针,另换一处如前再刺。如此反复练习直至针体可以垂直刺入纸垫,并能保持进针时针体不弯、不摇摆,进退深浅自如。做指力指感练习时,在原处不停地做捻转针柄的动作,要求捻转的角度均匀。纸垫练针法初期可用1.0~1.5寸长的短毫针,待有了一定的指力后,再用长毫针练习。

(2) 棉线球或毛线球练针法(图11-9):用棉线或毛线缠绕做成直径6~7cm的

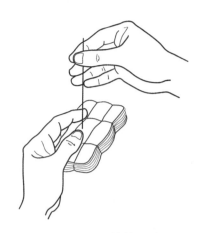

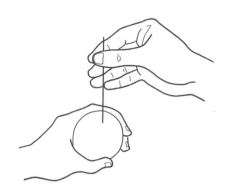

图 11-8 纸垫练习法　　　　　图 11-9 棉线球或毛线球练针法

圆球,亦可外包白布一层,即可练针。因线球较为松软,可以练习提插、捻转、进针、出针等各种毫针操作方法。做提插练针时,将针刺入线球,做上提下插的动作,幅度要均匀,针体宜垂直。在此基础上,可将提插与捻转动作配合练习,要求提插幅度上下一致,捻转角度来回一致,操作频率快慢一致,达到动作协调。

(3) 守神练针法:毫针操作的基本训练是以练指力为重点,此守神练针则是以练指感,用来体察经气为主。也同时加强了指力的训练,以便更有效地激发经气,驾驭经气,使气至病所。将粗糙的毛边纸 3~5 张,用直径 20cm 的竹撑(即绣花用的竹撑)撑紧,或用纸板(即小型包装箱之有瓦楞的纸壳)剪成 10cm×10cm大小,厚度为 0.2~0.3cm,毛边纸及麻面纸板粗糙不平,厚薄不匀,每针下去感觉都会不同,或觉其中间无物无阻抗,或觉针刺于纤维之中而紧涩坚韧。要针与针之间的间隔相等,要使针孔横坚排直。在这种要求下练针时必能聚精会神,一丝不苟。久之即可增强指感的觉察能力,又能提高指力及其运作技巧。达到这样的程度才能较为准确、迅速地判断出针下腧穴内经气的变化情况。汉代郭玉说行针时要"随气用巧",就是指在临床上依据腧穴内经气的变化来施用手法的技巧。这种守神练针,一可提高指感,体察经气的运行;二可增强指力,力贯针中,驾驭经气的运行。久之经验老到,技艺高超,自然会形成行针时的一种动力规势,产生有效的调控反馈。针刺手法在临床应用中熟练了也必能巧自中生,针随意动,只有力贯针中才能做到力随针入,力伴针行,意力合一,以意领气。

4. 体位选择　针刺时对患者体位的选择,应以术者能够正确取穴、施术方便、患者在留针和行针时感到舒适为原则,患者常用的体位有卧位和坐位。

(1) 卧位

① 仰卧位:适用于胸腹部的腧穴(图 11-10)。

② 俯卧位:适用于腰背部的腧穴(图 11-11)。

③ 侧卧位:适用于侧身部的腧穴(图 11-12)。

(2) 坐位

① 仰靠坐位:适用于前额、颜面、上肢、颈前和上胸部的腧穴(图 11-13)。

② 俯伏坐位:适用于头顶、枕项、肩背部的腧穴(图 11-14)。

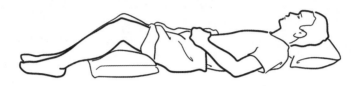

图 11-10　仰卧位

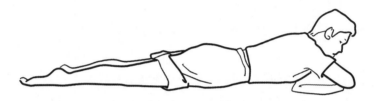

图 11-11　俯卧位

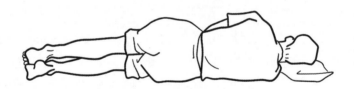

图 11-12　侧卧位

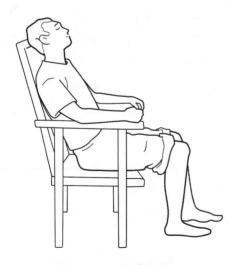

图 11-13　仰靠坐位

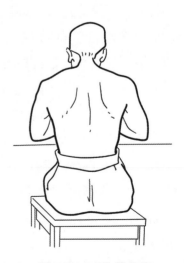

图 11-14　俯伏坐位

③ 侧伏坐位:适用于头颞、面颊、颈侧、耳部的腧穴(图 11-15)。

(3)特殊体位:视取穴的位置而定,以患者舒适、术者易于操作为原则。

5. 消毒　消毒包括针具器械消毒、接触物品消毒、术者手指的消毒、针刺部位消毒以及对治疗室及备品的要求。

(1)针具器械消毒:高压灭菌法是消毒针具最有效的方法,此外干热、氧化乙烯和化学孢芽杀灭剂同样是可以被接受的消毒方法。

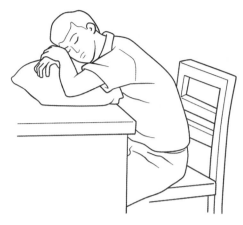

图 11-15　侧伏坐位

高压蒸气消毒:使用高压蒸气消毒时,应使高压蒸气在 121℃、压力 103.4kPa 的条件下持续 30 分钟。在消毒 30 分钟后压力被迅速释放,这种突然的压力下降能够破坏具有抵抗力的孢芽的细胞壁,这是消毒过程的重要部分。如果消毒锅不能自动排气减压,就必须手工操作减压。残余的气体必须被排出高压锅,并定期清洁和维修高压锅,否则会影响消毒的效果。同时应保留有关清洁、维修情况和次数的记录。使用一个新的高压锅之前,必须做生物检测和定期监测。另外,各种小型的外部加热的蒸气压力消毒器如果应用得当也是可以接受的。

干热消毒法:干热消毒锅产生没有气压的热空气,因此需要较长的消毒时间。在 170℃下消毒 2 小时被认为是干热消毒法的安全时间及温度。注意器具之间应留有距离,以便与热空气有足够的接触。

杀菌剂:一些高效的杀菌剂作用同灭菌剂一样,如果作用的时间长,也足以杀灭孢芽。一些器具例如橡皮和塑胶制品,在高压蒸气锅和干热消毒器的温度下可能被熔化,这些制品的消毒,应使用高效杀菌剂。但这些化学药品对被消毒器具具有破坏性,并且在消毒中很难冲洗和包装器具,因此开业诊所购买器具时,最好选择那些材质可耐受高压蒸气或干热的设备。在开业诊所中使用这些化学药品作为消毒剂之前,必须逐个试验被消毒物品能否耐受这些化学药品。

氧化乙烯:氧化乙烯是一种有效的消毒剂,在商业上常用来消毒一次性使用的针具,但它不宜用于针灸诊所。如果采用氧化乙烯法消毒,每次使用前必须作生物学监测。

(2)接触物品消毒

① 针导管:针灸针导管在每次使用于每位患者前必须保持无菌,因此针灸针

导管不得使用于一名以上的患者。所有穿刺皮肤的器具都必须无菌。虽然导管本身并不穿破皮肤,但其接触的针灸针体确实穿破皮肤,导管接触患者的皮肤和医生的手指后不再无菌,由于这些导管接触的皮肤部位在接触前已用乙醇擦拭过,医生的手也已洗过,而且针体触碰导管的部位非常小,因此针灸针导管在同一患者身上重复使用是可以接受的。若使用一批针,针导管应放在洁净区,直到用完同一批的针之后才将其丢弃。针导管若变脏或因碰到患者身上未经酒精棉擦拭的部位而污染时,应将其丢弃。若针导管是个别包装(一个针有一个针导管),则进针后应将针导管丢弃。若同一个针导管用于一支以上的针时,将针先投入针导管的手柄部能降低针尖污染的风险,也能降低医生受伤的风险。由于从无菌包装取出针导管和用过后,针导管已不再无菌,因此在使用中间应把导管放在洁净区。

② 七星针或梅花针:七星针和梅花针必须无菌。必须使用整体为一次性使用的七星针和梅花针,或者与患者皮肤接触的部分必须为一次性使用及无菌。切勿企图将此类器具灭菌、消毒或再次使用。每个七星锤应该只用于身体的一个部位。

③ 拔罐器具:拔罐不是无菌治疗程序,拔罐器具必须清洁但不必无菌。用过之后,必须用次氯酸稀释液(漂白剂)或其他适当的消毒液消毒拔罐瓶,然后用肥皂和水清洗。

(3) 针灸部位及医生手部消毒:除了针具、刺血针,以及七星锤等必须无菌消毒外,在预防交互感染方面,洗手是具有最重要作用的单一因素。治疗完每一个患者后,实施针灸之前和之后,以及手可能遭到潜在的传染物之污染时,必须在流水下用肥皂清洗双手。潜在的污染源包括接触患者的头发、衣服、未消毒的皮肤,文件或治疗场所中其他不干净的表面和物体。常规预防措施的主要目的是预防接触病原体及医院内感染疾病。

① 洗手包括下列几个步骤:

a. 准备洗手用具:纸巾、肥皂、流水。由于使用肥皂块有污染的危险,因此建议使用液体肥皂。

b. 卷起长的袖子,取下手表和首饰,简单的戒指如结婚戒不需取下,但较大的首饰或镶有宝石和其他工艺品的戒指则应摘下(因首饰间隙内寄生的病原体不易清洗)。

c. 将肥皂和手浸湿。

d. 把肥皂在手上搓洗直到起泡沫。

e. 仔细清洗包括指尖、手指缝、指甲下和指甲周围，直到手腕以上的整个手部表面。

f. 再用流水冲洗双手直至干净为止。

g. 将手下垂，让水自然从指尖流下。

h. 用纸巾或用手肘将水龙头关上，避免手被污染。不要用关掉水龙头的纸巾擦手。

i. 用干净的纸巾仔细将手擦干，或在空气中把手甩干。

② 在以下几种情形，强烈建议必须洗手：

a. 针灸治疗前。

b. 接触血液、体液和其他污染物之后。

c. 针灸治疗结束之后。

在流水下用肥皂洗手是最有效的洗手方式。但是在没有洗手池的情况下，可用含乙醇的手部消毒剂擦拭双手代替洗手。含乙醇的手部消毒剂可在30秒内杀灭手上的病原微生物，在没有流水、肥皂等洗手的设施下，含乙醇的手部消毒剂也可以有较强的杀灭病原体的作用。

在给一个患者治疗时、进针之前和之后，以及与具有感染可能性的体液接触后必须洗手。

污染源包括体液，如血液、唾液、阴道分泌物和粪便污染，以及开放型创伤的渗出物。体液中可能含有细菌，如葡萄球菌菌类和与肝炎及HIV/AIDS有关的病毒。绝对不可以使具有传染性的液体透过手从一个人转移到另一个人，或者从患者转移到医生或其他工作人员。这一点可以经由每次需要时仔细清洗双手而最有成效地达成。应在接电话之前与之后、用手摸脸或头发或吃东西之后，或者从事完不属于临床治疗的活动后彻底清洗双手。

进针部位的准备。在治疗部位的皮肤应无任何破损、伤口或皮肤病。不得将针灸针刺入有发炎反应、刺激反应、皮肤病或破损皮肤的部位。否则感染可以直接从已破损的皮肤进入体内。强烈建议医生确保进针部位是清洁的。将进针部位应该用酒精棉拭净。若进针部位（如脚）很脏，则应先将该部位用肥皂和水洗干净，然后按需要用酒精棉擦拭。

用乙醇擦拭进针穴位，等皮肤表面变干后再进针。建议用乙醇擦拭穴位一次，以防污染进针穴位。医疗操作上一种方法是应用酒精棉从进针部位中心向外做环形擦拭皮肤。另外一种方式是从进针部位的一段擦拭到另一端，或做"C"型移动。同一个酒精棉可用于一般相同区域的穴位。

触摸穴位。只要已经洗干净的手未污染,可以用手触摸已消毒过的针灸穴位。然而在触摸穴位或取针前,如果在洗手后整理过衣服或记录病史等,则强烈建议用水及肥皂重新洗手,或用含乙醇的手部消毒剂将手消毒擦拭干净。在第二次洗手或用乙醇擦手后,除了接触针柄、导管和患者针灸穴位的皮肤外,不应再接触其他任何东西。一旦接触这些东西,则应再次洗手或用乙醇擦手,才能继续操作。

(二) 施术方法

针刺操作,一般均须双手协作,姿势正确,才能操作顺利。双手各有分工:右手持针,进行针刺操作,称为刺手;左手按压在穴位局部,帮助针刺,称为押手。《灵枢·九针十二原》说:"右主推之,左持而御之"。《难经·七十八难》说:"知为针者,信其左;不知为针者,信其右。"《标幽赋》中进一步阐明了:"左手重而多按,欲令气散;右手轻而徐入,不痛之因。"都是说明了针刺时左右手互相配合的重要性。

1. 持针法

(1) 两指持针法:用拇、食指指腹捏住针柄,或用拇指指腹与食指桡侧指端捏住针柄(图 11-16)。

(2) 三指持针法:用拇指、食指、中指指腹捏拿针柄,拇指在内,食指、中指在外,应三指协同(图 11-17)。

(3) 持针体法:用拇、食两指拿一消毒干棉球,裹针体近针尖的部位,并用力捏住(图 11-18)。

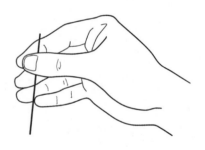

图 11-16 两指持针法

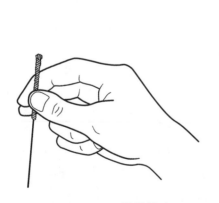

图 11-17 三指持针法

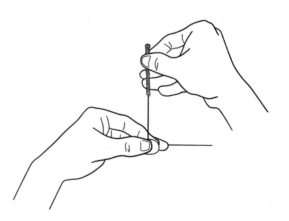

图 11-18 持针体法

2. 进针法

(1) 爪切进针法:押手拇指或食指的指甲掐切腧穴皮肤,刺手持针,针尖紧靠押手指甲缘迅速刺入(图 11-19)。

(2) 舒张进针法:食、中指或拇、中指将所刺腧穴部位皮肤撑开绷紧,刺手持针刺入。用于皮肤较松软处进针(图 11-20)。

(3) 提捏进针法:押手拇、食指将欲刺腧穴两旁的皮肤提捏起,刺手持针从提捏的腧穴上刺入。用于皮肉浅薄处进针(图 11-21)。

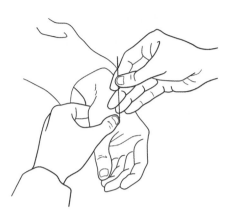

图 11-19　爪切进针法

(4) 夹持进针法:押手拇、食二指持消毒干棉球,裹于针体下端,露出针尖,使针尖接触腧穴,刺手持针柄,刺手、押手同时用力,将针刺入。用于较长毫针进针(图 11-22)。

(5) 捻转进针法:刺手持针,均匀捻转针柄,边捻转,边进针,捻转角度应小于90°角(图 11-23)。

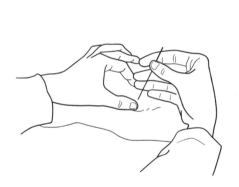

图 11-20　舒张进针法

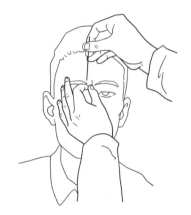

图 11-21　提捏进针法

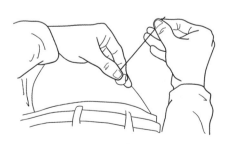

图 11-22　夹持进针法

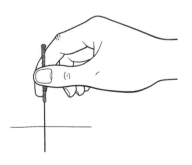

图 11-23　捻转进针法

（6）弹针速刺法：押手持针柄，留出针尾，将针置于腧穴上，用刺手食指或中指甲对准针尾弹击，使针迅速刺入。用于较短毫针进针（图11-24）。

（7）管针进针法：将针先插入用玻璃、塑料或金属制成的比针短7.5mm（3分）的小针管内，触及腧穴表面皮肤；押手压紧针管，刺手食指对准针尾弹击，使针尖迅速刺入皮肤；然后将针管去掉，再将针刺入穴内（图11-25）。

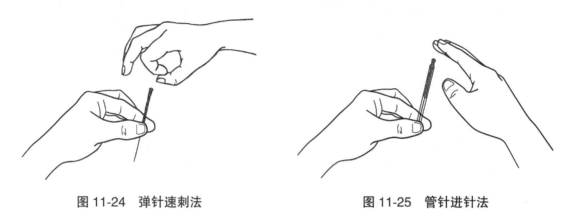

图11-24　弹针速刺法　　　　　　　　图11-25　管针进针法

3. 基本行针手法　行针，是指进针后，为了使患者产生针刺感应，而施行一定的手法。基本手法是一切针刺手法的基础，常用的有提插法、捻转法两种。

（1）提插法：将针刺入腧穴一定深度后，将针向上引退为提，将针向下刺入为插。当针尖穿透表皮后，针身在腧穴上进行上提下插、称为提插。其法是在针刺达到一定深度后施行，运用指力，要使提插呈直线形进出，幅度不宜过大，否则会产生局部痛感，或损伤局部组织以致出针后遗留后遗症状。

（2）捻转法：在进针达到一定深度后，可以施行捻转手法。刺手执针，一前一后交替转动。在运用时，旋转的角度一般在180°~360°左右。必须注意捻转时左右交替，不能过于单向旋转。否则肌肉纤维缠住针身而产生疼痛。

4. 针刺得气　在针刺过程中，不论用何种针法，都必须达到得气。《灵枢·九针十二原》说："刺之要，气至而有效，效之信，若风之吹云，明乎若见苍天。"《金针赋》还说："气速效速，气迟效迟。"都说明了针刺的得气与否以及得气快慢与治疗效果均有密切关系。

（1）针刺得气的判断方法：针下是否得气，可以从两方面来判断。一是患者对针刺的感觉和反应；另一是医者对针刺手指下的感觉。当针刺入腧穴得气时，患者有酸、麻、胀、重等感觉，有时还可出现热、凉、痒、痛、抽搐、蚁行等感觉，或呈现沿着一定的方向和部位传导和扩散现象；医者的刺手可体会到针下沉紧、涩滞或针体颤动等反应。有关得气的指征如下。

①自觉指征：是指接受针刺者的主观感觉和反应。主要是酸、麻、胀、重、凉、热、触电感、蚁走感、水波感和不自主的肢体活动，以及特殊情况下的疼痛感等针感。针感的性质与机体反应、疾病的性质和针刺部位有密切关系。一般是敏感者反应强，迟钝者反应弱。指趾末端多痛，四肢与肌肉丰厚处多酸、麻、胀、重，向上下传导，远端扩散等。腹部多为沉压感，腰部多酸胀感。

②他觉指征：是施针者感觉和观察到的现象。针刺得气后，针下可由原来的轻松虚滑，变为沉紧，出现如鱼吞钩饵等手感；用手触摸腧穴周围，可感到肌肉由原来的松弛变为紧张，有的还会感到肌肉跳动或蠕动，某些原来因病而痉挛的肌肉可由紧张变为松弛等。

（2）影响得气的因素：针刺时得气与否以及得气的快慢受多种因素的影响。如达不到得气，常由于以下几种原因。

①取穴不准：针灸的取穴至为重要，如取穴不准，常影响应有的得气反应。

②针刺深浅失宜：每一腧穴针刺时要掌握一定的深度，刺之过深或过浅，都会影响得气反应。

③手法不熟练：针刺手法是得气的必备条件，医者必须熟练地掌握行针的各个环节，如手法不熟练，将难以达到预期的得气效果。

④体质虚弱和感觉迟钝：古人认为人的体质不同，对针刺的敏感程度也不同。"重阳之人"即阳气充足的人，针下得气感觉特别快；"阴阳和调之人"即正常人，针下得气的反应不快不慢，所谓"气与针相逢"；而"阴多阳少之人"即体质虚弱、感觉迟钝的人，其得气感应甚缓慢，所谓"数刺乃知"；病情重者，甚至没有针感、一般效果较差。

历代针灸家对得气感应都十分重视，认为针下得气与经络中的"神气"活动有关。《针灸大成》说："如神气至，针自紧退。"《灵枢·九针十二原》说："所言节者，神气之所游行出入也。"指腧穴是神气进行内外活动的处所，而针刺的作用就在通过腧穴以调整经络之气，得气感应就是这种神气活动的表现，自然这对于观察疗效具有极为重要的意义。

5. 候气与催气　行针后不得气时，采取留针片刻再行行针，亦可使经气来复，称为"留针候气"。

当针刺后，毫无得气现象，或得气不明显，应施以催气法使之得气。临床常用的催气法有六种。

（1）循法：用手指顺着经脉的循行方向，轻柔地上下循按。《针灸大成》说："用指于所属部分经络之路,上下左右循之,使气血往来,上下均匀,针下自然气至沉紧"。本法的主要目的,是帮助经脉中的气行加速,血脉和通,使针刺容易得气,适用于经气阻滞,气至迟缓的病症。

(2) 弹法:用手指轻弹针尾,使针体微微振动,以加强得气的感应。此法常在补法留针时应用。《针灸大成》说:"先弹针头,待气至,却进一豆许,先浅而后深,自外推内,补针之法也。"《针灸问对》说:"如气不行,将针轻轻弹之,使气速行。"弹法具有催气作用,适用于气虚不足,得气迟缓的虚证。

(3) 刮法:右手拇指抵压针柄顶端,用右手食指或中指指甲由下向上,或由上向下刮动针柄,可以加强针感的扩散。

(4) 摇法:用手摇动针柄时可以加强针感。《针灸问对》说:"摇以行气",说明摇法的作用在于行气。此外摇法还可作为泻法的辅助手法,即在出针时摇大针孔,以泄邪气。《针灸大成》说:"乃先摇动针头,待气至,却退一豆许,乃先深而后浅,自内引外,泻针之法也。"

(5) 飞法:《医学入门》说:"以大指、次指捻针连搓三下,如手颤之状,谓之飞"。操作时以捻转为主,连续捻三次,然后拇食指立即张开,如百鸟展翼之状,反复数次,可以使针感增强。

(6) 颤法:右手持针柄,作小幅度快速的提插或捻转,并结合轻轻摇动。《神应经》说:"用右手大指及食指持针,细细动摇,进退搓捻其针,如手颤之状,谓之催气。"可以增强针感,宣行气血,加快经气的流行。

6. 针刺的角度和深度　在针刺操作过程中,正确掌握针刺的角度和深度,是增强针感、提高疗效、防止意外事故发生的重要一环。另外,针刺同一腧穴,如果角度和深度不同,那么所刺达的组织,产生的针感,以及治疗的效果也会有一定的差别,临床上对所针腧穴的角度和深度,主要根据施术部位、病情需要以及患者的体质强弱、形体胖瘦等具体情况而定。

(1) 针刺的角度:针刺的角度,是指进针时针身与皮肤表面所构成的夹角。一般有直刺、斜刺和横刺三种(图 11-26)。

① 直刺:将针体垂直,与腧穴的皮肤面呈 90° 角而刺入。全身的腧穴,大多数可以直刺。

② 斜刺:某些腧穴的部位,因其肌肉较薄,或腧穴深部当重要的内脏所在,针刺时须使针体倾斜,一般是针体与腧穴的皮肤表面呈 45° 角左右。如刺上肢的列缺(LU7)、腹部的鸠尾(CV15)、胸部的期门(LR14)及背部的穴位等。

③ 横刺:又名沿皮刺。用来刺肌肤浅薄的腧穴。在进针时,将针体与腧穴的

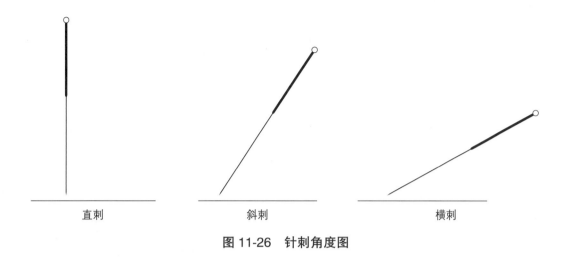

直刺　　　　　　　　　斜刺　　　　　　　　　横刺

图 11-26　针刺角度图

皮肤面呈 15°~25° 角左右刺入。如刺头部的百会(GV20)、头维(ST8),面部的攒竹(BL2)、阳白(GB14),胸部的膻中(CV17)等穴。

(2) 针刺的深度:针刺的深度是指针身刺入皮肉的深浅。一般以既有针感又不伤及重要脏器为原则。临床上多根据体质、部位、病情等而决定。如年老气血虚弱、小儿娇嫩之体,形体瘦小以及头面、背部等宜浅刺;青壮年、体质强壮或形体肥胖者,以及四肢、臀腹部可适当深刺。

(3) 透穴刺法:有些穴位,还可以采用透穴刺法,即从一个腧穴刺至第二个腧穴,以发挥两穴共同作用的针刺方法。

① 横透法:腧穴确定后,将针尖朝向欲透刺的另一个腧穴方向,针体与皮肤呈 15° 角左右将针刺入第一个腧穴,使针下得气,然后将针向第二个腧穴刺入,直到抵达第二个腧穴。

② 斜透法:腧穴确定后,将针尖朝向欲透刺的另一个腧穴方向,针体与皮肤呈 45° 角左右刺入第一个腧穴,使针下得气,然后将针刺向第二个腧穴,直到抵达第二个腧穴。

③ 直透法:腧穴确定后,将针尖朝向欲透刺的另一个腧穴方向,针体与皮肤呈 90° 角左右垂直刺入第一个腧穴,使针下得气,然后将针刺向第二个腧穴,直到抵达第二个腧穴。

7. 留针　留针是指进针后,将针留置穴内,可以加强针感或针刺的持续作用。留针与否和留针时间的长短,主要依病情而定。一般的病症,针下得气后留针 15~20 分钟;但对某些慢性、顽固性、疼痛性、痉挛性病证,可适当延长留针时间,并在留针过程中酌情间歇行针,以增强疗效。有的病证留针可达数小时之久。对针感较差的患者,留针还可起到候气的作用。

8. 出针

(1) 留针时间已到，针下轻滑，即可出针；如针下仍沉紧者，则稍稍向上提针，待针下轻滑时即可出针。

(2) 押手持消毒干棉球轻压针刺部位，刺手拇、食指持针柄，将针退出皮肤后，立即用棉球按压针孔，以防止出血。

(三) 针刺补泻法

针刺补泻法是根据《黄帝内经》"实则泻之，虚则补之"的施治原则而确立的两类相对应的针刺方法。凡是有助于振奋人体正气，使减弱的功能恢复旺盛的，叫补法；凡是能疏泄病邪，使亢进的功能转向平和的，叫泻法。在临床上，针刺补泻法的应用，主要得根据患者的功能状态，相应采取合适的方法。

在不同的病理状态下，针刺可以产生不同的调节作用，即补泻效果。如当机体处于虚脱状态时，针刺可以起到回阳固脱的作用；当机体处于邪热壅闭的情况下，针刺又可起到泄热启闭的作用。又如在实验观察下，胃肠痉挛时针刺可使痉挛缓解；胃肠蠕动缓慢时，针刺可使胃肠蠕动增强。针刺的这种调节作用，与人体正气的盛衰有着密切的关系。如正气旺盛，经气易于激发，针刺的调节作用就显著；如正气不足，经气不易激发，则针刺的调节作用就较差。

针刺方法是促进人体内在因素转化的条件，是实现补虚泻实的重要环节。为了达到补泻的目的，进针以后，往往需要配合运用一定的手法。古代针灸家在长期的医疗实践中，创造和总结了多种补泻法，现将临床常用的几种补泻法分述于下。

1. 基本补泻法

(1) 提插补泻法：《难经·七十八难》说："推而内之，是谓补；动而伸之，是谓泻。"即以提插时用力轻重和速度快慢来区别补泻。补法以向深部重按为主，即当针达到一定深度得气后，进行提插手法，提时用力较轻，速度较慢，而插时用力较重，速度较快；泻法与补法相反，以向浅部重提为主，提时用力较重，速度较快，而插时用力较轻，速度较慢。

(2) 捻转补泻法：主要是以捻转的幅度大小和速度的快慢来区别补泻。当进针达到一定深度后，轻微捻转针柄，捻转的幅度较小，速度较慢为补法；反之，捻转幅度较大，速度较快，感应较强为泻法。即《灵枢·官能》所说，补法用"微旋而徐推之"，泻法用"切而转之，其气乃行"。此外，捻转法还有以左转右转来区分补泻。即左转（顺时针）为补，右转（逆时针）为泻。《针经指南》说："……以大指次指相合，大指往上进谓之左，大指往下退谓之右。"即大指向前捻为补，大指向后捻为泻。当然,所谓左转右转,并不是单方向的捻转,其左右交替的幅度是一样的,只是在转动的快慢、轻重有所不同而已。如左转,是指大指向前捻针时用力稍重而快些,但在大指向前捻针之后仍有大指向后捻的动作,而仅是用力轻而慢些,右转则反之。

(3) 徐疾补泻法:是以进针、退针过程的快慢来分的一种补泻方法。《灵枢·九针十二原》说:"徐而疾则实,疾而徐则虚。"《灵枢·小针解》解释说:"徐而疾则实者,言徐内而疾出也。疾而徐则虚者,言疾内而徐出也。"操作时使用补法,进针过程要慢,逐步进针达到一定的深度;出针过程要快,迅速地提至皮下,稍待片刻而出针。在用泻法时,进针过程要快,一次就插到所需的深度;出针过程要慢,逐步分层退出。

(4) 开合补泻法:是以出针时是否按闭针孔来区分补泻。《素问·刺志论》说:"夫实者,气(正)入也;虚者,气(邪)出也"。其法在出针时,右手持针,摇大针孔,一面摇一面退出,出针后不闭其穴的为泻法,意在使邪气随出针而散逸;相反,出针时较快,出针后以指急速按闭其穴的是补法,意在使真气留存。

(5) 迎随补泻法:迎随法是根据《灵枢·小针解》"迎而夺之者,泻也。追而济之者,补也。"的原则而产生的。后世医家据此定出了具体的操作方法,即以经脉循行的顺逆来定补泻。《针灸大成》说:"手三阳经,从手上头……故手三阳泻者,针尖望外(向肢端),逆而迎之;补者针尖望内(向躯干),顺而追之,余皆仿此。乃是因其气血往来,而顺逆行针也。"即按照经脉循行方向,将针头顺经而刺的是补法;逆经而刺的是泻法。

(6) 呼吸补泻法:《素问·离合真邪论》中提到,当患者呼气时进针、吸气时出针,为补;吸气时进针、呼气时出针,为泻。

以上数法,临床应用时是可分可合,或将数者结合在一起而应用的。

此外,临床上对虚实不太明显的病症,或是对某些穴位,常采用一种"以得气为度"不行补泻的方法。即当针到一定深度得气后,在提插、捻转过程中,用力均匀,速度中等,针感比较缓和,用中等速度出针。一般称这种方法为"平补平泻",或称"平针法"。

2. 综合补泻法(图 11-27)

(1) 烧山火:这种方法主要是综合了徐疾、提插、开合法中的补法而成的。因为本法在施术时,患者有针下温热的感觉,所以名叫"烧山火"。本法可治疗虚寒性的疾病。操作时,分天、人、地三部徐徐进针,先浅后深,三进一退。当针入五分(天部)时,得气后紧按慢提,上下提插九次之后将针插入一寸(人部),照上法

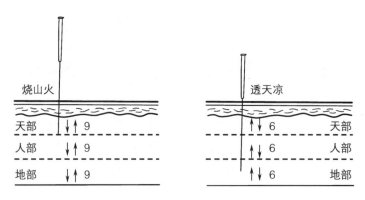

图 11-27 烧山火、透天凉

施术,最后深入到一寸五分(地部),再照上法施术。然后缓慢地将针退到天部。此法可重复进行,再分三部施术。一般针下可产生温热感觉。出针时,快速退针,扣闭其穴。

(2) 透天凉:此法是由徐疾、提插、开合等法中的泻法组成,因施术时患者有针下凉爽的感觉,故名"透天凉"。《素问·针解》说:"满而泄之者,针下寒也,气虚乃寒也。"本法可用于实证和热证。操作时,先深后浅,一进三退,将针先深入一寸五分(地部),得气后慢按紧提六次然后将针提到一寸(人部),提插如前,之后退至五分(天部),再作提插如前。此法亦可重复进行,待患者发生凉感后即可退针。

(四) 针刺异常情况及处理

针刺过程中出现异常情况,如晕针、滞针、弯针等,应按照如下处理。

1. 晕针

(1) 症状:在针刺过程中,患者突感头晕、目眩、心慌、恶心欲吐;重者出现面色苍白,冷汗淋漓,四肢厥冷,心慌气短,脉细弱而数,甚者出现晕厥。

(2) 处理:立即停止针刺,或停止留针,将已刺之针迅速起出,让患者平卧,头部放低,松开衣带,注意保暖。轻者给予热水饮之,静卧片刻即可恢复。重者可选取水沟、合谷、足三里等穴点刺或指压。出现晕厥现象时,应采取相应的急救措施处理。

(3) 原因:多见于初次接受治疗的患者,可因情绪紧张、体质虚弱、劳累过度、饥饿或大汗之后均可引起晕针;患者体位不当,施术者手法过重,也能出现晕针。

(4) 预防:对于初次接受针灸治疗和精神紧张者,应先做好解释工作。对初次就诊者,尽量采取卧位,取穴不宜过多,刺激切勿过重。对于饥饿、过度疲劳者,应待其进食、体力恢复后再进行针刺。在行针时医生要密切注意患者,见稍有晕针征兆,如面色有变化、额角微见汗、语言应对蹇涩等,应立即点刺水沟,令其平卧,则可解除晕针于前兆之中。

2. 滞针

(1) 症状:行针或留针后,术者感觉针下涩滞,提插、捻转、出针均感困难,有时患者感觉剧痛。

(2) 处理:滞针时切忌强力捻转、提插和出针。若因患者精神紧张,或肌肉痉挛而引起的滞针,可安抚患者令其放松,术者在滞针之邻近部位予以循按,或弹动针柄,或在附近再刺一针,即可缓解。

(3) 原因:患者精神紧张,或捻针不当使肌肉缠针,或进针后患者体位挪动,局部肌肉挛缩,以致滞针。

(4) 预防:对精神紧张者,应先做好解释,消除顾虑。注意患者的体位和针刺的强度。

3. 弯针

(1) 症状:弯针是指将针刺入腧穴后,针体在穴内发生弯曲。轻者形成钝角弯曲,重者形成直角弯曲。

(2) 处理:出现弯针后,不可再行提插、捻转。如系轻度弯曲,可按一般拔针法,将针慢慢地退出。若针体弯曲较大,则应顺着弯曲方向将针退出。如弯曲不止一处,须视针柄扭转倾斜的方向,逐渐分段退出,切勿急拔猛抽,以防断针。

(3) 原因:多由于术者进针方法不熟练,用力不均匀或用力过猛所致,或针下碰到坚硬组织,或在留针时改变体位,或针柄受外力碰击,或滞针处理不当均可导致弯针。

(4) 预防:术者进针手法要熟练,运针要轻巧。患者的体位要选择恰当,并嘱其在留针时不要随意变动体位。

4. 折针

(1) 症状:折针,即断针,可在进针、行针或出针时出现,或部分针体浮露于皮肤之外,或全部没于皮肤里。

(2) 处理:术者应沉着,安抚患者不要恐惧,一定保持原有体位,以防残端深陷。如皮肤外尚露有残端,可用镊子钳出。若残端与皮肤相平,折面仍可看见,可用押手拇、食两指在针旁按压皮肤,使之下陷,以使残端露出皮肤,再用镊子将针拔出。如残端没于皮内,可采用外科手术方法取出。

(3) 原因:多由于针的质量不佳,或针体、针根有剥蚀损伤,术前失于检查,针刺时将针体全部刺入,或行针时强力提插、捻转所致。

(4) 预防:针前必须仔细检查针具,特别是针根部分,更应认真刮拭。凡接过脉冲电针仪的毫针,应定期更换淘汰。因针根部是最易折针的地方,针刺时不应将针体全部刺入腧穴,体外应留一定的长度。行针和退针时,如果发现有弯针、滞针等异常情况,应按规定方法处理,不可强力硬拔。

5. 出血和皮下血肿

(1) 症状:出血是指出针后针刺部位出血;皮下血肿是指出针后针刺部位出现肿胀,继之皮肤呈现青紫色。

(2) 处理:出针时出血者,可用干棉球按压出血部位,切忌揉动。若微量的皮下出血而出现局部小块青紫时,一般不必处理,可自行消退。若局部肿胀较重,青紫面积较大者,可先作冷敷以止血,24 小时后再做热敷,以促使局部瘀血消散吸收。

(3) 原因:刺伤血管所致。

(4) 预防:针刺时应避开血管,行针时避免手法过强,并嘱患者不可随意改变体位。对于易于出血穴位如眼区周围穴位,出针时立即用消毒干棉球按压针孔,只能按压,切勿揉动。

6. 后遗感

(1) 现象:在出针后,局部遗留酸痛不适的感觉,较长时间不见消失。

(2) 处理:轻者以手在局部上下循按,较重的除循按外,并在局部施灸。

(3) 原因:多由手法不熟练和针刺太重所致。

(4) 预防:医者行针时,手法不宜太重。

三、注意事项

1. 废针处理需遵守法律规定。

2. 施术过程中,如某些刺法需要触及针体时,应当用消毒棉球作间隔物,术者手指不宜直接接触针体。

3. 行针时,提插幅度和捻转角度的大小、频率的快慢、时间的长短等,应根据患者的具体情况和术者所要达到的目的而灵活掌握。

4. 头、目等部位应注意针孔的按压。对于头皮、眼周围等易出血的部位,出针时尤应注意,出针后急用干棉球按压,此时按压要适度着力,切勿揉按,以免出血。对于留针时间较长的,出针后亦应按压针孔。

四、针刺的禁忌

1. 饥饿、饱食、醉酒、大怒、大惊、过度疲劳、精神紧张者,不宜立即进行针刺;

体质虚弱,气血亏损者,其针感不宜过重,应尽量采取卧位行针。

2. 针刺时应避开大血管,腧穴深部有脏器时应掌握针刺深度,切不可伤及脏器。

3. 小儿囟门未闭合时,囟门附近的腧穴不宜针刺。由于小儿不易配合,所以一般不留针。

4. 孕妇不宜刺下腹部、腰骶部以及三阴交、合谷、至阴等对胎孕反应敏感的腧穴。

5. 皮肤有感染、溃疡、瘢痕或肿瘤部位,除特殊治疗需要外,均不应在患部直接针刺。

6. 有凝血机制障碍的患者,应禁用针刺。

【附】 杨继洲十二法

明代针灸家杨继洲,曾将行针的手法总结为十二法。其中除"口温"一法今已不用外,其余十一法均适用于针灸临床,内容如下:

1. 爪切 "凡下针,用左手大指爪甲,重切其针之穴,令气血宣散,然后下针,不伤于荣卫也"。爪切的作用有以下四点:①使穴点固定,下针时不致偏差;②可令气血宣散,不致有伤荣卫之气;③转移患者的注意力,减轻针刺痛感;④可以避免出血。

2. 持针 "凡下针,以右手持针于穴上,着力旋插直至腠理,吸气三口,提于天部,依前口气,徐徐而用。所谓持针者,手如握虎,势若擒龙,心无他慕,若待贵人之说也"。持针时首先须注意的就是要着实和专心,"手如握虎,势若擒龙",即指前者,"心无他慕,若待贵人"即指后者。杨继洲认为,持针施术,必须用右手持针在穴位上,着力一旋一插,直透腠理,然后吸气三口,再提于天部,又吸气三口,这样可使针刺易于得气,待得气后方可施行各种手法。

3. 口温 因无临床意义,从略。

4. 进针 "凡下针,要病人神气定,息数匀,医者亦如之,切不可太忙。又须审穴在何部分,如在阳部,必取筋骨之间陷下为真,如在阴分,郄腘之内,动脉相应,以爪重切经络,少待方可下手。"对进针的方法,杨继洲认为:第一医者和病者都须安神定息,不可忙乱;第二取穴必须准确,如四肢阳经穴,一般当筋骨之间;四肢阴经穴,多当动脉应手之处。

5. 指循 "凡下针,若气不至,用指于所属部分经络之路,上下、左右循之,使气血往来,上下均匀,针下自然气至沉紧。"如果针刺后而气不至,可采用指循法催动经气。

6. 爪摄 "凡下针,如针下邪气滞涩不行者,随经络上下,用大指爪甲切之,其气自通行也。"此法用在针已深入后,邪气滞涩,经气不行,针下感觉沉紧,甚至出针困难,虽经提插,不能使邪气散泄之时,需用爪摄法来迫散滞于经络之间的邪气。

7. 退针 "凡退针,必在六阴之数,分明三部之用,斟酌不可不诚心着意,混乱差讹,以泻为补,以补为泻,欲退之际,一部一部以针缓缓而退也。"退针的方法,依补泻而定,补则重"进",泻则重"退"。

8. 指搓 此法属于一种转针旋捻的方法。"凡转针如搓线之状,勿转太紧,随其气而用之。若转太紧,令人肉缠针,则有大痛之患。若气滞涩,即以第六(爪)摄法切之。"其目的在推动血气,宣行荣卫。

9. 指捻 "凡下针之际,治上大指向外捻(针向病者右方旋转)。治下大指向内捻(针向病者左方旋转)。外捻者,令气向上而治病;内捻者,令气至下而治病。如出至人部,内捻者为之补,转针头向病所,令取真气以至病所。如出至人部,外捻者为之泻,转针头向病所,令侠邪气退至针下出也。此乃针中之秘旨也。"目的在于行气,在通过关节时可以配合应用。

10. 指留 这是指出针前,持针于皮下作短暂停留。"如出针至于天部之际,须在皮肤之间留一豆许,少时方出针也"。意在使针下之气不致随针而外逸。

11. 针摇 "凡出针三部,欲泻之际,每一部摇一(二)次,计六摇而已。以指捻针,如扶人头摇之状,庶使孔穴开大也"。这种分三部而退,结合六次摇针的方法,是古人从阴阳的原理演绎而来,并且经过实践而肯定的。

12. 指拔 "凡持针欲出之时,待针下气缓不沉紧,便觉轻滑,用指拔针,如拔虎尾之状也"。说明出针时,要沉着仔细,随势提针。

| 第二节 | 三棱针刺法

一、针具

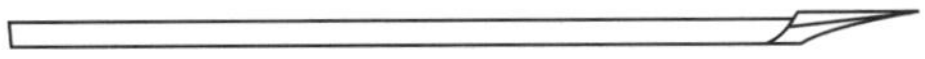

三棱针是从古代九针中的"锋针"发展而来的,是一种柄粗而圆、针身是三棱形针尖锋利三边有刃的针具(图11-28)。根据病情需要和操作部位选择不同型号三棱针。针身应光滑、无锈蚀,针尖应锐利、无倒钩。

图 11-28 三棱针

二、适应范围

三棱针刺血有通经活络、消肿散瘀、开窍泄热等作用,适用于脉络壅滞、血脉不通,以及阴阳之气壅遏、邪气偏盛的实证、热证。如高热,神昏,咽喉肿痛,局部皮肤充血、肿胀等。

三、操作方法

(一) 施术方法

1. 三棱针点刺法 点刺前,可在被刺部位或其周围用推、揉、挤、捋等方法,使局部充血。点刺时,用一手固定被刺部位,另一手持针,露出针尖 3~5mm,对准所刺部位快速刺入并迅速出针,进出针时针体应保持在同一轴线上。点刺后可放出适量血液或黏液,也可辅以推挤方法增加出血量或出液量。

2. 三棱针刺络法 刺络前,可在被刺部位或其周围用推、揉、挤、捋等方法,四肢部位可在被刺部位的近心端以止血带结扎,使局部充血。刺络时,用一手固定被刺部位,另一手持针,露出针尖 3~5mm,对准所刺部位快速刺入后出针,放出适量血液,松开止血带。

3. 三棱针散刺法 用一手固定被刺部位,另一手持针在施术部位点刺多点。

4. 三棱针挑治法 用一手固定被刺部位,另一手持针以 15°~30° 角刺入一定深度后,上挑针尖,挑破皮肤或皮下组织。

(二) 三棱针治疗出血量计量

微量:出血量在 1.0ml 以下(含 1.0ml)。

少量:出血量在 1.1~5.0ml(含 5.0ml)。

中等量：出血量在 5.1~10.0ml（含 10.0ml）。

大量：出血量在 10.0ml 以上。

（三）施术后处理

施术后，宜用无菌干棉球或棉签擦拭或按压。中等量或大量出血时，可用敞口器皿承接，所出血液宜作无害化处理。

四、注意事项

1. 操作部位应防止感染。

2. 孕妇及新产后慎用，患者精神紧张、大汗、饥饿时不宜刺。

3. 注意血压、心率变化，注意晕针或晕血的发生。

4. 勿伤及大动脉。

5. 出血较多时，患者宜适当休息后离开。医者避免接触患者所出血液。

五、禁忌

1. 凝血机制障碍的患者禁用。

2. 血管瘤部位、不明原因的肿块部位禁刺。

｜第三节｜皮肤针刺法

一、针具

皮肤针又名"梅花针"和"七星针"，是用 5~7 枚不锈钢针，集中固定在针柄的一端而成，用于皮肤表面上的叩击浅刺，以疏通经络，调节脏腑，达到治疗疾病的目的。

1. 七星针　针柄长 5~6 寸，一端附有莲蓬状的针盘，上嵌 7 支不锈钢短针（图 11-29A）。

2. 梅花针　针柄长 1 尺，一端夹扎 5 支不锈钢针制成（图 11-29B）。

以上两种针具，都要注意针尖不要太锐，针锋平齐。如果针尖太锐，针锋参差不齐，在叩击时就容易发生疼痛或出血。

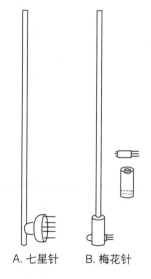

A. 七星针　　B. 梅花针

图 11-29　皮肤针

二、适应范围

用在皮肤面上叩刺,适应于神经系统、皮肤等疾患。可用于头痛、眩晕、失眠、胃肠病、妇科病症、皮肤病、痿痹、近视弱视等。

三、操作方法

(一) 持针姿势

根据皮肤针针柄的质地软硬,采用不同的持针姿势。

1. 软柄皮肤针　将针柄末端置于掌心,拇指居上,食指在下,其余手指呈握拳状握住针柄末端。

2. 硬柄皮肤针　用拇指和中指挟持针柄两侧,食指置于针柄中段的上面,无名指和小指将针柄末端固定于大小鱼际之间(图 11-30)。

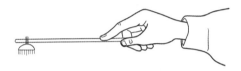

图 11-30　持针姿势(硬柄皮肤针)

(二) 叩刺方法

针尖对准叩刺部位,运用灵活的腕力垂直叩刺,即将针尖垂直叩击在皮肤上,并立即弹起,如此反复进行。

(三) 刺激强度

根据患者病情、体质、年龄和叩刺部位的不同,有弱、中等、强三种刺激强度。

1. 弱刺激　用较轻的腕力叩刺,局部皮肤略见潮红,患者稍有疼痛感觉。

2. 中等刺激　叩刺的腕力介于弱、强刺激之间,局部皮肤明显潮红,微渗血,患者有疼痛感。

3. 强刺激　用较重的腕力叩刺,局部皮肤明显潮红,可见出血,患者有明显疼痛感觉。

(四) 叩刺部位

叩刺部位分为穴位叩刺、局部叩刺和循经叩刺。

1. 穴位叩刺　指选取与疾病相关的穴位叩刺。主要用于背俞穴、夹脊穴、某些特定穴和阳性反应点。

2. 局部叩刺　指在病变局部叩刺。主要用于病变局部。

3. 循经叩刺　指沿着与疾病有关的经脉循行路线叩刺。主要用于项、背、腰、骶部的督脉和足太阳膀胱经,其次是四肢肘、膝以下的三阴经、三阳经。

（五）施术后处理

叩刺后皮肤如有出血，须用消毒干棉球擦拭干净，保持清洁，以防感染。

四、注意事项

1. 叩刺时针尖与皮肤应垂直，用力均匀，避免斜刺或钩挑，以减轻疼痛。

2. 皮肤针治疗后，可配合拔罐疗法。

3. 皮肤针治疗间隔时间根据病情需要而定，弱刺激和中等刺激治疗时，可 1 日 1 次或 1 日 2 次；强刺激治疗时，可 1 日 1 次或者隔日 1 次。

4. 注意晕针的预防和处理。患者采取卧位可预防晕针；如发生晕针现象，应立即停止叩刺，使患者呈头低脚高卧位，注意保暖，必要时可饮用温开水或温糖水，或掐水沟、内关等穴，即可恢复。严重时按晕厥处理。

5. 患者精神紧张、大汗后、劳累后或饥饿时不宜运用本疗法。

6. 皮肤局部有感染、溃疡、创伤、瘢痕时不宜运用本疗法。

7. 医者勿接触患者所出血液。治疗过程中出血较多时，患者要适当休息后才能离开。

五、禁忌

1. 急性传染性疾病患者。

2. 凝血功能障碍性疾病患者。

｜第四节｜皮内针刺法

一、针具

皮内针是用 30~32 号不锈钢丝制成的专用于皮内埋藏的短针。其形状有揿钉型（又叫图钉型）和颗粒型（又叫麦粒型）两种。皮内针刺法，又称"埋针"，是古代针刺留针方法的发展，它是将针具刺入皮内，固定留置一定时间，利用其持续的刺激作用，来治疗疾病的一种方法。

1. 揿钉型皮内针　针尾呈环形并垂直于针身的皮内针，又称图钉型皮内针。

2. 颗粒型皮内针　针尾呈椭圆颗粒状的皮内针，又称麦粒型皮内针。

二、适应范围

临床多应用于某些需要久留针的慢性或疼痛性疾病,如头痛胃痛、哮喘、不寐、遗尿、月经不调、痛经等。

三、操作方法

（一）进针

1. 颗粒型皮内针　一手将腧穴部皮肤向两侧舒张,另一手持镊子夹持针尾平刺入腧穴皮内。

2. 揿钉型皮内针　一手固定腧穴部皮肤,另一手持镊子夹持针尾直刺入腧穴皮内。

（二）固定

1. 颗粒型皮内针　宜先在针尾下垫一橡皮膏,然后用脱敏胶布从针尾沿针身向刺入的方向覆盖、粘贴固定。

2. 揿钉型皮内针　宜用脱敏胶布覆盖针尾、粘贴固定。

（三）固定后刺激

宜每日按压胶布 3~4 次,每次约 1 分钟,以患者耐受为度,两次间隔约 4 小时。埋针宜 2~3 日,可根据气候、温度、湿度不同,适当调整。同一埋针部位出针3 日后可再次埋针。

（四）出针

一手固定埋针部位两侧皮肤,另一手取下胶布,然后持镊子夹持针尾,将针取出。

（五）施术后处理

应用消毒干棉签按压针孔,局部常规消毒。

四、注意事项

1. 初次接受治疗的患者,应首先消除其紧张情绪。

2. 老人、儿童、孕妇、体弱者宜选取卧位。

3. 埋针部位持续疼痛时,应调整针的深度、方向,调整后仍疼痛应出针。

4. 埋针期间局部发生感染应立即出针,并进行相应处理。

5. 关节和颜面部慎用。

五、禁忌

1. 红肿、皮损局部及皮肤病患部。
2. 紫癜和瘢痕部。
3. 体表大血管部。
4. 孕妇下腹、腰骶部。
5. 金属过敏者。

│第五节│头针刺法

头针，又称头皮针，是在头部特定的穴线进行针刺防治疾病的一种方法。头针的理论依据主要有二：一是根据传统的脏腑经络理论，二是根据大脑皮质的功能定位在头皮的投影，选取相应的头穴线。

一、头穴线

《头针技术操作规范》，是按照分区定经、经上选穴，并结合古代透刺穴位方法(透刺法)的原则进行制定的。该方案于2013年5月世界针灸学会联合会发布，向世界各国针灸界推荐。

1. 额中线(图11-31)

定位：在额部正中，前发际上下各0.5寸，即自神庭穴(GV24)向下针1寸，属督脉。

主治：头痛、强笑、自哭、失眠、健忘、多梦、癫狂痫、鼻病等。

2. 额旁1线(见图11-31)

定位：在额部，额中线外侧直对目内眦角，发际上下各半寸，即自眉冲穴(BL2)沿经向下刺1寸，属足太阳膀胱经。

主治：冠心病、心绞痛、支气管哮喘、支气管炎、失眠等上焦病证。

3. 额旁2线(见图11-31)

定位：在额部，额旁1线的外侧，瞳孔上方，发际上下各半寸，即自头临泣(GB15)向下针1寸，属足少阳胆经。

主治：急慢性胃炎、胃十二指肠溃疡、肝胆疾病等中焦病证。

4. 额旁3线(见图11-31)

定位：在额部，额旁2线的外侧，自头维穴(ST8)的内侧0.75寸处，发际上下

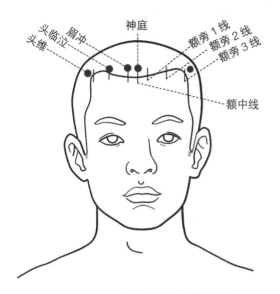
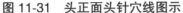

图 11-31　头正面头针穴线图示

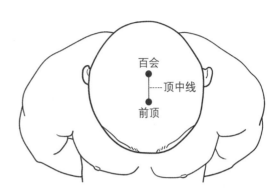

图 11-32　头顶头针穴线图示

各 0.5 寸,共 1 寸,属足少阳胆经与足阳明胃经之间。

主治:功能失调性子宫出血、阳痿、遗精、子宫脱垂、尿频、尿急等下焦病证。

5. 顶中线(图 11-32)

定位:在头顶正中线上,自百会穴(GV20)向前 1.5 寸至前顶穴(GV21),属督脉。

主治:腰腿足病证,如瘫痪、麻木、疼痛、皮层性多尿、小儿夜尿、脱肛、胃下垂、子宫脱垂、高血压、头顶痛等。

6. 顶颞前斜线(图 11-33)

定位:在头部侧面,从前四神聪穴(EX-HN1)至悬厘穴(GB6)的连线,此线斜穿足太阳膀胱经、足少阳胆经。

主治:对侧肢体中枢性运动功能障碍。将全线分 5 等分,上 1/5 治疗对侧下肢中枢性瘫痪;中 2/5 治疗对侧上肢中枢性瘫痪;下 2/5 治疗对侧中枢性面瘫、运动性失语、流涎、脑动脉硬化等。

7. 顶颞后斜线(见图 11-33)

定位:在头部侧面,从百会穴(GV20)至曲鬓穴(GB7)的连线。此线斜穿督脉、足太阳膀胱经和足少阳胆经。

主治:对侧肢体中枢性感觉障碍。将全线分成 5 等分,上 1/5 治疗对侧下肢感觉异常;中 2/5 治疗对侧上肢感觉异常;下 2/5 治疗对侧头面部感觉异常。

8. 顶旁 1 线(图 11-34)

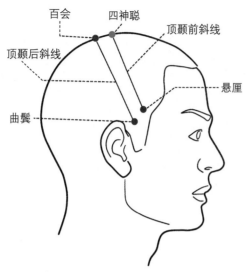

图 11-33 头侧面头针穴线图示（甲）

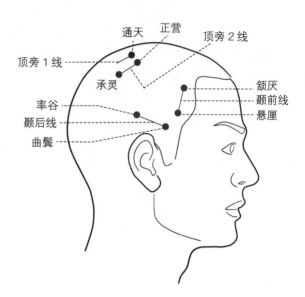

图 11-34 头侧面头针穴线图示（乙）

定位：在头顶部，顶中线左右各旁开 1.5 寸的两条平行线，自通天穴（BL7）起向后针 1.5 寸，属足太阳膀胱经。

主治：腰腿足病证，如瘫痪、麻木、疼痛等。

9. 顶旁 2 线（见图 11-34）

定位：在头顶部，顶旁 1 线的外侧，两线相距 0.75 寸，距正中线 2.25 寸，自正营穴（GB17）起沿经线向后针 1.5 寸，属足少阳胆经。

主治：肩、臂、手病证，如瘫痪、麻木、疼痛等。

10. 颞前线（见图 11-34）

定位：在头部侧面，颞部两鬓内，从额角下部向前发际处颔厌穴（GB4）到悬厘穴（GB7），属足少阳胆经。

主治：偏头痛、运动性失语、周围性面神经麻痹及口腔疾病等。

11. 颞后线（见图 11-34）

定位：在头部侧面，颞部耳上方，耳尖直上自率谷穴（GB8）到曲鬓穴（GB7），属足少阳胆经。

主治：偏头痛、眩晕、耳聋、耳鸣等。

12. 枕上正中线（图 11-35）

定位：在枕部，枕外隆凸上方正中

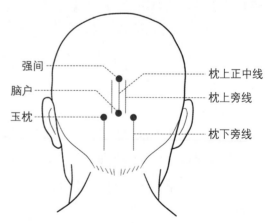

图 11-35 头后面头针穴线图示

的垂直线。自强间穴（GV18）至脑户穴（GV17），属督脉。

主治：眼病。

13. 枕上旁线（见图 11-35）

定位：在枕部，枕上正中线平行向外 0.5 寸。

主治：皮层性视力障碍、白内障、近视眼、目赤肿痛等眼病。

14. 枕下旁线（见图 11-35）

定位：在枕部，从膀胱经玉枕穴（BL9），向下引一直线，长 2 寸，属足太阳膀胱经。

主治：小脑疾病引起的平衡障碍、后头痛、腰背两侧痛。

二、适应范围

头针主要用于治疗脑源性疾病，如中风偏瘫、肢体麻木、失语、皮层性多尿、眩晕、耳鸣、舞蹈病、癫痫、脑瘫、小儿弱智、帕金森病、假性延髓性麻痹等。此外，也可治疗头痛、脱发、脊髓性截瘫、高血压、精神病、失眠、眼病、鼻病、肩周炎、腰腿痛、各种疼痛性疾病等常见病和多发病。

三、操作方法

1. 进针角度　一般宜在针体与皮肤成 15°~30° 角左右进针，然后平刺进入穴线内。

2. 快速进针　将针迅速刺入皮下，当针尖达到帽状腱膜下层时，指下感到阻力减小，然后使针与头皮平行，根据不同穴线刺入不同深度。

3. 进针深度　进针深度宜根据患者具体情况和处方要求决定。一般情况下，针刺入帽状腱膜下层后，使针体平卧，进针 3cm 左右为宜。

4. 行针

捻转：在针体进入帽状腱膜下层后，术者肩、肘、腕关节和拇指固定不动，以保持毫针相对固定。食指第 1、2 节呈半屈曲状，用食指第 1 节的桡侧面与拇指第 1 节的掌侧面持住针柄，然后食指掌指关节作伸屈运动，使针体快速旋转，要求捻转频率在 200 次 / 分左右，持续 1~3 分钟。

5. 留针　在留针期间不再施行任何针刺手法，让针体安静而自然地留置在头皮内。一般情况下，头针留针时间宜在 15~30 分钟。如症状严重、病情复杂，病程较长者，可留针 2 小时以上。患者留针期间可以做一些运动动作，可以提高治疗效果，留针期间一般不需要行针。

6. 出针　先缓慢出针至皮下，然后迅速拔出，拔针后必须用消毒干棉球按压针孔，以防出血。

7. 处理可能发生的意外　要及时处理晕针、滞针和断针、弯针以及治疗期间产生的血肿等意外情况。

四、注意事项

1. 留针应注意安全，针体应稍露出头皮，不宜碰触留置在头皮下的毫针，以免折针、弯针。如局部不适，可稍稍退出 0.1~0.2cm 左右。对有严重心脑血管疾病而需要长期留针者，应加强监护，以免发生意外。

2. 对精神紧张、过饱、过饥者应慎用，不宜采取强刺激手法。

3. 头发较密部位常易遗忘所刺入的毫针，起针时需反复检查。

五、禁忌

1. 囟门和骨缝尚未骨化的婴儿。

2. 头部颅骨缺损处或开放性脑损伤部位，头部严重感染、溃疡、瘢痕者。

3. 患有严重心脏病，重度糖尿病，重度贫血、急性炎症和心力衰竭者。

4. 中风患者，急性期如因脑血管意外引起有昏迷、血压过高时，暂不宜用头针治疗，须待血压和病情稳定后方可做头针治疗。

| 第六节 | 耳针刺法

耳针，是在耳郭穴位上用针刺或其他方法刺激，防治疾病的一种方法。其治疗范围较广，操作方便，且对疾病的诊断也有一定的参考意义。

运用耳穴诊治疾病，早在《灵枢·五邪》篇就有记载："邪在肝，则两胁中痛……取耳间青脉，以去其掣"。《灵枢·厥病》篇记载："耳聋无闻，取耳中"。唐代《备急千金要方》有取耳中穴治疗马黄、黄疸、寒暑疫毒等病的记载。历代医学文献也有用针、灸、熨、按摩、耳道塞药、吹药等方法刺激耳郭以防治疾病，以望、触耳郭诊断疾病的论述，并一直为很多医家所应用。这说明我国利用耳穴诊治疾病的历史已相当悠久。

耳与经络之间有着密切的联系，早在 2000 多年前的医学帛书《阴阳十一脉灸经》就记述了"耳脉"，《黄帝内经》对耳与经脉、经别、经筋的关系作了较详细的阐述。手太阳、手足少阳、手阳明等经脉、经别都入耳中，足阳明、足太阳的经脉则分别上耳前、至耳上角。六阴经虽不直接入耳,但都通过经别与阳经相合,而与耳相联系。因此,十二经脉都直接或间接上达于耳。奇经八脉中阴跷、阳跷脉并入耳后,阳维脉循头入耳。所以《灵枢·口问》说:"耳者,宗脉之所聚也。"为了便于国际间的研究和交流,我国制定了《耳穴名称与部位的国家标准方案》。

一、耳穴定位与主治

(一) 耳郭表面解剖及有关术语(图11-36,图11-37)

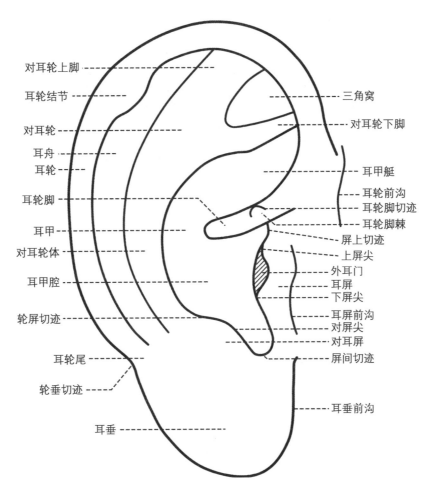

图 11-36 耳郭表面解剖及有关术语图(正面)

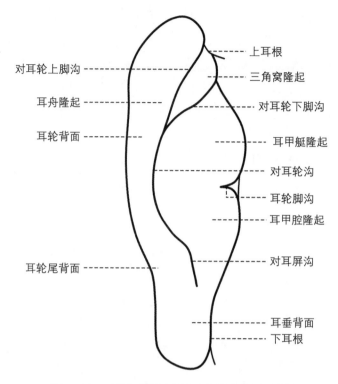

图 11-37　耳郭表面解剖及有关术语图（背面）

1. 耳郭正面

耳垂：耳郭下部无软骨的部分。

耳垂前沟：耳垂与面部之间的浅沟。

耳轮：耳郭外侧边缘的卷曲部分。

耳轮脚：耳轮深入耳甲的部分。

耳轮脚棘：耳轮脚和耳轮之间的隆起。

耳轮脚切迹：耳轮脚棘前方的凹陷处。

耳轮结节：耳轮外上方的膨大部分。

耳轮尾：耳轮向下移行于耳垂的部分。

轮垂切迹：耳轮和耳垂后缘之间的凹陷处。

耳轮前沟：耳轮与面部之间的浅沟。

对耳轮：与耳轮相对呈 Y 字形的隆起部，由对耳轮体、对耳轮上脚和对耳轮下脚三部分组成。

对耳轮体：对耳轮下部呈上下走向的主体部分。

对耳轮上脚：对耳轮向上分支的部分。

对耳轮下脚:对耳轮向前分支的部分。

轮屏切迹:对耳轮与对耳屏之间的凹陷处。

耳舟:耳轮与对耳轮之间的凹沟。

三角窝:对耳轮上、下脚与相应耳轮之间的三角形凹窝。

耳甲:部分耳轮和对耳轮、对耳屏、耳屏及外耳门之间的凹窝。由耳甲艇、耳甲腔两部分组成。

耳甲艇:耳轮脚以上的耳甲部。

耳甲腔:耳轮脚以下的耳甲部。

耳屏:耳郭前方呈瓣状的隆起。

屏上切迹:耳屏与耳轮之间的凹陷处。

上屏尖:耳屏游离缘上隆起部。

下屏尖:耳屏游离缘下隆起部。

耳屏前沟:耳屏与面部之间的浅沟。

对耳屏:耳垂上方、与耳屏相对的瓣状隆起。

对屏尖:对耳屏游离缘隆起的顶端。

屏间切迹:耳屏和对耳屏之间的凹陷处。

外耳门:耳甲腔前方的孔窍。

2. 耳郭背面

耳轮背面:耳轮背部的平坦部分。

耳轮尾背面:耳轮尾背部的平坦部分。

耳垂背面:垂背部的平坦部分。

耳舟隆起:耳舟在耳背呈现的隆起。

三角窝隆起:三角窝在耳背呈现的隆起。

耳甲艇隆起:耳甲艇在耳背呈现的隆起。

耳甲腔隆起:耳甲腔在耳背呈现的隆起。

对耳轮上脚沟:对耳轮上脚在耳背呈现的凹沟。

对耳轮下脚沟:对耳轮下脚在耳背呈现的凹沟。

对耳轮沟:对耳轮体在耳背呈现的凹沟。

耳轮脚沟:耳轮脚在耳背呈现的凹沟。

对耳屏沟:对耳屏在耳背呈现的凹沟。

3. 耳根

上耳根:耳郭与头部相连的最上处。

下耳根:耳郭与头部相连的最下处。

(二) 耳穴定位与主治

标准耳穴定位见图 11-38、图 11-39,耳穴主治见表 11-3~ 表 11-12。

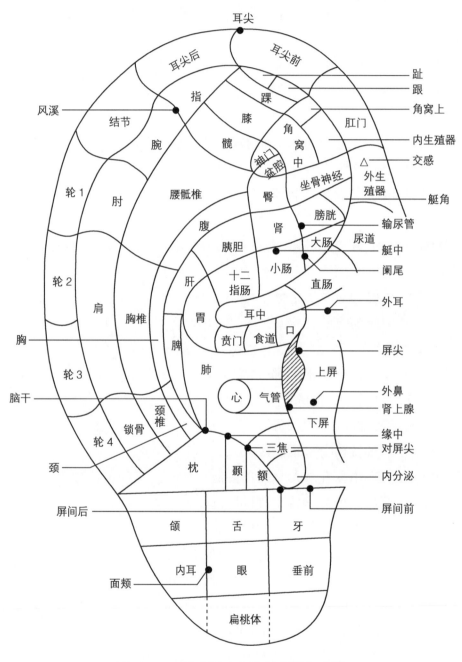

图 11-38 标准耳穴定位示意图(正面)

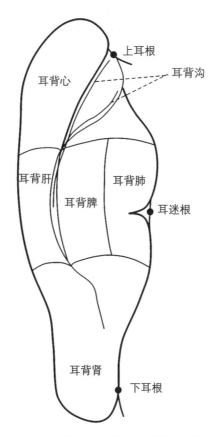

图 11-39　标准耳穴定位示意图（背面）

表 11-3　耳轮穴位部位及主治

穴名	部位	主治
耳中	在耳轮脚处,即耳轮 1 区	呃逆、荨麻疹、皮肤瘙痒症、小儿遗尿、咯血、出血性疾病
直肠	在耳轮脚棘前上方的耳轮处,即耳轮 2 区	便秘、腹泻、脱肛、痔疮
尿道	在直肠上方的耳轮处,即耳轮 3 区	尿频、尿急、尿痛、尿潴留
外生殖器	在对耳轮下脚前方的耳轮处,即耳轮 4 区	睾丸炎、附睾炎、外阴瘙痒症
肛门	在三角窝前方的耳轮处,即耳轮 5 区	痔疮、肛裂
耳尖前	在耳郭向前对折上部尖端的前部,即耳轮 6 区	
耳尖	在耳郭向前对折的上部尖端处,即耳轮 6、7 区交界处	发热、高血压、急性结膜炎、睑腺炎、牙痛、失眠
耳尖后	在耳郭向前对折上部尖端的后部,即耳轮 7 区	

穴名	部位	主治
结节	在耳轮结节处,即耳轮 8 区	头晕、头痛、高血压
轮 1	在耳轮结节下方的耳轮处,即耳轮 9 区	发热、扁桃体炎、上呼吸道感染
轮 2	在轮 1 区下方的耳轮处,即耳轮 10 区	发热、扁桃体炎、上呼吸道感染
轮 3	在轮 2 区下方的耳轮处,即耳轮 11 区	发热、扁桃体炎、上呼吸道感染
轮 4	在轮 3 区下方的耳轮处,即耳轮 12 区	发热、扁桃体炎、上呼吸道感染

表 11-4 耳舟穴位部位及主治

穴名	部位	主治
指	在耳舟上方处,即耳舟 1 区	甲沟炎、手指麻木和疼痛
腕	在指区的下方处,即耳舟 2 区	腕部疼痛
风溪	在耳轮结节前方,指区与腕区之间,即耳舟 1、2 区交界处	荨麻疹、皮肤瘙痒症、过敏性鼻炎
肘	在腕区的下方处,即耳舟 3 区	肱骨外上髁炎、肘部疼痛
肩	在肘区的下方处,即耳舟 4、5 区	肩关节周围炎、肩部疼痛
锁骨	在肩区的下方处,即耳舟 6 区	肩关节周围炎

表 11-5 对耳轮穴位部位及主治

穴名	部位	主治
跟	在对耳轮上脚前上部,即对耳轮 1 区	足跟痛
趾	在耳尖下方的对耳轮上脚后上部,即对耳轮 2 区	甲沟炎、趾部疼痛
踝	在趾、跟区下方处,即对耳轮 3 区	踝关节扭伤
膝	在对耳轮上脚中 1/3 处,即对耳轮 4 区	膝关节疼痛、坐骨神经痛
髋	在对耳轮上脚的下 1/3 处,即对耳轮 5 区	髋关节疼痛、坐骨神经痛、腰骶部疼痛
坐骨神经	在对耳轮下脚的前 2/3 处,即对耳轮 6 区	坐骨神经痛、下肢瘫痪
交感	在对耳轮下脚前端与耳轮内缘交界处,即对耳轮 6 区前端	胃肠痉挛、心绞痛、胆绞痛、输尿管结石、自主神经功能紊乱
臀	在对耳轮下脚的后 1/3 处,即对耳轮 7 区	坐骨神经痛、臀筋膜炎

穴名	部位	主治
腹	在对耳轮体前部上 2/5 处,即对耳轮 8 区	腹痛、腹胀、腹泻、急性腰扭伤、痛经、产后宫缩痛
腰骶椎	在腹区后方,即对耳轮 9 区	腰骶部疼痛
胸	在对耳轮体前部中 2/5 处,即对耳轮 10 区	胸胁疼痛、肋间神经痛、胸闷、乳腺炎
胸椎	在胸区后方,即对耳轮 11 区	胸痛、经前乳房胀痛、乳腺炎、产后泌乳不足
颈	在对耳轮体前部下 1/5 处,即对耳轮 12 区	落枕、颈椎疼痛
颈椎	在颈区后方,即对耳轮 13 区	落枕、颈椎综合征

表 11-6　三角窝穴位部位及主治

穴名	部位	主治
角窝上	在三角窝前 1/3 的上部,即三角窝 1 区	高血压
内生殖器	在三角窝前 1/3 的下部,即三角窝 2 区	痛经、月经不调、白带过多、功能失调性子宫出血、阳痿、遗精、早泄
角窝中	在三角窝中 1/3 处,即三角窝 3 区	哮喘
神门	在三角窝后 1/3 的上部,即三角窝 4 区	失眠、多梦、戒断综合征、癫痫、高血压、神经衰弱
盆腔	在三角窝后 1/3 的下部,即三角窝 5 区	盆腔炎、附件炎

表 11-7　耳屏穴位部位及主治

穴名	部位	主治
上屏	在耳屏外侧面上 1/2 处,即耳屏 1 区	咽炎、鼻炎
下屏	在耳屏外侧面下 1/2 处,即耳屏 2 区	鼻炎、鼻塞
外耳	在屏上切迹前方近耳轮部,即耳屏 1 区上缘处	外耳道炎、中耳炎、耳鸣
屏尖	在耳屏游离缘上部尖端,即耳屏 1 区后缘处	发热、牙痛、斜视
外鼻	在耳屏外侧面中部,即耳屏 1、2 区之间	鼻前庭炎、鼻炎
肾上腺	在耳屏游离缘下部尖端,即耳屏 2 区后缘处	低血压、风湿性关节炎、腮腺炎、链霉素中毒、眩晕、哮喘、休克

穴名	部位	主治
咽喉	在耳屏内侧面上 1/2 处，即耳屏 3 区	声音嘶哑、咽炎、扁桃体炎、失语、哮喘
内鼻	在耳屏内侧面下 1/2 处，即耳屏 4 区	鼻炎、上颌窦炎、鼻衄
屏间前	在屏间切迹前方耳屏最下部，即耳屏 2 区下缘处	咽炎、口腔炎

表 11-8　对耳屏穴位部位及主治

穴名	部位	主治
额	在对耳屏外侧面的前部，即对耳屏 1 区	偏头痛、头晕
屏间后	在屏间切迹后方对耳屏前下部，即对耳屏 1 区下缘处	额窦炎
颞	在对耳屏外侧面的中部，即对耳屏 2 区	偏头痛、头晕
枕	在对耳屏外侧面的后部，即对耳屏 3 区	头晕、头痛、癫痫、哮喘、神经衰弱
皮质下	在对耳屏内侧面，即对耳屏 4 区	痛症、间日疟、神经衰弱、假性近视、失眠
对屏尖	在对耳屏游离缘的尖端，即对耳屏 1、2、4 区交点处	哮喘、腮腺炎、睾丸炎、附睾炎、神经性皮炎
缘中	在对耳屏游离缘上，对屏尖与轮屏切迹之中点处，即对耳屏 2、3、4 区交点处	遗尿、内耳性眩晕、尿崩症、功能失调性子宫出血
脑干	在轮屏切迹处，即对耳屏 3、4 区之间	眩晕、后头痛、假性近视

表 11-9　耳甲穴位部位及主治

穴名	部位	主治
口	在耳轮脚下方前 1/3 处，即耳甲 1 区	面瘫、口腔炎、胆囊炎、胆石症、戒断综合征、牙周炎、舌炎
食道	在耳轮脚下方中 1/3 处，即耳甲 2 区	食管炎、食管痉挛
贲门	在耳轮脚下方后 1/3 处，即耳甲 3 区	贲门痉挛、神经性呕吐
胃	在耳轮脚消失处，即耳甲 4 区	胃痉挛、胃炎、胃溃疡、消化不良、恶心呕吐、前额痛、牙痛、失眠

穴名	部位	主治
十二指肠	在耳轮脚及部分耳轮与 AB 线之间的后 1/3 处,即耳甲 5 区	十二指肠溃疡、胆囊炎、胆石症、幽门痉挛、腹胀、腹泻、腹痛
小肠	在耳轮脚及部分耳轮与 AB 线之间的中 1/3 处,即耳甲 6 区	消化不良、腹痛、腹胀、心动过速
大肠	在耳轮脚及部分耳轮与 AB 线之间的前 1/3 处,即耳甲 7 区	腹泻、便秘、咳嗽、牙痛、痤疮
阑尾	在小肠区与大肠区之间,即耳甲 6、7 区交界处	单纯性阑尾炎、腹泻
艇角	在对耳轮下脚下方前部,即耳甲 8 区	前列腺炎、尿道炎
膀胱	在对耳轮下脚下方中部,即耳甲 9 区	膀胱炎、遗尿、尿潴留、腰痛、坐骨神经痛、后头痛
肾	在对耳轮下脚下方后部,即耳甲 10 区	腰痛、耳鸣、神经衰弱、肾盂肾炎、遗尿、遗精、阳痿、早泄、哮喘、月经不调
输尿管	在肾区与膀胱区之间,即耳甲 9、10 区交界处	输尿管结石绞痛
胰胆	在耳甲艇的后上部,即耳甲 11 区	胆囊炎、胆石症、胆道蛔虫症、偏头痛、带状疱疹、中耳炎、耳鸣、急性胰腺炎
肝	在耳甲艇的后下部,即耳甲 12 区	胁痛、眩晕、经前期紧张症、月经不调、更年期综合征、高血压、近视、单纯性青光眼
艇中	在小肠区与肾区之间,即耳甲 6、10 区交界处	腹痛、腹胀、胆道蛔虫症
脾	在 BD 线下方,耳甲腔的后上部,即耳甲 13 区	腹胀、腹泻、便秘、食欲不振、功能失调性子宫出血、白带过多、内耳性眩晕
心	在耳甲腔正中凹陷处,即耳甲 15 区	心动过速、心律不齐、心绞痛、无脉症、神经衰弱、癔病、口舌生疮
气管	在心区与外耳门之间,即耳甲 16 区	哮喘、支气管炎
肺	在心、气管区周围处,即耳甲 14 区	咳嗽、胸闷、声音嘶哑、皮肤瘙痒症、荨麻疹、便秘、戒断综合征
三焦	在外耳门后下,肺与内分泌区之间,即耳甲 17 区	便秘、腹胀、上肢外侧疼痛
内分泌	在屏间切迹内,耳甲腔的底部,即耳甲 18 区	痛经、月经不调、更年期综合征、痤疮、间日疟、甲状腺功能减退或亢进症

表 11-10　耳垂穴位部位及主治

穴名	部位	主治
牙	在耳垂正面前上部,即耳垂1区	牙痛、牙周炎、低血压
舌	在耳垂正面中上部,即耳垂2区	舌炎、口腔炎
颌	在耳垂正面后上部,即耳垂3区	牙痛、颞颌关节功能紊乱症
垂前	在耳垂正面前中部,即耳垂4区	神经衰弱、牙痛
眼	在耳垂正面中央部,即耳垂5区	急性结膜炎、电光性眼炎、睑腺炎、近视
内耳	在耳垂正面后中部,即耳垂6区	内耳性眩晕症、耳鸣、听力减退、中耳炎
面颊	在耳垂正面与内耳区之间,即耳垂5、6区交界处	面瘫、三叉神经痛、痤疮、扁平疣、面肌痉挛、腮腺炎
扁桃体	在耳垂正面下部,即耳垂7、8、9区	扁桃体炎、咽炎

表 11-11　耳背穴位部位及主治

穴名	部位	主治
耳背心	在耳背上部,即耳背1区	心悸、失眠、多梦
耳背肺	在耳背中内部,即耳背2区	哮喘、皮肤瘙痒症
耳背脾	在耳背中央部,即耳背3区	胃痛、消化不良、食欲不振
耳背肝	在耳背中外部,即耳背4区	胆囊炎、胆石症、胁痛
耳背肾	在耳背下部,即耳背5区	头痛、头晕、神经衰弱
耳背沟	在对耳轮沟和对耳轮上、下脚沟处	高血压、皮肤瘙痒症

表 11-12　耳根穴位部位及主治

穴名	部位	主治
上耳根	在耳根最上处	鼻衄
耳迷根	在耳轮脚后沟的耳根处	胆囊炎、胆石症、胆道蛔虫症、腹痛、腹泻、鼻塞、心动过速
下耳根	在耳根最下处	低血压、下肢瘫痪、小儿麻痹后遗症

二、适应范围

1. **疼痛性疾病**　如各种扭挫伤、头痛和神经性疼痛等。

2. **炎性疾病及传染病**　如急慢性结肠炎、牙周炎、咽喉炎、扁桃体炎、胆囊炎、流感、百日咳、细菌性痢疾、腮腺炎等。

3. **功能紊乱性疾病**　如胃肠功能紊乱、心脏神经官能症、心律不齐、高血压、眩晕症、多汗症、月经不调、遗尿、神经衰弱、癔病等。

4. **过敏及变态反应性疾病**　如荨麻疹、哮喘、过敏性鼻炎、过敏性结肠炎、过敏性紫癜等。

5. 内分泌代谢紊乱性疾病　如甲状腺功能亢进或低下、糖尿病、肥胖症、更年期综合征等。

6. 其他　有催乳、催产,预防和治疗输血、输液反应,同时还有美容、戒烟、戒毒、延缓衰老、防病保健等作用。

三、选穴原则

1. 按相应部位选穴　当机体患病时,在耳郭的相应部位上有一定的敏感点,它便是本病的首选穴位,如胃痛取"胃"穴等。

2. 按脏腑辨证选穴　根据脏腑学说的理论,按各脏腑的生理功能和病理反应进行辨证取穴。如脱发取"肾"穴,皮肤病取"肺""大肠"穴等。

3. 按经络辨证选穴　即根据十二经脉循行和其病候选取穴位。如坐骨神经痛,取"膀胱"或"胰胆"穴;牙痛取"大肠"穴等。

4. 按西医学理论选穴　耳穴中一些穴名是根据西医学理论命名的,如"交感""肾上腺""内分泌"等。这些穴位的功能基本上与西医学理论一致,故在选穴时应考虑其功能,如炎性疾病取"肾上腺"穴。

5. 按临床经验选穴　临床实践发现有些耳穴具有治疗本部位以外疾病的作用,如"外生殖器"穴可以治疗腰腿痛。

四、操作方法

（一）耳穴毫针法

医者消毒手部及患者耳郭局部穴区之后,一手固定耳郭,另一手拇、食、中指持针刺入耳穴。针刺方向视耳穴所在部位灵活掌握,针刺深度宜 0.1~0.3cm,以不穿透对侧皮肤为度。针刺手法与留针时间应视患者的病情、体质及耐受度综合考虑。宜留针 15~30 分钟,留针期间宜间断行针 1~2 次。出针时一手固定耳郭,另一手将针拔出,应用无菌干棉球或棉签按压针孔。

（二）耳穴压丸法

医者一手固定耳郭,另一手用镊子夹取耳穴压丸贴片贴压耳穴并适度按揉,根据病情嘱患者定时按揉。宜留置 2~4 日。耳穴压丸贴片制备方法为:将医用胶布剪成约0.6cm×0.6cm 大小,上置压丸制成耳穴压丸贴片。压丸直径约0.2cm,应清洗消毒,宜选用植物种籽,如王不留行、白芥子、急性子、莱菔子、油菜籽等;或选用聚苯珠、磁珠等。目前,临床上广泛使用的是王不留行和磁珠。

（三）耳穴埋针法

医者消毒手部及患者耳郭局部穴区之后，一手固定耳郭，另一手用镊子或止血钳夹住揿针针柄刺入耳穴，用医用胶布固定并适度按压，根据病情嘱患者定时按压。宜留置 1~3 日后取出揿针。

（四）耳穴刺血法

刺血前宜按摩耳郭使所刺部位充血。医者消毒手部及患者耳郭局部穴区之后，一手固定耳郭，另一手持针点刺耳穴，挤压使之适量出血。施术后以无菌干棉球或棉签压迫止血。

五、注意事项

1. 施术部位应防止感染。

2. 紧张、疲劳、虚弱患者宜卧位针刺以防晕针。

3. 湿热天气，耳穴压丸、耳穴埋针留置时间不宜过长，耳穴压丸宜 2~3 日，耳穴埋针宜 1~2 日。

4. 耳穴压丸、耳穴埋针留置期间应防止胶布脱落或污染。对普通胶布过敏者宜改用脱敏胶布。

5. 耳穴刺血施术时，医者避免接触患者血液。

6. 妊娠期间慎用耳针。

六、禁忌

1. 脓肿、溃破、冻疮局部的耳穴禁用耳针。

2. 凝血机制障碍患者禁用耳穴刺血法。

┃第七节┃电针法

电针是在毫针针刺得气的基础上，应用电针仪输出脉冲电流，通过毫针作用于人体一定部位以达到防治疾病的一种针刺方法（图 11-40）。

一、电针不同参数的效应与选择

（一）波形

1. 连续波　多数脉冲电针仪输出的连续波的频率为 1~100Hz，一般频率低于 30Hz 的连续波，称为疏波，频率高于 30Hz 的连续波，称为密波。

疏波可引起肌肉收缩,产生较强的震颤感,提高肌肉韧带的张力,调节血管的舒缩功能,改善血液循环,促进神经肌肉功能的恢复,对神经肌肉瘫痪性疾病有良好的效果。

密波震颤感弱,作用体表某些疼痛区,能有某些即时镇痛效果,但易出现适应性反应,时间过久镇痛效果则较差。密波常用于手术切口旁,根据神经绝对不应期的特性,频率高于1000Hz 的电脉冲输入置于手术切口周围,干扰

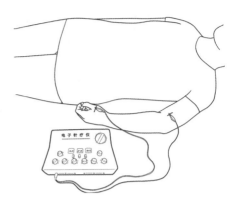

图 11-40　电针法示意图

了痛刺激向中枢的传递,可引起较好的局部止痛效果,故对切皮镇痛效果较好。

2. 疏密波　疏密波是疏波和密波轮流输出的组合波,疏密交替持续的时间各约 1.5 秒,对组织不易出现适应性反应,因此常被针麻选用。疏密交替出现的电流,能引起肌肉有节奏的舒缩,加强血液循环和淋巴循环以及离子的运转,调节组织的营养代谢,对一些软组织损伤、腰背筋膜劳损,以及一些神经肌肉麻痹等疾病有一定的疗效。

3. 断续波　断续波为有节律的时断时续的组合波,即将连续波经过矩形脉冲调制后得到的脉冲波序列。交替输出的这种脉冲电流对人体有强烈的震颤感,对神经肌肉的兴奋较连续波和疏密波的作用更强,对脑血管意外、流行性乙型脑炎、小儿麻痹症等出现的后遗症和一些周围神经病变引起的肌肉萎缩性疾病,有较好的效果。

（二）频率

不同频率的电针可引起中枢释放不同种类的神经介质,其生物效应亦不相同,不同频率的电针产生的镇痛作用的机制也有所不同。

（三）强度

电针镇痛所需的电刺激强度,一般以能最大耐受为度,过弱效果不佳,过强患者不能耐受,也不利于提高针效。

（四）选穴规律

按电流回路要求,选穴宜成对,以 1~3 对（2~6 个穴位）为宜,当选择单个腧穴进行治疗时,应使用无关电极。

二、适应范围

电针可调整人体生理功能,有止痛、镇静,促进气血循环,调整肌张力等作

用。电针的适应范围基本和毫针刺法相同,故其治疗范围较广。临床常用于各种痛症、痹证和心、胃、肠、胆、膀胱、子宫等器官的功能失调,以及癫狂和肌肉、韧带、关节的损伤性疾病等,并可用于针刺麻醉。

三、操作方法

(一) 开机前检查

检查电针仪各输出旋钮或按键并调整到"零"位。

(二) 针刺

选取穴位,按毫针进针和行针方法完成操作,并得气。

(三) 输出连接

将电极线插头端插入相应的主机输出插孔,电极线输出端两极分别连接于毫针针柄或针体,当单穴治疗时,电极线输出端一极接穴位,另一极接无关电极。应确保连接牢靠、导电良好。

(四) 开机

在确保供电之后打开电针仪电源开关。

(五) 波形、频率选择

调节波形、频率旋钮或按键,选择治疗所需的波形、频率。

(六) 输出强度调节

调节对应输出旋钮或按键,逐级、缓慢增加输出幅度,以患者可耐受为度,或根据使用说明书的规定,在许可的范围内调节强度。调节时为了防止患者产生"电震"感,调节的幅度应小。

(七) 术中调整

有必要在电针治疗过程中对波形、频率进行调整时,应首先调节输出强度至最小,然后再变换波形和频率。

(八) 关机、出针

电针治疗完成后,应首先缓慢调节强度旋钮或按键,使输出强度置零位,关闭电针仪电源开关,然后从针柄(针体)取下电极线。出针方法按毫针操作规范要求进行出针操作。

四、注意事项

1. 电针仪在首次使用前应仔细阅读产品使用说明书,掌握电针仪的性能、参数、使用方法、注意事项及禁忌证等内容。

2. 靠近延脑、脊髓等部位使用电针时,电流量宜小,并注意电流的回路不要横跨中枢神经系统,不可过强刺激。

3. 禁止电流直接流过心脏,如不允许左右上肢的两个穴位同时接受一路输出治疗。

4. 电针治疗过程中患者出现晕针现象时,应立即停止电针治疗,关闭电源,按毫针晕针的处理方法处理。

5. 电针治疗过程中应严格确保每组输出电流回路通畅,不允许电针仪输出端与电极线,电极线与毫针之间产生任何接触不良现象。

6. 使用毫针的注意事项,同样适用于电针。

7. 电针仪的日常保养和维护规则参考产品使用说明书。

五、禁忌

1. 禁忌范围应参照电针仪使用说明书。

2. 皮肤破损处、肿瘤局部、孕妇腹部、心脏附近、安装心脏起搏器者、颈动脉窦附近禁忌电针。

| 第八节 | 灸法

灸法,是采用以艾绒为主要材料制成的艾炷或艾条,点燃后熏灼腧穴来防治疾病的一种方法。长时期来,临床上与针法配合应用,故合称"针灸"。《灵枢·官能》篇说:"针所不为,灸之所宜";《医学入门》说:凡病"药之不及,针之不到,必须灸之。"均指出灸法的重要作用。

一、材料和器具

(一) 艾的性能

艾是一种菊科植物,药用者以蕲州所产为佳,因其得土气之宜,叶厚而绒多,用作灸治的材料,功力最大,称为"蕲艾"。

艾的性能,据《本草从新》记载:"艾叶苦辛,生温熟热,纯阳之性,能回垂绝之元阳,通十二经,走三阴,理气血,逐寒湿,暖子宫,止诸血,温中开郁,调经安胎……以之灸火,能透诸经,而除百病。"由于艾叶性质的温暖,所以能振扶阳气,又因气味的辛烈,故能通行诸经,调理气血,辛主散寒,苦主燥湿,故以此作为施灸的燃料。此外,艾绒还有一个特点,就是燃烧时火力温和,能直透皮肤、肌肉的深处,若以其他物品代替,则往往使人灼痛难忍,而且效果也不如艾绒的显著。

(二) 器具

艾绒、艾炷、艾条、火柴、磁盘等,都须预先准备齐全。

1. 艾炷的制法　将艾绒少许置于平板上,以拇、食、中三指捏成上尖下宽的圆锥形(图11-41)。大小可分三种:小者如麦粒大,稍大者如半个枣核大,都可用于直接灸;大者如拇指大,可用于间隔灸。每燃1个艾炷,称灸1壮。

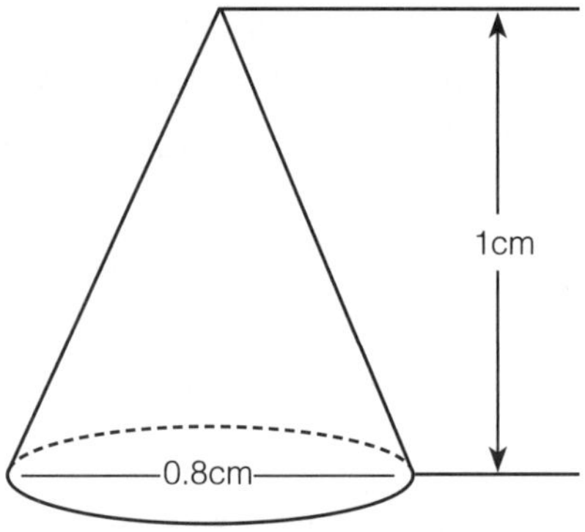

2. 艾条的制作

(1) 清艾条:取纯净艾绒20~30g,用棉皮纸等包裹卷成圆柱形长条。

图 11-41　艾炷示意图

(2) 普通药艾条:取肉桂、干姜、木香、独活、细辛、白芷、雄黄、苍术、没药、乳香、川椒各等份,研成细末。将药末混入艾绒中,每支艾条加药末6g。

(3) 太乙神针:其药物配方历代医家记载各异。近代处方为:人参250g,参三七250g,山羊血62.5g,千年健500g,钻地风500g,肉桂500g,川椒500g,乳香500g,没药500g,炮甲250g,小茴香500g,蕲艾2000g,甘草1000g,防风2000g,人工麝香少许,经加工炮制后共研为末,将药末混入艾绒中,每支艾条加药末25g。

(4) 雷火神针:其药物配方历代医家记载各异。近代处方为:沉香、木香、乳香、茵陈、羌活、干姜、炮甲各9g,人工麝香少许,经加工炮制后共研为末,将药末混入94g艾绒,用棉皮纸卷成圆柱型长条,外涂鸡蛋清,以桑皮纸厚糊6~7层,阴干勿令泄气,待用。

3. 常用温灸器

(1) 灸架:是一种特制的圆桶形塑料制灸具,四面镂空,顶部中间有一置放和固定艾条的圆孔,灸架内中下部距底边3~4cm安装铁窗纱一块(图11-42)。灸架两边有一底袢,另有一根橡皮带和一灭火管。施灸时将艾条点燃后插入孔中,以可上下自由移动为度,再将灸架固定在某一穴位上,用橡皮带套在灸架两边的底袢上,即可固定而不脱落;升降艾条调节距离,以微烫而不疼痛为适中。灸治完毕后,将剩余艾条插入灭火管中。

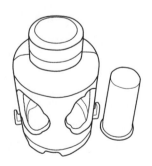

图 11-42　灸架

（2）灸筒：由内筒和外筒两部分相套而成，均用 2~5cm 厚的铁片或铜片制成。内筒和外筒的底、壁均有孔，外筒上用一活动顶盖扣住，内筒安置一定的架位，使内筒与外筒的间距固定。外筒上安置有一手柄便于把持。点燃放入内筒的艾绒，将内筒放回外筒，盖上顶盖，即可使用。

（3）灸盒：是一种特制的木制长方形的盒形灸具。灸盒下面无底，上面有一可随时取下的与灸盒外径大小相同的盒盖，灸盒内中下部距底边 4~6cm 安装铁窗纱一块。施灸时把灸盒安放于施灸部位，将点燃的艾绒或艾条置于铁纱上，盖上盒盖即可。

二、灸的作用

（一）温经散寒

人身的气血运行常受寒温的影响。"寒则气收，热则气疾""血见热则行，见寒则凝"。临床上凡是气血凝滞的疾病，一般都可以用温气的方法进行治疗。灸法就是借艾火的作用以温通经气。《灵枢·刺节真邪》说："脉中之血，凝而留止，弗之火调，弗能取之。"《灵枢·禁服》说："陷下者，脉血结于中，中有着血，血寒，故宜灸之。"不难理解，艾灸具有温经行血的作用，故在临床上多用以治疗寒湿痹痛、沉寒痼疾。

（二）引导气血

艾灸对于气血的运行，还能起"引而下之""推而上之"的引导作用。因为艾灸能行气引血，如施治于上实下虚，阳气浮越的肝阳证灸涌泉（KI1），可有引导气血下行的作用。就是《灵枢·阴阳二十五人》指出的："气有余于上者，导而下之"之法。上虚下实，气虚下堕的病证，如脱肛、阴挺、久泄等病，可灸百会（GV20）提升阳气，即"推而上之"之法。

（三）扶阳固脱

人生赖阳气为根本，得其所则人寿，失其所则人夭。故阳病则阴盛，阴盛则为寒、为厥；或则元气虚陷，脉微欲脱，可用艾灸以温补虚脱的阳气。《灵枢·官能》说："阴阳皆虚，火自当之。"

（四）预防保健

《备急千金要方》说："凡入吴蜀地游宦，体上常须三两处灸之，勿令疮暂瘥，则瘴疠温疟毒气不能着人也。"后人还有"若要安，三里莫要干"之语。《扁鹊心书》特别注意保健灸法，说："人于无病时，常灸关元（CV4）、气海（CV6）、命门（GV4）、中脘（CV12），虽未得长生，亦可保百余年寿矣"。从临床实践说明了艾灸的保健防病作用。

三、操作方法

(一)施术方法

灸法从古到今,累积了丰富的宝贵经验,从单纯的艾炷发展为多种灸法。现在临床常用的灸治方法,可分为艾炷灸、艾条灸、温针灸及温灸器灸四类。如表11-13。

表 11-13 灸法分类表

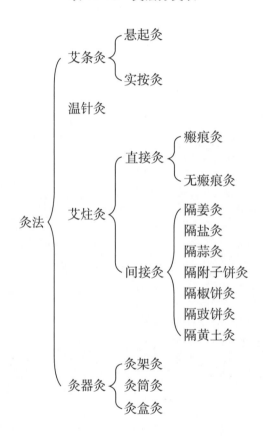

1. 艾条灸法

(1) 悬起灸法:分温和灸、回旋灸、雀啄灸。

术者手持艾条,将艾条的一端点燃,直接悬于施灸部位之上,与之保持一定距离,使热力较为温和地作用于施灸部位。其中将艾条燃着端悬于施灸部位上距皮肤 2~3cm 处,灸至患者有温热舒适无灼痛的感觉、皮肤稍有红晕者为温和灸;将艾条燃着端悬于施灸部位上距皮肤 2~3cm 处,平行往复回旋熏灸,使皮肤有温热感而不至于灼痛者为回旋灸;将艾条燃着端悬于施灸部位上距皮肤

2~3cm 处,对准穴位,上下移动,使之像鸟雀啄食样,一起一落,忽近忽远的施灸为雀啄灸。

(2) 实按灸法:在施灸部位上铺设 6~8 层绵纸、纱布、绸布或棉布;术者手持艾条,将艾条的一端点燃,艾条燃着端对准施灸部位直按其上,停 1~2 秒钟,使热力透达深部。待患者感到按灸局部灼烫、疼痛即拿开艾条。每次每穴可按 3~7 次,移去艾条和铺设的纸或布,见皮肤红晕为度。

2. 温针灸法　首先在选定的腧穴上针刺,毫针刺入穴位得气并施行适当的补泻手法后,在留针时将 2~3g 艾绒包裹于毫针针柄顶端捏紧成团状,或将 1~3cm 长短的艾条段直接插在针柄上,点燃施灸,待艾绒或艾条燃尽无热度后除去灰烬。艾灸结束,将针取出。

3. 艾炷灸法

(1) 直接灸法:首先在穴位皮肤局部可以先涂增加黏附或刺激作用的液汁,如大蒜汁、凡士林、甘油、水、医用酒精等,然后将艾炷粘贴其上,自艾炷尖端点燃艾炷。

在艾炷燃烧 50%~80%,局部皮肤潮红、灼痛时医生即用镊子移去艾炷,更换另一艾炷,连续灸足应灸的壮数。因此法刺激量轻且灸后不引起化脓、不留瘢痕,故称为非化脓灸法(无瘢痕灸)。

在艾炷燃烧过半,局部皮肤潮红、灼痛时医生用手在施灸穴位的周围轻轻拍打或抓挠,以分散患者注意力,减轻施灸时的痛苦。待艾炷燃毕,即可以另一艾炷粘上,继续燃烧,直至灸足应灸的壮数。因此法刺激量重,局部组织经灸灼后产生无菌性化脓现象(灸疮)并留有瘢痕,故称为化脓灸法(瘢痕灸)。

(2) 间接灸法:将选定备好的中药材置放灸处,再把艾炷放在药物上,自艾炷尖端点燃艾炷;艾炷燃烧至局部皮肤潮红,患者有痛觉时,可将间隔药材稍许上提,使之离开皮肤片刻,旋即放下,再行灸治,反复进行。需刺激量轻者,在艾炷燃至 2/3 时即移去艾炷,或更换另一艾炷续灸,直至灸足应灸的壮数;需刺激量重者,在艾炷燃至 2/3 时医者可用手在施灸穴位的周围轻轻拍打或抓挠,以分散患者注意力,减轻施灸时的痛苦,待艾炷燃毕,再更换另一艾炷续灸,直至灸足应灸的壮数。

① 隔姜灸:用鲜姜切成直径大约 2~3cm、厚约 0.4~0.6cm 的薄片,中间以针刺数孔,然后置于应灸的腧穴部位或患处,再将艾炷放在姜片上点燃施灸。当艾炷燃尽,易炷再灸,直至灸完应灸的壮数。常用于因寒而导致的呕吐、腹痛、腹泻及风寒痹痛等。

②隔蒜灸：用鲜大蒜头，切成厚0.3~0.5cm的薄片，中间以针刺数孔，然后置于应灸腧穴部位或患处，再将艾炷放在蒜片上点燃施灸。当艾炷燃尽，易炷再灸，直至灸完应灸的壮数。此法多用于治疗瘰疬、肺结核及初起的肿疡等。

③隔盐灸：用纯净的食盐填敷于脐部，或于盐上再置一薄姜片，上置大艾炷施灸。当艾炷燃尽，易炷再灸，直至灸完应灸的壮数。此法多用于治疗伤寒阴证或吐泻并作、中风脱证等。

④隔附子饼灸：将附子研成粉末，用酒调和做成直径0.2~0.3cm、厚0.5~0.8cm的薄饼，中间以针刺数孔，然后置于应灸的腧穴部位或患处，再将艾炷放在附子饼上点燃施灸。当艾炷燃尽，易炷再灸，直至灸完应灸的壮数。多用于治疗命门火衰而致的阳痿、早泄或疮疡久溃不敛等。

⑤隔椒饼灸：用白胡椒末加面粉和水，制成直径0.2~0.3cm、厚0.5~0.8cm薄饼。饼的中心放置药末（丁香、肉桂、人工麝香等）少许，然后置于应灸的腧穴部位或患处，再将艾炷放在椒饼上点燃施灸。当艾炷燃尽，易炷再灸，直至灸完应灸的壮数。多用于风湿痹痛及局部麻木不仁。

⑥隔豉饼灸：用黄酒将淡豆豉末调和，制成直径0.2~0.3cm、厚0.5~0.8cm薄饼，中间以针刺数孔，然后置于应灸的腧穴部位或患处，再将艾炷放在豉饼上点燃施灸。当艾炷燃尽，易炷再灸，直至灸完应灸的壮数。多用于痈疽发背初起，或溃后久不收口。

4. 温灸器灸法　将艾条或艾绒置入温灸器内施灸。具有使用方便、安全、舒适以及节省人力的特点。

（1）灸架灸法：将艾条点燃后插入灸架顶孔，对准穴位固定好灸架；医者或患者可通过上下调节插入艾条的高度以调节艾灸温度，以患者感到温热略烫可耐受为宜；灸毕移去灸架，取出艾条并熄灭。

（2）灸筒灸法：首先取出灸筒的内筒，装入艾绒后安上外筒，点燃内筒中央部的艾绒，放置室外，待灸筒外面热烫而艾烟较少时，盖上顶盖取回。医生在施灸部位上隔8~10层棉布或纱布，将灸筒放置其上，以患者感到舒适，热力足而不烫伤皮肤为宜；灸毕移去灸筒，取出灸艾并熄灭灰烬。

（3）灸盒灸法：将灸盒安放于施灸部位的中央，点燃艾条段或艾绒后，置放于灸盒内中下部的铁纱上，盖上盒盖。灸至患者有温热舒适无灼痛的感觉、皮肤稍有红晕为度。如患者感到灼烫，可略掀开盒盖或抬起灸盒，使之离开皮肤片刻，旋即放下，再行灸治，反复进行，直至灸足应灸量；灸毕移去灸盒，取出灸艾并熄灭灰烬。

(二) 施术后处理

施灸后,皮肤多有红晕灼热感,不须处理,可自行消失。

灸后如对表皮基底层以上的皮肤组织造成灼伤可发生水肿或水疱。如水疱直径在1cm左右,一般不需任何处理,待其自行吸收即可;如水疱较大,可用消毒针剪刺破或剪开泡皮放出水疱内容物,并剪去疱皮,暴露被破坏的基底层,涂搽消炎膏药以防止感染,创面的无菌脓液不必清理,直至结痂自愈。灸疱皮肤可以在5~8天内结痂并自动脱落,愈后一般不留瘢痕。

灸后有时会破坏皮肤基底层或真皮组织,发生水肿、溃烂、体液渗出,甚至形成无菌性化脓。轻者仅破坏皮肤基底层,受损伤的皮肤在7~20天内结痂并自动脱落,留有永久性浅在瘢痕;重者真皮组织被破坏,创面在20~50天结厚痂自动脱落,愈后留有永久性瘢痕,即古代医著所记载的灸疮。在灸疮化脓期间,不宜从事体力劳动,要注意休息,严防感染。若感染发生,轻度发红或红肿,可在局部作消炎处理,一般短时间内可消失;如出现红肿热痛且范围较大,在上述处理的同时口服或外用消炎药物;化脓部位较深,则应请外科医生协助处理。是否可以进行瘢痕灸,要遵循当地法律规定。

四、注意事项

1. 艾灸火力应先小后大,灸量先少后多,程度先轻后重,以使患者逐渐适应。

(1) 艾灸量:艾灸量是运用艾灸治疗时所用艾量以及局部达到的温热程度,不同的灸量产生不同的治疗效果。艾炷灸的灸量一般以艾炷的大小和壮数的多少计算,炷小、壮数少则量小,炷大、壮数多则量大;艾条温和灸、温灸器灸则以时间计算;艾条实按灸是以熨灸的次数计算。

艾灸部位如在头面胸部、四肢末端皮薄而多筋骨处,宜灸量小;在腰腹部、肩及两股等皮厚而肌肉丰满处,灸量可大。

病情如属沉寒痼冷、阳气欲脱者,则灸量宜大;若属外感、痈疽痹痛,则应掌握适度,以灸量小为宜。

凡体质强壮者,可灸量大;久病、体质虚弱、老年和小儿患者,灸量宜小。

(2) 艾灸治疗时间及疗程:每次施灸时间10~40分钟,依病症辨证确定。5~15次可为一个疗程。瘢痕灸一次间隔6~10天。

2. 需采用瘢痕灸时,必须先征得患者同意。

3. 艾灸部位的体毛需要在经患者同意的情况下剔除掉。

4. 当给意识不清,感觉障碍,精神错乱,局部循环障碍和有糖尿病的患者艾灸时要特别注意。

5. 直接灸操作部位应注意预防感染。

6. 注意晕灸的发生。若发生晕灸后应立即停止艾灸,使患者头低位平卧,注意保暖,轻者一般休息片刻,或饮温开水后即可恢复;重者可掐按水沟、内关、足三里即可恢复;严重时按晕厥处理。

7. 患者在精神紧张、大汗后、劳累后或饥饿时不适宜应用本疗法。

8. 注意防止艾灰脱落或艾炷倾倒而烫伤皮肤或烧坏衣被。尤其幼儿患者更应认真守护观察,以免发生烫伤。艾条灸毕后,应将剩下的艾条套入灭火管内或将燃头浸入水中,以彻底熄灭,防止再燃。如有绒灰脱落床上,应清扫干净,以免复燃烧坏被褥等物品。

9. 当给孩子艾灸时,医生要用一只手放在艾灸的皮肤部位,感受艾灸温度,防止烫伤孩子。

五、禁忌

1. 颜面、心前区、大血管部和关节、肌腱处不可用瘢痕灸;乳头、外生殖器官不宜直接灸。

2. 部分疾病如中暑、高血压危象、肺结核晚期大量咯血等,不宜使用艾灸疗法。

3. 妊娠期妇女腰骶部和少腹部不宜用瘢痕灸。

| 第九节 | 拔罐法

拔罐法,是以罐子为工具,利用燃烧排出罐内空气,造成负压,使罐吸附于施术部位,造成瘀血现象的一种疗法。拔罐法在古代称为"角法",系用牲畜的角制成,作外科排脓之用。随着医疗实践的不断发展,火罐的质料已大为改进,使用方法也有所发展,治疗范围也有所扩大。由于拔罐法操作简单,治疗效果较好,因此,历来受到广大群众的重视和应用,并可作为针灸疗法的重要辅助方法。

一、罐具

（一）按材质分类

1. 角罐　用牛角或羊角加工制成。

2. 竹罐 用坚固的细毛竹制成,一端留节为底、一端为罐口,中间略粗,形同腰鼓。

3. 陶瓷罐 由陶土烧制而成,罐的两端较小,中间外展,形同腰鼓。

4. 玻璃罐 由玻璃加工制成。其形如球状,下端开口,口小肚大,口边微厚而略向外翻而平滑。

5. 金属罐 分铜罐、铁罐,用铜或铁皮为原料制成。形状如竹罐,口径大小不一。

6. 橡胶罐 依照玻璃罐的形状以橡胶为原料制作而成的一种罐具。

7. 生物陶瓷火罐 是选用多种氧化聚合物,配合其他辅助材料烧制成。

8. 塑料罐 是用塑料或以塑料为主的原料制成。

(二) 按排气方法分类

1. 抽气罐 用一种特制的罐具和一个抽气装置构成。分为连体式和分体式两种。

2. 注射器抽气罐 用青、链霉素瓶或类似的小药瓶制成。

3. 空气唧筒抽气罐 带有活塞嘴,配有一外接抽气唧筒。

(1) 皮排气球抽气罐:用橡皮排气球连接罐具而成。分成简装式(排气球与罐具制成一体,不可拆开)、精装式(罐具与排气球可以拆开,可根据需要临时选用适当的罐具)、组合式(排气球只在排气时连接罐具,罐具拔住之后,可以随时取下排气球,并可装在其他罐具上继续应用)。

(2) 电动抽气罐:通过电动抽气吸附,经穴电动拔罐治疗仪属此种。

4. 挤气罐 常见的有组合式和组装式两种。组合式是由玻璃喇叭筒的细头端套一橡皮球囊构成;组装式是装有开关的橡皮囊和橡皮管与玻璃或透明工程塑料罐连接而成。

5. 双孔玻璃抽吸罐 外形和玻璃罐大致相同,成椭圆球形。在罐之顶部两侧设有圆柱形的两个孔,一为注入孔,一为排气孔。

(三) 按功能分类

1. 电罐 电罐是在传统火罐的基础上发展起来的。随着现代科学技术的发展电罐已从单纯的产生负压到集负压、温热、磁疗、电针等综合治疗方法为一体。负压以及温度均可通过电流来控制,而且还可以连接测压仪器,可随时观测负压情况。

2. 磁罐 磁罐是磁疗与罐疗相结合的一种磁疗器械。用优质塑料制成罐筒,形状为圆形,一面开口,另一部分为抽气装置,使用时连接罐筒。

3. 药物多功能罐　罐内凹斗可放入药液或药末、药片。

4. 远红外真空罐　真空拔罐结合稀土元素制成的发热体进行拔罐。

5. HZ-Ⅲ型红外线真空治疗机　该仪器具有真空拔火罐及红外线的两种协调作用,可用于多种疾病的治疗。

6. 复合罐具　罐具配用其他治疗仪而成。

二、适应范围

拔罐有温经通络、祛湿逐寒、行气活血及消肿止痛的作用,临床多用于以下几个方面:风湿痹证,如肩背痛、腰腿病;胃肠疾病,如胃痛、呕吐、腹泻;肺部疾病,如咳嗽、哮喘。刺血拔罐适用于急性扭伤有瘀血者。

三、操作方法

(一) 吸拔方法

1. 火罐

(1) 闪火法:用止血钳或镊子等夹住95%乙醇棉球,一手握罐体,罐口朝下,将棉球点燃后立即伸入罐内摇晃数圈随即退出,速将罐扣于应拔部位。

(2) 投火法:将易燃软质纸片(卷)或95%乙醇棉球点燃后投入罐内,迅速将罐扣于应拔部位。

(3) 贴棉法:将直径1~2cm的95%乙醇棉片贴于罐内壁,点燃后迅速将罐扣于应拔部位。

2. 水罐

(1) 水煮法　将竹罐放入水中或药液中煮沸2~3分钟,然后用镊子将罐倒置(罐口朝下)夹起,迅速用多层干毛巾捂住罐口片刻,以吸去罐内的水液,降低罐口温度(但保持罐内热气),趁热将罐拔于应拔部位,然后轻按罐具30秒左右,令其吸牢。

(2) 蒸气法:将水或药液(勿超过壶嘴)在小水壶内煮沸,至水蒸气从壶嘴或套于壶嘴的皮管内大量喷出时,将壶嘴或皮管插入罐内2~3分钟后取出,速将罐扣于应拔部位。

3. 抽气罐　先将抽气罐紧扣在应拔部位,用抽气筒将罐内的部分空气抽出,使其吸拔于皮肤上。

4. 其他罐　如拔挤气罐、电磁罐、远红外罐、药物多功能罐等,可根据其说明书操作。

（二）应用方法

1. 单纯拔罐法

（1）闪罐：用闪火法将罐吸拔于应拔部位，随即取下，再吸拔、再取下，反复吸拔至局部皮肤潮红，或罐体底部发热为度。动作要迅速而准确。必要时也可在闪罐后留罐。

（2）留罐：将吸拔在皮肤上的罐具留置一定时间，使局部皮肤潮红，甚或皮下瘀血呈紫黑色后再将罐具取下。

（3）走罐：先于施罐部位涂上润滑剂（常用凡士林、医用甘油、液体石蜡或润肤霜等），也可用温水或药液，同时还可将罐口涂上油脂。用罐吸拔后，一手握住罐体，略用力将罐沿着一定路线反复推拉，至走罐部位皮肤紫红为度，推罐时应用力均匀，以防止火罐漏气脱落。

（4）排罐：沿某一经脉或某一肌束的体表位置顺序成行排列吸拔多个罐具。

2. 针罐法

（1）留针拔罐：在毫针针刺留针时，以针为中心拔罐，留置后起罐、起针。

（2）出针拔罐：在出针后，立即于该部位拔罐，留置后起罐，起罐后再用消毒棉球将拔罐处擦净。

（3）刺络拔罐：在用皮肤针或三棱针、粗毫针等点刺出血，或三棱针挑治后，再行拔罐、留罐。起罐后用消毒棉球擦净血迹。挑刺部位用消毒敷料或创可贴贴护。

（三）起罐方法

1. 一般罐　一手握住罐体腰底部稍倾斜，另一手拇指或食指按压罐口边缘的皮肤，使罐口与皮肤之间产生空隙，空气进入罐内，即可将罐取下。

2. 抽气罐　提起抽气罐上方的塞帽使空气注入罐内，罐具即可脱落。也可用一般罐的起罐方法起罐。

3. 水（药）罐　为防止罐内有残留水（药）液漏出，若吸拔部位呈水平面，应先将拔罐部位调整为侧面后再起罐。

（四）施术后处理

1. 拔罐的正常反应　在拔罐处若出现点片状紫红色瘀点、瘀斑，或兼微热痛感，或局部发红片刻后消失恢复正常皮色，皆是拔罐的正常反应，一般不予处理。

2. 拔罐的善后处理　起罐后应用消毒棉球轻轻拭去拔罐部位紫红色罐斑上的小水珠，若罐斑处微觉痛痒，不可搔抓，数日内自可消退。起罐后如果出现水疱,只要不擦破,可任其自然吸收。若水疱过大,可用一次性消毒针从疱底刺破,放出水液后,再用消毒敷料覆盖。若出血应用消毒棉球拭净。若皮肤破损,应常规消毒,并用无菌敷料覆盖其上。若用拔罐治疗疮痈,起罐后应拭净脓血,并常规处理疮口。

四、注意事项

1. 拔罐前应充分暴露应拔部位,有毛发者宜剃去,操作部位应注意防止感染。

2. 选好体位,嘱患者体位应舒适,局部宜舒展、松弛,勿移动体位,以防罐具脱落。

3. 老年、儿童、体质虚弱及初次接受拔罐者,拔罐数量宜少,留罐时间宜短。妊娠妇女及婴幼儿慎用拔罐方法。

4. 若留针拔罐,选择罐具宜大,毫针针柄宜短,以免吸拔时罐具碰触针柄而造成损伤。

5. 使用电罐、磁罐时,应注意询问患者是否带有心脏起搏器等金属物体,有佩戴者应禁用。

6. 起罐操作时不可硬拉或旋转罐具,否则会引起疼痛,甚至损伤皮肤。

7. 拔罐手法要熟练,动作要轻、快、稳、准。用于燃火的乙醇棉球,不可吸含乙醇过多,以免拔罐时滴落到患者皮肤上而造成烧烫伤。若不慎出现烧烫伤,按外科烧烫伤常规处理。

8. 燃火伸入罐内的位置,以罐口与罐底的外 1/3 与内 2/3 处为宜。

9. 拔罐过程中如果出现拔罐局部疼痛,处理方法有减压放气、立即起罐等。

10. 拔罐过程中若出现头晕、胸闷、恶心欲呕,肢体发软,冷汗淋漓,甚者瞬间意识丧失等晕罐现象,处理方法是立即起罐,使患者呈头低脚高卧位,必要时可饮用温开水或温糖水,或掐水沟穴等。密切注意血压、心率变化,严重时按晕厥处理。

11. 留罐时间可根据年龄、病情、体质等情况而定。一般留罐时间为 5~20 分钟,若肌肤反应明显、皮肤薄弱、年老与儿童则留罐时间不宜过长。治疗的间隔时间,按局部皮肤颜色和病情变化决定。同一部位拔罐一般隔日 1 次。急性病痊愈为止。一般慢性病以 7~10 次为 1 个疗程。两个疗程之间应间隔 3~5 天(或等罐斑痕迹消失)。

五、禁忌

1. 急性严重疾病、接触性传染病、严重心脏病、心力衰竭。
2. 皮肤高度过敏、传染性皮肤病，以及皮肤肿瘤（肿块）部、皮肤溃烂部。
3. 血小板减少性紫癜、白血病及血友病等出血性疾病。
4. 心尖区、体表大动脉搏动处及静脉曲张处。
5. 精神分裂症、抽搐、高度神经质及不合作者。
6. 急性外伤性骨折、中度和重度水肿部位。
7. 瘰疬、疝气处及活动性肺结核。
8. 眼、耳、口、鼻等五官孔窍部。

│第十节│刮痧法

刮痧疗法是在中医经络腧穴理论指导下，使用不同材质和形状的刮痧器械和介质，在体表进行相应的手法刮拭，以防治疾病的中医外治方法，相当于西医学体表刺激的物理治疗方法。

一、刮痧器具

刮痧器械多以砭石、水牛角、玉石等为材质，介质多为油、乳等润肤增效剂。

（一）常用刮痧板的种类

1. 按材质分类

（1）水牛角刮痧板：用天然水牛角加工制成，具有清热、解毒、化瘀、消肿的作用。

（2）砭石刮痧板：用特殊的砭石加工制成，具有镇惊、安神、祛寒的作用。

（3）陶瓷刮痧板：用陶瓷材料烧制而成，具有耐高温、防静电的作用。

（4）玉石刮痧板：用玉石材料加工而成，具有清热、润肤、美容的作用。

2. 按形状分类

（1）椭圆形刮痧板：呈椭圆形或月圆形，边缘光滑，宜用于人体脊柱双侧、腹部和四肢肌肉较丰满部位刮痧。

（2）方形刮痧板：一侧薄而外凸为弧形，对侧厚而内凹为直线形，呈方形，宜用于人体躯干、四肢部位刮痧。

（3）缺口形刮痧板：边缘设置有缺口，以扩大接触面积，减轻疼痛，宜用于手指、足趾、脊柱部位刮痧。

(4) 三角形刮痧板:呈三角形,棱角处便于点穴,宜用于胸背部肋间隙、四肢末端部位刮痧。

(5) 梳形刮痧板:呈梳子状,可以保护头发,宜用于头部刮痧。

(二) 常用刮痧介质的种类

1. 刮痧油　是中草药与医用油精炼而成的油剂,具有清热解毒、活血化瘀、解肌发表、缓解疼痛、帮助透痧以及润滑护肤增效等作用。宜用于成人刮痧,或刮痧面积大者,或皮肤干燥者。

2. 刮痧乳　是天然植物合成的乳剂,具有改善血液循环、促进新陈代谢、润滑护肤增效的作用。宜用于儿童刮痧,或面部刮痧,或拔罐进行走罐。

二、适应范围

刮痧疗法具有活血化瘀、改善血液循环,驱邪排毒、促进新陈代谢,益气扶正、调节免疫能力,理筋通络、调整关节结构和功能等作用。尤其对外感性疾病、疼痛性疾病、骨关节退行性疾病和神经、肌肉、血管性疾病等,均有较好的防治效果。

三、操作方法

(一) 刮痧板握持方法

根据所选刮痧板的形状和大小,选用便于操作的握板方法。一般为单手握板,将刮痧板放置掌心,一侧由拇指固定,另一侧由食指和中指固定,或由拇指以外的其余四指固定(图11-43)。刮痧时利用指力和腕力使刮痧板与皮肤之间夹角约45°为宜。

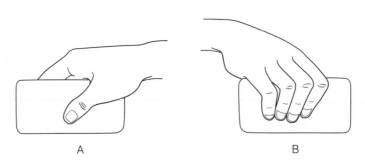

A　　　　　　　　　　　　B

图11-43　持板法

（二）刮痧次序

选择刮痧部位顺序的总原则为先头面后手足，先背腰后胸腹，先上肢后下肢，逐步按顺序刮痧。全身刮痧者，顺序为：头、颈、肩、背腰、上肢、胸腹及下肢；局部刮痧者，如颈部刮痧顺序为头、颈、肩、上肢；肩部刮痧顺序为头、颈、肩上、肩前、肩后、上肢；背腰部刮痧顺序为背腰部正中、脊柱两侧、双下肢。

（三）刮痧方向

总原则为由上向下、由内向外，单方向刮拭，尽可能拉长距离。头部一般采用梳头法，由前向后（图11-44）；面部一般由正中向两侧，下颌向外上刮拭（图11-45）；胸部正中应由上向下，肋间则应由内向外（图11-46）；背部、腰部、腹部则应由上向下，逐步由内向外扩展（图11-47~图11-49）；四肢宜向末梢方向刮拭（图11-50、图11-51）。

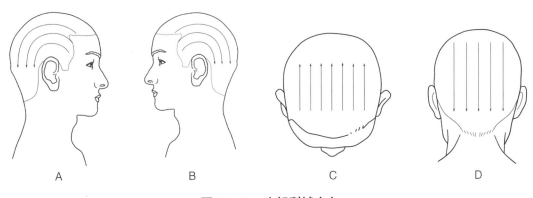

A　　　　　　B　　　　　　C　　　　　　D

图 11-44　头部刮拭方向

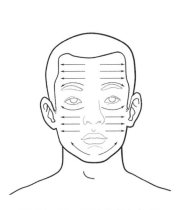

图 11-45　面部刮拭方向

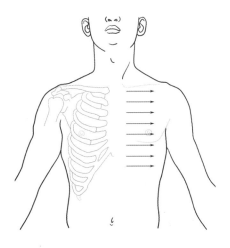

图 11-46　胸部刮拭方向

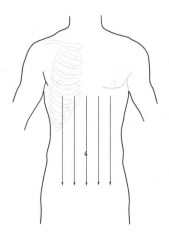

图 11-47　腹部刮拭方向

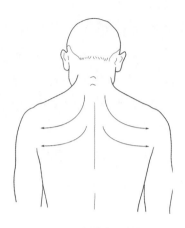

图 11-48　肩背部刮拭方向

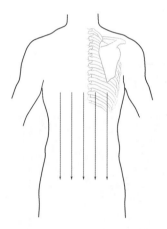

图 11-49　背部刮拭方向

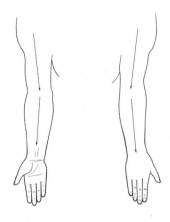

图 11-50　上肢刮拭方向

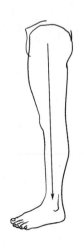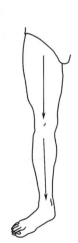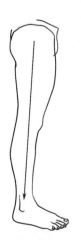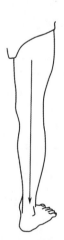

图 11-51　下肢刮拭方向

（四）刮痧的补泻方法

刮痧的补泻方法为临床常用的综合手法，可分为：

刮痧补法：刮痧时，刮痧板按压的力度（力量）小，刮拭速度慢，刮拭时间相对较长。此法宜用于体弱多病、久病虚弱的虚证患者，或对疼痛敏感者等。

刮痧泻法：刮痧时，刮痧板按压的力度（力量）大，刮拭速度快，刮拭时间相对较短。此法宜用于身体强壮、疾病初期的实证患者以及骨关节疼痛患者。

刮痧平补平泻法：介于刮痧补法和刮痧泻法之间。刮痧时，刮痧板按压的力度和速度适中，时间因人而异。此法宜用于虚实夹杂体质的患者，尤其适宜于亚健康人群或慢性疾病患者的康复刮痧。

（五）刮痧时间

刮痧的时间包括每次治疗时间、治疗间隔和疗程：

1. 每个部位一般刮拭 20~30 次，每位患者通常选 3~5 个部位；局部刮痧一般 10~20 分钟，全身刮痧宜 20~30 分钟。

2. 两次刮痧之间宜间隔 3~6 天，或以皮肤上痧退、手压皮肤无疼痛感为宜；若病情需要，或刮痧部位的痧斑未退，不宜在原部位进行刮拭，可另选其他相关部位进行刮痧。

3. 急性病疗程以痊愈为止，慢性疾病一般以 7~10 次为 1 个疗程。

（六）刮痧程度

刮痧的程度包括刮拭的力量强度和出痧程度：

1. 刮痧时用力要均匀，由轻到重，以能够承受为度。

2. 一般刮至皮肤出现潮红、紫红色等颜色变化，或出现粟粒状、丘疹样斑点，或片状、条索状斑块等形态变化，并伴有局部热感或轻微疼痛。对一些不易出痧或出痧较少的患者，不可强求出痧。

（七）刮痧手法

根据病证和刮痧部位的不同，刮痧操作的力量大小、速度快慢、刮拭方向、刮痧板边角接触的部位以及刮痧配合手法应有所不同。刮痧手法分类如下：

1. 按力量大小分类

（1）轻刮法：刮痧时刮痧板接触皮肤下压刮拭的力量小，被刮者无疼痛及其他不适感觉。轻刮后皮肤仅出现微红，无瘀斑。此法宜用于老年体弱者、疼痛敏感部位以及辨证属于虚证的患者。

（2）重刮法：刮痧时刮痧板接触皮肤下压刮拭的力量较大，以患者能承受为度。此法宜用于腰背部脊柱两侧、下肢软组织较丰富处、青壮年体质较强者以及辨证属于实证、热证的患者。

2. 按移动速度分类

(1) 快刮法:刮拭的频率在每分钟 30 次以上。此法宜用于体质强壮者,主要用于刮拭背部、四肢以及辨证属于急性、外感病证的患者。

(2) 慢刮法:刮拭的频率在每分钟 30 次以内。此法宜用于体质虚弱者,主要用于刮拭头面部、胸部、腹部、下肢内侧等部位以及辨证属于内科、体虚的慢性病患者。

3. 按刮拭方向分类

(1) 直线刮法:又称直板刮法。用刮痧板在人体体表进行有一定长度的直线刮拭。此法宜用于身体比较平坦的部位,如背部、胸腹部、四肢部位。

(2) 弧线刮法:刮拭方向呈弧线形,刮拭后体表出现弧线形的痧痕,操作时刮痧方向多循肌肉走行或根据骨骼结构特点而定。此法宜用于胸背部肋间隙、肩关节和膝关节周围等部位。

4. 按刮痧板接触体表部位分类

(1) 摩擦法:将刮痧板与皮肤直接紧贴,或隔衣布进行有规律的旋转移动,或直线式往返移动,使皮肤产生热感。此法宜用于麻木、发凉或绵绵隐痛的部位,如肩胛内侧、腰部和腹部;也可用于刮痧前,使患者放松。

(2) 梳刮法:使用刮痧板或刮痧梳从前额发际处及双侧太阳穴处向后发际处做有规律的单方向刮拭,刮痧板或刮痧梳与头皮呈 45° 角,动作宜轻柔和缓,如梳头状,故名梳刮法。此法宜用于头痛、头晕、疲劳、失眠和精神紧张等病证。

(3) 点压法:又称点穴手法。用刮痧板的边角直接点压穴位,力量逐渐加重,以患者能承受为度,保持数秒后快速抬起,重复操作 5~10 次。此法宜用于肌肉丰满处的穴位,或刮痧力量不能深达,或不宜直接刮拭的骨骼关节凹陷部位,如环跳、委中、犊鼻、水沟和背部脊柱棘突之间等。

(4) 按揉法:刮痧板在穴位处做点压按揉,点压后做往返循环或顺逆旋转。操作时刮痧板应紧贴皮肤不滑动,每分钟按揉 50~100 次。此法宜用于太阳、曲池、足三里、内关、太冲、涌泉、三阴交等穴位。

(5) 角刮法:使用角形刮痧板或让刮痧板的棱角接触皮肤,与体表成 45° 角,自上而下或由里向外刮拭。手法要灵活,不宜生硬,避免用力过猛而损伤皮肤。此法宜用于四肢关节、脊柱两侧经筋部位、骨突周围、肩部穴位,如风池、内关、合谷、中府等。

(6) 边刮法:将刮痧板的长条棱边,与体表接触成 45° 角进行刮拭。此法宜用于对大面积部位的刮拭,如腹部、背部和下肢等。

四、注意事项

1. 刮痧治疗时应注意室内保暖,尤其是在冬季应避免感受风寒;夏季刮痧时,应避免风扇、空调直接吹刮拭部位。

2. 刮痧后不宜即刻食用生冷食物,出痧后 30 分钟以内不宜洗澡。

3. 年迈体弱、儿童、对疼痛较敏感的患者宜用轻刮法刮拭。

4. 凡肌肉丰满处(如背部、臀部、胸部、腹部、四肢)宜用刮痧板的横面(薄面、厚面均可)刮拭。对一些关节处、四肢末端、头面部等肌肉较少、凹凸较多的部位宜用刮痧板的棱角刮拭。

5. 下肢静脉曲张或下肢肿胀者,宜由下向上刮拭,采用逆刮法。

五、禁忌

1. 严重心脑血管疾病、肝肾功能不全、全身浮肿、极度虚弱或消瘦者。

2. 有出血倾向的疾病,如严重贫血、血小板减少性紫癜、白血病、血友病等。

3. 急性骨髓炎、结核性关节炎、传染性皮肤病、烧伤、体表肿瘤、皮肤溃烂,或外伤骨折处。

4. 精神分裂症、抽搐、高度神经质等不配合进行刮痧者。

5. 醉酒、过饥、过饱、过渴、过度疲劳者。

6. 孕妇的腹部、腰骶部。

7. 眼睛、口唇、舌体、耳孔、鼻孔、乳头、肚脐、前后二阴以及大血管显现处等部位。

【附1】 古代九针和《黄帝内经》刺法

一、古 代 九 针

九针是古代使用的九种不同形式的针具,《灵枢·官针》篇说:"九针之宜,各有所为,长短大小,各有所施"。说明九针的形态各有不同,其适应证亦各有所异。兹将古代九针的名称、形状及用途分别说明如下:

（一）镵针

长 1.6 寸,针头大,针尖锐利如箭头,适用于邪在浅表的疾患,宜浅刺。

(二) 员针

长 1.6 寸,针尖卵圆形,适用于邪在分肉的疾患,作按摩用。

(三) 锟针

长 3.5 寸,针身大而尖圆。适用于邪在血脉的疾患,用于按压。

(四) 锋针

长 1.6 寸,身为三棱形,针锋三面有口,十分锐利。适用于热毒痛痈或经络久痹等疾患,作放血用。

(五) 铍针

长四寸,阔二分半,形如宝剑的锋芒,适用于痈疽等疾患,用作排脓去毒。

(六) 员利针

长 1.6 寸,圆而且锐,针末微大,针身较小,主治暴痹和痛症。

(七) 毫针

长 1.6 寸,针尖锋利而针身较细,主治寒热痛痹等病。

(八) 长针

长 7 寸,针身较大,针锋锐利,主治邪气深入,为时久远的痹症。

(九) 大针

长 4 寸,针尖如棍棒,其锋微圆,可作火针用,能治水气停留于关节的疾病。

二、《黄帝内经》论刺法

《黄帝内经》中记载的针刺方法很多,其中最为集中的要算《灵枢·官针》篇。所论刺法,包括范围较广,如取穴法等内容亦涉及。现简述于下:

(一) 九刺

《灵枢·官针》说:"凡刺有九,以应九变。"意指九种刺法适应九类不同的病变。

1. 输刺　指治疗五脏的疾病,可取用各有关阴经的荥穴和输穴。这是对五脏疾病的针治方法,严格地讲应列作配穴法。

2. 远道刺　"病在上,取之下"。指治疗六腑的疾病,可取用在足三阳经上的六腑下合穴。这也应属于配穴法。后来对远离病痛部位的取穴均称远道取穴。

3. 经刺　"刺大经之结络经分"。刺经脉的瘀滞不通处,与络刺相对,主治经脉病。这是一种取穴的方法。

4. 络刺　"刺小络之血脉"。这是浅刺皮下浮络以泻除瘀血的方法,主治络脉的疾病。

5. 分刺　"刺分肉之间"。是刺深部的肌肉以治肌肉病痛的方法。

6. 大泻刺　"刺大脓以铍针"。用铍针作切开引流,以排脓放血,故名"大泻刺",多用于外科疾病。

7. 毛刺　"刺浮痹皮肤"。针治浅部的病症,应用浮浅的刺法,故名毛刺。现在临床上所用的皮肤针刺法,是由此演进而成。

8. 巨刺　"左取右,右取左"。这是一种左病取右,右病取左,在健侧取穴施治的方法。《素问》又分交叉取经穴为"巨刺",交叉泻络为"缪刺"。

9. 焠刺　"刺燔针则取痹"。燔针是以火烧针之意,即将针烧红后刺入皮肤,就是后代演变成为的火针,多用于治疗瘰疬、阴疽等症。

(二) 十二刺

《灵枢·官针》说:"凡刺有十二节,以应十二经。"意指针刺有十二节制,以应合十二经。

1. 偶刺　这是指"一刺前,一刺后,以治心痹"的刺法。如对心气窒塞不通等症,前胸一针,后背一针,一前一后相对配偶的针法,故名偶刺。

2. 报刺　"刺痛无常处也,上下行者,直内无拔针,以左手随病所按之,乃出针复刺之也。"如对游走不定的病痛,针刺后采用留针法,并以左手按压寻找痛处,然后出针再行针刺。这种刺而再刺的方法称为报刺。

3. 恢刺　"直刺傍之,举之前后,恢筋急,以治筋痹也。""恢"是扩大的意思,这种刺法,用针在拘挛的筋部附近刺入,前后上下摇动针身,用来治疗筋痹。

4. 齐刺　"直入一,傍入二,以治寒气小深者。"这种刺法是直入正中一针,并于两旁各刺一针,三针齐下,故名齐刺,又称三刺。适宜于治疗寒邪所中受病较深而面积不大的痹证。

5. 扬刺　"正内一,傍内四而浮之,以治寒气之博大者也。"这是中间刺入一针,周围刺入四针的一种刺法。适宜于治疗寒气浅而面积较大的痹证。

6. 直针刺　"引皮乃刺之,以治寒气之浅者也。"这是一种沿皮卧针直刺的方法。先用挟持押手法,把皮肤夹起,然后针身沿皮自夹起处横刺而入。适宜于治疗寒气较浅毋须深刺的疾病。

7. 输刺 "直入直出,稀发针而深之,以治气盛而热者也。"这种刺法,是垂直刺入,垂直提出,针入较深,以疏通经气,故名输刺。

8. 短刺 "刺骨痹,稍摇而深之,致针骨所,以上下摩骨也。""短"是接近的意思。进针时要稍稍摇动,将针刺入深处,使接近骨骼附近,并作上下提插。可治疗寒气入骨的"骨痹"。

9. 浮刺 "傍入而浮之,以治肌急而寒者也。"这是斜针浅刺的一种方法,"浮"是浅的意思。可用于治疗因寒邪而肌肉拘急的疾病。

10. 阴刺 "左右率刺之,以治寒厥,中寒厥,足踝后少阴也。"这是取足少阴经在足踝后的太溪穴(KI3),左右同刺的一种方法。适宜于治疗少阴病手足逆冷、脉不至的寒厥症。

11. 傍针刺 "直刺、傍刺各一,以治留痹久居者也。"这是正刺一针(刺经)、傍刺一针(刺络)的方法。适用于病程久远、经络同病的痹证。

12. 赞刺 "直入直出,数发针而浅之出血,是谓治痈肿也。""赞"是赞助的意思,因其能帮助痈肿的消散。方法是直入直出,刺入浅而出针快,使之出血。这种刺法多用于痈肿、流火之类的疾病。

（三）五刺

《灵枢·官针》说:"凡刺有五,以应五脏。"这是指从五脏与皮肉脉筋骨相应而分的五种刺法。

1. 半刺 "浅内而疾发针,无针伤肉,如拔毛状,以取皮气,此肺之应也。"这种刺法也是一种浅刺的方法,所谓半刺,刺不到半分,刺得浅,出针快,似拔毛状。主要作用是宣泄在表之邪。因肺主皮毛,故与肺脏相应。本法在临床上适宜于治疗外感发热、咳嗽、喘息等病症。

2. 豹文刺 "左右前后针之,中脉为故,以取经络之血者,此心之应也。"此法是在病变部位,前后左右针刺,刺中血脉,使之出血,像豹的斑纹一样,所以名为豹纹刺。因心主血脉,故本法与心气相应,能治红肿热痛等症。

3. 关刺 "直刺左右尽筋上,以取筋痹,慎无出血,此肝之应也。"这种刺法多刺在四肢关节部左右并刺,但应注意不可伤筋出血。因为筋会于节,四肢筋肉的尽端都在关节,故名为关刺,常左右并刺。因肝主筋,故与肝脏相应。可治疗筋痹。

4. 合谷刺　"左右鸡足，针于分肉之间，以取肌痹，此脾之应也。""肉之大会为谷"，这是指治肌肉病的刺法。斜刺入肌肉间，深入后，又退针至皮下，再向左右侧斜刺，有如鸡爪形。本法刺于分肉之间，因脾主肌肉，故与脾脏相应，可治疗肌痹。

5. 输刺　"直入直出，深内之至骨，以取骨痹，此肾之应也。"本法直入直出，深刺至骨，因肾主骨，故与肾脏相应，用来治疗骨痹。

【附2】　三才针法

三才针法，是著名针灸学家、"中医针灸"世界人类共享非物质文化遗产保护项目代表性传承人、中国首批"国医大师"称号获得者、中国工程院院士程莘农教授（亦为本书主编），在其深厚的书法功底和多年的针灸临床经验基础上，逐渐总结出的一种易学、易教、患者痛苦小的毫针刺法，包括指实腕虚运针法、三才进针法、震颤催气法和飞旋补泻法，以及由这四个步骤连贯操作而形成的独特手法，又称为"程氏三才针法"。

一、指实腕虚运针法

《灵枢·九针十二原》："持针之道，坚者为宝。"三才针法强调持针要有"手如握虎"之力，方能"伏如横弓，起如发机"，进针时指力和腕力必须配合好，悬指，悬腕，悬肘，切循经络，针随手入。这方面补充了古人对于进针手法的不足，首提腕力要虚，拿针时手指用力，手腕不用力，便于灵活施针，提出了极具特色的"指实腕虚运针法"，并成为三才针法的动作基础。

二、三才进针法

三才法源于《针灸大全·金针赋》"且夫下针之法，先须爪按，重而切之，次令咳嗽一声，随咳下针。凡补者呼气，初针刺至皮内乃曰天才，少停进之针，针至肉内，是曰人才。又停进针，刺至筋骨之间，名曰地才。此为极处，就当补之。再停良久，却须退针至人之分，待气沉紧，倒针朝病。进退往来，飞经走气，尽在其中矣。凡泻者吸气，初针至天，少停进针，直至于地，得气之泻。再停良久，却须退针，复至于人，待气沉紧，倒针朝病，法同前矣。"

程莘农教授对古代三才法进行了改进和简化,形成了"三才进针法"。三才,取意天、人、地三才,即是浅、中、深,进针时分皮肤、浅部和深部三个层次操作,先针 1~2 分深,通过皮肤的浅部,为天才,再刺 5~6 分深,到达肌肉为人才,三刺 3~4 分深,进入筋肉之间为地才,然后稍向外提,使针柄与皮肤之间留有一定间距。如此进针,轻巧迅速简捷,由浅入深,逐层深入,得气迅速,一则减少患者的疼痛,二则可以调引气机之升降。进针讲究指实腕虚,专心致志,气随人意,方使针达病所,气血和调,正胜邪去。这一刺法吸取了中国传统针法与管针进针法的长处,仅进针这一操作,将点穴、押指、穿皮、送针等动作糅合在一起,在 1~2 秒钟内完成,要求做到进针无痛、针身不弯、刺入顺利、行针自如、指力均匀、手法熟练、指感敏锐、针感出现快,具有快速无痛、沉稳准确的优点,临床深受患者好评,吸引了不少国内外的学者前来学习。

"三才进针法"的练习,主要是对指力和手法的锻炼。由于毫针针身细软,如果没有一定的指力,就很难力贯针尖,减少刺痛,对各种手法的操作,也不能运用自如,影响治疗效果,因此针刺练习,必须进行指力练习(纸垫练针法)、手法练习(棉团练针法)和自身练针,才能掌握基本技能。

如果在某些部位不适宜深刺时,又如何加以运用呢?

临床运用时当深则深,当浅则浅,并非对每一穴位的刺针深度必须到这三部。病有表里、寒热、虚实、阴阳之分,刺有浅深之异。在表者浅刺,在里者深刺。如治疗外感表证时刺风池宜浅,进针 7~12mm 即可,而治中风语言謇涩之里证则深刺风池,可直刺达 20~30mm;寒性胃痛刺中脘进针深,而热性胃痛则浅刺之。此外,针刺浅深还应与所取腧穴相对应,随腧穴所在部位不同而异,腹腰、四肢内侧等阴部腧穴刺之宜深,头面、胸背、四肢外侧等阳部腧穴刺之宜浅。

三、震颤催气法和飞旋补泻法

针灸是一种从外入内的刺激疗法,其取得疗效的关键是"得气",也就是"针感"。除与针刺的部位、针具的选择、进针的方法以及患者的病情、体质状况有关外,更重要取决于提插、捻转和震颤 3 种手法的配合,通过速度快慢、幅度大小和时间长短来体现补泻手法以及获得"针感"。

施针者采用指实腕虚运针法持针、运针,采用三才进针法针至穴位的相应部位,同时施以辅助行气催气手法。三才针法在常用的循、捏、按、弹、刮、摇、颤等多种辅助行气手法中,选择了震颤法,即进针至天、人、地部后,手不离针,施以快速震颤手法,针体可直立,亦可顺经或逆经,以明补泻或催气速达病所,这种"震颤催气法"使一次得气率达到了80%以上。得气后,如需进一步施以补泻手法,则手指在离开针柄的一瞬间,施以飞旋动作,拇指向前为补,拇指向后为泻,称为"飞旋补泻法"。

指实腕虚运针法、三才进针法、震颤催气法和飞旋补泻法,看似一个动作,实为四步连贯操作,一气呵成,快速有效,也成就了程莘农教授在临床上"快针"的美名,形成了独特的"程氏三才针法"。

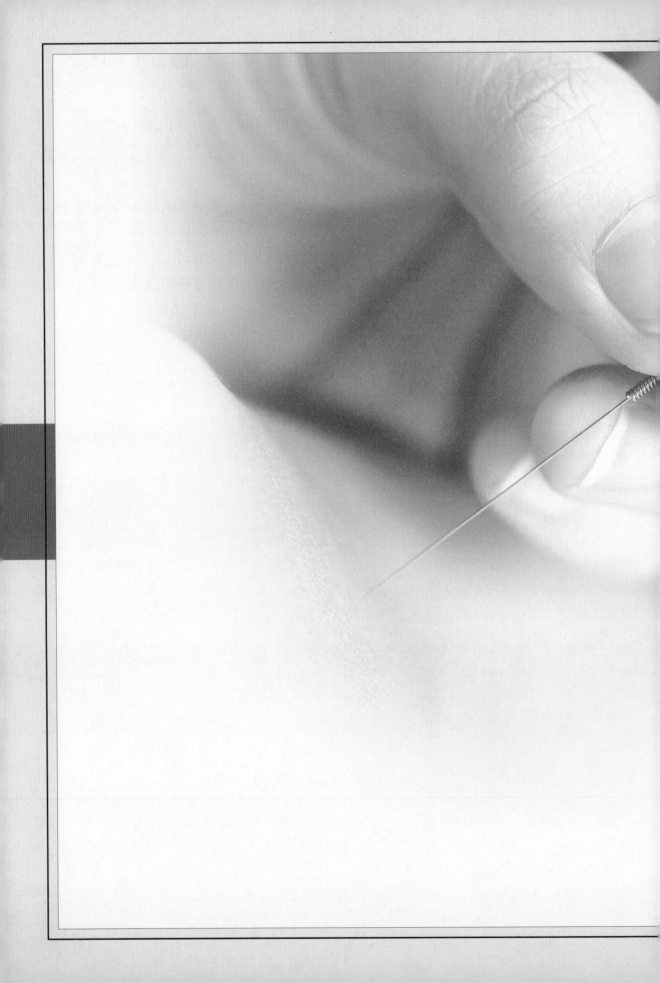

第十二章

治疗概论

针灸治病,是以中医基本理论为指导,运用针灸的方法,根据患者的具体情况进行辨证论治。本章主要论述针灸治疗的一般规律,按治则、治法,处方选穴的基本原则分述如下。

| 第一节 | 治疗总则

治疗总则,是治疗疾病时所必须遵循的基本原则。这是在整体观念和辨证论治的基本精神指导下制定的,它对于立法、处方具有普遍的指导意义。

一、调整阴阳

疾病的发生,从根本上来讲是阴阳失去了相对的平衡,即阴阳的偏盛偏衰影响了正常的阴阳消长,所以调整阴阳是针灸临床治疗的根本原则。《灵枢·根结》说:"用针之要,在于知调阴与阳。"阴阳偏盛,即阴或阳的过盛有余。阳盛则阴病,阴盛则阳病。阳热盛易损伤阴液,阴寒盛易损伤阳气,治疗时可采用"损其有余""盛则泻之"的方法,清泻阳热或温散阴寒。在调整阴或阳的偏盛时,还应注意有无相应的阴或阳偏衰的情况存在,如相对一方偏衰时,则应兼顾其不足,泻热与补阴,散寒与温阳同时进行。

阴阳偏衰,即阴或阳的虚损不足,或为阴虚,或为阳虚。阴虚则不能制阳,常表现为阴虚阳亢的虚热证;阳虚则不能制阴多表现为阳虚阴盛的虚寒证。《素问·阴阳应象大论》说:"阳病治阴,阴病治阳",指出因阴虚而导致阳亢者,应补阴以制阳;因阳虚而导致阴寒者,应补阳以制阴。如阴阳两虚,则应阴阳双补。由于阴阳是相互依存的,故在治疗阴阳偏衰时,应该"阴中求阳""阳中求阴",故在针灸治疗中,常常是"从阴引阳,从阳引阴"(《素问·阴阳应象大论》)。例如运用募穴、背俞穴,就是调养脏腑的阴气和阳气。

阴阳是辨证论治的总纲,从广义上说,补虚、泻实、温寒、清热以及调和营卫、气血等治法,都属于调整阴阳的范围。针灸治疗疾病,也就是通过对腧穴采用不同的针灸法,以调整阴阳,从而达到治疗疾病的目的。

二、扶正祛邪

疾病的发展过程,是正气和邪气双方互相斗争的过程。扶正祛邪可解决邪正矛盾,促使疾病向痊愈方向转化。所以,扶正祛邪也是指导临床治疗的重要原则。

扶正,就是扶助正气,增强体质,提高机体的抗病能力,达到正复邪自去的目的;祛邪,就是祛除邪气、达到邪去正自安的目的。扶正与祛邪两者是密切相关的,扶正有助于祛邪;祛邪亦可安正。

在临床运用时,要细致地观察邪正盛衰的情况,根据正邪在病程中所占的地位,决定扶正与祛邪的主次、先后。扶正适用于正虚而邪不盛的病证;祛邪适用于邪实而正未伤的病证;扶正与祛邪同时进行适用于正虚邪实的病证。扶正祛邪同时运用时,应分清主次,正虚为主者则扶正兼祛邪,邪盛为主者则祛邪兼扶正。当病邪较重,但正气虚弱不耐攻伐时,应先扶正后祛邪;当病邪甚盛,正气虽虚,尚可攻伐时,宜先祛邪后扶正。

三、分别标本

标与本,是相对的概念,有多种含义。如从正邪双方来说,正气是本,邪气是标;从病因与症状来说,病因是本,症状是标;从病邪部位来说,内脏是本,体表是标;从疾病先后来说,原发病是本,继发病是标等,标与本概括了疾病过程中对立双方的主次关系:标,一般属于疾病的现象与次要方面;本,一般属于疾病的本质与主要方面。

在临床上应用标本关系,主要是分析病证的主次、先后、轻重、缓急,确定治疗的步骤。一般情况下,应治病必求其本;但在标病甚急时,应急则治其标;标本并重时,应标本兼顾。

治病求本是一个根本法则。在临床治疗中,应抓住疾病的本质与主要方面,做到治本。某些疾病,临床症状虽然不同,但其病因病机是相同的,根据治本的原则,即可采取完全相同的治法。如属于肾阴虚的咽痛与属于肾阴虚的腰痛,可用同样补肾阴的方法治疗。这就是异病同治。某些疾病,症状相同,但病因病机不同,根据治本的原则,必须采取不同的治法。例如头痛,属于肝阳上亢的,宜用益阴潜阳法;属于气血两虚的,宜用补气血法;属于风寒袭络的,宜用疏风散寒法治疗。这就是同病异治。

但在某些情况下,标病甚急,不及时解决可影响本病的治疗,甚至危及患者的生命时,则应采取"急则治标,缓则治本"的法则,先治标病,后治本病。例如慢性咳喘患者,又患感冒,发热恶寒,则应先治疗感冒,以治其标,待感冒治愈后,再治疗咳喘,以治其本。如标本并重,则应标本兼顾,标本同治。

此外,治未病也是治本的一个重要方面。治未病,包括未病先防和既病防变。未病先防,就是在未病之前,做好各种预防工作,以防止疾病的发生。我国在养生保健方面有悠久的历史和丰富的内容,如气功、太极拳、八段锦等;针灸预防疾病也是传统的方法之一。足三里(ST36),就是主要的灸穴,可强身保健,预防多种疾病。既病防变,是在疾病已经发生的情况下,应早期诊断、早期治疗以防止疾病的发展与传变。在防治疾病过程中,一定要掌握疾病发生发展规律及其传变途径。《伤寒论·辨太阳病脉证并治》载:"……若欲作再经者,针足阳明,使经不传则愈。"指出了防止疾病传变的重要性。

四、因时、因地、因人制宜

针灸治病要根据季节、地区,以及人体的体质、年龄等不同情况而制定适宜的治疗方法。

(一) 因时制宜

根据不同的气候和时间特点来考虑、制定适宜的治疗方法。《灵枢·终始》说:"春气在毛,夏气在皮肤,秋气在分肉,冬气在筋骨,刺此病者,各以其时为齐。"一般春夏之季,病邪伤人多在浅表,刺宜较浅;秋冬之季,病邪伤人多在深部,刺宜较深。

此外,在针灸临床上还要注意针刺时机问题,如治疗疟疾,多在发作前 2~3 小时进行针治;痛经,一般宜在月经来潮前开始治疗等。

(二) 因地制宜

根据不同的地理环境特点来制定适宜的治疗方法。由于不同的地理环境、气候条件及生活习惯,人的生理活动和病理特点也有区别,所以治疗方法亦应有所差异。《素问·异法方宜论》说:"北方者……其地高陵居,风寒冰冽,其民乐野处而乳食,脏寒生满病,其治宜灸焫。""南方者……其地下,水土弱,雾露之所聚也,其民嗜酸而食胕,故其民皆致理而赤色,其病挛痹,其治宜微针。"说明治疗方法与地理环境、生活习惯以及疾病性质有密切的关系。

(三) 因人制宜

根据患者的性别、年龄、体质等不同特点来制定适宜的治疗方法。例如男女性别不同,各有生理特点,特别是对妇女经期、怀孕、产后等情况,治疗用穴尤须加以考虑。年龄不同,生理功能及病变特点亦不同。在体质方面,有强弱、偏寒、偏热以及对针刺的耐受性不同等。《灵枢·逆顺肥瘦》说:"年质壮大,血气充盈,肤革坚固,因加以邪,刺此者,深而留之。"又:"婴儿者,其肉脆,血少气弱,刺此者,以毫针,浅刺而疾发针,日再可也。"《灵枢·根结》说:"刺布衣者深以留之,刺大人者微以徐之"。以上这些在诊治时都应有所区别。

第二节 治法

治法，是在治疗原则指导下，根据辨证所确立的施治大法。它是通过经络腧穴的选取，针法、灸法的运用而实现的。临床上根据施治大法来处方配穴，各个环节结合起来，就成为针灸中的理、法、方、穴。现据《黄帝内经》等有关记载及临床运用情况，概括为补、泻、温、清、升、降六法。

一、补法

补法，是用针灸扶助正气、补益人体阴阳气血和脏腑虚损的一类治法，适用于虚证。《灵枢·经脉》说："虚则补之"；《灵枢·官能》说："阴阳皆虚，火自当之。"都是指针灸补法的应用。

临床常用的补法，例如：补益肾气，常取肾俞（BL23）、关元（CV4）、太溪（KI3）等，针刺用补法或灸法，用于治疗肾气虚证；补中益气，常取中脘（CV12）、气海（CV6）、足三里（ST36）等，针刺用补法或灸法，用于治疗脾胃气虚证；补益气血，常取脾俞（BL20）、膈俞（BL17）、足三里（ST36）、三阴交（SP6）等，针刺用补法或灸法，用于治疗气血两虚证；补益肾阴，常取太溪（KI3）、照海（KI6）、志室（BL52）等，针刺用补法，治疗肾阴虚证。应注意邪气实不宜用补法，邪气未尽不宜早用补法，虚中夹实不宜单用补法。

二、泻法

泻法，是用针灸驱除邪气、消除积滞，以利于恢复正气的一类治法，适用于实证。《灵枢·经脉》说："盛则泻之"；《灵枢·九针十二原》说："凡用针者……邪胜则虚之""满则泄之"；《素问·阴阳应象大论》说："血实宜决之"，都是指对泻法的应用。

临床常用的泻法，例如：疏风解表，常取风池（GB20）、合谷（LI4）等穴，针刺用泻法，用于治疗表实证；泻热通便，常取曲池（LI11）、天枢（ST25）、丰隆（ST40），针刺用泻法，用于治疗里实证；破瘀活血，常取有关腧穴，用针刺泻血法以治血瘀证；消食化滞，常取建里（CV11）、足三里（ST36）、四缝（EX-UE10），针刺用泻法，以治疗食积证等。

虚证不宜用泻法，虚实夹杂不宜单用泻法。

三、温法

温法,是用针灸温经通络、温养阳气、温中散寒、回阳救逆的一类治法,适用于寒证。《素问·至真要大论》说:"寒者热之""清者温之";《灵枢·经脉》说:"寒则留之";《灵枢·官能》说:"结络坚紧,火所治之";《灵枢·阴阳二十五人》说:"凝涩者,致气以温之";《灵枢·禁服》说:"血寒,故宜灸之",都是指对温法的应用。

临床常用的温法,例如:温通经络,可根据寒邪所在部位循经取穴,留针或用灸法,用于治疗寒凝经络证;温中散寒,常取中脘(CV12)、足三里(ST36),留针或用灸法,以治疗胃寒证;回阳救逆,常取关元(CV4)、神阙(CV8),用灸法以治疗阳气衰微、四肢厥逆证。

热证不宜用温法,阴虚证慎用灸法。

四、清法

清法,是用针刺清解热邪、泄热开窍的一类治法,适用于热证。《素问·至真要大论》说:"温者清之";《灵枢·经脉》说:"热则疾之";《针灸大全》说:"有热则清之"。都是指对清法的应用。

临床常用的清法,例如:清解热邪,常取大椎(GV14)、曲池(LI11)、合谷(LI4),针刺用泻法,治疗热证;一般脏腑热证常取本经井、荥穴,用毫针泻法或点刺出血治疗;泄热开窍,常取水沟(GV26)、十二井穴(LU11、HT9、PC9、LI1、TE1、SI1,均取双侧),针刺用泻法或点刺出血,用于治疗热蒙清窍证。

体质虚弱的禁用清法。

五、升法

升法,是用针灸升阳益气、提举下陷的一类治法,适用于清阳不升、中气下陷等证。《素问·至真要大论》说:"下者举之",《灵枢·经脉》说:"陷下则灸之";《灵枢·官能》说:"上气不足,推而扬之"。都是指对升法的应用。

临床上除近部取穴外,可配用百会(GV20)、气海(CV6)、关元(CV4)、足三里(ST36)等穴,针刺用补法,并用灸法,以治疗清阳不升头晕目眩,中气下陷,内脏下垂、脱肛、久痢等病证。阴虚阳亢者,不宜用升法。

六、降法

降法,是用针灸降逆、潜阳的一类治法,适用于气、阳上逆等证。《素问·至真要大论》说："高者抑之"；《灵枢·阴阳二十五人》说："气有余于上者,导而下之"；《灵枢·四时气》说："取三里以下胃气逆",都是指对降法的应用。

临床常用的降法,例如:和胃降逆,常取膻中(CV17)、中脘(CV12)、内关(PC6)、足三里(ST36),针刺用平补平泻法,治疗胃气上逆证;平肝潜阳,常取风池(GB20)、太冲(LR3)、涌泉(LI1),针刺用泻法,治疗肝阳上亢证等。

虚证、上虚下实证,不宜用降法。上法之外还可划分为多种具体治法,此处不作详述。

第三节 处方选穴的基本原则

针灸治病,是通过某些腧穴进行针刺或艾灸来完成的。所以,在临床上,针灸处方的组成,包括腧穴的选取与配伍、针灸方法的运用,其恰当与否,对治疗效果有着密切的关系。正确的处方选穴,应在辨证的基础上,根据所拟定的治法,结合腧穴的主治性能而进行。兹将针灸处方选穴的基本原则分述如下。

一、针灸处方

(一) 针灸处方的内容

针灸处方,是指运用针灸治疗某一疾病时所确定的具体方案。其内容应包括施术穴位、施术方法,即写明用穴及其配伍、刺灸的方法和补泻,以及治疗的时间和次数等。

书写的格式,通常是先列出穴名,按上、下、背、腹等顺序排列,或按主次排列,再注明用单穴或双穴、刺灸的方法和留针的时间及疗程等。

处方中,对刺灸的方法常采用以下的符号:

丅或 + 补法

丄或 - 泻法

丨或 ± 平补平泻法

※ 皮肤针

↓三棱针出血

⊖揿针

△艾灸

× 艾条灸

↑温针

(二) 处方选穴的多少

疾病的发生发展是各有差异的,为了针对不同病症的特点进行治疗,针灸处方用穴也须根据具体情况而有所变化。《素问·至真要大论》说:"病有盛衰,治有缓急,方有大小。"《灵枢·卫气失常》说:"夫病变化,浮沉深浅,不可胜穷,各在其处……间者少之,甚者众之,随变而调气。"从针灸处方选穴的多少来看,一般可分"大""小""奇""偶""复"五种形式:大方,是指选用的腧穴较多,适用于脏腑经络病变范围较广的病证,如治疗中风半身不遂、癫狂等,取穴较多,可属于大方之类;小方,是指取穴少,针对性强,广泛适用于临床常见病证,如治疗疟疾、胃脘痛等,取穴较少,可属小方之类;复方,是指用两组或两组以上不同治疗作用的腧穴,适用于病情复杂,有两种或两种以上同时存在的病证,如头痛与腹泻同时出现,治疗时可用治疗头痛和治疗腹泻的处方复合使用。此外,还有专用一个穴位的,可称为奇方,如取郄门(PC4)治疗心痛,水沟(GV26)治疗腰脊痛;有的取双穴配伍的,可称为偶方,如俞募穴相配,原络穴相配,八脉交会穴的上下配穴等。

二、选穴原则

循经选穴是针灸选穴的基本原则,它是按经脉所通,主治所及的道理而进行的。在运用时,有本经选穴、异经选穴和多经选穴等。本经取穴,即病在某经某脏,则取该经经穴;异经取穴,是根据脏腑经络之间的关系,除运用病经腧穴外,还可取与该经有关的经脉腧穴,一般多取互为表里的经脉,或按"五行"运用母子相关的经脉;多经取穴,是指对一些属于多经病变的病证,取一经腧穴或两经腧穴均不能达到治疗目的,则须数经并用。由于循经取穴是以脏腑经络学说为指导,根据疾病的证候,在其所属或相关的经脉上选取适当的腧穴,因此,要掌握这种方法,必须充分了解脏腑生理、病理、经络循行路线、阴阳表里关系,以及腧穴的性能等才能适当运用。

针灸取穴以循经取穴为基本原则,具体运用有以下几个方面:

(一) 近部选穴

这是指在病证的局部或邻近部位取穴。临床上又分为局部选穴和邻近选穴两种:

1. 局部选穴　即在病症局部取穴。如眼病取睛明(BL1)、攒竹(BL2),鼻病取巨髎(ST3)、迎香(LI20),耳病取听宫(SI19)、听会(GB2),胃病取中脘(CV12),头痛取太阳(EX-HN5)等。在运用局部选穴法时,如局部有溃烂、创伤、瘢痕等不适宜直接针灸的,可以运用邻近选穴。

2. 邻近选穴　即在病症的邻近部位选取腧穴。如鼻病取上星（GV23）、通天（BL7），头痛取风池（GB20）、风府（GV16），胃病取章门（LR13）、天枢（ST25）等。本法可配合局部选穴，亦可单独运用。脏腑、五官病症选用头身部腧穴，都属此类。在配穴时，则有前后配穴等，参见下节俞募配穴法。

（二）远道选穴

这是指在离病变较远的部位取穴，通常以四肢肘膝以下的穴位为主。《素问·五常政大论》说："病在上，取之下；病在下，取之上；病在中，傍取之。"如：脘腹部疾患取足三里（ST36），面部疾患取合谷（LI4），目赤肿痛取行间（LR2），久痢脱肛取百会（GV20）等（表12-1）。

表 12-1　远近选穴举例表

病位	远道选穴	近部选穴	
		邻近选穴	局部选穴
前额	合谷（LI4）、内庭（ST44）	百会（GV20）	阳白（GB14）
头颞	外关（TE5）、足临泣（GB41）	风池（GB20）	太阳（EX-HN5）、率谷（GB8）
后项	后溪（SI3）、昆仑（BL60）	大椎（GV14）	天柱（BL10）
眼	养老（SI6）、太冲（LR3）	目窗（GB16）	睛明（BL1）
鼻	列缺（LU7）、厉兑（ST45）	上星（GV23）	迎香（LI20）
口颊	合谷（LI4）、解溪（ST41）	颧髎（SI18）	地仓（ST4）、颊车（ST6）
耳	中渚（TE3）、侠溪（GB43）	风池（GB20）	听会（BL2）、翳风（TE17）
喉	鱼际（LU10）、照海（KI6）	天柱（BL10）	廉泉（CV23）、天容（SI17）
胸	内关（PC6）、丰隆（ST40）	中府（LU1）	膻中（CV17）
胁	支沟（TE6）、阳陵泉（GB34）	章门（LR13）	期门（LR14）
上腹	内关（PC6）、足三里（ST36）	梁门（ST21）	中脘（CV12）
下腹	三阴交（SP6）、曲泉（LR8）	天枢（ST25）	关元（CV4）
腰	委中（BL40）、后溪（SI3）	次髎（BL32）	肾俞（BL23）、大肠俞（BL25）
肛门	承山（BL57）	白环俞（BL30）	长强（GV1）

远道选穴，是选穴法的主要内容。头身、脏腑病证选用四肢部腧穴，都属此类。由于经络的上下相通、左右交叉、表里相合，在配穴时又有上下配穴、左右配穴（或交叉配穴）、表里配穴等。远道穴与近部穴相配则称远近配穴。有关内容，

可参见下节特定类穴的运用。

左右交叉选穴，是指病在左侧取右侧的腧穴治疗；病在右侧，取左侧的腧穴治疗。即《素问·阴阳应象大论》所说："以右治左，以左治右"。《黄帝内经》中称此为"巨刺"和"缪刺"（参见前"针灸技法"）。

（三）随症选穴

这是指针对某些较突出的症状选取相应的腧穴。如发热取大椎（GV14）、曲池（LI11），昏迷急救取水沟（GV26）、涌泉（KI1）等（表 12-2）。

表 12-2　随症选穴举例表

症状	选穴
发热	大椎（GV14）、曲池（LI11）、合谷（LI4）
昏迷	水沟（GV26）、十宣（EX-UE11）
盗汗	后溪（SI3）、阴郄（HT6）
牙关紧闭	下关（ST7）、颊车（ST6）、合谷（LI4）
咳喘	天突（CV22）、定喘（EX-B1）
胸闷	膻中（CV17）、内关（PC6）
心区痛	内关（PC6）、郄门（PC4）
胸胁痛	支沟（TE6）、阳陵泉（GB34）
腹胀	气海（CV6）、足三里（ST36）
便秘	支沟（TE6）、照海（KI6）
四肢抽搐	合谷（LI4）、太冲（LR3）
鼻衄	上星（GV23）、合谷（LI4）

一般的经验选穴均属此类。如取四缝（EX-UE10），治疗小儿疳积；灸二白（EX-UE2），治疗痔疮出血。

第四节 特定类穴的运用

特定类穴，是指十四经穴中具有某种特殊治疗作用的腧穴，其应用范围较广，临床选穴时，可结合上述选穴原则灵活运用。特定类穴各有不同的称号，在"腧穴概论"一章中已经提到，现就其临床运用的特点作进一步的论述。

一、四肢部类穴

（一）五输穴

五输穴是十二经脉在肘膝以下的五个特定类穴，即井、荥、输、经、合，简称"五输"。这是古人用水流来比喻经脉之气的大小。从四肢末端向肘膝方向排列，脉气从小到大、从浅到深。《灵枢·九针十二原》说："所出为井，所溜为荥，所注为输，所行为经，所入为合。"《难经·六十八难》指出了五输穴的主治特点："井主心下满，荥主身热，输主体重节痛，经主喘咳寒热，合主逆气而泄。"一般来说，井穴适用于病在"脏"的神志病；荥穴、输穴、经穴，适用于本经外行路线（外经）循行部的病证，阴经的经穴则主内脏病；合穴适用于"腑"病（以下合穴为主）。

【子母补泻配穴法】 临床上除了根据五输穴的主治特点来选用外，又可配属五行，按五行生克制化的道理来选用。阴经的井、荥、输、经、合，配属五行的次序为木、火、土、金、水；阳经的井、荥、输、经、合，配属五行的次序为金、水、木、火、土。根据五行相生的关系，各经均有一个母穴和子穴。例如：肺经属金，金之母为土，其母穴即为土性的太渊；金之子为水，其子穴即为水性的尺泽。母穴有补的作用，子穴有泻的作用。运用这种方法，应首先辨别病在何经、何脏，病的性质属虚属实，然后根据"虚则补其母，实则泄其子"的原则取穴治疗。具体运用时有本经补泻和异经补泻两种：

1. 本经补泻 如肺经的虚证，症见久病咳嗽，动则气喘，声低，多汗，脉细无力等，可取本经的母穴太渊（LU9）（太渊属土，肺属金，土能生金。故为母穴），并用补法；肺经的实证，症见骤发咳嗽、气急、声粗，胸闷不能平卧，脉浮滑有力等，可取本经子穴尺泽（LU5）（尺泽属水，金能生水，故为子穴），并用泻法。

2. 异经补泻 这是结合脏腑五行关系而运用的。如肺经疾患，属虚证的可以取异经脾经的土穴太白（SP3）（脾属土，肺属金，土能生金），并用补法；属实证的可以取肾经的水穴阴谷（KI10）（肾属水，肺属金，金能生水），并用泻法。此外，还可取相表里经的母子穴，如肺经疾患，属虚的可取其相表里的大肠经的母穴曲池（LI11）（大肠属金，曲池属土，土能生金），并用补法；属实证的可取大肠经的子穴二间（LI2）（大肠属金，二间属水，金能生水），并用泻法（表12-3~表12-5）。

表 12-3　阴经五输穴表

经名		井（木）	荥（火）	输（土）	经（金）	合（水）
手三阴	手太阴肺经	少商（LU11）	鱼际（LU10）	太渊（LU9）	经渠（LU8）	尺泽（LU5）
	手厥阴心包经	中冲（PC9）	劳宫（PC8）	大陵（PC7）	间使（PC6）	曲泽（PC3）
	手少阴心经	少冲（HT9）	少府（HT8）	神门（HT7）	灵道（HT4）	少海（HT3）
足三阴	足太阴脾经	隐白（SP1）	大都（SP2）	太白（SP3）	商丘（SP5）	阴陵泉（SP9）
	足厥阴肝经	大敦（LR1）	行间（LR2）	太冲（LR3）	中封（LR4）	曲泉（LR8）
	足少阴肾经	涌泉（KI1）	然谷（KI2）	太溪（KI3）	复溜（KI7）	阴谷（KI10）

表 12-4　阳经五输穴表

经名		井（金）	荥（水）	输（木）	经（火）	合（土）
手三阳	手阳明大肠经	商阳（LI1）	二间（LI2）	三间（LI3）	阳溪（LI5）	曲池（LI11）
	手少阳三焦经	关冲（TE1）	液门（TE2）	中渚（TE3）	支沟（TE6）	天井（TE10）
	手太阳小肠经	少泽（SI1）	前谷（SI2）	后溪（SI3）	阳谷（SI5）	小海（SI8）
足三阳	足阳明胃经	厉兑（ST45）	内庭（ST44）	陷谷（ST43）	解溪（ST41）	足三里（ST36）
	足少阳胆经	足窍阴（LR44）	侠溪（LR43）	足临泣（LR41）	阳辅（LR38）	阳陵泉（LR34）
	足太阳膀胱经	至阴（BL67）	足通谷（BL66）	束骨（BL65）	昆仑（BL60）	委中（BL40）

表 12-5　子母补泻穴表

经名	母穴（补）	子穴（泻）
手太阴肺经	太渊（LU9）	尺泽（LU5）
手阳明大肠经	曲池（LI11）	二间（LI2）
足阳明胃经	解溪（ST41）	厉兑（ST45）
足太阴脾经	大都（SP2）	商丘（SP5）
手少阴心经	少冲（HT9）	神门（HT7）
手太阳小肠经	后溪（SI3）	小海（SI8）
足太阳膀胱经	至阴（BL67）	束骨（BL65）
足少阴肾经	复溜（KI7）	涌泉（KI1）
手厥阴心包经	中冲（PC9）	大陵（PC7）
手少阳三焦经	中渚（TE3）	天井（TE10）
足少阳胆经	侠溪（GB43）	阳辅（GB38）
足厥阴肝经	曲泉（LR8）	行间（LR2）

（二）六腑下合穴

六腑下合穴，是指六腑在足三阳经的六个合穴。《灵枢·邪气脏腑病形》说："六腑皆出足之三阳，上合于手"。意指胃、大肠、小肠、胆、膀胱、三焦都与足三阳经有较密切的联系，在足三阳经各有一个合穴。而足三阳经又与手三阳经上下相配。胃、膀胱、胆属足三阳，大肠、小肠、三焦虽上合于手经，同时也出于足三阳。胃合于足三里（ST36），大肠合于上巨虚（ST37），小肠合于下巨虚（ST39），都属足阳明胃经。"大肠、小肠皆属于胃"，是说它们的生理功能是上下相承的。膀胱合于委中（BL40），三焦合于委阳（BL39），都属足太阳膀胱经，是由于三焦水道，出属膀胱的关系。胆合于本经的阳陵泉（GB34），以上为六腑的下合穴。《灵枢·邪气脏腑病形》说："合治内府"，即指六腑疾病，以取用下合穴为主。例如：胃痛、嗳酸，取足三里（ST36）；痢疾、肠痈，取上巨虚（ST37）；胆绞痛、呕吐取阳陵泉（GB34）等（表 12-6）。

六腑	下合穴	六腑	下合穴
胃	足三里（ST36）	胆	阳陵泉（GB34）
大肠	上巨虚 ST37）	膀胱	委中（BL40）
小肠	下巨虚（ST39）	三焦	委阳（BL39）

（三）原穴

分布在腕踝关节附近。"原"有本原、原气的意思。十二原穴与五脏六腑有着非常密切的联系，它是脏腑中原气输注之处，脏腑有病，往往反应于十二原。《灵枢·九针十二原》说："五脏有疾也，应出十二原。而原各有所出，明知其原，睹其应，而知五脏之害也……凡此十二原者，主治五脏六腑之有疾者也。"

十二经中，六条阴经的原穴与五输中的输穴相同；六条阳经则每经各另立一原穴。原穴与三焦、原气有密切的关系。原气导源于"脐下肾间动气"，输布于全身，关系着人体的气化功能。它通过三焦散布于各条阳经，所留止之处，即为原穴。因此，原穴能治疗所属脏腑的虚证和实证，在临床上具有重要的意义（表12-7）。

表 12-7　原穴表

经名	原穴	经名	原穴
手太阴肺经	太渊（LU9）	足太阳膀胱经	京骨（BL64）
手阳明大肠经	合谷（LI4）	足少阴肾经	太溪（KI3）
足阳明胃经	冲阳（ST42）	手厥阴心包经	大陵（PC7）
足太阴脾经	太白（SP3）	手少阳三焦经	阳池（TE4）
手少阴心经	神门（HT7）	足少阳胆经	丘墟（GB40）
手太阳小肠经	腕骨（SI4）	足厥阴肝经	太冲（LR3）

（四）络穴

"络"有联络的意思。络穴，当络脉所散布和表里两经相联络的处所。在人体四肢部，十二经各有一络穴，沟通表里两经之间的联络关系。所以络穴可治疗其表里两经的病证。《针经指南》说："络穴在两经中间……若刺络穴，表里皆治。"如脾胃为表里，脾经的络穴公孙（SP4）不仅可以治疗脾经病症，亦可治疗胃经病症。除十二经各有一个络穴外，在躯干部，还有任脉络、督脉络及脾之大络,各有一络穴。任脉络穴鸠尾(CV15),其络脉散布于腹部,以联络腹部的经气;督脉络穴长强(GV1),其络脉夹脊旁向上,散布于头部,在肩胛附近入足太阳,以联络背部的经气;脾之大络穴大包(SP21),其络脉散布于胸胁部,网罗着周身的血气。故腹部疾患,可取鸠尾;背部疾患可取长强;周身关节疾患可取大包(表12-8)。

表 12-8　络穴表

经名	络穴	经名	络穴
手太阴肺经	列缺(LU7)	手厥阴心包经	内关(PC6)
手阳明大肠经	偏历(LI6)	手少阳三焦经	外关(TE5)
足阳明胃经	丰隆(ST40)	足少阳胆经	光明(GB37)
足太阴脾经	公孙(SP4)	足厥阴肝经	蠡沟(LR5)
手少阴心经	通里(HT5)	任脉	鸠尾(CV15)
手太阳小肠经	支正(SI7)	督脉	长强(GV1)
足太阳膀胱经	飞扬(BL58)	脾之大络	大包(SP21)
足少阴肾经	大钟(KI4)		

【原络配穴法】

原穴与络穴,既可单独运用,也可配合运用。配合运用称原络配穴法,古人称为"主客"原络配穴法。这是根据脏腑表里经先病与后病而运用的。先病者为主,取其原穴;后病者为客,取其络穴。如肺与大肠经均病,但肺经是先病,大肠经是后病,故取肺经原穴太渊(LU9)为主,取大肠经络穴偏历(LI6)为客。反之,大肠经先病,肺经后病,则取大肠经原穴合谷(LI4)为主,肺经络穴列缺(LU7)为客配伍运用。这种方法适用于表里两经合病,属于表里配穴法。

(五) 郄穴

郄有间隙的意思,郄穴是指经脉气血曲折汇聚的孔隙。在四肢部,除十二经郄穴之外,阳跷、阴跷、阳维、阴维四条奇经亦各有郄穴,共为十六郄穴。郄穴对本经所属脏腑的急性病证有较好的治疗作用,可用于相应脏腑经络的急性病证。如:咯血,取手太阴肺经的孔最(LU6);肠鸣、腹痛取手阳明大肠经的温溜(LI7);胃脘痛取足阳明胃经的梁丘(ST34);心胸痛闷取手厥阴心包经的郄门(PC4)等(表12-9)。

表 12-9　郄穴表

类别	经名	郄穴
手三阴	手太阴肺经	孔最（LU6）
	手厥阴心包经	郄门（PC4）
	手少阴心经	阴郄（HT6）
手三阳	手阳明大肠经	温溜（LI7）
	手少阳三焦经	会宗（TE7）
	手太阳小肠经	养老（SI6）
足三阳	足阳明胃经	梁丘（ST34）
	足少阳胆经	外丘（GB36）
	足太阳膀胱经	金门（BL63）
足三阴	足太阴脾经	地机（SP8）
	足厥阴肝经	中都（LR6）
	足少阴肾经	水泉（KI5）
奇经	阳跷脉	跗阳（BL59）
	阴跷脉	交信（KI8）
	阳维脉	阳交（GB35）
	阴维脉	筑宾（KI9）

（六）八脉交会穴

是指四肢部通于奇经八脉的八个穴位。各穴与五输穴和络穴互有重复。脾经的公孙（SP4）通冲脉，心包经的内关（PC6）通阴维脉，两脉合于胸、心、胃；胆经的足临泣（GB41）通带脉，三焦经的外关（TE5）通阳维脉，两脉合于外眦、耳后、颊、颈、肩、胸膈；小肠经的后溪（SI3）通督脉，膀胱经的申脉（BL62）通阳跷脉，两脉合于内眦、颈项、耳、肩背；肺经的列缺（LU7）通任脉，肾经的照海（KI6）通阴跷脉，两脉合于肺系、咽喉、胸膈。这八个穴位临床应用，即根据其会合关系，治疗有关奇经和所属经脉的病证。《医学入门》说："周身三百六十穴，统于手足六十六穴，六十六穴又统于八穴"。运用时，可根据所通经脉单独运用，如有关督脉的病证取后溪（SI3），冲脉病证取公孙（SP4）等。又八脉交会穴分布于上肢和下肢，应用时可上下配合，这是常用的上下配穴法。如内关（PC6）配公孙

(SP4),主治心、胸、胃部的病证;后溪(SI3)配申脉(BL62)主治颈项、肩背、目内眦病证等(表12-10)。

表12-10 八脉交会穴表

八穴	本经	通八脉	主治(会合部)
内关(PC6)	手厥阴	阴维脉	心、胸、胃
公孙(SP4)	足太阴	冲脉	
后溪(SI3)	手太阳	督脉	颈项、肩背、内眦
申脉(BL62)	足太阳	阳跷脉	
外关(TE5)	手少阳	阳维脉	耳后、颊、外眦
足临泣(GB41)	足少阳	带脉	
列缺(LU7)	手太阴	任脉	喉、胸、肺
照海(KI6)	足少阴	阴跷脉	

二、头身部类穴

(一) 背俞穴

是脏腑之气输注于背部的特定类穴。各以相应的脏腑名称命名,如心俞(BL15)、肺俞(BL13)、肝俞(BL18)、胃俞(BL21)等。当脏腑发生病变时,在相关的背俞穴处常出现压痛或敏感现象。《灵枢·背俞》说:"则欲得而验之,按其处,应在中而痛解,乃其俞也。"因此,某一脏腑有病,可选用其相应的背俞穴进行治疗。如肺的病证,可取肺俞(BL13);肝的病证,可取肝俞(BL18)等。临床常取背俞治疗脏腑疾患。此外,由于背俞对脏腑影响较大,通过对脏腑功能的调整,还能治疗脏腑所属器官的病证。如:肝开窍于目,肝俞(BL18)可以治疗目疾;肾开窍于耳,肾俞(BL23)可以治疗耳病等。

(二) 募穴

是脏腑之气汇聚于胸腹部的特定类穴。它与脏腑的部位较接近,脏腑有病多反应于募穴。如胆病可在日月(GB24)或期门(LR14)有压痛;胃病可在中脘(CV12)穴有压痛等。故募穴的治疗作用,多以脏腑及局部疾病为主。例如:肝病胁痛,可用期门(LR14);大肠病腹痛,可用天枢(ST25)等。

背俞穴和募穴,除均可治疗脏腑病外,还有阴阳的区别。背俞在背部,故属阳;募穴在胸腹部,故属阴。《难经·六十七难》说:"阴病行阳,阳病行阴,故令募在阴,俞在阳。"五脏属阴,六腑属阳,五脏病变可反应于背俞,六腑病变可反应于募穴。因而五脏有病多取属阳的背俞穴,如心病取心俞(BL15),肝病取肝俞(BL18),肺病取肺俞(BL13)等;六腑病变,多取属阴的募穴,如胃病取中脘(任12),大肠病取天枢(ST25)等。这也是"从阴引阳,从阳引阴"(《素问·阴阳应象大论》)的一种治疗方法(表 12-11)。

表 12-11　背俞募穴表

脏腑	背俞	募穴
肺	肺俞(BL13)	中府(LU1)
心包	厥阴俞(BL14)	膻中(CV17)
心	心俞(BL15)	巨阙(CV14)
肝	肝俞(BL18)	期门(LR14)
胆	胆俞(BL19)	日月(GB24)
脾	脾俞(BL20)	章门(LR13)
胃	胃俞(BL21)	中脘(CV12)
三焦	三焦俞(BL22)	石门(CV5)
肾	肾俞(BL23)	京门(GB25)
大肠	大肠俞(BL25)	天枢(ST25)
小肠	小肠俞(BL27)	关元(CV4)
膀胱	膀胱俞(BL28)	中极(CV3)

【俞募配穴法】

背俞穴与募穴可以单独选用,也可配合运用。凡某一脏腑有病,可以取其相应的背俞和募穴。俞募同用,则可加强疗效。如胃于背部取胃俞(BL21),于腹部取中脘(CV12);膀胱病,于骶部取膀胱俞(BL28),于腹部取中极(CV3)等。这又属于前后配穴法。

(三) 八会穴

是指对脏、腑、气、血、筋、脉、骨、髓有特殊作用的八个腧穴。各穴与其他类穴互有重复。《难经·四十五难》说:"腑会太仓(中脘 CV12),脏会季胁(章门 LR13),筋会阳陵泉(GB34),髓会绝骨(悬钟 GB39);血会膈俞(BL17),骨会大杼(BL11),脉会太渊(LU9),气会……直两乳内(膻中 CV17)也。热病在内者,取其会之气穴也。"临床应用,不限用于热证,凡属脏、腑、气、血、筋、脉、骨、髓的病变,均可取其相应的会穴。例如:凡脏病都可以配取章门(LR13);凡血病都可配取膈俞(BL17)等,见表 12-12。

表 12-12　八会穴表

八会	八会穴	八会	八会穴
脏会	章门(LR13)	筋会	阳陵泉(GB34)
腑会	中脘(CV12)	脉会	太渊(LU9)
气会	膻中(CV17)	骨会	大杼(BL11)
血会	膈俞(BL17)	髓会	悬钟(GB39)

(四) 交会穴

是指十二经脉、奇经八脉各经之间互相交会部的腧穴。全身的交会穴有 90 余个,大多分布于躯干、头面部。由于经脉的交会关系,故交会穴除能治疗本经病证外,还能治疗与其相交会经脉的病证。一般多用于相交会的两经或数经同时发生病变。如关元(CV4)、中极(CV3),是任脉与足三阴经的交会穴,故对足三阴经的病变可取之;三阴交(SP6)为足三阴经的交会穴,对肝、脾、肾三经病变都可取之。交会穴,《针灸甲乙经》以后,如《素问》王注、《外台秘要》《铜人》《针灸大成》及《类经图翼》等书均略有增加,兹根据《针灸甲乙经》的记载列表 12-13、表 12-14。

表 12-13　阳经交会穴表

穴名	督脉	足太阳	手太阳	足少阳	手少阳	足阳明	手阳明	阳维	阳跷	带脉	备注
神庭(GV24)	0	√				√					
水沟(GV26)	0					√	√				
百会(GV20)	0	√									
脑户(GV17)	0	√									
风府(GV16)	0							√			
哑门(GV15)	0							√			
大椎(GV14)	0	√		√		√					
陶道(GV13)	0	√									

穴名	督脉	足太阳	手太阳	足少阳	手少阳	足阳明	手阳明	阳维	阳跷	带脉	备注
长强(GV1)	0										少阴所结
睛明(BL1)		0	√			√					
大杼(BL11)		0	√								
风门(BL12)	√	0									
附分(BL41)		0	√								
跗阳(BL59)		0						√	√		阳跷之郄
申脉(BL62)		0						√	√		阳跷所生
仆参(BL61)		0						√	√		阳跷之本
金门(BL63)		0						√	√		阳维所别属
臑俞(SI10)			0				√	√	√		
秉风(SI12)			0	√	√	√	√				
颧髎(SI18)			0		√						
听宫(SI19)			0	√	√						
瞳子髎(GB1)			√	0	√						
上关(GB3)				0	√	√					
颔厌(GB4)				0	√	√					
悬厘(GB6)				0	√	√					
曲鬓(GB7)		√		0							
率谷(GB8)		√		0							
浮白(GB10)		√		0							
头窍阴(GB11)		√		0							
完骨(GB12)		√		0							
本神(GB13)				0				√			
阳白(GB14)				0				√			
头临泣(GB15)		√		0				√			
目窗(GB16)				0				√			

续表

穴名	督脉	足太阳	手太阳	足少阳	手少阳	足阳明	手阳明	阳维	阳跷	带脉	备注
正营（GB17）				0				√			
承灵（GB18）				0				√			
脑空（GB19）				0				√			
风池（GB20）				0				√			
肩井（GB21）			√	0				√			
日月（GB24）				0							与足太阴会
环跳（GB30）		√		0							
带脉（GB26）				0						√	
五枢（GB27）				0						√	
维道（GB28）				0						√	
居髎（GB29）				0					√		
阳交（GB35）				0				√			阳维之郄
天髎（TE15）					0			√			
翳风（TE17）				√	0						
角孙（TE20）				√	0		√				
耳和髎（TE22）			√	√	0						
承泣（ST1）						0			√		又与任脉会
巨髎（ST3）						0			√		
地仓（ST4）						0	√		√		
下关（ST7）				√		0					
头维（ST8）				√		0		√			
气冲（ST30）						0					冲脉所起
臂臑（LI14）							0				手阳明络之会
肩髃（LI15）							0		√		
巨骨（LI16）							0		√		
迎香（LI20）						√	0				

注:0代表所属经;√代表交会经

表 12-14　阴经交会穴表

穴名	任脉	足太阴	手太阴	足厥阴	手厥阴	足少阴	手少阴	阴维	阴跷	冲脉	备注
承浆（CV24）	0										与足阳明会
廉泉（CV23）	0							√			
天突（CV22）	0							√			
上脘（CV13）	0										与足阳明、手太阴会
中脘（CV12）	0										手太阳、少阳足阳明所生
下脘（CV10）	0	√									
阴交（CV7）	0									√	
关元（CV4）	0	√		√		√					
中极（CV3）	0	√		√		√					
曲骨（CV2）	0			√							
会阴（CV1）	0									√	挟督脉、冲脉之会
三阴交（SP6）		0		√		√					
冲门（SP12）		0		√							
府舍（SP13）		0		√				√			
大横（SP15）		0						√			
腹哀（SP16）		0						√			
中府（LU1）		√	0								
章门（LR13）				0							与足少阳会
期门（LR14）		√		0				√			
天池（PC1）					0						与足少阳会
横骨（KI11）						0				√	
大赫（KI12）						0				√	
气穴（KI13）						0				√	
四满（KI14）						0				√	
中注（KI15）						0				√	
肓俞（KI16）						0				√	

穴名	任脉	足太阴	手太阴	足厥阴	手厥阴	足少阴	手少阴	阴维	阴跷	冲脉	备注
商曲（KI 17）						0				√	
石关（KI18）						0				√	
阴都（KI19）						0				√	
腹通谷（KI20）						0				√	
幽门（KI21）						0				√	
照海（KI6）						0			√		阴跷脉所生
交信（KI8）						0			√		阴跷之郄
筑宾（KI9）						0		√			阴维之郄

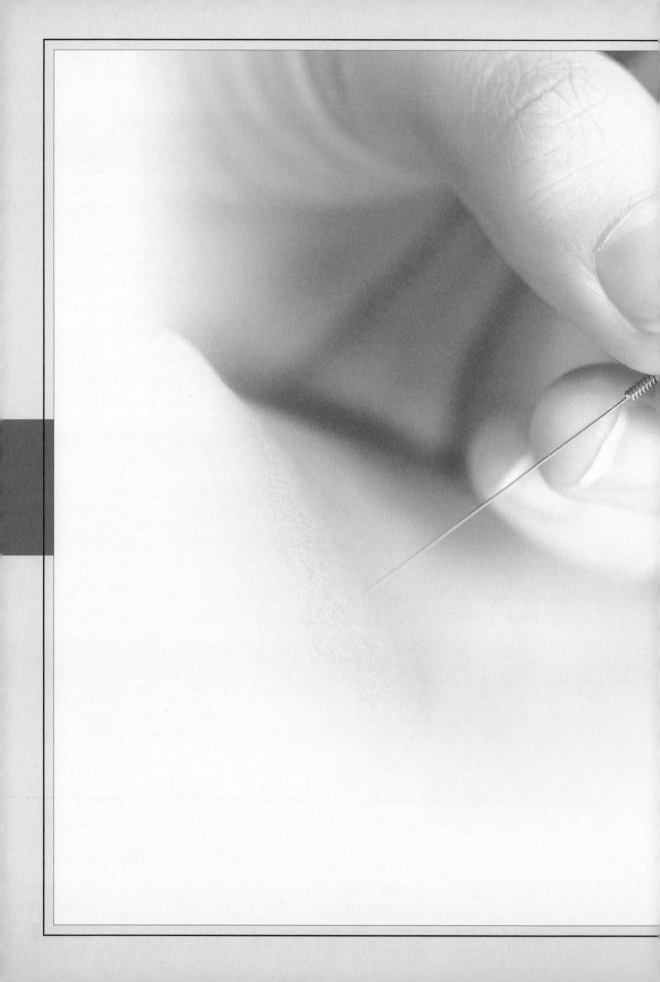

第十三章　内科病证

| 第一节 | 急病与外感病证

一、中风

【概说】

中风是以突然昏仆,不省人事,或半身不遂,语言不利,口角㖞斜为主证的一种疾病。因其起病急骤,变化多端,与风性善行而数变的特征相似,故类比称为"中风"。

【病因病机】

中风多发生在老年,由于将息失宜,气血素虚;下虚上实,或房室劳累肾阴不足,或饮食不节,脾失健运,聚湿为痰,郁而化热,致脏腑阴阳失调,如遇忧思恼怒,饮酒暴食,劳累过度,风邪外袭等诱因,以致肝阳暴张,阳化风动,心火暴盛,风火相煽,血气并走于上,夹痰浊,横窜经隧,蒙闭清窍,发为本病。其由于发病浅深和病情程度不同,所以有轻重之分,重的出现脏腑并经络症状,轻的出现经络症状,故又可分在脏腑与在经络两类。在脏腑又有闭证和脱证两种不同证候;闭证属实证,由于心肝火盛,痰热闭于清窍所致;脱证属虚证,多由真元虚弱,元阳暴脱所致。如闭证失治或治疗不当,也可转为脱证,多预后不良。

【辨证】

1. 在脏腑

(1) 闭证

主证:突然昏仆,不省人事,两手握固,牙关紧闭,面赤气粗,喉中痰鸣,二便闭塞,舌红苔黄厚或灰黑,脉弦滑有力。

证候分析:肝阳暴张,阳亢风动,气血上逆,痰火壅盛,清窍闭塞,故突然昏仆,不省人事,牙关紧闭,两手握固,面赤气粗,二便闭塞;风痰壅盛,故喉间痰鸣;舌红苔黄厚或灰黑,脉弦滑有力,为风夹痰火之征。

(2) 脱证

主证:突然昏仆,不省人事,目合口开,鼻鼾息微,手撒遗尿,舌痿,脉细弱;甚则四肢厥冷,或面赤如妆,脉微欲绝或浮大无根。

证候分析:由于元气衰微,阴阳离决,脏气欲绝,故见目合口开,鼻鼾息微,手撒遗尿等危证;舌痿,脉细弱,为阴血亏损,元阳欲脱之象。如兼见四肢厥冷,面赤如妆,脉微欲绝或浮大无根,为阴竭于下,孤阳上越,有暴脱之危。

2. 在经络　病在经络,未及脏腑;或脏腑功能渐见恢复,而经络气血仍然阻滞。

主证:半身不遂,肌肤不仁,手足麻木,口角㖞斜,语言不利;或兼见头痛眩晕,筋脉瞤动,目赤面红,口渴咽干,烦躁等,脉多弦滑。

证候分析:阴阳失调,风痰入于经络;或中风在脏腑经治疗后,脏腑功能渐趋恢复,但风痰仍壅阻经络,致经络气血流行不畅,故见半身不遂,肌肤不仁,手足麻木,口角㖞斜,语言不利。如兼有肝阳上亢,风阳上扰,故见头痛眩晕,筋肉瞤动;若心肝火盛,则见目赤面红,口渴咽干,烦躁等证。风痰阻滞,故脉多弦滑。

【治疗】

1. 在脏腑

(1) 闭证

治法:取督脉、足厥阴肝经及十二井穴为主,毫针泻法,或点刺出血,以开窍息风,清火豁痰。

处方:百会(GV20)　水沟(GV26)　丰隆(ST40)　太冲(LR3)　涌泉(KI1)　手十二井穴(LU11、HT9、PC9、LI1、TE1、SI1,均取双侧,下同)。

随证配穴:牙关紧闭,加下关(ST7)、颊车(ST6)、合谷(LI4);舌强不语,加哑门(GV15)、廉泉(CV23)、通里(HT5)。

方义:本证为肝阳暴张,气血上逆,夹痰火蒙闭清窍所致,故取水沟、百会通调督脉经气,以开窍醒脑;涌泉导热下行;太冲降肝经逆气以平息肝阳;十二井穴通三阴三阳经气,点刺出血可泄热开窍;脾胃为生痰之源,故取胃经络穴丰隆以宣通脾胃气机,蠲化痰浊。手足阳明经循于面颊,故牙关紧闭,取下关、颊车、合谷,以疏通气血;舌强不语,取局部和邻近的哑门、廉泉和心经络穴通里,以利舌窍。

(2) 脱证

治法:取任脉经穴为主,重用灸法以回阳固脱。

处方:隔盐灸神阙(CV8)　气海(CV6)　关元(CV4)。

方义:神阙、气海、关元均位于下腹部,属任脉经穴,是治疗虚脱的主要腧穴,其中关元又为任脉与足三阴经之会穴。重灸之,能补益元气,回阳固脱。

2. 在经络

治法:取督脉和患侧阳经腧穴为主,针刺用平补平泻法。也可左右交叉刺,先刺健侧,后刺患侧。治以调理气血,息风通络。

处方:百会(GV20)　通天(BL7)　风府(GV16)。

上肢:肩髃(LI15)　曲池(LI11)　外关(TE5)　合谷(LI4)。

下肢:环跳(GB30)　阳陵泉(GB34)　足三里(ST36)　解溪(ST41)。

随证配穴:风阳上扰者,泻风池(GB20)、太冲(LR3),补太溪(KI3)、三阴交(SP6);心肝火盛者,泻大陵(PC7)、行间(LR2),补太溪(KI3);口角㖞斜,加地仓(ST4)、颊车(ST6)。

方义:督脉为阳脉之海,百会、风府配通天以息风通络;阳经主外、主气,故取穴以阳经为主,用以调和全身气血,疏通上下经络。风阳上扰的,取风池、太冲以平肝息风,补太溪益肾阴以涵木,补三阴交育阴以潜阳;心肝火盛,泻大陵、太冲以清泄气火,补太溪以益阴降火;口角㖞斜,取地仓、颊车以疏通面部经气。

【参考】

1. 本病相当于脑出血、脑血栓形成、脑栓塞、蛛网膜下腔出血等病。急性期过后,可后遗偏瘫、单瘫、失语等症。

2. 预防中风　凡年高气虚、痰多,或有眩晕、心悸等肝阳上扰的患者,若出现舌强、语言不利、指端麻木等现象,这是中风的先兆症状。宜注意饮食起居,避免劳累,并常灸足三里(ST36)、悬钟(GB39)二穴,有预防中风的作用。

二、昏厥

【概说】

昏厥是以突然昏倒、面色苍白、四肢厥冷、神识不清为主证。常因情绪激动、惊恐,或体弱疲劳,站立过久而发病。

【病因病机】

1. 虚证　元气素弱,每于过度疲劳或悲恐之时,气虚下陷,清阳不升,突发昏厥。或因失血过多,以致气随血脱,也能发生昏厥。

2. 实证　恼怒惊恐,以致气机逆乱,上壅心胸,痞塞气道,蒙闭窍隧,发为昏厥。或肝阳素旺,暴怒后血随气逆,气血上壅,清窍不利,则昏倒无知。

【辨证】

1. 虚证

主证:气息微弱,张口自汗,面色苍白,四肢厥冷,脉沉细。

证候分析:元气素虚,一时气机逆乱,中气下陷,清阳不升,因而眩晕昏仆,面色苍白,气息微弱;阳气不能通行于四肢,故四肢厥冷;元气内衰,正气不固,因而汗出口张;脉沉细为正气虚衰之征。

2. 实证

主证:气窒息粗,四肢僵直,牙关紧闭,脉多沉实。

证候分析:由于暴怒气逆,气机逆乱,血随气升,蒙蔽神识,清窍闭塞,因而突然昏厥,不省人事,牙关紧闭,四肢僵直;或由气机闭塞,肺气不宣,故气壅息粗;本证属实证,故脉多沉实。

本病以突然昏厥,神识不清为主证,故须与中风、痫证鉴别,具体如下:

中风:昏迷时可见半身不遂,口角㖞斜,清醒后多有后遗症状。

痫证:昏迷时四肢抽搐,多吐涎沫,或发出异常叫声,醒后如常人。

【治疗】

1. 虚证

治法:取督脉、心包经穴为主。针刺用补法,并可加灸。治以醒脑苏厥,益气升阳。

处方:水沟(GV26)　百会(GV20)　内关(PC6)　气海(CV6)　足三里(ST36)。

方义:水沟、百会、内关醒脑苏厥;气海、足三里,能益气升阳。

2. 实证

治法:取督脉、心包经穴为主。针刺用泻法。以醒脑开窍,调气苏厥。

处方:水沟(GV26)　合谷(LI4)　中冲(PC9)　劳宫(PC8)　太冲(LR3)涌泉(KI1)。

方义:水沟、中冲用以醒脑开窍;合谷、太冲通调气血;劳宫、涌泉清心降逆。

【参考】

本证可包括单纯性晕厥,直立性低血压,低血糖病和癔病发作等。

三、中暑

【概说】

中暑是发生于夏季的一种急性疾病,以壮热、烦闷恶心,甚则猝然昏倒,不省人事为主证。其发病原因,多由于夏季酷热,长时间处在高温环境中或烈日下所致。

【病因病机】

由于夏日暑气当令,气候炎热,人若长时间处于烈日或高温环境劳作,劳倦伤气,则暑热之邪乘虚侵入而发病。暑为阳邪,伤人最速,故发病急,传变快。暑热之邪,易伤元气,尤多耗伤津液,常致气阴两伤;暑邪还可逆传心包蒙蔽清窍,因而出现神昏猝倒等证。根据临床表现通常分为轻证和重证两类。

【辨证】

1. 轻证

主证:头痛且晕,汗多,皮肤灼热,气粗,舌燥,口干,烦渴,脉浮大而数。

证候分析:暑热伤人,上蒸于头,则头痛且晕;郁于肌表,故皮肤灼热;暑热内蒸,迫津外泄,则汗多,气粗,舌燥口干,烦渴等;脉浮大而数为暑热之征。

2. 重证

主证:先见头痛烦渴,呼吸喘急,继而突然昏倒,不省人事,汗出,脉沉而无力。

证候分析:本证多发于暑热亢盛之令,烈日之下劳作及旅行之人极易发生。由于疲劳过度,复受暑邪,正虚邪盛,气津耗伤,故初起即见头痛、烦渴,呼吸喘急;暑热之邪传变最速,可由表及里,犯及心包闭塞清窍,故继见突然昏倒,不省人事;汗出,脉沉而无力,为气津耗伤之象。

【治疗】

1. 轻证

治法:取督脉、手厥阴、阳明经穴为主。针刺用泻法,以泄热祛暑。

处方:大椎(GV14)　内关(PC6)　曲池(LI11)　委中(BL40)。

方义:大椎为督脉与诸阳之会穴,委中又名血郄,曲池为清热要穴,三穴合用,可清泄暑热;内关为手厥阴络穴,取之以清火护心。

2. 重证

治法:取督脉经穴为主。针刺用泻法,以开窍,泄热,祛暑。

处方:水沟(GV26)　百会(GV20)　十宣(EX-UE11)　曲泽(PC3)　委中(BL40)。

方义:暑为阳邪,易犯心包,致令清窍闭塞,神志昏迷,取水沟、百会,以开窍醒神;曲泽为手厥阴之合穴,委中为足太阳之合穴,取浮络刺血,以清血分之热;十宣放血,用以泄热,开窍苏厥。

【参考】

1. 本病包括热射病、热痉挛、日射病等。

2. 刮痧疗法　适用于中暑轻症,法用光滑平整的汤匙蘸食油或清水,刮背脊两侧、颈部、胸胁间隙、肩臂、肘窝及腘窝等处,刮至皮肤出现紫红色为度。

四、感冒

【概说】

感冒是以头痛,鼻塞,恶风、发热为主证的一种外感疾病。多因腠理不固,外邪侵袭人体而发病,四时均可发生。由于四季气候的变化和病邪的不同,或由于体质的差异,因此在证候表现上有风寒、风热两大类。

【病因病机】

本病的发生,主要由于体虚正弱,当气候剧烈变化,寒温失常,人体卫外功能不能适应时,于是风邪由皮毛、口鼻而入,引起一系列肺卫证候。风邪又常常夹时邪而侵袭人体。风与寒合,则为风寒,与热合,则为风热。感受风寒,则寒邪束表,肺气不宣,毛窍闭塞;感受风热,则邪热上蒸,肺失清肃,皮毛疏泄失常。此外,由于患者体质上的差异,内外因的相互影响,因而受邪后的证候也有所不同。素体阳虚者,多见风寒;阴虚者,多见风热。

【辨证】

1. 风寒证

主证:恶寒发热,无汗,头痛,四肢酸痛,鼻塞,流清涕,喉痒,咳嗽,声重,痰多清稀,舌苔薄白,脉浮紧。

证候分析:风寒之邪,束于肌表,肺气不宣,上窍不利,故见鼻塞,流清涕;风寒客于皮毛,寒为阴邪,最易伤阳,卫阳被郁,故见恶寒、发热、无汗、头痛,甚则四肢酸痛等表证;舌苔薄白,脉浮紧,为风寒侵袭肺卫之征。

2. 风热证

主证:发热汗出,微恶风,头痛且胀,咳嗽咯痰黄稠,咽部发红或痛,渴欲饮水,苔薄白或微黄,脉浮数。

证候分析:风热之邪,多从口鼻而入,首先犯肺。风为阳邪,其性疏泄,风热相搏,故见发热,微恶风,汗出;风热上扰头部,故头痛且胀;肺失清肃,故咳嗽咯痰稠黄;风热熏蒸于清道,故咽红或痛,渴欲饮水。苔薄白微黄,脉浮数,为风热侵袭肺卫之征。

【治疗】

1. 风寒证

治法:取督脉、太阳、少阳经穴为主,针刺用泻法;体虚者用平补平泻法,并可加灸。治以疏风解表,宣散风寒。

处方:风府(GV16)　风门(BL12)　风池(GB20)　列缺(LU7)　合谷(LI4)。

方义:风府为督脉经穴,用之以疏风解表而止头痛;太阳主一身之表,取风门以疏调太阳经气,散风寒解表以治恶寒发热;肺合皮毛,寒邪束表,取肺经络穴列缺,以宣肺气而止咳嗽;阳维主阳主表,故取足少阳、阳维交会穴风池以疏解表邪;太阴阳明为表里,故取手阳明原穴合谷以祛邪解表。

2. 风热证

治法:取督脉、手少阳、阳明经穴为主。针刺用泻法,以疏风解热。

处方:大椎(GV14) 曲池(LI11) 外关(TE5) 合谷(LI4) 鱼际(LU10) 少商(LU11)。

方义:督脉为阳脉之海,大椎为督脉经穴,又属诸阳之会,取之以表散阳邪而解热;合谷、曲池为手阳明原穴、合穴,手阳明与手太阴相表里,泻之能清肺气而退热;鱼际为肺经荥穴,配少商以清肺泄热、利咽止痛;外关为手少阳之络,通于阳维,可疏散在表阳邪以解热。

【参考】

1. 本病包括由病毒或细菌感染引起的上呼吸道炎症、流行性感冒等。

此外,本病与某些传染病早期症状相似,应加以鉴别。

2. 预防感冒 在本病流行的季节,可每日灸风门(BL12)或足三里(ST36),有一定的预防作用。

│第二节│脏腑病证

一、咳嗽

【概说】

咳嗽为肺系疾患的主要证候。其发病原因,有外邪侵袭,肺气不得宣畅,因而发生咳嗽;也可由肺脏的病变,或其他脏腑有病,影响肺脏所致。

【病因病机】

1. 外感 肺主气,为五脏之华盖,上连喉咙,开窍于鼻,司呼吸,外合皮毛。一旦遭受外邪侵袭。肺卫受邪,肺气壅遏不宣,肺失清肃,因而引起咳嗽。

由于四时气候变化的不同,人体所感受的外邪亦有区别,因而临床上分为风寒咳嗽,风热咳嗽。

2. 内伤 由于脏腑功能失调而致的咳嗽,属于内伤咳嗽。如肺燥阴虚,肺失清肃之咳嗽;或他脏有病,累及肺脏而致咳嗽。如脾阳不振,聚湿为痰,痰浊上渍于肺,影响气机出入,遂为咳嗽;肝气郁滞,日久化火,木火上炎,烁肺伤津,亦能发生咳嗽。

《素问·咳论》说:"五脏六腑皆令人咳,非独肺也"。不论是何脏腑功能失调,一旦影响到肺都可引起咳嗽。临床上常见的内伤咳嗽主要是肺燥阴虚和痰浊阻肺。

【辨证】

1. 外感咳嗽

(1) 风寒证

主证:咳嗽喉痒,痰液稀薄色白,恶寒发热,无汗,头痛,鼻塞流涕,舌苔薄白,脉浮。

证候分析:咳嗽喉痒,痰液稀薄色白,鼻塞流涕,为风寒犯肺,郁于气道,肺气不能宣畅所致;头痛,寒热无汗,为风寒兼伤皮毛,外束肌腠,寒主闭塞之故;舌苔薄白,脉浮,主邪在肺在表。

(2) 风热证

主证:咳痰黄稠,咳而不爽,口渴咽痛,身热,或见头疼、恶风、有汗等表证,舌苔薄黄,脉浮数。

证候分析:风热犯肺,肺失清肃,热熬津液为痰,故咳痰黄稠,咳而不爽;肺热伤津,故口渴、咽痛;邪客皮毛,正邪相争,故兼有头痛,恶风,有汗,身热等表证;舌苔薄黄,脉浮数,为风热在肺在表之象。

2. 内伤咳嗽

(1) 痰浊阻肺证

主证:咳嗽多痰,痰白而黏,胸脘痞闷,胃纳减少,舌苔白腻,脉滑。

证候分析:"脾为生痰之源,肺为贮痰之器",脾失健运,水湿不化,聚湿为痰,痰浊上渍于肺,阻碍肺气,失干肃降,故咳嗽多痰,咯痰白黏;水湿不化,内停中焦,气机不畅,故胸脘痞闷,胃纳减少;痰湿内阻,故舌苔白腻,脉滑。

(2) 肺燥阴虚证

主证:干咳无痰或痰少,不易咯出,鼻燥咽干或咽疼,或痰中带有血丝甚至咯血,潮热,颧红,舌红苔薄,脉细数。

证候分析:燥胜则干,易伤津液,故燥邪伤肺,肺失清肃,可见干咳,无痰或痰少,不易咯出,鼻燥咽干而痛等症;燥伤肺络,故痰中带有血丝或咯血;肺阴不足,虚热内生,故见潮热、颧红。舌红苔薄,脉细数,为肺燥阴虚之象。

【治疗】

1. 外感咳嗽

治法:取手太阴、阳明经穴为主。风寒证针灸并用,风热证只针不灸。治以宣肺解表。

处方:列缺(LU7) 合谷(LI4) 肺俞(BL13)。

随证配穴：咽喉肿痛加少商(LU11)；发热恶寒加大椎(GV14)、外关(TE5)。

方义：手太阴与手阳明相为表里，取其络穴列缺，原穴合谷，配以肺俞，三穴合用，以加强宣肺解表的作用，使外邪得解，肺气通调，清肃有权，肺之功能得到恢复。

2. 内伤咳嗽

(1) 痰浊阻肺证

治法：取背俞和足阳明经穴为主，针刺补泻兼施，并可加灸，以健脾化痰。

处方：肺俞(BL13)　中脘(CV12)　尺泽(LU5)　足三里(ST36)　丰隆(ST40)。

方义：俞穴和募穴是脏腑之气转输汇聚之处，取肺俞和胃募中脘，配以足阳明经合穴足三里，以健脾和胃，行湿化痰；尺泽为肺经合穴，有泻肺止咳的作用；丰隆为足阳明经的络穴，取之以运中焦脾胃之气，使气行津布，痰湿得化，是去痰除湿之要穴。

(2) 肺燥阴虚证

治法：取肺经俞、募穴为主，针刺平补平泻，以益阴润燥，清肃肺气。

处方：肺俞(BL13)　中府(LU1)　列缺(LU7)　照海(KI6)。

随证配穴：咯血加孔最(LU6)、膈俞(BL17)。

方义：肺俞、中府是俞募配穴，用以宣调肺道，清肃肺气；列缺是手太阴肺经络穴，通于任脉，照海是足少阴肾经经穴，通阴跷脉，两穴合用，一上一下，为八脉交会配穴法，以益阴润燥，并能清利咽喉，肃降肺气。孔最为肺之郄穴，主治肺之急症；膈俞为八会穴中的血会，两穴配伍，有止血的作用。

【参考】

1. 如有发热，喘证，可参见感冒、哮喘之治疗。

2. 本病多见于西医学的感冒、急慢性支气管炎、肺炎、支气管扩张，肺结核等疾病。

3. 拔罐疗法　风门(BL12)，肺俞(BL13)。

4. 皮肤针疗法　叩刺督脉经、膀胱经的上背部，以皮肤潮红或微微出血为度。

二、哮喘

【概说】

哮喘是一种常见的反复发作性疾患。哮与喘在症状表现方面有所区分，哮以呼吸急促，喉间有哮鸣声为主证；喘以呼吸急促，甚至张口抬肩为特征。古人曾说:"喘以气息言,哮以声响言"。故而喘是指呼吸困难,哮是指喉中有哮鸣声。但两者在临床上每同时举发,往往难以严格划分,其病因病机也大致相似,故合并叙述。

本病涉及的范围比较广泛,概括说来,皆为气机升降出入失其常度所致,一般可分为虚实两类。

【病因病机】

导致哮喘的病因甚多,可由外感内伤等各种疾病所引起,但总不外邪实、正虚两途,有邪者为实,无邪者为虚。明代医家张介宾认为:"实喘者有邪,邪气实也;虚喘者无邪,元气虚也",以虚实两类概括外感和内伤。

1. 实证

风寒证:此为重感风寒,侵袭于肺,内则壅阻肺气,外则兼伤皮毛,郁遏肌表,肺卫为邪所伤,表气失于疏泄,以致肺气壅实,不得宣降,因发哮喘。

痰热证:饮食不节,脾失健运,积湿生痰,或素体痰湿内蕴,久郁化热;或肺火素盛,蒸液成痰,则痰火交阻于肺,肺气膹郁,气机失利,难以下降,清肃之令不行,于是胀满壅实而发为哮喘。

2. 虚证

肺虚证:久病肺弱,咳伤肺气,或劳倦内伤,以致肺气不足,故而气短喘促。

肾虚证:劳欲伤肾,或大病久病之后,正气亏损,精气内伤,或喘促日久,累及肾脏肾气受损,不能纳气,气逆而为喘。

【辨证】

1. 实证

(1) 风寒证

主证:喘咳痰稀,气急,初起多兼恶寒发热,头痛,无汗等症,口不渴,舌苔白,脉浮而紧。

证候分析:肺主呼吸,外合皮毛,风寒先犯皮毛,内合于肺,邪实气壅,肺气不宣,故喘咳痰稀,气急;邪气外束,毛窍闭塞,故恶寒发热,头痛、无汗;风寒尚未化热,故口不渴。舌苔白,脉浮而紧,为邪在肺卫,风寒外束之征。

(2) 痰热证

主证:呼吸急促,声高气粗,咳痰黄稠,胸闷,烦热口干,舌苔黄厚或腻,脉滑数。

证候分析:湿痰化热,或痰火素盛,内壅于肺,阻塞气道,肺气升降不利,故呼吸急促,声重气粗,咳痰黄稠;痰气交阻于肺,胸为肺府,故胸闷;火热熏蒸,故烦热口干。舌苔黄厚腻,脉滑数,皆为痰热之征。

2. 虚证

(1) 肺虚证

主证:喘促短气,语言无力,咳声低弱,动则汗出。舌质淡,脉虚弱。

证候分析:肺主气,肺虚则气无所主,故短气而喘,语言无力,咳声低弱;肺气虚弱,外卫不固,故动则汗出。舌质淡,脉虚弱,为肺气虚弱之征。

(2) 肾虚证

主证:喘促日久,稍动即喘,张口抬肩,气短不续,形疲神惫,汗出,形寒肢冷,舌质淡,脉沉细。

证候分析:喘促日久,累及肾脏,肾为气之根,下元不固,不能纳气,故稍动即喘,张口抬肩,气不得续;肾虚根本不固,病延日久,则形疲神惫;肾阳既衰,卫阳不固,故汗出;阳气不能温养于外,故形寒肢冷。舌质淡,脉沉细,均为阳气衰弱之征。

【治疗】

1. 实证

(1) 风寒证

治法:取手太阴、阳明经穴为主。毫针泻法,并可酌用灸法,以疏风散寒平喘。

处方:肺俞(BL13) 风门(BL12) 大椎(GV14) 列缺(LU7) 合谷(LI4)。

方义:肺俞、风门为足太阳经穴而位近肺脏,有宣肺祛风之效;大椎、列缺、合谷可疏风散寒,宣肺平喘。

(2) 痰热证

治法:取手太阴、足阳明经穴为主。毫针泻法,以化痰降逆清肺平喘。

处方:肺俞(BL13) 定喘(EX-B1) 天突(CV22) 尺泽(LU5) 丰隆(ST40)。

方义:尺泽为手太阴合(水)穴,能清痰热以定喘;丰隆为足阳明经穴,能健脾化痰;肺俞肃肺理气;天突降气化痰;奇穴定喘、为平喘效穴。

2. 虚证

(1) 肺虚证

治法:取手太阴、足阳明经穴为主,毫针补法,酌用灸法,以补益肺气。

处方:肺俞(BL13) 太渊(LU9) 足三里(ST36) 太白(SP3)。

方义:肺经原穴太渊,能补肺气;肺俞用灸,可培益肺气;足三里为足阳明胃经合(土)穴,太白为脾经原穴,肺属金,脾胃属土,土能生金,"虚则补其母",故取足三里、太白以培土生金。

（2）肾虚证

治法：取足少阴、任脉经穴为主，毫针补法，酌用灸法，以补肾纳气。

处方：太溪（KI3） 肾俞（BL23） 肺俞（BL13） 膻中（CV17） 气海（CV6）。

随证配穴：久喘加身柱（GV12）、膏肓（BL43）。脾虚加中脘（CV12）、脾俞（BL20）。

方义：太溪为肾经原穴，配肾俞可补肾中真元之气；膻中为八会穴中的气会穴，肺俞为肺的背俞穴，用之可以益气定喘；气海为补气之要穴，能调补下焦气机，补肾虚，益元气，振阳固精。诸穴合用，具补肾纳气，理气定喘的作用。身柱、膏肓用灸，是治疗久喘的效穴；灸中脘、脾俞，能健脾益气，以资生化之源。

【参考】

本证包括支气管哮喘，喘息性慢性支气管炎，阻塞性肺气肿以及其他疾病所见的呼吸困难。但对严重的呼吸困难应考虑综合处理。

三、胃脘痛

【概说】

胃脘痛是以胃脘部近心窝处经常发生疼痛为主证的病证，是一种常见的反复发作性痛证。由于痛近心窝部，故古代有"心腹痛""心痛"等名称。

【病因病机】

饮食不节，嗜食生冷，饥饱失常，损伤脾胃，以致脾不运化，胃失和降，即发生疼痛。

忧思恼怒，气郁伤肝，肝失疏泄，横逆犯胃，气机阻滞胃失和降，因而发生疼痛。

脾胃素虚，感受寒邪，凝滞于胃脘，以致胃气不降，而发生疼痛。

【辨证】

1. 饮食积滞证

主证：胃脘胀痛，拒按，嗳气有腐臭味，不思饮食，食则痛甚，舌苔厚腻，脉沉实或滑。

证候分析：食积不化，停于胃脘，则胃气不降，故胃脘胀痛，嗳气有腐臭味；食积属实，故疼痛拒按；胃为饮食所伤，故食则痛甚，不思饮食。舌苔厚腻，脉沉实或滑均为食积之象。

2. 肝气犯胃证

主证：胃脘阵痛，攻痛两胁，嗳气频繁，或兼有恶心，呕吐酸水，腹胀，食少，苔薄白，脉沉弦。

证候分析:肝气郁结,不得疏泄,横逆犯胃,则胃脘疼痛;肝经布两胁,气病多游走,故胃脘痛,时攻两胁;气机阻滞则嗳气,甚则呕恶,泛吐酸水,腹胀,食少。苔薄白,脉沉弦,为肝气犯胃之象。

3. 胃虚受寒证

主证:胃脘隐痛,四肢倦怠,泛吐清水,喜按,喜暖,得热痛减,舌苔薄白,脉沉迟。

证候分析:脾胃虚寒则运化迟缓,故胃痛隐隐;脾主四肢,脾阳不振则四肢倦怠,泛吐清水,虚则喜按,寒则喜暖,得热痛减。苔薄白,脉沉迟,均为脾胃虚寒之象。

【治疗】

1. 饮食积滞证

治法:取胃之募穴、足阳明经穴为主,针刺用泻法,以消食化滞,和胃止痛。

处方:中脘(CV12) 内关(PC6) 足三里(ST36) 公孙(SP4)。

方义:中脘为胃之募穴,足三里为胃之下合穴,内关、公孙为八脉交会穴,主治胃、心、胸疾病,四穴合用可和胃止痛。

2. 肝气犯胃证

治法:取足厥阴、足阳明经穴为主,针刺用泻法,以疏肝理气,和胃止痛。

处方:期门(LR14) 中脘(CV12) 内关(PC6) 足三里(ST36) 太冲(LR3)。

方义:期门为肝募穴,太冲为肝经原穴,两穴可疏肝理气,除胀定痛,足三里、中脘、内关和胃止痛,降气止呕。

3. 胃虚受寒证

治法:取背俞、任脉经穴为主,针灸并用,以温中散寒,行气止痛。

处方:中脘(CV12) 气海(CV6) 脾俞(BL20) 内关(PC6) 足三里(ST36) 公孙(SP4)。

方义:针灸中脘、足三里,可温中散寒,行气止痛;内关、公孙为八脉交会穴,以治胃部病证;灸脾俞以健脾和胃,祛寒止痛;隔姜灸气海,是根据生姜有温中散寒的作用,加之艾的通经止痛作用,最适于虚寒久病患者。

【参考】

1. 胃脘痛症状,可见于溃疡病、胃炎、胃神经官能症及肝、胆、胰等疾病中。

2. 拔罐疗法 拔罐部位以上腹部及背部腧穴为主,可用大型或中型火罐,时间约 10~15 分钟左右。

四、呕吐

【概说】

呕吐是临床常见的证候,由胃失和降,气逆于上所致;如其他疾病有损于胃的,皆可发生呕吐。因此本证常伴发于多种疾病,临床以饮食停滞,肝气犯胃和脾胃虚弱所致者最为常见。

【病因病机】

饮食过多,以致生冷油腻之物停滞不化,胃气不能下行,上逆而为呕吐。

情志失调,肝气怫郁,横逆犯胃,胃气不降,反而上逆而呕吐。

脾胃素弱,或劳倦过度,运化之机不健,水谷停滞,胃气上逆,而致呕吐。

【辨证】

1. 饮食停积证

主证:呕吐酸腐,脘腹胀满,嗳气厌食,大便或溏或结,舌苔腐厚,脉多滑实。

证候分析:食滞停积,脾胃运化失常,中焦气机受阻,因而脘腹胀满,嗳气厌食;食滞于内,浊气上逆,故呕吐腐酸,大便或溏或结。舌苔腐厚,脉滑实,属食滞内停之候。

2. 肝气犯胃证

主证:呕吐吞酸,嗳气频繁,胸胁胀痛,烦闷不舒;苔薄腻,脉弦。

证候分析:肝气不舒,横逆犯胃,气机失于通降,因而呕吐吞酸,嗳气频繁,胸胁胀痛;肝气郁滞,故烦闷不舒;苔薄腻,脉弦,为气滞肝旺之征。

3. 脾胃虚弱证

主证:面色萎黄,饮食稍多即吐,食不甘味,倦怠乏力,大便微溏,舌质淡,苔薄白,脉细弱。

证候分析:脾胃虚弱,中阳不振,不能承受水谷,故饮食稍多即吐,时作时止;脾失健运,不能化水谷精微以充养全身,因而倦怠乏力;脾虚运化失常,是以食不甘味,大便微溏;舌质淡,苔薄白,脉细弱,乃脾胃虚弱之候。

【治疗】

治法:取足阳明、太阴经穴为主,以降逆和胃。饮食停滞者,针刺用泻法,以消食导滞;肝气犯胃者,针刺用平补平泻法,以疏肝理气;脾胃虚弱者,针刺用补法及灸法,以健脾温中。

处方:中脘(CV12) 足三里(ST36) 内关(PC6) 公孙(SP4)。

随证配穴:饮食停滞加下脘(CV10);肝气犯胃加太冲(LR3);脾胃虚弱加脾俞

（BL20）；呕吐不止加金津（EX-HN12）、玉液（EX-HN13）。

方义：足三里是胃经合穴，中脘是胃的募穴，两穴配伍，有和胃降逆的作用；内关、公孙是八脉交会穴配穴法，能起宽胸和胃的作用；下脘位于胃脘部，泻之能通调胃气，行气化滞；太冲为肝经原穴，刺之以制肝之横逆；脾俞是脾气汇聚之处，配足三里、公孙，用以调补脾气，使中气得振，运化有权，水谷得以消磨，升降恢复常度。金津、玉液点刺出血是治疗呕吐不止的经验效穴。

【参考】

本证可见于急慢性胃炎、贲门痉挛、幽门痉挛、神经性呕吐等病。

五、呃逆

【概说】

呃逆是以气逆上冲，喉间呃呃连声，令人不能自止为主证。如偶然发作者，大都轻微而自愈；如持续不断，则须通过治疗始能渐平。本病多因饮食不节，肝气郁滞，胃中有寒，以致胃失和降，胃气上逆而致。

【病因病机】

暴饮暴食，则中焦阻滞不通，胃气不得下降；或情志不畅，郁怒气滞，胃膈气失宣降，上逆为呃。

胃中受寒，或过食生冷及寒凉药物，寒气留于中焦，胃阳被遏，气不顺行，上逆而呃。

【辨证】

1. 食积证

主证：呃声洪亮，脘腹胀满，厌食，舌苔厚腻，脉滑实。

证候分析：食积中脘，脾胃运化失常，中焦气机受阻，"胃宜降则和"，胃气不降，则上逆而呃声频频，声音洪亮，并见脘腹胀满，厌食等症；苔厚腻，脉滑实，为食积之象。

2. 气滞证

主证：呃呃连声，胸胁胀痛，烦闷不舒，苔薄，脉弦有力。

证候分析：肝气不舒，横逆犯胃，气机失于通降，因而上逆而呃，胸胁胀痛，烦闷不舒；脉弦有力为肝郁气滞之征。

3. 胃寒证

主证：呃声沉缓有力，得热则减，得寒愈甚，胃脘不舒，口中和，舌苔白润，脉迟缓。

证候分析：由于寒邪阻遏，胃失通降，故气上逆而呃声有力；胃气不和，升降失调，则脘闷不舒；得热则减，遇寒更甚者，以寒气得热则易于流通，如两寒相并，则益增其势；口中和，苔白润，脉迟缓，均属胃中有寒之候。

【治疗】

治法：取胃经及有关腧穴为主。食积气滞者，针刺用泻法；寒邪者，针灸并用。治以和胃、降气、平呃。

处方：膈俞（BL17） 中脘（CV12） 内关（PC6） 足三里（ST36）。

随证配穴：食积加巨阙（CV14）、下脘（CV10）；气滞加膻中（CV17）、太冲（LR3）；胃寒加上脘（CV13）。

方义：中脘、内关、足三里和胃降逆、宽胸利气；膈俞能镇逆治呃；巨阙、下脘和胃导滞；膻中宽胸膈以制呃；太冲平肝气之横逆；灸上脘，可温中散寒，通阳制逆。

【参考】

拔罐疗法：膈俞（BL17）、膈关（BL46）、肝俞（BL18）、中脘（CV12）、乳根（ST18）。

六、消渴

【概说】

消渴是以多饮、多食、多尿、形体消瘦，或尿有甜味为特征的病证，其主要病理变化为阴虚燥热。本病的病变脏腑主要在肺、胃、肾，又以肾为关键。临床上根据患者的症状不同，病变轻重程度不同，可分为上、中、下三消。病变脏腑各有侧重，上消属肺燥，中消属胃热，下消属肾虚，亦可肺燥、胃热、肾虚三焦同病。

【病因病机】

本病的病机主要在于三焦阴津亏损，燥热偏盛，而以阴虚为本，燥热为标，两者互为因果，阴愈虚则燥热愈盛，燥热愈盛则阴愈虚。消渴病变的脏腑主要在肺、胃、肾，尤以肾为关键。三脏之中，虽可有所偏重，但往往又互相影响。如肺燥津伤，津液失于敷布，则脾胃不得濡养，肾精不得滋助；脾胃燥热偏盛，上可灼伤肺津，下可耗伤肾阴；肾阴不足则阴虚火旺，亦可上灼肺胃，终至肺燥胃热肾虚，故"三多"之证常可相互并见。虽然临床上消渴病的三多症状往往同时存在，但因导致消渴的病因病机不同，其之间仍有差别。表现为渴欲饮水症状较重者，是属上焦津液受损为主，称为上消。表现为消谷善饥，但身体日渐消瘦为主者，是中焦脾胃津液亏损，胃火旺盛，称之为中消；表现为小便黄赤，小便甚至如膏淋者，是下焦肾虚津液干枯所致，称之为下消。

《儒门事亲·三消论》说:"夫消渴者,多变聋盲、疮癣、痤痱之类",本病迁延日久,燥热阴虚可阴损及阳,导致气阴两虚、阴阳两虚之证,或气虚血瘀等病理变化,而产生多种变证,如肾阴不足影响及肝阴不足,使精血不能上承于目,可并发白内障,甚至失明;燥热内结,营阴被灼,络脉瘀阻,蕴毒成脓,可发为疮疖、痈疽;阴虚燥热,灼津为痰,痰火交炽,络脉瘀阻,变生中风偏瘫;或可见脾肾两虚,阳虚水泛,发为水肿;病变后期阴液极度耗损,导致阴竭阳亡,阴阳离决而见四肢厥冷,神志昏迷,脉微欲绝等危候。

【辨证】

1. 上消

主证:口干舌燥,烦渴多饮,尿频量多。舌尖红,苔薄黄,脉洪数。

证候分析:肺热炽盛,耗液伤津,故口干舌燥,烦渴多饮。肺主治节,燥热伤肺,治节失职,水不化津,直趋于下,故尿频量多。舌尖红、苔薄黄、脉洪数为上焦炽盛之象。

2. 中消

主证:胃中嘈杂,多食善饥,烦热,汗多,形体消瘦,大便干结,小便量多、浑黄,苔黄而燥,脉滑数。

证候分析:胃火炽盛,腐熟水谷力强,故多食易饥。阳明热盛,耗伤津血,无以充养肌肉,故形体消瘦。胃津不足,大肠失其濡润,故大便干燥。苔黄、脉滑实有力,是胃热炽盛之象。

3. 下消证

主证:小便频数、量多、浑浊,渴而多饮,头晕,视物模糊,颧红,虚烦,多梦,遗精,腰膝酸软,皮肤干燥,全身瘙痒,舌红、少苔,脉细数。

证候分析:肾虚无以约束小便,故小便频数。肾失固摄水谷精微下注,故小便浑浊如膏,有甜味。水谷精微随尿液下注,无以熏肤充身,故头晕、视物模糊、皮肤干燥、全身瘙痒。肾主骨,腰为肾之府,故腰膝酸软。颧红、舌红、少苔、脉细数为肾阴亏虚之象。

4. 阴阳两虚

主证:小便频数,浑浊如膏,面色黧黑,憔悴,耳轮焦干,腰膝酸软,四肢乏力欠温,性欲减退,舌干、苔白,脉沉细无力。

证候分析:肾失固藏,肾气独沉,故小便频数、浑浊如膏。水谷精微随尿液下注,无以熏肤充身,残留之浊阴,未能排出,故面色黧黑不荣、头晕、视物模糊、皮肤干燥、全身瘙痒。肾主骨,腰为肾之府,故腰膝酸软。舌干、苔白、脉沉细无力为阴阳俱虚之象。

【治疗】

治法:以背俞穴为主,以健脾益胃,滋肾润肺,调补五脏,平衡阴阳。随上中下消不同而分别侧重润肺、益胃、滋肾。

处方:肺俞(BL13)　脾俞(BL20)　胃俞(BL21)　肾俞(BL23)　足三里(ST36)　三阴交(SP6)　太溪(KI3)。

随证配穴:上消加太渊(LU9)、鱼际(LU10);中消加中脘(CV12)、内庭(ST44);下消加太冲(LR3)、照海(KI6)、血海(SP10);阴阳两虚加气海(CV6)、命门(GV4)。

方义:《灵枢·五变》曰:"五脏皆柔弱者,善病消瘅",消渴与肺、胃(脾)、肾关系最为密切。故穴取背俞穴;足三里、三阴交和太溪相配,可培补先天,滋养后天,使气血阴阳平衡。太渊为肺经原穴,五输穴中的输穴,八脉交会穴。鱼际、内庭、然谷均为荥穴,《难经》曰:"荥主身热",故取荥穴以去燥热,均为特定穴,取肺经本经穴治疗上消是属局部取穴。中脘配内庭可清胃泻火,养阴增液治疗中消是局部取穴。太冲和照海和血海相配,可养肝血,健脾气,补肾元,以奏滋阴益肾,培元固本之效,是下消局部取穴。命门穴可补肾培元,填精益髓。气海,为人体之气汇聚之处,两穴相配可以益肾固摄、阴阳双补,为阴阳两虚配穴。

【参考】

1. 本病与西医学糖尿病基本一致。

2. 耳针法　选胰胆、内分泌、肾、三焦、耳迷根、神门、心、肝、肺、屏尖、胃等穴。每次选 3~4 穴,毫针用轻刺激,或用揿针埋藏或用王不留行籽贴压。

3. 因消渴病患者的皮肤容易化脓感染,用穴要少而精,注意严格消毒。

4. 患者应控制饮食,多食粗粮和蔬菜,节制肥甘厚味和面食,严禁烟酒,保持精神的调养,避免过度劳累,节制性欲,注意保暖,防止感冒,参加适当的体育锻炼。

七、腹痛

【概说】

腹痛是临床极为常见的一个证候,可伴发于多种脏腑疾患。其中痢疾、胃脘痛、肠痈及妇科经带病等另详各篇。本篇仅就寒邪内积、脾阳不振、饮食停滞三证叙述如下。

【病因病机】

1. 寒邪内积　寒邪侵入腹中,或过食生冷,寒伤中阳,运化失调,寒主收引而引起腹痛。

2. 脾阳不振　脾阳不振或素体阳气不足,以致运化失司,寒湿停滞,导致腹痛。

3. 饮食停滞　暴饮暴食,或过食厚味辛辣,以致胃肠消化传导功能失常,清浊相干,气机阻滞,不通则痛。

【辨证】

1. 寒邪内积证

主证:痛势暴急,腹部喜温怕冷,大便溏薄,口不渴,小便清利,四肢不温,舌苔薄白,脉象沉紧或沉迟。

证候分析:寒为阴邪,其性收引,寒入于内,阳气不通,故腹痛暴急,四肢不温;里有寒,故口不渴;小便清利,大便溏薄是中阳虚弱,运化失职所致;遇冷则阳气闭,得温则阳气通,故遇冷痛甚,得温则舒。脉沉紧或沉迟,苔薄白,是里寒征象。

2. 脾阳不振证

主证:腹痛绵绵,时作时止,喜热恶冷,病时喜按,饥饿疲劳时更甚,神疲肢倦,畏寒,舌苔薄白,脉沉细。

证候分析:腹痛绵绵,时作时止,喜热恶寒,痛时喜按,均属虚寒之象;脾阳不振,故大便溏,畏寒;中气不足,故见神疲肢倦。舌苔白,脉沉细,亦属虚寒之象。

3. 饮食停滞证

主证:脘腹胀满疼痛,拒按,厌食,嗳腐吞酸,或痛而欲泄,泄后痛减,苔腻,脉滑。

证候分析:宿食停滞肠胃,所以脘腹胀满疼痛,实则拒按,伤食则厌食;宿食不化,故嗳腐吞酸;痛而欲泄,泄后腑气通畅故痛减。苔腻为食滞湿阻,脉滑乃伤食之象。

【治疗】

1. 寒邪内积证

治法:取任脉和足太阴、阳明经穴为主。针刺用泻法,并用灸法,以温中散寒。

处方:中脘(CV12)　神阙(CV8)　足三里(ST36)　公孙(SP4)。

方义:取中脘、足三里、公孙以健运脾胃,温通胃肠之腑气;隔盐灸神阙以温中散寒。

2. 脾阳不振证

治法:取背俞、任脉经穴为主。针刺用补法,并用灸法,以温补中阳。

处方:脾俞(BL20)　胃俞(BL21)　中脘(CV12)　章门(LR13)　气海

（CV6）　足三里（ST36）。

方义：脾俞配章门，胃俞配中脘为俞募配穴法，针灸并用，以振奋脾胃之阳；气海、足三里以补中益气，健运脾胃。

3. 饮食停滞证

治法：取任脉和足阳明经穴为主。针用泻法，以消食化滞。

处方：中脘（CV12）　天枢（ST25）　气海（CV6）　足三里（ST36）　下脘（CV10）。

方义：本方取中脘、足三里、天枢、气海，以通调胃腑气机；下脘擅治饮食不化，数穴合用，以消食化滞，行气止痛。

八、泄泻

【概说】

泄泻是指排便次数增多，粪便稀薄，甚至泻出物如水样的一种疾病。其病变主要在脾、胃与大、小肠。临床上根据发病情况及病程长短，有急性泄泻与慢性泄泻之分。急性多因内伤饮食，外受寒湿，以致传导功能失调；或因夏秋季节感受湿热所引起。慢性多因脾肾不足，运化失常所致。

本病应注意与痢疾作鉴别。

【病因病机】

引起泄泻的原因比较复杂，但总离不开脾胃功能的障碍。胃主受纳，脾主运化，如果脾胃受病，对饮食的消化吸收，都会发生障碍，致使清浊不分，混杂而下，并走大肠，则形成泄泻。

至于导致脾胃功能障碍而发生泄泻的因素很多，主要有以下几种：

六淫之邪，能使人发生泄泻，但其中以寒湿暑热等因引起的较为多见。脾脏喜燥而恶湿，湿邪能引起泄泻；其他如寒邪或暑热之邪，除了侵袭皮毛肺卫之外，也能直接影响于胃肠而引起泄泻，但仍多与湿邪有关。

饮食过量，致宿食停滞；或恣食肥甘，窒碍中焦，影响脾胃的运化；或误食生冷不洁之品，伤害脾胃，都能引起泄泻。

由于生活调摄失宜和其他原因而致脾胃虚弱、常易引起泄泻。因为脾主运化，脾的运化功能受到影响，也会引起泄泻。

脾的阳气与肾中真阳有密切关系。命门之火能助脾胃"腐熟水谷"，如肾阳虚衰则脾阳受其影响，不能腐熟水谷，因而引起泄泻。张介宾说："肾为胃关，开窍于二阴，所以二便之开闭，皆肾脏之所主。今肾中阳气不足，则命门火衰，而阴寒独盛……即令人洞泄不止也。"

【辨证】

1. 急性泄泻

(1) 寒湿证

主证:泄泻清稀,腹痛肠鸣,身寒喜温,口不渴,舌淡苔白,脉多沉迟。

证候分析:寒湿侵及肠胃,脾胃升降失司,清浊不分,并走大肠,故肠鸣泄泻而清稀;胃肠气机障碍,故腹痛;寒湿为阴邪,易伤阳气,阳气受遏,则身寒喜温,口不渴;舌淡苔白,脉沉迟均为阴寒内盛之象。

(2) 湿热证

主证:腹痛即泻,泻下黄糜热臭,肛门灼热,小便短赤,或兼身热、口渴等症,舌苔黄腻,脉象滑数。

证候分析:夏秋之间,湿热伤及肠胃,致传化失常,发生泄泻;湿热下注,故腹痛即泻;热在肠中,故泻下黄糜热臭,肛门灼热;热邪内盛,湿热蕴蒸,故小便短赤,身热口渴。舌苔黄腻,脉滑数,是湿热内盛之征。

(3) 饮食所伤证

主证:腹痛肠鸣,泻下粪便臭如败卵,泻后痛减,脘腹痞满,嗳气不欲食,舌苔垢浊,脉象滑数或见沉弦。

证候分析:由于食阻肠胃,胃失和降,传化失常,故脘腹痞满,腹痛肠鸣;食物不化而腐败,故泻下臭如败卵,嗳气不食;泻后浊气得出,故腹痛得减;苔垢浊,脉滑数或沉弦,均为宿食停滞之征。

2. 慢性泄泻

(1) 脾虚证

主证:大便溏薄,甚而完谷不化,不思饮食,食后脘闷不舒,面色萎黄,神疲倦怠,舌淡苔白,脉细无力。

证候分析:脾胃虚弱,则脾气不能升发,水谷不化,故大便溏泻,甚而完谷不化;脾虚运化无权,故不思饮食,食后脘闷不舒;久泻不已,脾胃愈弱,生化精微益受影响,气血来源不足,是以面色萎黄,神疲倦怠;舌淡苔白,脉细无力,均属脾胃虚弱之象。

(2) 肾虚证

主证:每于黎明之前,脐下作痛,肠鸣即泻,泻后则安,腹部畏寒,有时作胀,下肢不温,舌淡苔白,脉沉细无力。

证候分析:黎明之前,脐下作痛,肠鸣即泻,由于肾阳不振,命门火衰所致。张介宾认为"阳气未复,阴气极盛,命门火衰,肾关不固而生泄泻"。腹部畏寒,有时作胀,下肢不温,舌淡苔白,脉沉细无力,都是脾肾阳气不足之征。

【治疗】

1. 急性泄泻

治法:取足阳明经有关腧穴为主。寒湿证:针刺用泻法及灸法(或隔姜灸),以温中利湿;湿热证:针刺用泻法,以清热利湿;饮食所伤证:针刺用泻法,以调中消导。

处方:天枢(ST25) 足三里(ST36)。

随证配穴:寒湿加中脘(CV12)、气海(CV6);湿热加内庭(ST44)、阴陵泉(SP9);饮食所伤加下脘(CV10)。

方义:天枢为大肠募,取之以调整大肠传导功能;足三里为足阳明经合穴,取之可通调胃腑气机;针灸中脘、气海,能温中散寒调气除湿;内庭、阴陵泉,用以清利大肠湿热;饮食所伤者,用下脘可调中消食导滞。

2. 慢性泄泻

(1) 脾虚证

治法:取脾经及有关腧穴为主。毫针补法及灸法,以健脾止泻。

处方:脾俞(BL20) 章门(LR13) 太白(SP3) 中脘(CV12) 足三里(ST36)。

方义:脾俞是脾的背俞穴,章门是脾的募穴,太白为脾经原穴,合胃的募穴中脘,胃经合穴足三里,针灸并用,具有振奋脾阳,健运止泻的作用。

(2) 肾虚证

治法:取肾经及任、督脉腧穴为主。针用补法及灸法,以温补肾阳。

处方:肾俞(BL23) 脾俞(BL20) 命门(GV4) 关元(CV4) 太溪(KI3) 足三里(ST36)。

方义:肾俞是肾的背俞穴,太溪为肾经原穴,补之能温肾阳,益肾气;灸命门、关元,能益命火,壮肾阳,以奏温养脾肾,腐熟水谷之功,属治本之法;脾俞、足三里健运脾气以止泻。

【参考】

本证包括急、慢性肠炎,消化不良,肠道寄生虫病,胰、肝、胆道疾病,内分泌、代谢障碍引起的腹泻,以及神经官能性腹泻等病。

九、痢疾

【概说】

痢疾以腹痛、里急后重、痢下赤白为特征,是夏秋季节流行的常见疾患之一。

本病《黄帝内经》称为"肠澼"，《金匮要略》名为"下利"。

《诸病源候论》有"赤白痢""血痢""脓血痢""热痢"等名称，又以病程较久的称为"久痢"，时作时止的为"休息痢"。

临床常见的有湿热痢、寒湿痢、噤口痢、休息痢。

本病多由外受湿热疫毒之气，内伤生冷不洁之物，邪积交阻损伤肠胃而形成。

【病因病机】

感受暑湿之邪，暑湿热毒侵于肠胃，湿热郁蒸，肠胃之气血阻滞，气血与暑湿热毒搏结，化为脓血，而成痢疾。湿胜于热，则为白痢；热胜于湿，则为赤痢；湿热俱盛，则为赤白痢。

嗜食肥甘厚味，素有湿热内结，复加饮食不节，或食不洁之品，因而湿热蕴结，腑气阻滞，气血凝滞，化为脓血，则成痢疾。

平素恣食生冷，寒湿内蕴，再加饮食不慎，或食不洁之物，则寒湿伤害肠胃，大肠气机阻滞，亦能损害营血，渐至脓血俱下，而成为寒湿痢。

上述病因虽有外邪与饮食之分，但两者实互相影响，往往内外交感而发病。

痢疾的病位在肠，但与胃密切相连，如果疫毒、湿热之气上攻于胃，则胃不纳食，成为噤口痢。如痢疾迁延，邪恋正衰，脾气更虚，则成久痢，或为时作时止的休息痢。

【辨证】

1. 湿热痢

主证：腹痛，里急后重，下痢赤白相杂，肛门灼热，小便短赤，或有恶寒发热，心烦口渴，苔多黄腻，脉滑数或濡数。

证候分析：湿热积滞肠中，气血因而被阻，以致传导失职，所以腹痛，里急后重；湿热之毒熏灼，损伤肠道脉络，故下痢赤白黏冻；肛门灼热，小便短赤，都是湿热下注的表现；暑湿外袭，正邪交争，故恶寒发热；邪热内盛，故心烦口渴；苔腻为湿，黄则有热；脉滑或濡为湿，数为热象。

2. 寒湿痢

主证：下痢不爽，以白腻黏冻为主，喜暖畏寒，多兼有胸脘痞闷，腹中隐痛，口淡不渴，舌苔白腻，脉沉迟。

证候分析：寒湿内蕴，损伤脾胃，大肠气机阻滞，寒性凝结，湿性黏滞，故胸脘痞闷，下痢不爽，以白腻黏冻为主；寒湿为阴邪，易伤阳气，阳气被遏，不得宣达，故喜暖畏寒，腹中隐痛；口淡不渴，苔腻，为湿邪内停之征；脉沉迟为阴寒内盛之象。

3. 噤口痢

主证:痢下赤白,饮食不进,恶心呕吐,舌苔黄腻,脉濡数。

证候分析:本证主要由湿热痢演变而来,暑湿热毒蕴结肠中,上攻于胃,胃失和降,受纳无权,故不能食;胃气上逆,则恶心呕吐;苔黄腻,脉濡数,均为湿热之征。

4. 休息痢

主证:下痢时作时止,日久难愈,倦怠怯冷,嗜卧;食欲不振,舌淡苔腻,脉濡。

证候分析:正虚邪恋,肠胃传导失常,虚实夹杂,是以缠绵难愈,愈而复发;脾阳虚弱,神气不充,所以倦怠怯冷,嗜卧,脉濡,苔腻不化,乃湿邪未尽之故。

【治疗】

治法:取手足阳明及大肠募穴、下合穴为主,以通肠导滞。湿热痢针刺用泻法;寒湿痢针灸并用;久痢针灸补泻兼施。

处方:天枢(ST25) 上巨虚(ST37)。

湿热痢:加曲池(LI11)、合谷(LI4)。

寒湿痢:加中脘(CV12)、灸气海(CV6)、阴陵泉(SP9)。

噤口痢:加中脘(CV12)、内关(PC6)。

休息痢:加脾俞(BL20)、胃俞(BL21)、关元(CV4)、足三里(ST36)。

随证配穴:发热加大椎(GV14);里急后重加中膂俞(BL29);脱肛加百会(GV20)(灸)、长强(GV1)。

方义:天枢为大肠之募,上巨虚为大肠合穴,《黄帝内经》有"合治内腑"之谓,痢疾病在大肠,故取上巨虚及天枢为主,以通调大肠腑气,使气调而湿化滞行;曲池、合谷,可清泄肠胃湿热之气;灸中脘、气海,能温中散寒,调气行滞;阴陵泉能健脾利湿;噤口痢用中脘、内关可和胃气而达化湿降浊之目的;取脾俞、胃俞、足三里多用灸法,补泻兼施,既能温补脾胃,又可消除肠中积滞;关元为小肠募穴,取之以分利清浊,益气助阳。

【参考】

本病包括急慢性细菌性痢疾和阿米巴痢疾。

十、腹胀

【概说】

腹胀一症,在临床上较为常见。凡大腹和小腹部分均可能发生胀满。胃居于大腹部,大肠、小肠主要居于小腹部,三者共同完成饮食的储存、消化、吸收和排泄,一旦胃肠功能失调,则易引起腹胀、腹痛、嗳气、呕吐等症状。本篇即叙述由胃肠病变引起的以腹胀为主的病证。

【病因病机】

暴饮暴食,饮食过量,损伤肠胃,使其运化功能失调,宿食积滞,阻塞气机或热入阳明,均可导致腹胀。

素体脾胃虚弱,久病体虚,脾胃失于健运,使胃肠气机不利,而导致腹胀。

此外,腹部手术后,亦可导致腹胀。

【辨证】

1. 实证

主证:腹胀满不减,腹满拒按,甚至腹痛,嗳气,口臭,小便黄赤,大便秘结,或有发热,呕吐,舌苔黄厚,脉滑数有力。

证候分析:宿食不化,积滞于胃,则见脘腹胀满,口臭,嗳气,甚至于呕吐;积滞于肠,则见腹满,腹痛,便秘;宿食为有形之实邪,故满而拒按;发热,小便黄赤,苔黄厚,脉滑数有力,均为阳明实热之象。

2. 虚证

主证:腹胀,时轻时重,喜按,肠鸣便溏,食少身倦,精神不振,小便清白,舌质淡,苔白,脉弱无力。

证候分析:脾胃气虚,则运化无权,故见食少,肠鸣,便溏;虚则喜按;运化失职则气血无以化生,故神疲无力。舌质淡苔白,脉弱,均为脾胃气虚之象。

【治疗】

治法:取足阳明经穴为主。实证针刺用泻法,以通调腑气;虚证针刺用补法,或配合灸法,以健胃补脾,理气消胀。

处方:中脘(CV12) 天枢(ST25) 足三里(ST36) 上巨虚(ST37)。

随证配穴:实证加合谷(LI4)、气海(CV6)、阴陵泉(SP9);虚证加关元(CV4)、太白(SP3)。

方义:取胃募中脘,胃腑下合穴足三里,大肠募穴天枢,大肠腑下合穴上巨虚,是募、合并用,可调理胃肠功能,行气消胀。配合谷、气海,调理气机,阴陵泉清利湿热;取太白、关元以健脾补胃,以助运化。

【参考】

本证可见于胃下垂、急性胃扩张、肠麻痹、肠梗阻、胃神经官能症等病。

十一、黄疸

【概说】

黄疸以目黄、皮肤黄、尿黄为主证。发生黄疸的原因主要是脾湿胃热,蕴伏中焦,胆液不循常道而溢于肌肤所致。就其性质,可分阳黄与阴黄两类。

【病因病机】

时疫病毒,结于脾胃,郁而不达,湿热内生。湿得热而益深,热因湿而愈盛,由脾胃而熏蒸肝胆,致胆液外泄,溢于肌肤,发生黄疸。

饮食不节,损伤脾胃,以致运化失常,湿浊内生,郁而化热,湿热交蒸,熏染肌肤,而为黄疸。

劳伤过度,或素体脾气虚弱,均能导致中阳不振,运化失常,寒湿阻滞,发为阴黄。如《临证指南医案》说:"阴黄之作,湿从寒水,脾阳不能化湿,胆液为湿所阻,渍于脾,浸淫肌肉,溢于肌肤,色如熏黄。"

阳黄迁延失治,阳气受损,脾阳不振,寒湿内阻,亦可转为阴黄。

【辨证】

1. 阳黄

主证:身黄、目黄,黄色鲜明,发热口渴,小便黄赤、短少,身重腹满,胸闷呕恶,舌苔黄腻,脉弦数。

证候分析:湿热交蒸,胆汁外溢于肌肤,因热为阳邪,故黄色鲜明;发热口渴,小便短少、黄赤是湿热之邪方盛,耗伤津液,膀胱为邪热所扰,气化不利所致;湿邪内阻,清阳不得发越,故身重;腑气不通,故腹满;胸闷呕恶,乃湿热熏蒸,胃浊上逆所致;湿热蕴结,故舌苔黄腻;肝胆热盛,故脉弦数。

2. 阴黄

主证:黄色晦暗,身重倦怠,纳少脘闷,神疲畏寒,口不渴,舌淡苔白厚,脉沉迟。

证候分析:寒湿郁滞脾胃,阳气不宣,胆液外泄,故黄色晦暗;湿困中土,脾阳不振,运化功能失常,故身重倦怠,纳少脘闷;阳气已虚,故畏寒神疲;证属寒湿,故口不渴;舌淡苔白厚,为阳虚而湿浊不化;脉象沉迟,为寒湿留于阴分之征。

【治疗】

治法:取足太阴、阳明、少阳经穴为主。阳黄针刺用泻法以清热化湿;阴黄针刺宜平补平泻,并用灸法,以温中利湿。

处方:阴陵泉(SP9) 足三里(ST36) 肝俞(BL18) 胆俞(BL19) 至阳(GV9)。

随证配穴:阳黄者,加太冲(LR3)、阳陵泉(GB34);阴黄者,灸脾俞(BL20)、阳纲(BL48)。

方义:取阴陵泉、足三里以健脾利湿;肝俞、胆俞、至阳是治疗黄疸要穴;湿热客于胆腑,故取阳陵泉以泄其热,配太冲以疏肝胆经气;灸脾俞、阳纲可温化寒湿而退黄。

【参考】

本证可见于急性黄疸性肝炎、阻塞性黄疸和溶血性黄疸。针灸对肝源性黄疸效果较好。

十二、便秘

【概说】

便秘是大便秘结不通,排便间隔时间延长,或欲大便而艰涩不畅的一种病症。主要是由于大肠传导功能失常所致。并与脾胃及肾脏有关。根据病因病机的特点不同,本病可分为偏虚、偏实两类。

【病因病机】

饮食入胃,经过脾胃运化其精微,吸收其精华之后,所剩糟粕,由大肠传送而出。如肠胃受病,或燥热内结,或因气滞不行,或因气虚传送无力,血虚肠道干涩,以及阴寒凝结等,即能导致各种不同性质的便秘。

凡阳盛之体,或恣饮酒浆,过食辛热厚味,以致肠胃积热;或于热病之后,余热留恋,津液不足,导致肠道燥热,且津液失于输布而不能下润,于是大便干结,难于排出。

忧愁思虑,情志不舒,或久坐少动,每致气机郁滞,不能宣达,通降失常,传导失职,使糟粕内停,不得下行,因而大便秘结。

劳倦饮食内伤,或病后、产后以及老年之人,气血两亏。气虚则大肠传送无力;血虚则津液亏少,不能滋润大肠,均能使大便排出困难,以致秘结不通。

身体素弱,或年高体衰,阴寒内生,留于肠胃,阳气不通,津液不行,以致肠道艰于传送,从而引起便秘。

【辨证】

1. 偏实证

主证:便次减少,经常须三五日一次或更长时间,大便坚涩难下。如属热邪壅结,则身热,烦渴,口臭,脉滑实,苔黄燥;气机郁滞者,每见胁腹胀满或疼痛,嗳气频作,纳食减少,苔薄腻,脉弦。

证候分析:大肠主传导,如肠胃积热,耗伤津液,以及气机郁滞,通降失常,糟粕内停,均可导致便秘,身热烦渴,为邪热内盛;热伏于内,肠胃之热熏蒸于上,故见口臭;苔黄燥为热已伤津;脉滑实为里实之象。情志失和,肝脾之气郁结,气机壅滞,故嗳气频作,胁腹胀满或疼痛;脾气不运,则纳食减少。苔薄腻,脉弦为肝脾不和,内有积滞之征。

2. 偏虚证

主证:属气血虚弱者,则见面色唇爪㿠白无华,头眩心悸,神疲气怯,舌淡苔薄,脉象虚细等。如阴寒凝结,可有腹中冷痛,喜热畏寒,舌淡苔白润,脉沉迟。

证候分析:气虚大肠传送无力,血虚津少不得濡润肠道,均可致便秘;阴寒内生,留于肠胃,阴气固结,阳气不运,可使肠道传送无力而便艰。气血虚弱,不能上荣,故面唇㿠白无华,神疲气怯;血虚而心失所养则心悸;头目失养则目眩;爪为肝之外候,阴血不足,则指爪无华。阴寒凝结,气机不调,故腹中冷痛;寒为阴邪,得热则舒,故喜热畏寒。舌淡苔薄,脉虚细为气血不足之征;舌淡苔白润,脉沉迟,为阳虚内寒之象。

【治疗】

治法:取大肠俞、募穴为主。偏实证用泻法,以清热润肠,顺气导滞;偏虚证用补法,以补益气血,润肠通便;寒秘可加灸,温腑通便。

处方:大肠俞(BL25) 天枢(ST25) 支沟(TE6) 照海(KI6)。

随证配穴:热结者,加曲池(LI11)、合谷(LI4);气滞者,加中脘(CV12)、太冲(LR3);气血虚弱者,加脾俞(BL20)、胃俞(BL21)、足三里(ST36);寒结者,灸神阙(CV8)、气海(CV6)。

方义:便秘之因各殊,而大肠传导功能失调则一,故取大肠俞、募穴,以疏通大肠腑气,腑气通则传导自能复常;支沟宣通三焦气机,三焦气顺则腑气通调,合用照海为治疗便秘的要穴;曲池、合谷泻大肠腑气,以泄其热;腑会中脘,取中脘以降腑气;肝郁气滞,泻太冲以疏肝气;补脾俞、胃俞、足三里,扶助中气,脾胃气旺,自能生气化血,为虚秘治本之法;灸神阙,气海,温寒通便。

十三、脱肛

【概说】

脱肛是指直肠和直肠黏膜脱出于肛门外的一种疾病,多发于小儿、老人和久病体虚之人。本病主要是元气虚弱,中气下陷所致。

【病因病机】

本病多由久泻久痢,大病后体力亏损等因素,致元气亏虚,中气下陷,收摄无力而引起。

【辨证】

主证:发病缓慢,始则仅在大便时感觉肛门胀坠,有物脱出,便后能自行回纳。延久失治,则稍有劳累即发,垂脱后收摄无力,须以手助其回纳。或伴有神疲肢软,面色萎黄,头眩心悸等症,舌淡苔白,脉多细弱。

证候分析:元气不足,中气下陷,大肠失固,故直肠脱出;中气不足,运化无力,生化之源不足,血少气虚,故神疲肢软;气虚不能上营,头目失养则眩,心失所养则悸;舌淡苔白,脉细弱,均为气虚之象。

【治疗】

治法:以督脉经穴为主。针用补法和灸法。

处方:百会(GV20) 大肠俞(BL25) 长强(GV1) 足三里(ST36)。

方义:肛门为大肠连属部分,补大肠俞以充益大肠腑气;百会为督脉与三阳经的交会穴,气属阳,统于督脉,故灸之使阳气旺盛,有升举收摄之力;长强为督脉之别络,又位近肛门,此为局部取穴;足三里能益气升提,三穴合用乃“陷者举之”之意。

【参考】

1. 本病即西医学之直肠脱垂。

2. 挑治疗法 在第3腰椎至第2骶椎之间的脊柱两侧任选点进行挑治。

十四、水肿

【概说】

体内水液潴留,泛滥肌肤,引起头面、目窠、四肢、腹部、甚至全身浮肿者,称为水肿。其病因多由外感风邪水湿,或内伤饮食劳倦,以致水液的正常运行发生障碍,泛滥而为肿。因人体内水液的运行,与肺气之通调,脾气之转输,肾气之气化,三焦之决渎功能有关。故肺、脾、肾、三焦功能的障碍,对于水肿的形成,有重大关系。临床上根据病因病机的不同而分为阴水和阳水两类。

【病因病机】

风邪外袭,肺气不宣。肺主一身之表,外合皮毛,如肺为风邪所袭,则肺气不能通调水道,下输膀胱,以致风水相搏,溢于肌肤,发为水肿。

居处潮湿,或涉水冒雨,水湿之气内侵,或平素饮食不节,脾失健运,不能升清降浊,致水湿不得下行,泛于肌肤,而成水肿。

劳倦伤脾,致脾气日渐亏损,脾不能散精于肺,以输布全身;今脾虚不能运化水液,停聚不行,一旦土不制水,泛滥横溢,遂成水肿。

房室不节,肾气内伤,则肾与膀胱气化失司,水液停积,形成水肿。

综上所述,凡因风邪外侵,雨湿浸淫,饮食不节等因素而成水肿者,多为阳水;其因劳倦内伤,房室过度,致脾肾虚而成水肿者,多为阴水。但阳水久延不退,致正气日衰,水邪日盛,亦可转为阴水。在水肿的发病机制上,主要和肺、脾、肾三脏的功能有关。

【辨证】

1. 阳水

主证:发病较急,初起面目微肿,继之则遍及全身,皮肤光亮,兼有恶寒发热,口渴,咳喘,小便短少等,舌苔薄白,脉浮或滑数。

证候分析:水气内停,风邪外袭,风为阳邪,其性上行,风水相搏,故发病急,其肿自上而起;膀胱气化失常,故小便不利;风水上犯于肺,则咳嗽而喘,恶风寒热;如偏热则口渴,发热,脉滑数;苔薄白,脉浮,是风水偏寒。

2. 阴水

主证:发病较缓,由足跗先肿,也有眼睑先肿,然后遍于全身,身肿以腰以下为甚,按之凹陷不起,兼有面色晦滞,畏寒肢冷,腰脊酸痛,神疲乏力,脘闷腹胀,纳减便溏,舌淡苔白,脉沉细。

证候分析:由于中阳不足,肾阳衰微,阴盛于下,气不化水,致下焦水湿泛滥,故身肿腰以下为甚,按之凹陷不起;脾肾虚弱,气不华色,故面色晦滞;肾阳不足,命门火衰,不能温养肢体,故畏寒肢冷;腰为肾之府,肾虚而水气内盛,故腰脊酸痛;脾阳不振,运化无力,故脘闷纳减,腹胀便溏。舌淡苔白,脉沉细,均是脾肾阳虚,水湿内盛之象。

【治疗】

1. 阳水

治法:取肺、脾经穴为主。针用平补平泻法,以宣肺、解表利水。表邪退后,宜参用阴水治法。

处方:列缺(LU7)　合谷(LI4)　偏历(LI6)　阴陵泉(SP9)　委阳(BL39)。

方义:腰以上水肿宜发汗,故取列缺、合谷以通利肺气而发汗解表;腰以下水肿宜利小便,故取偏历、阴陵泉以祛湿利尿;委阳能调三焦气化功能,以通调水道。

2. 阴水

治法：取脾、肾有关腧穴为主。针刺用补法，并用灸法。以温补脾肾。

处方：脾俞（BL20）　肾俞（BL23）　水分（CV9）　关元（CV4）　复溜（KI7）　足三里（ST36）。

随证配穴：面部浮肿加水沟（GV26）；足跗浮肿加足临泣（GB41）、商丘（SP5）。

方义：阴水是因肾阳衰微，脾气虚弱，水失所主，中阳不运所致，针灸脾俞、肾俞、复溜可温脾肾元阳，消寒水之气；灸水分以行水；灸关元以培元气；补足三里，促使脾胃健运，以复其输布津液之功能。

十五、遗尿

【概说】

遗尿是指在睡梦中小便不能控制而自行排出的一种病证，多见于 3 岁以上的儿童及少数成年人。本病主要是由于肾气不足，膀胱不能制约所致。

【病因病机】

尿液的正常排泄，主要决定于肾的气化和膀胱的制约功能。肾司二便、主气化，膀胱有贮藏和排泄小便的功能。如肾气不足，下元不能固摄，每致膀胱约束无权，而发生遗尿。因而古代医家认为遗尿大都因虚，如《诸病源候论·小便病诸候》说："遗尿者，此由膀胱虚冷，不能约于水故也。"戴思恭说："睡着遗尿者，此亦下元冷，小便不禁而然。"

【辨证】

主证：夜间在睡梦中不自觉地排尿，或在遗尿后立即惊醒发觉，轻者数日一次，重者一日数次。如迁延日久，可有面色萎黄，食欲不振，肢体乏力等全身症状。舌淡苔白，脉细尺弱。

证候分析：肾气不足，下元不固，膀胱约束无权，故夜梦遗尿，病久不愈，肾气日虚，脾失温煦，健运失常，故食欲不振；脾虚不能运化水谷精微，以充养全身，故面色萎黄，肢体乏力；舌淡苔白，脉细尺弱，都是虚弱之象。

【治疗】

治法：取膀胱与肾俞、募穴为主。针刺用补法或灸法。以补肾益气。

处方：肾俞（BL23）　膀胱俞（BL28）　中极（CV3）　三阴交（SP6）　大敦（LR1）。

随证配穴：有梦遗尿加神门（HT7）；食欲不振加脾俞（BL20）、足三里（ST36）。

方义：肾与膀胱为表里，故取肾与膀胱的背俞穴，中极是膀胱的募穴，三穴合用，可补益肾气，固摄下元。配三阴交以调理三阴经气；大敦是肝经井穴，其经脉环绕于阴部,灸之可以温通经气,加强治疗作用。

【参考】

本证主要原因是大脑排尿中枢发育不充分,针灸治疗效果较好。对器质性病变,如泌尿道畸形,隐性脊柱裂,大脑器质性病变或蛲虫病引起的遗尿,应治疗其原发病。

十六、淋证

【概说】

淋证是指小便频数,淋沥刺痛,溲之不尽的一种病证。本病的发生,多由于热积膀胱,但亦有由于七情及肾虚而发。

前人根据临床证候,将淋证分为五种,即:气淋、石淋、血淋、膏淋、劳淋,合称为"五淋"。

【病因病机】

多食肥甘酒热之品,以致湿热蕴积于下焦,尿液受其煎熬,日久结为砂石,小者如砂,大者如石,或在于肾,或在膀胱,或在尿道,故名石淋。

如湿热聚于膀胱,或心火移于膀胱,热伤血络,迫血妄行,小便涩痛有血,则为血淋。若湿热蕴结于下,以致气化不利,不能制约脂液,则小便黏稠如脂如膏,而为膏淋。

忿怒伤肝,气郁生火,或气滞不宣,气火郁于下焦,影响膀胱之气化,则小便艰涩而痛,余沥不尽,成为气淋。

房室劳伤,或精神过用,以致肾虚不固,或脾虚气陷,因而小便艰涩疼痛,遇劳即发,成为劳淋。

【辨证】

1. 石淋

主证:尿中有时夹有砂石,小便难,色黄赤而混浊,时或突然阻塞,尿来中断,或小便刺痛窘迫难忍,或觉腰痛腹痛难忍,甚或尿中带血,舌色如常。

证候分析:湿热结成砂石,不能随尿而出,则小便黄赤混浊,尿时疼痛,排出后则感轻松;如砂粒较大,阻于膀胱出口,致尿流突然中断,并因瘀阻而感疼痛难忍;砂石引起内伤,则尿中带血;当砂石已成之后,有时内热之象反不明显,故而舌色如常。

2. 气淋

主证:小便涩滞,少腹满痛,舌苔薄白,脉多沉弦。

证候分析:情志郁结,气机不利,木失条达,膀胱气滞,故少腹满痛,小便涩滞;肝气郁而不舒,故脉沉弦。

3. 血淋

主证:尿血红紫,疼痛满急,小便时热涩刺痛,舌苔薄黄,脉数有力。

证候分析:尿色红紫,尿时热痛,是热迫膀胱,血从下溢所致。舌苔薄黄,脉数有力,皆实热之象。

4. 膏淋

主证:小便混浊如米泔,或有黏腻之物,尿时尿道热涩疼痛,舌质红苔腻,脉细数。

证候分析:本病多因湿热下注,蕴结于膀胱,以致气化不行,不能制约脂液而下流,故小便混浊如米泔,甚则有黏腻之物,而尿道热涩疼痛;舌质红苔腻,脉细数,为肾阴已虚,湿热留恋之象。

5. 劳淋

主证:小便涩而淋沥不已,时作时止,遇劳即发,缠绵难愈,脉多虚弱。

证候分析:本病多由酒色劳倦,或诸淋日久,过服寒凉等,以致脾肾俱虚,清阳之气不能施化,因而遇劳即发,缠绵难愈;脉多虚弱,亦为气虚之征。

【治疗】

治法:取膀胱俞、募穴为主。针用泻法或补泻兼施,以疏利膀胱气机。

处方:膀胱俞(BL28) 中极(CV3) 阴陵泉(SP9)。

随证配穴:石淋加委阳(BL39);气淋加行间(LR2);血淋加血海(SP10)、三阴交(SP6);膏淋加肾俞(BL23)、照海(KI6);劳淋加百会(GV20)、气海(CV6)、足三里(ST36)。

方义:淋证以膀胱病变为主,故取膀胱俞和膀胱之募中极,以疏理膀胱气机,配脾经合穴阴陵泉以利小便,使气化复常,小便通利,含通则不痛之意;石淋为湿热蕴积于下焦,煎熬尿液而成,故取足太阳膀胱经之委阳,又系三焦下合穴,能清下焦,除湿热,利膀胱;行间为肝经荥穴,故气淋取之以泻肝经气火而定痛;血海、三阴交清下焦热而止血;膏淋日久,则肾虚不能制约脂液而下流,故取肾俞、照海,可益肾气;劳淋乃脾肾俱虚,取百会为诸阳之会,配气海、足三里,可补益脾、肾之气。

【参考】

本病包括泌尿系感染和泌尿系结石等疾患。

十七、癃闭

【概说】

癃闭是以排尿困难,少腹胀痛,甚则小便闭塞不通为主证的一种疾病。癃是指小便不畅,点滴而出,病势较缓者;闭是指小便欲解不能,胀急难通,病势较急者。

本病的发生,主要是膀胱气化不利所致。《黄帝内经》说:"膀胱者,州都之官,津液藏焉,气化则能出矣。""膀胱不利为癃。"

【病因病机】

下焦有热,积于膀胱,或肾热移于膀胱。热结膀胱,气化失司,而致小便癃闭。

肾与膀胱互为表里,膀胱的气化有赖肾阳的温煦,肾阳不足,命门火衰,可致膀胱气化无权,而溺不能出。

跌扑损伤,以及外科手术后,经络瘀阻,或脏器受损,而致小便不通。

【辨证】

1. 热积膀胱

主证:小便量少,热赤或闭,小腹胀满特甚,口渴不欲饮,或大便不畅,舌质红苔黄,脉数。

证候分析:积热壅结于膀胱,故尿少而热,色赤,甚或闭而不通;水热互结,膀胱气化不利,故小腹胀满;津液不布,故但渴而不欲饮;舌质红苔黄,脉数,或大便不畅,均因下焦积热所致。

2. 命门火衰

主证:小便点滴不爽,排出无力,面色㿠白,神气怯弱,腰以下冷,腰膝无力,舌质淡,脉沉细而尺弱。

证候分析:小便点滴不爽,排出无力,是真阳不足而传送失职;面色㿠白,神气怯弱,舌淡等,都是命门火衰,气化不及州都所致。

3. 经气受损

主证:小便滴沥不畅,或阻塞不通,小腹胀满隐痛,舌有瘀点,脉涩数。

证候分析:此因外伤或下腹部手术后,膀胱经气受损,瘀血内阻,故小便滴沥不畅,甚则阻塞不通,小腹胀痛;舌有瘀点,脉涩为瘀血内阻之象。

【治疗】

1. 热积膀胱

治法:取膀胱俞、募穴为主。针用泻法,以清热利尿。

处方:膀胱俞(BL28) 中极(CV3) 三阴交(SP6) 委阳(BL39)。

方义:膀胱俞、中极是膀胱的俞、募穴,取之以清膀胱之积热,调整膀胱的功能;配三阴交以传下焦之热;委阳为三焦下合穴,取之以通调水道。数穴合用,共奏清热利尿之功。

2. 命门火衰

治法:取与肾经有关的腧穴为主。针用补法或用灸法,以温养元阳。

处方:命门(GV4) 肾俞(BL23) 百会(GV20) 关元(CV4) 阳池(TE4)。

方义:肾气不足,命门火衰,治疗当以培补肾气为主,故取命门、肾俞以补益肾阳;灸百会、关元以补益元气,气化行则小便自通;又因肾气不足,导致三焦决渎无力,所以在培肾的同时,取三焦之原穴阳池,以补益三焦,通调水道。

3. 经气受损

治法:取膀胱募穴为主。针用平补平泻法,以通经活络,恢复膀胱气机。

处方:中极(CV3) 三阴交(SP6) 水道(ST28) 水泉(KI5)。

方义:外伤或手术均能损伤脉络,可使膀胱气机受到阻滞,而发生尿闭,故取膀胱募穴中极,通调气机以利小便;再取三阴交以活血通络;取足少阴肾经郄穴水泉与水道配伍,能通利小便,消胀止痛。

【参考】

本证可见于各种原因引起的尿潴留。

十八、阳痿

【概说】

阳痿即阳事不举,或临房举而不坚的一种病证。《黄帝内经》称之为"阴痿"。张介宾说:"阴痿者,阳不举也。"

【病因病机】

恣情纵欲,或少年误犯手淫,致命门火衰,精气空虚;或惊恐思虑,心脾及肾气耗伤。正如《类证治裁·阳痿论治》所说:"伤于内则不起,故阳之痿,多由色欲竭精,斫丧太过,或思虑伤神,或恐惧伤肾",从而导致阳痿。

琼酒厚味,损伤脾胃,以致运化功能失常,湿浊内生,郁而化热,湿热下注,宗筋弛纵而发阳痿。不过湿热下注导致阳痿者较为少见,张介宾曾说:"火衰者十居七八,火盛者仅有之耳。"

【辨证】

1. 命门火衰

主证：阳事不举，或举而不坚，面色㿠白，形寒肢冷，头晕目眩，精神不振，腰腿酸软，小便频数，舌淡苔白，脉沉细。如兼心脾损伤者，则有心悸胆怯，失眠等症。

证候分析：肾主生殖，开窍于二阴，肾阳不足，命门火衰，生殖功能衰退而见阳痿；阳虚不能温煦形体，振奋精神，故面色㿠白，形寒肢冷，头晕目眩，精神不振；腰为肾之府，肾虚故腰膝酸软；肾司二便，小便的排泄虽膀胱所主，但仍有赖于肾的气化，肾阳虚，故气化无权，小便频数；舌淡苔白，脉沉细均为阳虚之象。如心脾受损，则气血生化之源不足，血不养心，故见心悸胆怯、失眠等症。

2. 湿热下注

主证：阴茎痿弱不能勃起，兼见口苦或渴，小便热赤，下肢酸困，苔黄腻，脉濡数。

证候分析：前阴为宗筋之所聚，《素问·生气通天论》说："湿热不攘，大筋缓短，小筋弛长，缓短为拘，弛长为痿"，湿热下注，宗筋弛纵而痿，故见阳事不用；湿热上蒸，故口苦或渴；如下注小肠，移入膀胱，则小便热赤；下肢酸困，舌苔黄腻，脉濡数均为湿热稽留之象。

【治疗】

1. 命门火衰

治法：取任脉、足少阴经穴为主。针用补法，并用灸法，以补肾壮阳。

处方：关元（CV4）　命门（GV4）　肾俞（BL23）　太溪（KI3）。

随证配穴：心脾亏损者，加心俞（BL15）、神门（HT7）、三阴交（SP6）。

方义：关元为足三阴与任脉之会穴，补之能壮人身之元气以振奋肾气；取命门、肾俞、太溪以益肾壮阳；心俞、神门、三阴交可补益心脾。

2. 湿热下注

治法：取任脉、足太阴为主。针用泻法，以清利湿热。

处方：中极（CV3）　三阴交（SP6）　阴陵泉（SP9）　足三里（ST36）。

方义：本病因脾经湿热下注而致，故取中极、阴陵泉、三阴交以疏理脾经经气而清利湿热；足三里为足阳明经合穴，脾与胃相为表里，用之以健脾运湿，湿化则热无所恋。诸穴合用，可清热除湿，以治疗因湿热下注所致之阳痿。

【参考】

本病多属功能性，如性神经衰弱等。

【附】 遗精

遗精有梦遗与滑精之分,有梦而遗精的,名为遗精;不因梦交或见色而精自滑出者,名为滑精。一般成年男子,未婚或婚后久旷者,偶有遗精,属生理现象,不能作为病态。

1. 梦遗　多因思虑过度,或恣情纵欲,心火不得下通于肾、肾水不能上济于心,心肾不交,水亏火旺,扰动精室,多梦有所感而遗。同时还可伴见头晕,心悸,神疲倦怠,小便黄短,舌质红,脉细数等阴虚火旺之征。治疗应泻手少阴,补足少阴,宜用针刺。

处方:神门(HT7)　心俞(BL15)　太溪(KI3)　志室(BL52)。

方义:神门、心俞,以降心火而交通心肾;太溪益肾气配志室以固摄精关。

2. 滑精　多因久病伤肾,或房事过度,或梦遗日久,肾精内枯,阴损及阳,致肾元虚惫,封藏失司,精关不固而滑精。临床可见滑精频作,不拘昼夜,动念则常有精液滑出,面色㿠白,形羸神疲,舌质淡,脉沉细弱等肾气不固之征。治疗宜取足少阴及任脉为主。针用补法,并用灸法,以补肾固精。

处方:肾俞(BL23)　大赫(KI12)　三阴交(SP6)　关元(CV4)　气海(CV6)。

方义:肾俞、三阴交补益肾气;关元为足三阴与任脉之会,与气海共为人身强壮要穴,灸之可温补元阳,配大赫,以固摄精关。

十九、失眠

【概说】

失眠是以经常不能获得正常的睡眠为特征的一种病证,又称"不寐"。失眠的证情不一,有初就寝即难以入寐;有寐而易醒,醒后不能再寐;亦有时寐时醒,寐而不实,甚至整夜不能入寐等。

本病以失眠为主证,常兼见头晕,头痛,心悸,健忘,以及精神异常等证。

【病因病机】

思虑劳倦,伤及心脾,心伤则阴血暗耗,神不守舍,脾伤则无以生化气血,血虚难复,不能上奉于心,致心神不安,而成失眠。正如张介宾所说:"劳倦思虑太过者,必致血液耗亡,神魂无主,所以不眠。"

禀赋不足,房劳过度,或久病之人,肾阴耗伤,不能上承于心,水不济火,则心阳独亢;或五志过极,心火内炽,不能下交于肾,故肾阴虚则志伤,心火盛则神动,心肾失交而神志不宁,因而不寐。

情志不畅,肝气郁结,久而化火,肝火上炎,扰动心神,神无所倚,因而导致失眠。

饮食不节,脾胃受伤,宿食停滞,或积为痰热,壅遏中宫,痰热上扰,胃失和降,而致卧不得安。即《素问·逆调论》所说:"胃不和则卧不安。"

综上所述,导致不寐的原因虽多,总与心、脾、肝、肾诸脏有关。因为血由水谷精微所化,上奉于心,则心得所养;受藏于肝,则肝体柔和;统摄于脾,则生化不息;调节有度,化而为精:内藏于肾,肾精上承于心。心气下交于肾,则神安志宁。若思虑、忧郁、劳倦等,伤及诸脏,精血内耗,彼此影响,每每形成本病。

【辨证】

1. 心脾两虚证

主证:难于入睡,多梦易醒,心悸健忘,体倦神疲,饮食无味,面色少华,舌淡苔薄,脉细弱。

证候分析:由于心脾亏损,血少神不守舍,故多梦易醒,健忘心悸;血不上荣,故面色少华而舌质色淡;脾失健运,则饮食无味;生化之源不足,血少气衰,故四肢倦怠,精神萎靡而脉见细弱。

2. 心肾不交证

主证:心烦不眠,头晕耳鸣,口干津少,五心烦热,舌质红,脉细数,或有梦遗、健忘、心悸、腰酸等症。

证候分析:肾水不足,心火独亢,放心烦不寐,健忘、心悸、梦遗、腰酸;口干津少,五心烦热,舌红,脉细数,均是阴亏于下,虚火上炎之征;肾阴不足,相火易动,故见头晕耳鸣等证。

3. 肝火上扰证

主证:性情急躁,多梦,惊恐兼有头痛,胁肋胀痛,口苦,脉弦等症。

证候分析:肝火上炎,扰动心神,故多梦惊恐;肝火上攻头目,故头痛;肝气郁结,不得疏泄,久而化火,故性情急躁;肝火夹胆气上溢,故见口苦;火郁肝经,故胁肋胀痛;脉弦为肝旺之象。

4. 胃气不和证

主证:失眠,脘闷嗳气,胀痛不舒,或大便不爽,苔腻脉滑。

证候分析:脾胃运化失常,食滞于中,升降之道受阻,故脘闷嗳气,胀痛不舒,大便不爽,因而影响睡眠;宿滞内停,积湿生痰,故舌苔腻,脉见滑象。

【治疗】

治法:取心经及有关腧穴为主,以宁心安神。心脾两虚:针刺用补法,兼用灸法,以补益心脾。心肾不交:针刺用平补平泻法,以交通心肾。肝火上扰:针刺用泻法,以清泻肝火。胃中不和:针刺用泻法,以调和胃气。

处方:神门(HT7) 三阴交(SP6) 安眠(奇)。

随证配穴:心脾两虚者,加脾俞(BL20)、心俞(BL15)、隐白(SP1),小艾炷灸;心肾不交者,加心俞(BL15)、肾俞(BL23)、太溪(KI3);肝火上扰者,加肝俞(BL18)、胆俞(BL19)、完骨(GB12);胃气不和者,加胃俞(BL21)、足三里(ST36)。

方义:神门为手少阴心经原穴,取之以宁心安神;三阴交是肝脾肾三经的交会穴,取之以协调三阴;安眠穴是治疗失眠的经外奇穴,心俞、脾俞为心脾的背俞穴,可补养心脾;隐白为足太阴经井穴,能治多梦易惊;心肾不交者取心俞泻心火,肾俞、太溪补肾水,三穴配伍,以交通心肾;肝火上扰者取肝俞、胆俞、完骨以清泄肝胆之火;"胃不和则卧不安"者取胃俞、足三里以和胃安神。

【参考】

皮肤针疗法:取四神聪(EX-HN2)、背俞穴或夹脊穴(EX-B2)。从上向下,轻叩2~3遍,每日或隔日1次,10次为1个疗程,休息2~3日后继续治疗。

【附】 健忘

健忘是由于脑力衰退,记忆减弱,遇事善忘的一种病证,在医籍中亦称"喜忘"或"善忘"。它与生性迟钝、天资不足者不同。本病多由心脾不足,肾精虚衰而起。如汪昂说:"人之精与志,皆藏于肾,肾精不足则志气衰,不能上通于心,故迷惑善忘也。"《三因极一病证方论·健忘证治》说:"脾主意与思,意者记所往事,思则兼心之所为也……今脾受病,则意舍不清,心神不宁,使人健忘"。心脾主血,肾主精髓,思虑过度,伤及心脾,则阴血耗损;房事不节,精亏髓减,则脑失所养,髓海空虚,皆能令人健忘。年高肾衰,亦多患此。治疗以养心血、补脾肾为主。可取四神聪(EX-HN2)、心俞(BL15)、脾俞(BL20)、足三里(ST36)、肾俞(BL23)、照海(KI6),针刺用补法。

方义:四神聪为治疗健忘的经验穴;心俞、脾俞补益心脾;肾俞、照海补益肾精,生髓充脑;足三里健运脾胃,以补益气血。

二十、心悸、怔忡

【概说】

心悸、怔忡是指患者自觉心动数急,惊慌不安,甚则不能自主的一种病证。心动数急,时发时止,病情较轻者称为心悸;心动数急,动无休止,慌乱不安,不能自主,病情深重者称为怔忡。

心悸与怔忡,在程度上有轻重之别,发病情况亦有差异,心悸多由一时惊恐劳倦引起,全身情况较好,其证浅暂;怔忡每由内伤日久而成,外无所惊,自觉心中惕惕,稍劳即发,全身情况较差,其病较为深重。心悸日久亦可以发展为怔忡。

【病因病机】

1. 心神不宁　平素胆怯的人,突然受到惊恐,如耳闻巨响,目见异物,或遇险临危,以致心惊神摇,不能自主,渐至心悸不已而成本证。如《素问·举痛论》所说:"惊则心无所倚,神无所归,虑无所定,故气乱矣"。亦有痰热内蕴,更因郁怒,胃失和降,痰火上逆而致心悸者。

2. 气血不足　久病体虚,或失血过多,或思虑过度,劳伤心脾,生化不足,气虚血少,不能上奉于心,神不得藏,从而发生心悸。

3. 阴虚火旺　房室过度,遗泄频繁;或久病虚劳,伤及肾阴,水不济火,心肾不交,虚火妄动,扰动心神而致心悸。

4. 水饮内停　心阳不振,水饮上逆,或脾肾阳虚,水饮内停,水气凌心,均可导致本病。

【辨证】

1. 心神不宁证

主证:心悸,善惊易恐,烦躁不宁,多梦易醒,纳呆,舌苔薄白,脉略数;如兼有痰热,则舌苔黄腻,脉象滑数。

证候分析:惊则气乱,恐则气下,心神不能自主,故见心悸,善惊易恐,多梦易醒,烦躁不宁;苔薄白,脉略数为心神不宁之征。舌苔黄腻,脉滑数为痰热之象。

2. 气血不足证

主证:心悸不安,面色不华,头晕目眩,气短乏力,舌质淡,有齿痕,脉象细弱或结代。

证候分析:气血虚不能养心,故心悸;气血不能上荣于面,故面色少华;气血不能上营于脑,则眩晕;舌为心苗,心主血脉,气血不足,故舌质淡,有齿痕,脉见细弱或结代。

3. 阴虚火旺证

主证:心悸不安,心烦少寐,头昏目眩,耳鸣,舌质红少苔,脉细数。

证候分析:肾阴不足,水不济火,以致心火内动,扰乱心神,故心悸而烦,不得安眠;阴虚于下,阳盛于上,则眩晕、耳鸣;舌红少苔,脉细数均为阴虚阳亢之征。

4. 水饮内停证

主证:心悸头昏,咳吐痰涎,胸脘痞满,神疲乏力,肢冷形寒,舌苔白,脉弦滑。脾肾阳虚者,则兼见小便短少,渴不欲饮,舌苔白滑,脉象沉弦或急促。

证候分析:水湿不化,聚而成饮,饮邪上迫,使心阳被抑;阳气不达于四肢则形寒肢冷而乏力;苔白,脉弦滑为水饮之象;脾肾阳虚则气化不利,故小便短少,渴不欲饮;舌苔白而水滑,脉沉弦,为脾肾阳虚、水饮内停之象;脉来急促为心阳衰微之征。

【治疗】

治法:取心的俞、募穴,手少阴,厥阴经穴为主。心神不宁证,针用平补平泻法,以安神宁心;心血不足证,针用补法,以养心安神;阴虚火旺证则补泻兼施,以益阴降火,水饮内停证,则先泻后补,针灸并用,以温阳化饮。

处方:心俞(BL15) 巨阙(CV14) 神门(HT7) 内关(PC6)。

随证配穴:心神不宁,加通里(HT5)、丘墟(GB40);兼有痰热,加丰隆(ST40)、胆俞(BL19);气血不足,加脾俞(BL20)、胃俞(BL21)、足三里(ST36);阴虚火旺,加厥阴俞(BL14)、肾俞(BL23)、太溪(KI3);水饮内停,加水分(CV9)、关元(CV4)、神阙(CV8)、阴陵泉(SP9)。

方义:本证取心经原穴神门及心俞为主,配心之募穴巨阙,心包经络穴内关,四穴并用能调理心脏气血,有宁心安神之效;通里为心经络穴,丘墟为胆经原穴,二穴合用可宁心益胆;丰隆为胃经络穴,胆俞为胆之背俞穴,二穴合用有化痰清热之效;脾俞、胃俞,调理脾胃,以益气血生化之源;足三里为强壮要穴,可补益气血;肾俞、太溪益肾阴,厥阴俞清心火;关元、神阙、水分、阴陵泉振奋心阳,健脾化饮。

【参考】

某些神经官能症和自主神经功能紊乱,以及各种心脏病所引起的心律失常,均可出现心悸、怔忡等症。

二十一、癫狂

【概说】

癫与狂,都是属于神志失常的疾病。癫病表现为沉默痴呆,语无伦次,静而多喜;狂病表现为喧扰不宁,狂躁打骂,动而多怒。故《难经·二十难》有"重阴者癫""重阳者狂"。王冰有"多喜为癫,多怒为狂"的说法。

癫狂的发病原因,大都以七情所伤为首要。其病机多由痰浊,癫病多属痰气郁结,狂病多为痰火为患。癫狂见证不同,但两者亦有联系。癫病日久,痰郁化火,可以出现狂证;狂病日久,郁火渐得宣泄,痰气留滞,亦能出现癫证,故常以癫狂并称。

【病因病机】

1. 癫证　多由思虑太过,情志抑郁,以至肝失条达,脾气不运,津液凝滞为痰,痰浊上逆,神明失常,发为癫证。

2. 狂证　多由所求不遂,忿怒伤肝,不得宣泄,郁而化火,煎熬津液,结为痰火,痰火上扰,蒙闭心窍,而致神志错乱,发为狂证。

此外,本病与先天遗传有一定关系,临床上常见癫狂患者有家族病史。

【辨证】

1. 癫证

主证:发病缓慢,初起先有精神苦闷,神志呆滞,继则言语错乱,喜怒无常,或终日不语,喜静多睡,不知秽洁,不思饮食,舌苔薄腻,脉象弦细或弦滑。

证候分析:由思虑太过,情志不畅,使肝气郁结,脾气不升,气郁痰结,蒙蔽心窍而出现种种神志异常的证候;痰浊中阻,故不思饮食而舌苔薄腻;痰气郁结,则脉弦细或弦滑。

2. 狂证

主证:发病急速,病前亦见烦躁易怒,少睡少食,继而狂躁好动,气力倍增,高声叫骂,弃衣奔走,终日不眠;甚至毁物打人,不避亲疏,舌苔黄腻,脉多弦滑而数。

证候分析:暴怒伤肝,肝火暴张,鼓动阳明痰热,上扰神明,故烦躁失眠,性情急躁;痰热蒙闭清窍,则狂乱打骂,不避亲疏,四肢为诸阳之本,阳盛则四肢实,故气力倍增而好动;痰热互结则见苔黄腻,脉弦滑而数。

【治疗】

1. 癫证

治法：取心、肝有关腧穴为主，针用平补平泻法，以疏肝、宁神、化痰。

处方：心俞（BL15） 肝俞（BL18） 脾俞（BL20） 神门（HT7） 丰隆（ST40）

方义：本证由痰气郁结病及心肝脾三脏所致，故取心俞开心窍，肝俞疏肝郁，脾俞运脾气，取神门、丰隆以化痰浊而宁心神。

2. 狂证

治法：取督脉、手厥阴经穴为主，针用泻法，以宁心、安神、清热、化痰。

处方：大椎（GV14） 风府（GV16） 水沟（GV26） 内关（PC6） 丰隆（ST40）

随证配穴：热盛狂躁者，加手十二井穴（LU11、PC9、HT9、LI1、TE1、SI1），点刺出血，以泻热。

方义：大椎、水沟二穴并用能清泄阳热，醒脑开窍。取风府是根据《灵枢·海论》"脑为髓之海，其输……下在风府"的理论，脑为元神之府，故可治疗神志疾病；内关配丰隆清心化痰。

【参考】

1. 本证可包括精神分裂症的狂躁型、抑郁型等精神病。

2. 癫狂十三穴 水沟（GV26）、少商（LU11）、隐白（SP1）、大陵（PC7）、申脉（BL62）、风府（GV16）、颊车（ST6）、承浆（CV24）、劳宫（PC8）、上星（GV23）、会阴（CV1）、曲池（LI11）、舌下中缝刺出血。以上十三穴依排列次序针刺。

二十二、痫证

【概说】

痫证是一种发作性神志失常的疾病，俗称羊痫风。发作时，突然仆倒，昏不知人，口吐涎沫，或有鸣声，双目上视，四肢抽搐，移时苏醒，醒后一如常人。

痫证虽具有典型证候，但病情各不相同，发作持续时间有长有短，短者数秒钟至数分钟，长者数小时。发作间隔有久暂，有每日发，数日发，乃至数月发者。发作时间不同，有昼发者，有夜发者。发作程度有轻重，轻者仅现一时性意识模糊，无全身性抽搐，两目直视，或有轻度抽搐；重者则突然昏迷，仆倒叫号，全身抽搐，口吐涎沫。本病发病之前，多有头晕、胸闷、神疲等先兆。本病一般多属实证，但反复发作可致正虚。

【病因病机】

大惊卒恐，惊则气乱，恐则气下，伤及肝肾，肝肾两虚，虚风内动而导致本病。

肝失条达,饮食不节,脾胃受伤,水谷之湿聚为痰涎痰气郁结,上蒙清窍,可导致本病。

由先天遗传因素引起本病,多发生于儿童时期。

【辨证】

1. 发作时病证

主证:本病发作时,常先觉头晕头痛,胸闷欠伸。旋即昏倒仆地,神志不清,面色苍白,牙关紧急,两目上视,手足抽搐,口吐涎沫,并发出类似猪羊的叫声,甚至二便失禁,不久,渐渐苏醒,症状消失,除感疲乏无力外,饮食起居如常,舌苔白腻,脉多弦滑。

证候分析:眩晕头痛,胸闷欠伸,均为风痰上逆之前驱症状;肝风内动,夹痰上逆,心神被蒙,故见神昏,抽搐,两目上视;风痰上壅,故吐涎沫;苔白腻,脉滑,均为痰浊蕴伏之候;风痰聚散无常,故时常发作,而醒后一如平人。

2. 发作后病证

主证:发作之后,精神萎靡,面色不华,头晕、心悸、食少、痰多,腰酸肢软,舌质淡,苔白,脉细滑。

证候分析:痫证时发,耗伤正气,故精神萎靡;血少则面色不华,不能上营于脑则头晕,不能奉养于心则心悸;脾阳不振,则饮食不化精微,生湿聚痰,故食少痰多;肾精不足,故腰肢酸楚乏力。舌质淡,苔白,脉细滑,乃气血亏耗,痰湿内蕴之征。

【治疗】

1. 发作时病证

治法:取督脉、任脉、肝经腧穴为主,针刺用泻法,以化痰开窍,平肝息风。

处方:水沟(GV26) 鸠尾(CV15) 间使(PC5) 太冲(LR3) 丰隆(ST40)。

方义:水沟、鸠尾可醒脑开窍;间使、丰隆、太冲清心安神,化痰息风。

2. 发作后病证

治法:取心、脾、肾经腧穴为主,针以平补平泻法,以养心安神,健脾、益肾。

处方:心俞(BL15) 印堂(EX-HN3) 神门(HT7) 三阴交(SP6) 太溪(KI3) 腰奇(EX-B9)。

随证配穴:白昼发作者,加申脉(BL62);夜间发作者,加照海(KI6);痰浊壅滞者,加中脘(CV12)、丰隆(ST40);气血大虚者,加关元(CV4)、足三里(ST36)。

方义:心俞、印堂、神门三穴合用,以养心安神;三阴交、太溪以补脾益肾;腰奇为治疗痫证经验效穴。本病昼发者取阳跷脉之申脉,夜发者取阴跷脉之照海;

中脘、丰隆和胃化痰;关元、足三里调补气血。

【参考】

痫证相当于西医学的癫痫病。包括癫痫病的大发作、小发作、精神运动性发作、局限性发作等各种类型。继发性癫痫,应积极治疗其原发病。

二十三、眩晕

【概说】

眩是眼花,晕是头晕。轻者闭目自止,重者如坐舟车中,旋转不定,以致不能站立;并可伴有恶心、呕吐、出汗等症状。

【病因病机】

1. 肝阳上亢　肝为风木之脏,主动、主升。如谋虑太过,或忧郁恼怒,每使肝阴暗耗,肝阳上亢,风阳升动,上扰清空,因而发生眩晕。或肾水素亏,水不涵木,木少滋荣,肝阳上亢,发为眩晕。皆属下虚上盛之证。

2. 气血两虚　病后体虚,思虑过度,劳伤心脾,脾虚则生化之源不足,而致气血两虚,气血不能上营于脑,因而引起眩晕。

3. 痰湿内阻　素体痰湿偏盛,饮食伤胃,劳倦伤脾,脾胃不足,健运失司,以致水谷不化精微,聚湿生痰,痰气交阻,则清阳不升,浊阴不降,引起眩晕。

【辨证】

1. 肝阳上亢证

主证:眩晕每因恼怒而增剧,急躁易怒,面红目赤,耳鸣,口苦,少寐多梦,舌苔黄,舌质红,脉弦数。

证候分析:暴怒伤肝,肝阴不足则肝阳上亢,肝阳化火,火升则面红目赤,急躁易怒;肝藏魂,魂不安舍,则少寐多梦;舌苔黄,舌质红,口苦,脉弦数,乃阴虚火旺所致。

2. 气血两虚证

主证:眩晕而兼见面色㿠白,四肢无力,心悸少寐,唇甲不华,倦怠懒言,舌质淡,脉细弱。大病或失血之后,每多见此证,甚则眩晕昏倒,劳累即发。

证候分析:气血两虚,不能上荣于脑,故眩晕;心主血脉,其华在面,脾司运化,生化气血、心脾亏损,气血不足,则面色无华,唇甲色淡;血虚不能养心,则心悸少寐;气虚则体倦懒言,神疲纳减,劳累即发;舌质淡,脉细弱,为气血两虚之象。

3. 痰湿内阻证

主证:眩晕而见头重如蒙,胸闷恶心,痰多,少食多寐,舌苔白腻,脉象濡滑。

证候分析:痰湿蒙蔽清阳,则眩晕头重;痰湿停阻中焦,气机不利,故胸闷恶心;脾阳不振,则少食多寐;苔白腻,脉濡滑,为痰湿内阻之征。

【治疗】

1. 肝阳上亢证

治法:取足厥阴、少阴经穴为主。针刺补泻兼施,可根据病情先补后泻或先泻后补,以益阴潜阳。

处方:风池(GB20) 肝俞(BL18) 肾俞(BL23) 太溪(KI3) 行间(LR2)。

方义:补肾俞、太溪以补益肾水;泻肝俞、行间、风池以平肝潜阳。

2. 气血两虚证

治法:取任脉、足太阴、阳明经穴为主。针用补法,兼用灸法,以补益气血。

处方:百会(GV20) 脾俞(BL20) 关元(CV4) 足三里(ST36) 三阴交(SP6)。

方义:百会位于巅顶,灸之可升提气血,营脑止晕;取关元以补元气;用脾俞、三阴交、足三里健脾胃,以益气血生化之源。

3. 痰湿内阻证

治法:取脾胃俞、募穴为主。针刺用平补平泻法,以除湿化痰。

处方:头维(ST8) 脾俞(BL20) 中脘(CV12) 内关(PC6) 丰隆(ST40)

方义:脾俞、中脘二穴合用,健脾胃以除湿;丰隆为胃之络穴,可降气化痰;头维治头晕;内关宽胸理气、和胃止呕。

【参考】

1. 本证在西医学中属于自觉平衡障碍的症状表现。临床常见于高血压、动脉硬化症、神经官能症、耳源性疾病等。

2. 皮肤针疗法 百会、太阳、印堂、华佗夹脊。方法:每天 1~2 次,中等刺激,5~10 次为 1 个疗程。

二十四、郁证

【概说】

郁证是由于情志怫郁,气机郁滞所引起的疾病的总称。凡因情志不舒,气郁不伸,而致血滞、痰结、食积、火郁、乃至脏腑不和而引起的种种疾病均属之。朱震亨说:"气血冲和,万病不生,一有怫郁,诸病生焉。"本节所述的郁证,是由情志抑郁引起的,具有特定症状的几个病证。

【病因病机】

郁证的成因,总不离七情所伤,从而导致五脏气机不和,《灵枢·口问》篇说:"悲哀愁忧则心动,心动则五脏六腑皆摇"。

郁怒难伸,肝木不能遂其条达之性,气失疏泄,或上犯心神,或克伐脾胃,或反侮肺金,或横窜脉络,或下走肠间,可引起多方面的病变。

思虑不解,曲意难伸,肝郁克脾,脾失健运,郁而生痰,痰气郁结;湿易停留,湿浊不化,食滞不消,痰湿与食滞互结,日久易于化火;或忧思过度,气机不利,营血暗耗而见种种症状。

【辨证】

1. 肝气郁结证

主证:精神抑郁,胸闷胁痛,腹胀嗳气,不思饮食,或腹痛呕吐,大便失常,舌苔薄腻,脉弦。

证候分析:情志所伤,肝失条达,故精神抑郁;足厥阴肝经之脉,循小腹,挟胃,布于胁肋。肝气郁滞,故见胸闷、胁痛、腹胀等证;胃失和降则嗳气,不思饮食;肝气乘脾,则腹痛呕吐,大便失常;舌苔薄腻,脉弦为肝胃不和,木乘土虚之征。

2. 气郁化火证

主证:头痛,口干而苦,急躁易怒,胸闷胁胀,吞酸嘈杂,大便秘结,目赤耳鸣,舌质红苦黄,脉弦数。

证候分析:气郁化火,火性炎上,循肝脉上行,则头痛、目赤、耳鸣;肝火烁津,胃肠有热,故口干而苦,大便秘结;木旺克土,胃失和降,故胸闷胁胀,嘈杂吞酸;易怒,苔黄,脉弦数均为肝火之象。

3. 痰气郁结证(又称梅核气)

主证:咽中梗阻,如有炙脔,咯之不出、咽之不下,舌苔薄腻,脉弦滑。

证候分析:肝气郁结,克伐脾胃,运化不利,水谷之湿聚而成痰,痰气郁结,阻于咽部,故更而难下;舌薄腻,脉弦滑均为痰气郁结之象。

4. 阴血不足证(又称脏躁)

主证:无故悲伤,喜怒无常,多疑、善惊、心悸、烦躁、睡眠不安等;或有突发胸闷,呃逆,暴暗,抽搐等症;严重者可昏迷,僵仆、苔薄白,脉弦细。

证候分析:由于忧思过度,情志不畅,气机不利,营血渐耗,不能奉养心神,从而产生各种神志症状。气机一时阻闭不通,可突发胸闷,呃逆,暴暗,抽搐等症。苔薄白、脉弦细为气郁日久,伤及阴血之象。

【治疗】

1. 肝气郁结证

治法：取气会及肝经腧穴为主。针刺用平补平泻法，以疏肝、健脾、和胃。

处方：肝俞（BL18）　膻中（CV17）　中脘（CV12）　足三里（ST36）　公孙（SP4）　太冲（LR3）。

方义：膻中为气会，可调理气机；肝俞、大冲为肝的背俞穴与原穴，二穴合用可疏肝解郁；中脘、足三里和胃降逆；公孙为脾经络穴，健脾和胃。

2. 气郁化火证

治法：取肝、胆、胃经腧穴为主。针刺用泻法，以清泄肝火、和中健胃。

处方：上脘（CV13）　支沟（TE6）　阳陵泉（GB34）　行间（LR2）　侠溪（GB43）。

方义：行间、侠溪为肝胆两经荥穴，可清泄肝胆之火；支沟、阳陵泉相配可治胸闷、胁胀、口苦、便秘；上脘和胃理气，以治吞酸嘈杂。

3. 痰气郁结证

治法：取肝经、任脉腧穴为主。针刺用平补平泻法，以疏肝解郁，理气化痰。

处方：天突（CV22）　膻中（CV17）　内关（PC6）　丰隆（ST40）　太冲（LR3）。

方义：太冲疏肝解郁，天突降气利咽，内关宽胸理气；膻中为气之会穴，丰隆为胃之络穴，二穴合用有行气化痰之效。

4. 阴血不足证

治法：取心、肝两经有关腧穴为主。针刺用平补平泻法，以养血疏肝，宁心安神。

处方：巨阙（CV14）　神门（HT7）　三阴交（SP6）　太冲（LR3）。

随证配穴：胸闷加内关（PC6）、膻中（CV17）；呃逆加公孙（SP4）、天突（CV22）；暴喑加通里（HT5）、廉泉（CV23）；抽搐加合谷（LI4）、阳陵泉（GB34）；昏厥僵仆加水沟（GV26）、涌泉（KI1）。

方义：取太冲以疏肝解郁；心经募穴巨阙、原穴神门，配脾经三阴交，可养血、宁心、安神；内关、膻中宽胸解郁；公孙、天突降气止呃逆；通里、廉泉治失语；合谷调理气机；阳陵泉为筋会，取之以舒筋止痛；水沟、涌泉开窍醒脑。

【参考】

本证包括西医学的癔病、神经官能症等。

二十五、虚劳

【概述】

虚劳是一种以长期疲劳为突出表现,同时伴有低热、头痛、肌肉关节疼痛、失眠和多种精神症状的一组综合征,体检和常规实验室检查一般无异常发现。因过度劳累、过度思虑或者长久慢性病,而导致五脏功能失衡,气血精神耗伤,而疲劳难解。

【病因病机】

疲劳是人体气、血、精、神耗夺的具体表现,而气、血、精、神皆由五脏所化生。外感病邪,多伤肺气,肺主一身之气,肺气不足,则体倦乏力,语言低微,气短息弱;肝主疏泄,情志不遂,肝气郁结,多伤肝气,肝又主筋而藏血,肝血受损,筋失所养,则筋缓无力,肢体麻木,关节屈伸不利;思虑过度,暗耗心血,损伤心脾之气,若心气不足,心血亏少,则血行无力,心神失养,神疲乏力,失眠怔忡,而脾为后天之本,主运化,主四肢肌肉,若脾气虚弱,失于健运,精微不布,则四肢肌肉疲惫、倦怠无力;体力过劳或房劳过度则耗伤肾精,肾为先天之本,藏精、主骨、生髓,肾精不足则骨软无力,精神萎靡。各种因素导致五脏气血阴阳失调是本病病机。

【辨证】

主证:表现为原因不明的持续或反复发作的严重疲劳,并持续至少半年,充分休息后疲劳不能缓解,伴有记忆力减退或注意力难以集中、咽痛、颈部或腋下结节压痛、肌肉酸痛、多发性关节痛、头痛、不寐。

证候分析:损伤脾气,则四肢肌肉运动功能下降,充分休息后疲劳不缓解;肾精受损,脑髓失养,故而记忆力减退、注意力难以集中;心血不足,则头痛、不寐;气血不和,筋肉、官窍失养,出现咽痛、颈部或腋下结节压痛、肌痛、关节痛等症。

【治疗】

治法:取五脏背俞穴、任脉和脾胃经穴为主,针刺用补法,以补益气血,调和五脏。

处方:心俞(BL15) 脾俞(BL20) 肝俞(BL18) 肾俞(BL23) 肺俞(BL13) 中脘(CV12) 气海(CV6) 足三里(ST36) 大包(SP21)。

随证配穴:脾气不足者,加太白(SP3)、三阴交(SP6);失眠者,加神门(HT7)、照海(KI6);健忘者,加印堂(EX-HN3)、水沟(GV27);肝气郁结者,加太冲(LR3)、内关(PC6)。

方义:心俞、脾俞、肝俞、肾俞、肺俞为五脏背俞穴,针用补法,可调补五脏气血阴阳。膻中为气会,可滋养心肺、调理气机。足三里、气海、关元,大补气血。中脘、大包健脾开胃以促气血化生。脾气不足,加原穴太白,足三阴经交会穴三阴交,以大补脾气;失眠,加心经神门、肾经照海,以交通心肾,使水火相济。健忘,加印堂、水沟以醒神健脑;肝气郁结,加肝经太冲、心包经内关以调畅情志、宽胸理气。

【参考】

1. 本证相当于慢性疲劳综合征。

2. 拔罐法　选足太阳经背部第一、第二侧线,用火罐行走罐法或闪罐法,以背部潮红为度。

二十六、戒烟综合征

【概说】

戒烟综合征,是指因吸烟者长期吸有尼古丁的烟叶制品,当中断吸烟后所出现的全身软弱无力、烦躁不安、呵欠连作、口舌无味,甚至心情不畅、胸闷、焦虑、感觉迟钝等一系列瘾癖症状。中国古代并无此病。

【病因病机】

烟草中尼古丁等外源性成瘾物大量进入体内后,与中枢的阿片类受体相结合,致使内源性阿片类物质分泌受到抑制,使吸烟者对外源性成瘾物质产生依赖,一旦外源性成瘾物质停止摄入,内源性阿片类物质的分泌不能满足人体的需要,导致体内阿片类物质缺乏,诱发戒断综合征。

中医认为此乃烟毒自口鼻而入,导致脾肺受损,而且烟毒内侵入心,扰动心神所致。

【辨证】

主证:有较长时间吸烟史,每天吸 10~20 支或 20 支以上,一旦中断吸烟会出现强烈的吸烟欲望,如不能满足,则会出现精神萎靡,疲倦乏力,焦虑不安,呵欠连作,流泪流涎,口淡无味,咽喉不适,胸闷,恶心呕吐,甚至出现肌肉抖动,感觉迟钝等症状。

证候分析:烟毒侵及心脑,故而不能满足吸烟欲望时,则会出现精神萎靡、焦虑不安、感觉迟钝。烟毒损伤脾肺,脾气虚弱,故而疲乏无力、呵欠连作、口淡无味、恶心呕吐、胸闷、肌肉抖动;脾气虚津液无以摄纳,故而流泪流涎;肺气虚弱,津液损伤,故而咽喉不适。

【治疗】

治法：取手太阴肺经和手少阴心经穴为主，针刺宜用泻法或平补平泻，以宣肺化痰，安神除烦。

处方：百会（GV20）　神门（HT7）　列缺（LU7）　合谷（LI4）。

随证配穴：胸闷、气促、痰多加膻中、内关；咽部不适加照海；烦躁者加劳宫、通里；肺气损伤加肺俞。

方义：百会、神门安神除烦。列缺为戒烟的有效验穴，位置与戒烟穴相近。合谷列缺宣肺化痰，健脾和胃。

膻中为气会、内关通心胸，两穴功可宽胸理气，以解胸中之郁；照海为八脉交会穴，通于阴跷脉，与肺经列缺所通之任脉，合于肺系、咽喉，善治咽部不适、咽干痒日久者；劳宫、通里分别为心包经和心经穴，可清心除烦；肺俞为肺之募穴，功在募集肺气。

【参考】

耳针是治疗戒烟综合征的有效方法，取肺、口、交感、神门、皮质下，毫针刺，也可埋针或用王不留行籽贴压。针灸尤其是耳针，戒烟效果较好，对自愿接受戒烟治疗者，大多可以达到预期的效果。选用耳穴埋针或耳压戒烟者，有吸烟欲求时应及时按压。

| 第三节 | 身形病证

一、头痛

【概说】

头痛系患者的一种自觉症状，可见于多种急慢性疾病中。其涉及范围很广，本节所述的是以头痛为主要症状者。如属某一疾病过程中所出现的兼症，则病去症亦自除，故不属讨论范围。

头为诸阳之会，是手足三阳经脉聚会之处，五脏六腑之气血皆上走于头。凡外感或内伤皆可引起头部气血不和，经气阻滞而导致头痛。外感头痛是由风袭经络引起，即是"伤于风者，上先受之"。内伤头痛多由肝阳上亢，气血两虚所致。

【病因病机】

风邪侵袭，上犯经络，失于疏散，则气血不和，经络受阻。久则络脉留瘀，每因气候骤变或偶然感触风邪而头痛发作。

素体阳盛,暴怒伤肝或肝气郁结,郁而化火,木火伤阴,均可导致肝阳上亢,而成头痛。

先天禀赋不足,久病体虚,过度疲劳,饮食失节,皆可引起气血两虚。气虚则清阳不升,血虚则脑失所养而致头痛。

【辨证】

1. 风袭经络证

主证:头痛时作,遇风则发,痛连项背,痛势剧烈,如锥如刺,痛有定处,脉弦,舌苔薄白。本症亦称"头风"。

证候分析:风袭头部经络,邪气阻滞,经气不通,不通则痛,邪气盛故病势剧烈,如锥如刺;风为阳邪,每易侵袭人体上部,故痛达项背;气滞可引起血瘀,故痛有定处;脉弦,苔薄白为风袭经络之象。

2. 肝阳上亢证

主证:头痛目眩,尤以头之两侧为重,烦躁易怒,面赤口苦,脉弦而数,舌质红而苔黄。

证候分析:肝阳上亢,上扰清窍,故头痛目眩;肝胆相表里,肝阳亢逆必影响胆腑,胆经郁热则口苦;胆经行于头侧,故头两侧痛甚;面赤,脉弦数。舌红苔黄均为肝胆阳热之象。

3. 气血两虚证

主证:痛势绵绵,头晕目眩,神疲乏力,面色不华,喜暖畏冷,每因疲劳或用脑过度则加重,脉细弱,舌质淡,苔薄白。

证候分析:气虚则清阳不升,浊阴不降,清窍不利,故头痛绵绵;劳则气伤,故劳累时加重;阳气不布则体倦乏力,喜暖畏冷;血虚不能上营于头面,故面色不华,头晕目眩。脉细弱,舌质淡,苔薄白为气血两虚之象。

在临床上,还应根据头痛部位,辨别病患所在的经络。如痛在后头部的,与太阳经有关;痛在前额、眉棱骨部的,与阳明经有关;痛在两额角或偏一侧的,与少阳经有关;痛在巅顶部的,与厥阴经有关。

【治疗】

1. 风袭经络证

治法:按头痛部位分经取穴。针刺用泻法,留针,以疏风痛络、活血止痛。

处方:

后头痛:风池(GB20) 昆仑(BL60) 后溪(SI3)。

前头痛:头维(ST8) 印堂(EX-HN3) 上星(GV23) 合谷(LI4) 内庭(ST44)。

偏头痛：太阳（EX-HN5） 率谷（GB8） 外关（TE5） 足临泣（GB41）。

头顶痛：百会（GV20） 后溪（SI3） 至阴（BL67） 太冲（LR3）。

方义：上述处方，是根据头痛的部位，循经取穴，用远近配穴法。后头痛，取手、足太阳经；前头痛，取手、足阳明经；偏头痛，取手、足少阳经；头顶痛，取手、足太阳经，兼取足厥阴经。

2. 肝阳上亢证

治法：取足厥阴、少阳经腧穴为主。针刺用泻法，以平肝潜阳。

处方：风池（GB20） 百会（GV20） 悬颅（GB5） 侠溪（GB43） 行间（LR2）。

方义：足厥阴经脉会于巅，足少阳经脉布于头之两侧，故取两经之局部与远道经穴相配，以泻其热，并可平肝潜阳。

3. 气血两虚证

治法：取任、督脉经穴和背俞穴为主。针刺用补法，并用灸法，以调补气血、升清降浊。

处方：百会（GV20） 气海（CV6） 肝俞（BL18） 脾俞（BL20） 肾俞（BL23） 足三里（ST36）。

方义：取气海以补元气，百会升举清阳；肝藏血，脾统血，肾主精血，故取肝、脾、肾的背俞穴以补肾精、益气血；补足三里以利生化之源。

【参考】

1. 头痛可见于西医学内、外、神经、精神、五官等各科疾病中。针灸临床疗效较好的有偏头痛、血管性头痛及神经官能症所致的头痛。

2. 皮肤针刺血拔罐法：常用穴：L$_1$~S$_4$夹脊。备用穴：风池（GB20）、太阳（EX-HN5）、阳白（GB14）。方法：一般叩打 L$_1$~S$_4$ 及其两侧部位，结合循经和局部叩刺。头痛较重者，可选太阳、阳白穴等部位，叩至少量出血后加拔火罐。

二、面痛

【概说】

面部一定部位出现阵发性短暂性剧烈疼痛称为面痛。本病多发生于面部一侧的额部、上颌部或下颌部。疼痛常突然发作，呈闪电样、刀割样，难以忍受。本病常反复发作，表现为慢性疾病。发病年龄多在中年以后，女性患者较多。

【病因病机】

本病多为感受风寒之邪，客于面部经络，致使经络拘急收引，气血运行受阻，就会猝然疼痛。如《素问·举痛论》所说："寒气入经而稽迟，泣而不行，客于脉外则血少,客于脉中则气不通,故卒然而痛。"

肝气郁结,郁而化火,饮食不节,食滞生热,肝胃之火上冲于面,可导致本病。素体阴虚,房劳伤精,可使阴虚火旺,亦可导致本病。

此外,牙病、口腔病、耳鼻疾病、神志病等都能诱发本病。

【辨证】

1. 感受风寒证

主证:颜面疼痛突然发作,如闪电样,疼痛剧烈难以忍受;疼痛呈阵发性,痛如针刺,如刀割,每次发作数秒钟或 1~2 分钟,一天可发作多次。在眶上孔、眶下孔、颏孔以及鼻翼旁、口角、鼻唇沟等处可发现痛点,触及时可引起疼痛发作。常伴有局部抽搐,流泪,流涕,流涎等症;或有外感症状,脉弦紧。

证候分析:风寒侵袭面部经络,寒主收引,气血不通,不通则痛,邪气盛则拒按而痛甚;正邪交争剧烈,故痛如刀割,如针刺;脉弦紧,为感受风寒之象。风寒郁久可化热生风,故可出现抽搐、流泪、流涕、流涎等症。

2. 肝胃郁火证

主证:除上述典型疼痛症状外,兼有烦躁、易怒、口渴、便秘、苔黄而干、脉多弦数。

证候分析:肝主疏泄,肝气郁结,郁而化火,故烦躁易怒;胃主受纳,其经脉上循于面部,饮食不化,留而化热,其热上冲于面,故面痛如灼;胃中有热,则口渴便秘。苔黄而干,脉弦数亦为肝胃郁火之象。

3. 阴虚火旺证

主证:痛势较缓并兼有形体消瘦、颧红、腰酸、神倦,每遇劳累则面痛发作加剧,脉细数,舌红少苔。

证候分析:肾藏精,主水,主脑髓,肾精不足则神倦、腰酸、形体消瘦;肾水不足则不能制火,虚火上炎,循经上冲于面部,故颧红、面痛;脉细数、舌红少苔均为阴虚火旺之征。

【治疗】

治法:根据疼痛部位循经取穴,采用远近配穴法。感受风寒者,针刺用泻法,以疏通患部气血;肝胃郁火者,加刺足厥阴、阳明经穴,针刺用泻法,以泻肝胃之火;阴虚火旺者加刺足少阴经穴,针刺用补法,以益阴降火。

处方:

眶上痛:阳白(GB14) 太阳(EX-HN5) 攒竹(BL2) 外关(TE5)。

上颌痛:四白(ST2) 颧髎(SI18) 迎香(LI20) 合谷(LI4)。

下颌痛：下关(ST7) 颊车(ST6) 大迎(ST5) 合谷(LI4)。

随证配穴：感受风寒加风池(GB20)；肝胃郁火加太冲(LR3)、内庭(ST44)；阴虚火旺加照海(KI6)、三阴交(SP6)。

方义：上述处方，按疼痛部位，采用远近配穴法，如下关、颊车均位于下颌，合谷、外关为手阳明、手少阳经穴，两经均上行面颊部，故取之。上方具有疏通患部经气，泻实止痛的作用。风池为足少阳、阳维之会穴，取之以疏风止痛；太冲、内庭清泄肝胃郁火；照海、三阴交益阴降火。

疼痛日久不愈，病程较长者，可于患侧取局部穴位，针用补法，浅刺留针；健侧取相应的局部穴位，针用泻法、久留针。

【参考】

1. 本病相当于西医学的三叉神经痛。

2. 针刺对原发性三叉神经痛有较好的止痛效果。对于继发性三叉神经痛，如颅内疾病及神经系统损害引起者，疼痛多呈持续性而阵发性加剧，则应治疗其原发病。

三、口眼㖞斜

【概说】

本病系指由风寒之邪侵袭面部经络、经筋所引起的口眼㖞斜。可发生于任何年龄，多数患者为 20~40 岁，男性略多。

【病因病机】

多由风寒之邪乘虚侵入阳明、少阳经脉与经筋，以致经气阻滞，经筋失养，肌肉纵缓不收而发病。

【辨证】

主证：起病突然，每在睡眠醒来时发病，病侧眼睑闭合不全，流泪，口角下垂，流涎，不能皱额、蹙眉、闭眼、鼓腮、示齿和吹哨等；部分患者有耳根后疼痛或头痛的症状，舌苔薄白，脉浮紧或浮缓。

证候分析：手足阳明、少阳经脉，循行于面部，手足阳明、少阳经筋亦分别结络于目、额、颊、颧、耳前等部。风寒侵袭经络后，使经气受阻，经筋失养，致局部肌肉弛缓不收，与对侧失去平衡，故出现以上口眼㖞斜诸症。

【治疗】

治法：取手、足阳明经穴为主，辅以少阳经穴。针刺用平补平泻法。以疏风通络。

处方:翳风(TE17) 阳白(GB14) 太阳(EX-HN5) 颧髎(SI18) 下关(ST7) 地仓(ST4) 颊车(ST6) 合谷(LI4)。

随证配穴:头痛加风池(GB20);皱额、蹙眉差加攒竹(BL2)、丝竹空(TE23);眼睑闭合不全,加攒竹(BL2)、睛明(BL1)、瞳子髎(GB1)鱼腰(EX-HN4)、丝竹空(TE23);耸鼻不能加迎香(LI20);人中沟㖞斜加水沟(GV26);示齿不能加巨髎(ST3);耳鸣、耳聋加听会(GB2);乳突部压痛加完骨(GB12)、外关(TE5)。

方义:合谷为手阳明大肠经原穴,能祛除头面之风邪;听会、完骨可祛风通络;风池祛风止痛;阳白、太阳、攒竹、丝竹空、瞳子髎、鱼腰、巨髎、水沟、地仓、颊车、迎香、颧髎均为局部取穴,有疏风通络作用。

【参考】

1. 本病相当于西医学的周围性面神经麻痹,亦称 Bell 麻痹。

2. 对病程较长者,取太阳(EX-HN5)、颊车(ST6)、地仓(ST4)、巨髎(ST3)、下关(ST7)等穴,可采用灸法。

3. 拔罐疗法 可配合针灸治疗,用小型火罐拔面部患侧,隔 3~5 日拔 1 次。

4. 对健侧拘急较甚者,可于针刺患侧的同时,取健侧局部腧穴,浅刺留针,以缓其筋急。

四、颈痛

【概说】

颈痛是以颈部经常疼痛麻木,连及头、肩上肢,并可伴有眩晕等为主要表现的疾病。本节所述颈痛多因颈椎间盘退行性改变及颈椎骨质增生,刺激或压迫了邻近的脊髓、神经根、血管及交感神经,并由此产生颈、肩、上肢一系列表现的疾病。

【病因病机】

多因长期伏案低头工作,颈部劳损,经气不利,督脉受损;或因风寒湿邪入侵,痹阻于太阳经脉,经脉不通;或年老正虚,气血不足,筋脉失养,肾虚精亏,髓不养骨所致。

【辨证】

1. 风寒痹阻

主证:颈强脊痛,肩臂酸楚,颈部活动受限,甚则手臂麻木发冷,遇寒加重。或伴形寒怕冷、全身酸楚。舌苔薄白或白腻,脉弦紧。

证候分析:风寒湿邪闭阻经脉,气血运行不畅,不通则通;寒性凝滞,故遇寒加重。舌苔薄白或白腻,脉弦紧,乃感受风寒之象。

2. 劳伤血瘀

主证:颈项疼痛,延及上背、上臂,手指麻木,劳累后加重,舌质紫黯有瘀点,脉涩。

证候分析:久坐耗气、劳损筋肉;或扭挫损伤、气血瘀滞,经脉痹阻不通所致颈项疼痛。久劳气虚故劳累后加重,血瘀不荣筋脉,故手指麻木。舌质紫黯有瘀点,脉涩为血瘀之象。

3. 肝肾亏虚

主证:颈项、肩臂疼痛,四肢麻木乏力,伴头晕眼花、耳鸣、腰膝酸软、遗精、月经不调,舌红、少苔,脉细弱。

证候分析:年老体衰,筋骨痿弱,气血不足,经脉空虚,筋骨失养,宗筋不利,故颈项、肩臂疼痛,四肢麻木乏力。腰为肾之府,肾主藏精,通于冲任,肾精不足,故腰背酸软、遗精、月经不调;肾阴虚,肝阳亢则头晕眼花、耳鸣。舌红、少苔,脉细弱为肝肾亏虚之象。

【治疗】

治法:舒筋通络,活血化瘀,兼以祛风、散寒、化湿和补益肝肾。以手、足太阳、足少阳经穴为主,配以局部穴位和循经远端取穴。针刺补泻兼施。

处方:大椎(GV14) 天柱(BL10) 后溪(SI3) 颈椎夹脊。

随证配穴:风寒痹阻者加风门(BL12)、风府(GV16)以祛风通络;劳损血瘀者加膈俞(BL17)、合谷(LI4)、太冲(LR3)以活血化瘀、通络止痛;肝肾亏虚加肝俞(BL18)、肾俞(BL23)、足三里(ST36)以补益肝肾、生血养筋。

局部对症取穴:根据压痛点位置,取肩井(GB21)、天宗(SI11)以疏通经气、活络止痛;上肢及手指麻痛甚者加曲池(LI11)、合谷(LI4)、外关(TE5)以疏通经络、调理气血;头晕、头痛、目眩者加百会(GV20)、风池(GB20)、太阳(EX-HN5)以祛风醒脑、明目止痛;恶心、呕吐加天突(CV22)、内关(PC6)以调理胃肠。

方义:后溪、天柱分别属手足太阳经,手足太阳经皆从颈部经过,根据经脉所过主治所及的原则取穴;天柱为局部取穴,后溪为八脉交会穴之一,与督脉相通,属远端取穴,两穴远近相配疏调太阳、督脉经气,通络止痛;大椎是督脉穴,为诸阳之会,针灸能激发诸阳经经气,通经活络;颈椎夹脊穴具有疏理局部气血而止痛的作用。诸穴远近相配,共奏祛风散寒、舒筋活络、理气止痛之功。

【参考】

针灸治疗颈椎病可明显改善症状,尤其对颈型、神经根型有较好的效果。可配合推拿、牵引等方法。

【附】 落枕

落枕,又称颈部伤筋。多由睡眠时体位失常,或风寒侵袭项背,局部经气不调所致。一般常见颈项部强痛,头部常向一侧㖞斜,前后左右转动不便,活动受限。

治法:以督脉、手足太阳经穴为主。取大椎(GV14)、天柱(BL10)、肩外俞(SI14)、悬钟(GB39)、后溪(SI3)等穴。

针用泻法,针后加灸,以达祛风散寒、舒筋活络之功。如不能前后俯仰,可配昆仑(BL60)、列缺(LU7);如不能左右回顾,加取支正(SI7)以疏导太阳经气。亦可在患处施以火罐。

五、胁痛

【概说】

胁痛是指一侧或两侧胁肋疼痛而言,为临床常见的一种自觉症状。《灵枢·五邪》指出:"邪在肝,则两胁中痛。"《素问·脏气法时论》说:"肝病者,两胁下痛引少腹。"肝脉布胁肋,肝与胆相表里,胁痛之形成多与肝胆疾患有关。

【病因病机】

肝位于胁部,其脉布于两胁,故肝脏受病,往往出现胁痛一证。肝为风木之脏,其性喜条达,恶抑郁。如情志郁结,肝气失于疏泄,络脉受阻,经气运行不畅,可发为胁痛。

肝气郁结日久,气滞可产生血瘀,或因跌扑闪挫,可引起络脉停瘀,皆可导致血瘀胁痛。

久病体虚,劳欲过度,精血亏损,血不养肝,络脉失养,亦可导致本证。

【辨证】

1. 实证

(1)气滞证

主证:胁肋胀痛,胸闷不舒,喜太息,食欲不振,口苦,苔薄白,脉弦,症状常随情志变化而增减。

证候分析:肝气失于条达,阻于络脉,故见胁肋胀痛;情志变化与气之郁结关系极为密切,故疼痛随情志变化而增减;气机不畅,故胸闷喜太息;肝气乘脾,故见饮食减少。苔薄白,脉弦均为肝郁之象。

(2) 血瘀证

主证:胁痛如刺,痛处不移,入夜更甚,疼痛拒按,舌质紫黯,脉沉涩。

证候分析:气滞血瘀,瘀血停着胁部,故见胁痛如刺,痛处不移;血属阴,夜为阴,故夜间痛甚;瘀血属实,故疼痛拒按。舌紫黯,脉沉涩,均为瘀血之象。

2. 虚证

主证:胁肋隐痛,痛势绵绵,口干心烦,头昏目眩,舌红少苔,脉虚弱或细数。

证候分析:精血亏损,血少不能濡养肝络,故见胁肋隐痛;口干心烦,为阴虚内热;头昏目眩,为精血不足。舌红,脉虚弱或细数,为精血不足,阴虚内热之象。

【治疗】

1. 实证

治法:取足厥阴、少阳经穴为主。针刺用泻法,以疏肝行气,活血通络。

处方:期门(LR14) 支沟(TE6) 阳陵泉(GB34)。

随证配穴:气滞加太冲(LR3)、丘墟(GB40);血瘀加膈俞(BL17)、肝俞(BL18)。

方义:少阳经脉布于胁肋,故取支沟、阳陵泉以调少阳经气而止痛;取肝经募穴期门,以疏肝利胁,配太冲、丘墟以疏理肝胆之气;配膈俞、肝俞以活血化瘀。

2. 虚证

治法:取背俞和足厥阴经穴为主。针刺用补法,以益精养血,行气止痛。

处方:期门(LR14) 肝俞(BL18) 肾俞(BL23) 足三里(ST36) 三阴交(SP6) 太冲(LR3)。

方义:肝俞、肾俞为肝肾之背俞穴,期门为肝之募穴,太冲为肝经原穴,四穴合用,可益精养血,调肝止痛;足三里、三阴交扶助脾胃,以资生化之源。

【参考】

1. 胁痛可见于肝胆疾病、胁部闪挫伤、肋间神经痛、肋软骨炎等病证。

2. 肋间神经痛,可根据疼痛部位,选取相应节段的华佗夹脊穴,有较好的止痛效果。

3. 皮肤针 用皮肤针叩胸胁病部,加拔火罐。适用于闪挫胁痛,有止痛化瘀作用。

六、腰痛

【概说】

腰痛是指腰部疼痛而言,是患者的一种自觉症状。腰为肾之府,腰痛和肾的关系至为密切。

临床中,许多疾病都可引起腰痛,本节仅就外感寒湿,内伤肾气,以及外伤闪挫所引起的腰痛证叙述如下。

【病因病机】

1. 感受寒湿　坐卧冷湿之地,或涉水冒雨,身劳汗出,寒湿之邪,滞留经络,经气受阻,因而发生腰痛。

2. 肾气虚损　房劳过度,精气损耗,使腰部经脉失于濡养而致腰痛。如《素问·脉要精微论》所说:"腰者肾之府,转摇不能,肾将惫矣。"

3. 外伤闪挫　外伤可使经脉气血受损,引起气滞血瘀而导致腰痛。

【辨证】

1. 寒湿证

主证:多发于感受寒湿之邪以后,腰背重痛,不能俯仰,或痛连臀部下肢,患部肌肉拘急,常觉寒冷,每遇阴雨天则加重。舌苔白腻,脉沉弱或沉迟。

证候分析:寒湿黏滞,留而不去,阻塞经络,气血不畅,故腰部冷痛而重,转侧不利;受阴雨天气影响,气血更加郁滞,是以痛剧;苔白腻,脉沉弱或沉迟,都是寒湿停聚之象。

2. 肾虚证

主证:起病缓慢,腰痛以酸楚为主,日久不愈,精神倦怠,膝软无力,遇劳则加剧,卧床休息后可以缓解。偏于阳虚者,少腹拘急,面色㿠白,口中和,手足不温,脉沉细或沉迟,舌质淡;偏于阴虚者,则心烦失眠,口燥咽干,面色潮红,五心烦热,脉细弱或细数,舌质红少苔。

证候分析:腰为肾府,肾主骨髓,肾精亏虚,骨髓不充,故腰背酸楚,膝软无力;劳则耗伤精气,是以痛甚;卧则气静,是以痛减。肾阳虚则不能温煦腰腹、四肢,故少腹为急,四肢不温;面色㿠白,口中和,脉沉细或沉迟,舌质淡均为阳虚之象。阴虚则肾水不能上济心火,故心烦失眠;阴虚则生内热,故面色潮红,五心烦热;口燥咽干,脉细弱或细数,舌红少苔,为阴虚或阴虚内热之象。

3. 外伤证

主证:有腰部扭伤史,腰脊强痛,一般痛处固定不移,手按或转侧时则疼痛更甚,舌质淡红或紫黯,脉弦或涩。

证候分析:筋脉扭伤,以至气血不能畅通,瘀血阻于经脉,故腰痛剧作,痛有定处,按之则痛甚;弦脉主痛证;舌质紫黯,脉涩为血瘀之象。

【治疗】

治法:取督脉、足太阳经穴为主。以行气止痛,舒筋活络。寒湿,针灸并用;肾阳虚,针灸并用,针刺用泻法;肾阴虚,针刺用补法;外伤,针刺用泻法或点刺出血。

处方:肾俞(BL23) 腰阳关(GV3) 委中(BL40)。

随证配穴:寒湿加大肠俞(BL25)、关元俞(BL26);肾阳虚加命门(GV4)、腰眼(EX-B7);肾阴虚加志室(BL52)、太溪(KI3);外伤加水沟(GV26)、阿是穴。

方义:腰为肾之府,取肾俞以益肾气,灸之能除寒去湿;腰阳关是局部取穴,委中是四总穴之一,是治疗腰背痛的远道取穴;取大肠俞、关元俞以祛风散寒,通经止痛;命门、腰眼针灸并用可补肾阳、益肾精;志室、太溪可补益肾阴;督脉行于脊里,取水沟是循经远道取穴法,可治疗腰脊强痛。

【参考】

1. 本证可见于肾脏疾病、风湿病、类风湿病、增生性脊柱炎、腰肌劳损及外伤等。

2. 有腰椎病变者,可取相应部位的华佗夹脊穴,直刺1.5寸,留针,以配合进行治疗。

七、痹证

【概说】

痹有闭阻不通的意义。风寒湿之邪侵袭经络,气血闭阻不能畅行,引起肢体、关节等处酸、痛、麻、重及屈伸不利等症状,名为痹证。

本病在临床上较为常见,不分性别、年龄均可患本病。在气候寒冷、潮湿、多风的地区更为常见。病情轻者可能只在某些肢体、关节等处感到酸楚、疼痛,随天气变化而加剧。严重者,疼痛、酸楚显著,关节肿大,反复发作,甚至引起变形,使肢体、关节运动功能受限。

根据病因与临床症状的不同,本病可分为四种类型:以感受风邪为主,疼痛呈游走性者,称为行痹;感受寒邪为主,疼痛剧烈者,称为痛痹;感受湿邪为主,酸楚、麻木、困重者称为着痹;发病急剧,伴有发热症状者,称为热痹。

【病因病机】

1. 体虚受邪 由于体虚,阳气不足,腠理空虚,卫阳不固,风寒湿邪乘虚而入,流走脉络,而致气血运行不畅,即成为痹证。《严氏济生方·诸痹门·五痹论治》指出"皆因体虚,腠理空疏,受风寒湿气而成痹也。"

2. 体质因素 人的体质,有偏寒、偏热之不同,如素体阳气偏盛,内有蕴热,一旦感受风、寒、湿邪,则表现为热证,即成热痹。此外,风寒湿痹如经久不愈,邪留经络,可郁而化热,亦能出现热痹症状。

【辨证】

1. 行痹

主证:肢体关节酸痛,游走不定,上下左右走窜疼痛,以腕肘、膝、踝等处为甚,关节运动不利,或见恶寒发热,舌苔薄腻,脉多浮紧或浮缓。

证候分析:肢体关节疼痛是风寒湿邪的共同症状,是由邪留经络,致气血运行不畅;不通则痛;因感受风邪为主,风性善行走窜,故痛无定处;外邪侵入,正邪交争,故有恶寒发热。脉浮紧或浮缓为风邪在表,苔薄腻为风寒湿邪侵袭的初期表现。

2. 痛痹

主证:关节或肢体疼痛剧烈,势如锥刺,痛有定处,得热则减,遇寒则甚,局部不红不热,舌苔薄白,脉弦紧。

证候分析:因寒邪偏盛,寒为阴邪,其性收引,经脉收引使气血更为不畅,故痛甚,寒性凝滞,故痛有定处;得热则血行得通,故痛减;遇寒则血益凝滞,其痛加剧,势如锥刺;寒邪为患,故局部不红不热。脉弦紧主寒主痛,苔白为寒邪之象。

3. 着痹

主证:肌肤麻木,肢体沉重,关节酸痛,痛处多固定不移,易受阴雨气候影响而加重,苔白腻,脉濡缓。

证候分析:湿邪偏盛,湿性重浊,浸淫肢体关节,气血运行不畅,故见麻木、沉重、疼痛;湿性黏滞,亦为阴邪,故痛有定处;因受阴雨气候影响,气血更加郁滞,故病情加重。脉濡缓,苔白腻均为湿象。

4. 热痹

主证:关节疼痛,局部红肿,痛不可近,运动受限,可涉及一个或多个关节,兼有发热,口渴,苔黄,脉滑数。

证候分析:局部红肿而痛,为化热之故;关节肿胀变形,故运动受限;发热,口渴,苔黄,脉滑数均为实热之象。

此外,还可按病位深浅区分如下:

皮痹:皮肤麻木,凛凛有寒感。

肌痹:肌肉酸痛不仁。

筋痹:筋肉酸痛拘急,甚则挛屈不伸。

脉痹:血脉凝滞而疼痛。

骨痹:骨节酸痛,重而不举,严重时伸不能屈。

【治疗】

治法:根据病痛部位,局部多取阳经经穴为主,亦可采用阿是穴,并结合循经远道取穴。以祛风、散寒、化湿。行痹、热痹、筋痹以针刺为主,用泻法,并可用皮肤针叩刺;痛痹、脉痹少针多灸,深刺久留,如疼痛剧烈的可兼用皮内针或隔姜灸;着痹、皮痹、肌痹、骨痹针灸并用,或兼用温针、皮肤针和拔罐法。

处方:

肩关节痛:肩髃(LI15) 肩髎(TE14) 肩贞(SI9) 臑俞(SI10)。

肩胛痛:天宗(SI11) 秉风(SI12) 肩外俞(SI14) 膏肓(BL43)。

肘臂痛:曲池(LI11) 尺泽(LU5) 天井(TE10) 外关(TE5) 合谷(LI4)。

手腕痛:阳池(TE4) 阳溪(LI5) 阳谷(SI5) 外关(TE5)。

手指拘挛:阳谷(SI5) 合谷(LI4) 后溪(SI3)。

手指麻痛:后溪(SI3) 三间(LI3) 八邪(EX-UE9)。

髋关节痛:环跳(GB30) 居髎(GB29) 悬钟(GB39)。

股部痛:秩边(BL54) 承扶(BL36) 阳陵泉(GB34)。

膝关节痛:鹤顶(EX-LE2) 犊鼻(ST35) 内膝眼(EX-LE4) 阳陵泉(GB34)阴陵泉(SP9)。

小腿麻痛:承山(BL57) 飞扬(BL58)。

踝部痛:解溪(ST41) 商丘(SP5) 丘墟(GB40) 昆仑(BL60) 太溪(KI3)。

足趾麻木:公孙(SP4) 束骨(BL65) 八风(EX-LE10)。

腰脊痛:水沟(GV26) 身柱(GV12) 腰阳关(GV3)。

全身痛:后溪(SI3) 申脉(BL62) 大包(SP21) 膈俞(BL17) 肩髃(LI15)曲池(LI11) 合谷(LI4) 阳池(TE4) 环跳(GB30) 阳陵泉(GB34) 悬钟(GB39)解溪(ST41)。

随证配穴:行痹、脉痹加膈俞(BL17)、血海(SP10);痛痹加肾俞(BL23)、关元(CV4);着痹加足三里(ST36)、商丘(SP5);热痹加大椎(GV14)、曲池(LI11);筋痹加阳陵泉(GB34);骨痹加大杼(BL11)、悬钟(GB39)。

方义:上述各部处方,主要根据病所的经络循行部位选穴,以疏通经络气血的闭滞,使营卫调和,则风、寒、湿三气无所依附而痹证得解。病在皮肤肌肉当浅刺,病在筋骨可适当深刺留针。应随证候选用不同的针灸法。后溪通于督脉,申脉通于阳跷,为八脉交会穴配穴法,主治肩、背、腰、腿,一身肌肉、筋骨之病。大包为脾之大络,故可网罗一身之气,膈俞为血之会穴,二穴合用可治疗全身性疼痛。大椎、曲池合用治疗热痹。膈俞、血海有活血、养血作用,取"血行风自灭"之意,加治风要穴风池以治行痹、脉痹。商丘、足三里健运脾胃而化湿,以治着痹。关元、肾俞益火之原,温补元阳,以治痛痹。阳陵泉为筋会,以治筋痹。大杼为骨会,悬钟为髓会,用以治疗骨痹。

【参考】

1. 本证可包括风湿热、风湿性关节炎、类风湿关节炎、肌纤维组织炎、痛风、神经痛等病。

2. 皮肤针拔罐疗法:用皮肤针重叩脊背两侧或关节局部,使叩处出血少许,并加拔火罐。本法常用于治疗肌肤顽麻的皮痹、肌痹及关节强直变形的骨痹。

3. 本证病情轻浅者,针灸有较好的疗效;病情深重者,需长期治疗。若久延不愈,营卫枯涩,筋肉失养,可转为痿证。

八、痿证

【概说】

痿证,是指肢体痿弱无力,不能随意活动,或伴有肌肉萎缩的一类病证,其证以下肢痿弱较多见,故又称"痿躄"。

痿证的记载,首见于《素问·痿论》。认为痿证的主要原因是肺热叶焦。后世医家在此基础上有所发展,张介宾提出"元气败伤则精虚不能灌溉,血虚不能营养者,亦不少矣"的说法。

关于痿证的治疗,《素问·痿论》提出"治痿独取阳明"的论点。因胃为水谷之海,为后天生化之源,足阳明经为多气多血之经,凡十二经脉、筋骨、肌肉皆需后天气血所濡养,肝血、肾精亦赖后天水谷之气所化生,因此调治阳明胃经,是治痿的根本方法。在临床中,还应结合病因、病机及病变部位辨证施治。

痹证日久不愈,因肢体关节疼痛,长期废用,亦有类似痿证之瘦削枯萎者,其鉴别要点是痿证不痛,痹证则多有疼痛。

【病因病机】

1. 肺热熏灼 感受温毒之邪,最易耗伤津液。温邪犯肺或病后邪热未清,肺受热灼,则津液受损,筋脉失养,导致手足痿弱不用,发为痿证。

2. 湿热浸淫 感受湿邪,积而不去,郁而化热,浸淫筋脉,以至筋脉弛缓不用,成为痿证;饮食不节,过食肥甘,以致湿热内蕴,壅于络脉,气血凝滞,亦可成痿。

3. 肝肾亏虚　久病体虚,房劳过度,肝肾精血亏损,肝藏血,主筋;肾藏精,主骨。精血不足,则筋骨失去濡养,致成本病。

4. 外伤　跌仆损伤,经脉受损,使气血运行受阻,筋脉失去濡养,弛缓成为痿证。

【辨证】

1. 肺热证

主证:两足痿软不用,兼有发热,咳嗽,心烦,口渴,小便短赤,舌红苔黄,脉细数或滑数。

证候分析:温邪犯肺,故发热而咳;肺热伤津,则心烦,口渴,小便短赤;津液灼损,筋脉失养,故痿软不用。舌红苔黄,脉细数为热邪伤津之象,脉滑数主热盛。

2. 湿热证

主证:两足痿软或微肿,扪之微热,身重,胸脘痞满,小便赤涩热痛,舌苔黄腻,脉濡数。

证候分析:湿热蕴蒸,浸淫筋脉,气血阻滞,故两足痿软;湿热阻滞,故身重;湿热阻于胸膈,故胸脘痞满;湿热下注,则小便赤涩热痛。苔黄腻,脉濡数为湿热之象。

3. 肝肾阴亏证

主证:下肢痿弱不用,兼有腰背酸软,遗精早泄,带下,头晕,目眩,舌红,脉细数。

证候分析:肝肾阴亏,精血不能濡养筋骨,故渐而成痿;腰为肾之府,肾主藏精,通于冲任,肾精不足,故腰背酸软,遗精,带下;肾阴虚,肝阳亢则头晕目眩。舌红,脉细数为肝肾阴虚之象。

4. 外伤

主证:有外伤病史,肢体麻木,痿废不用,或有大小便失禁。脉缓或涩,舌苔薄白,舌质淡红或紫黯。

证候分析:因外伤使经脉受损,经脉所伤之处,气血循行受阻,故使肢体麻木,渐而痿废不用;督脉主一身阳气,督脉受损,使脏腑气化不利,肾司二便,肾气失司,故可大小便失禁。脉涩,舌质紫黯为有瘀血之象。

【治疗】

治法:取阳明经穴为主。以通调经气,濡养筋骨。肺热、湿热,针用泻法以清其热;肝肾阴亏针刺用补法;外伤针用平补平泻法,多针患侧腧穴。

处方：

上肢：肩髃（LI15） 曲池（LI11） 合谷（LI4）外关（TE5）。

下肢：髀关（ST31） 环跳（GB30） 血海（SP10） 梁丘（ST34） 足三里（ST36） 阳陵泉（GB34） 解溪（ST41） 悬钟（GB39）。

随证配穴：肺热加尺泽（LU5）、肺俞（BL13）；湿热加脾俞（BL20）、阴陵泉（SP9）；肝肾阴虚加肝俞（BL18）、肾俞（BL23）；外伤加相应节段华佗夹脊穴；小便失禁加中极（CV3）、三阴交（SP6）；大便失禁加大肠俞（BL25）、次髎（BL32）。

方义：本方以阳明经穴为主，是根据《黄帝内经》所说"治痿独取阳明"的意思。取筋会阳陵泉，髓会悬钟以增强濡养筋骨的作用；取肺俞、尺泽以清泻肺热；取脾俞、阴陵泉以清利湿热；取肝俞、肾俞以补肝肾之阴；取华佗夹脊穴以通调督脉之气；中极、三阴交调肾与膀胱之气；大肠俞、次髎调理大肠功能。

【参考】

1. 本证可见于急性脊髓炎、进行性肌萎缩、重症肌无力、多发性神经炎、小儿麻痹后遗症、周期性瘫痪、癔病性瘫痪、外伤性截瘫等病。

2. 痿证疗程较长，需要患者配合，耐心治疗，或加用皮肤针循经、局部叩刺。

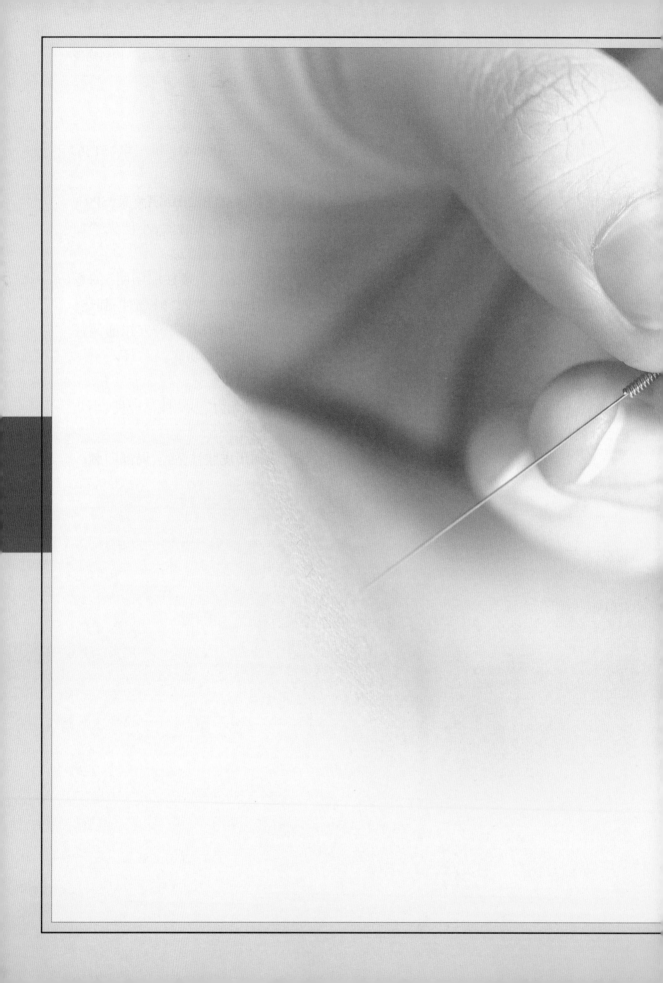

第十四章

妇儿科、外科、五官科病证

| 第一节 | 妇科病证

一、月经不调

【概说】

月经不调是指月经的周期、经量、经色、经质发生异常改变,并伴有其他症状的病证。常见的有经行先期、经行后期、经行先后无定期等。月经提前八九天,甚至一月两至,为经行先期,亦称"经早";月经周期延后八九天,甚至每隔四五十日一至的称"经行后期",亦称"经迟";月经不按周期来潮,或先或后,称为"经行先后无定期",又称"经乱"。

月经病的致病因素很多,或外感寒、热、湿邪,或内伤忧思郁怒,以及房事不节,产育过多等,均可导致气血失调,冲任损伤,酿成本病。

【病因病机】

1. 经行先期

(1)血热:素体内热或阴虚阳盛,或素嗜辛辣食物,或过服暖宫之药,或肝郁化火,致使热伤冲任,迫血妄行,使经血先期而下。

(2)气虚:劳倦过度,饮食失调,脾气受伤,中气亏损,不能统血固摄以致经血早期而行。张介宾说:"如脉证无火,而经早不及期者,乃心脾气虚,不能固摄而然。"

2. 经行后期

(1)血虚:因长期慢性失血,或久病体虚,或产乳过多,阴血受损;或饮食劳倦脾胃受伤,化源不足,营血衰少,以致冲任血虚,血海不足,经水不能按时而下。

(2)血寒:多由素体阳虚,寒邪内生;或经行之际,过食生冷,冒雨涉水,感受寒凉,寒邪乘虚搏于冲任,血为寒凝,经行受阻,以致经血来迟。

(3)气滞:素多忧郁,气机不利,气郁血滞,血行不畅,冲任受阻,血海不能按时充盈,以致经行后期。

3. 经行先后无定期

(1)肝郁:多因肝气郁结,或忿怒伤肝,肝气逆乱,藏血失调,以致冲任胞宫蓄溢失常,故见经期先后不定。

(2)肾虚:多因早婚,房室不节,孕育过多,耗伤精血,以致肾气不固,闭藏失职,冲任失调,经期不定。

【辨证】

1. 经行先期

(1) 血热证

主证:月经先期,量多,色紫红,质黏稠,心胸烦闷,小便短赤,舌红苔黄,脉数有力。

证候分析:血得热则妄行,故经来量多;血为热灼,故色紫红,质黏稠;血分有热,累及心肝,故心胸烦闷;心热下移小肠,故小便短赤;苔黄,脉数均为内有邪热之象。

(2) 气虚证

主证:月经超前,量多,色淡,质清稀,精神疲倦,心悸气短,自觉小腹空坠,舌淡苔薄,脉弱无力。

证候分析:脾主中气而统血,气虚则统摄无权,冲任因而不固,则见经行先期量多,色淡质稀;气虚则神疲,气短,小腹空坠;心悸,舌淡为血虚之征;脉弱无力,为气虚之候。

2. 经行后期

(1) 血虚证

主证:经行后期,量少色淡,小腹空痛,身体瘦弱,面色萎黄,皮肤不润,头晕眼花,或心悸少寐,舌淡红,少苔,脉虚细。

证候分析:由于久病体弱或长期失血,营血亏耗,血海不能按时充盈,故月经后期,量少色淡;血虚胞脉失养,故小腹空痛;血既不足,又不能内充经脉,外润肌肤,故身体瘦弱,面色萎黄,皮肤不润;血虚不能养肝营心,则头晕、眼花、心悸、少寐;血虚不能上营于舌,分充于脉,故舌淡,脉虚而细。

(2) 血寒证

主证:经期延后,色黯而量少,小腹绞痛,得热稍减,肢冷畏寒,苔薄白,脉沉迟。

证候分析:经产之际,感受寒冷,血为寒滞,运行不畅,故经行后期,量少而色黯;寒客胞宫,气血凝滞,故小腹绞痛,得热稍减;寒为阴邪,伤人阳气,故肢冷畏寒;苔薄白,脉沉迟均属寒象。

(3) 气滞证

主证:经期后延,色黯量少,小腹胀满而痛,精神抑郁,胸痞不舒,噫气稍减,胁肋乳房作胀,舌苔薄白,脉象弦。

证候分析:肝气郁结,血为气滞,故经行后期而量少,小腹胀满而痛;气以宣达为顺,郁则不能宣达,故精神抑郁,胸痞不舒,得嗳则气机稍畅,故痞满稍减;肝经布于胸胁乳房,肝郁气滞,故胸胁乳房作胀;脉弦为肝郁气滞之征。

3. 经行先后无定期

(1) 肝郁证

主证:经期先后不定,经量或多或少,色紫红、质黏稠,经行不畅,胸胁乳房作胀,少腹胀痛,抑郁不乐,时欲叹息,苔薄白,脉象弦。

证候分析:郁怒伤肝,疏泄失常,气血逆乱,血海不宁,故经期先后不定,经量或多或少;肝郁气滞,气滞血凝,故经行不畅,胸胁乳房作胀,少腹胀痛;叹息可疏理气机,故时欲叹息;脉弦为肝郁之象。

(2) 肾虚证

主证:经期先后不定,经血量少,色淡质稀,头晕耳鸣,腰膝酸软,夜尿较多,大便不实,舌淡苔薄,脉沉弱。

证候分析:肾气不足,冲任不调,而血海蓄溢失常,以致经行错乱,先后不定;肾气虚弱,精血不足,则经血量少,色淡质稀;肾主骨、生髓、开窍于耳,其经脉贯腰脊,肾虚则髓海不足,孔窍不利,腰脊失养,故头晕耳鸣,腰膝酸软,肾司二便,肾虚则不能制约,故尿频而大便不实。舌淡苔薄,脉沉弱,皆为肾阳不足之象。

【治疗】

1. 经行先期

(1) 血热证

治法:取任脉及足太阴、少阴经穴为主。针刺宜用泻法,以调理冲任、清热凉血。

处方:曲池(LI11) 中极(CV3) 血海(SP10) 水泉(KI5)。

随证配穴:肝郁化火加行间(LR2);阴虚内热加然谷(KI2)。

方义:曲池为手阳明经合穴,血海为足太阴经穴,二穴合用,有清泄血热的作用;中极为任脉经穴,又是足三阴经的交会穴,有调理冲任,清泄下焦内热的作用;水泉为肾经郄穴,有益阴清热,调理经血的作用,诸穴相合,可达清热调经的目的。肝郁化火者,配行间清肝热,配然谷益阴清热,调理经血。

(2) 气虚证

治法:取任脉及足太阴、阳明经穴为主。针刺用补法,以益气固摄。

处方:气海(CV6) 三阴交(SP6) 中脘(CV12) 足三里(ST36)。

方义:气海为任脉经穴,可调一身之气,气为血帅,气充则能统血;脾胃为生血之本,脾气旺则血有所统,故取三阴交、中脘、足三里以健脾益气,诸穴相配可达益气统血的作用。

2. 经行后期

（1）血虚、血寒证

治法：取任脉及足太阴经腧穴为主。血虚针刺用补法，并可灸，以益气养血；血寒针用平补平泻，重用灸法，以温经散寒。

处方：关元（CV4） 气海（CV6） 三阴交（SP6）。

随证配穴：头晕眼花加百会（GV20）；心悸少寐加神门（HT7）。

方义：关元属任脉经穴，通于胞宫，又是任脉与足三阴经的交会穴，合三阴交，补之可益气生血，调理冲任，温经散寒；更助以气海，调理气血，如此则冲任调和经血按时而行。头晕眼花者配百会以升提气血，濡养清窍；心悸少寐者配神门宁心安神。

（2）气滞证

治法：取足厥阴、阳明经穴为主。针刺用泻法，以行气活血。

处方：天枢（ST25） 气穴（KI13） 地机（SP8） 太冲（LR3）。

随症配穴：胸痞加内关（PC6）；胁肋、乳房胀痛加期门（LR14）。

方义：天枢属足阳明经，气穴属肾经，能行气活血，调理冲任，地机为血中之气穴，调血以行气；太冲为肝经原穴，可疏肝理气，诸穴相配可达行气调血的作用。胸痞者配内关以宽胸理气；胁肋乳房作胀者配期门以理气消胀。

3. 经行先后不定期

（1）肝郁证

治法：取任脉、厥阴经穴为主。针刺用平补平写法，以疏肝解郁，调理冲任。

处方：气海（CV6） 四满（KI14） 间使（PC5） 蠡沟（LR5）。

随证配穴：胸胁、乳房胀痛加膻中（CV17）、期门（LR14）；抑郁不乐者加神门（HT7）、太冲（LR3）。

方义：气海属任脉，四满属肾经，有行气血调冲任的作用；间使、蠡沟属厥阴经穴，有疏肝解郁，理气调经的作用。如此，肝得疏泄，冲任调和，则经血自调。胸胁、乳房胀痛者配膻中、期门疏肝理气；抑郁不乐者配神门、太冲以宁心解郁。

（2）肾虚证

治法：取任脉、足少阴经腧穴为主。针刺宜用补法，并用灸法。以补肾气、调冲任。

处方：关元（CV4） 肾俞（BL23） 交信（KI8）。

随证配穴：腰膝酸软加腰眼（EX-B7）、阴谷（KI10）；头晕耳鸣加百会（GV20）、太溪（KI3）。

方义：肾俞为肾脏的背俞穴，合关元、交信，培本固元，补益冲任，如此则肾能闭藏、经血自调。腰膝酸软者配腰眼、阴谷补肾壮骨；头晕、耳鸣配太溪、百会补肾生髓，充养脑髓。

【参考】

本病包括垂体前叶或卵巢功能异常而致的月经紊乱。

二、痛经

【概说】

妇女在行经前后或月经期小腹及腰部疼痛，甚至剧痛难忍，并随着月经周期而发作者，称为"痛经"，又叫"经行腹痛"。

本病主要由胞宫气血运行不畅所致。如气血虚少，或气滞血瘀，使经行涩滞不畅，不通则痛。临床上一般可分虚实两类。

【病因病机】

1. 实证　多由于肝气郁结，气机不利，不能运血畅行，血行受阻，以致冲任经脉不利，经血滞于胞中而作痛；或经期受寒饮冷，寒邪伤于下焦，客于胞宫，经血为寒所凝，运行不畅而作痛。

2. 虚证　多由于体质虚弱，气血不足，或大病之后，气血两亏，行经以后，血海空虚，胞脉失养，引起痛经；或素体阳虚，阴寒内盛，运血不利，以致经行滞而不畅，导致痛经。

【辨证】

1. 实证

主证：多在经前即开始小腹疼痛。如小腹胀痛，经行不畅，量少，色紫黯有块，血块排出后腹痛减轻，胸胁、乳房作胀，舌边尖紫，或舌边有瘀点，脉沉弦者，为气滞血瘀证；如小腹冷痛，痛连腰脊，得热则缓，经行量少，色黯有块，苔白腻，脉沉紧者，为寒湿凝滞证。

证候分析：肝郁气滞则小腹、胸胁、乳房胀痛，经行量少而不畅；气滞则血瘀，故经色紫黯有块，血块排出后，瘀滞稍通，故疼痛减轻；舌有紫色或有瘀点，脉沉弦，均为气滞血瘀之象。寒湿客于胞宫，血被寒凝，故经行不畅，量少色黯有块，小腹冷痛；胞脉系于肾，故痛甚则连及腰脊；血得热则行，故得热而痛减。苔白、脉沉紧，均为寒湿内阻之象。

2. 虚证

主证:多在经行末期或经净之后小腹疼痛,痛势绵绵,喜暖喜按,经色淡而量少、质清稀,甚者见形寒怕冷,面色苍白,心悸,头晕等证,脉细无力。

证候分析:气血虚弱,血海不足,胞脉失养,故小腹绵绵作痛,得按则减;气血两虚,故月经量少,色淡质清稀;气血虚甚,心失所养则心悸,头面失其所荣则头晕面色苍白;久病伤阳,阳气不振,故见形寒怕冷。脉细无力为气血俱虚之象。

【治疗】

1. 实证

治法:取任脉、足太阴经穴为主。针用泻法,寒证针灸并用,以调理气机,活血通经。

处方:中极(CV3) 次髎(BL32) 合谷(LI4) 血海(SP10) 地机(SP8) 太冲(LR3)。

随证配穴:小腹胀痛加四满(KI14)、水道(ST28);小腹冷痛加归来(ST29)、大巨(ST27)。

方义:中极是任脉经穴,可通调冲任脉气;地机是脾经郄穴,与血海相配可活血通经;太冲是肝经原穴,可疏肝解郁,配合谷可调气行血,通经止痛,次髎是治疗痛经的经验效穴;小腹胀痛者配四满、水道,调理冲任、行瘀止痛;小腹冷痛者艾灸归来、大巨,可温经散寒。诸穴相配,行气化瘀,温经散寒,冲任调达则经痛可止。

2. 虚证

治法:取任脉和脾、肾俞穴为主。针刺用补法,并用灸法,以调补气血,温养冲任。

处方:关元(CV4) 脾俞(BL20) 肾俞(BL23) 足三里(ST36) 三阴交(SP6)。

方义:关元是任脉与足三阴经交会穴,配以肾俞,灸之可暖下焦、益精血,以温养冲任;脾俞与足三里、三阴交相配可补脾胃而益气血。气血充足,胞脉得养、冲任调和,则痛经自止。

【参考】

本病常与生殖器官病变、内分泌、神经、精神因素等有关。继发性痛经应结合治疗原发病。

三、闭经

【概说】

发育正常的女子,一般在14岁左右,月经即应来潮。如超龄过久而月经未来,或曾来而又中断达3个月以上者,称为"闭经"。至于妊娠期、哺乳期的"停经"均属生理现象,不属闭经的范围。

发生闭经的主要原因,可分为虚实两种。虚者多为阴血不足,实者多为实邪阻隔,脉道不通,经血不得下行。

在临床上一般分血滞和血枯两类进行辨证治疗。

【病因病机】

1. 血滞　七情内伤,肝气郁结,气结血滞,运行不畅,胞脉阻闭,经水不得下行。

2. 血枯　饮食劳倦,损伤脾气,生化之源不足;或因大病、久病,损耗阴血;或多产、房劳伤及肝肾,精血亏损,均可使血海空虚,冲任失养,遂成经闭。

【辨证】

1. 血滞证

主证:月经数月不行,少腹胀痛、拒按,或少腹有痞块,胸胁胀满,舌边紫黯或有瘀点,脉沉紧。

证候分析:忧思恚怒,气机郁滞,不能行血,冲任不通,经闭不行;气以宣达为顺,气滞不宣,则少腹胀痛,胸胁胀闷;瘀血停滞,积于血海,阻碍经血下行,故腹痛拒按,少腹有痞块。舌边紫有瘀斑,脉沉弦为气滞血瘀之象。

2. 血枯证

主证:经期延后,经量逐渐减少以至闭止,日久则面色萎黄,精神不振,头目眩晕,食少,便溏,皮肤干燥,舌淡苔白,脉缓弱者为气血虚弱;如见头晕耳鸣,腰膝酸软,口干咽燥,五心烦热,潮热盗汗,舌淡苔少,脉弦细,为精血不足。

证候分析:脾主运化水谷而生血,脾虚不运则血虚,血虚冲任失养,血海不满;或失血之后,阴血亏损,血海无余,故经期延后,经量逐渐减少以至闭止;血虚不能荣于肌肤则面色萎黄,皮肤干燥,不能上荣于头则头目眩晕,精神不振;脾虚不运,故食少,便溏。舌淡苔白,脉缓弱均为血枯不荣之象。肾主骨髓,脑为髓海,肾虚则头晕耳鸣,腰膝酸软;阴虚生内热,则口干咽燥,五心烦热,潮热汗出;舌淡,脉弦细是精血不足之象。

【治疗】

1. 血滞证

治法:取任脉、足太阴、足厥阴经穴为主。针刺用泻法,以行滞通经。

处方:中极(CV3)　归来(ST29)　血海(SP10)　太冲(LR3)　合谷(LI4)　三阴交(SP6)。

随证配穴:少腹痛拒按、有痞块,加四满(KI14)。

方义:中极是任脉与足三阴经交会穴,能调理冲任而疏导下焦;归来是局部取穴,能疏通胞宫血滞;血海为足太阴经穴,太冲属足厥阴经穴,两穴能疏调肝气,行瘀化滞;合谷、三阴交调理气血,可使气血下行而达通经的目的。少腹痛拒按,有痞块者配四满以祛瘀痛经。

2. 血枯证

治法:取任脉及肝、脾、肾的有关腧穴为主。针刺用补法,酌用灸法,以养血通经。

处方:关元(CV4) 肝俞(BL18) 脾俞(BL20) 肾俞(BL23) 足三里(ST36) 三阴交(SP6)。

方义:脾为后天之本,主消化水谷,化精微而为气血,血源充足,则经血自行,故取脾俞、足三里、三阴交以健脾胃;肾为先天之本,肾气旺则精血自充,故取肾俞、关元以补肾气;肝主藏血,故取肝俞以补养肝血。脾能统血,肝能藏血,肾能藏精,冲任得养,则经闭可通。

【参考】

本病包括内分泌、神经、精神等因素所致的闭经。

四、崩漏

【概说】

妇女不在行经期间,阴道大量出血.或持续下血,淋漓不断的,称为"崩漏"。凡发病急骤,暴下如注,大量出血的为崩;发病势缓,经血量少,淋漓不净的为漏。崩和漏在病势上虽有缓急之分,在发病过程中又可以互相转化。如久崩不止,气血耗竭,必致成漏;久漏不止,病势日进,亦能成崩。从轻重程度而言则漏轻而崩重。如《严氏济生方·妇人门·崩漏论治》说:"崩漏之疾,本乎一证,轻者谓之漏下,甚者谓之崩中。"

【病因病机】

1. 实热 素体阳盛,或感热邪,或过食辛辣,或七情过极,五志化火,热郁于内,损伤冲任,迫血妄行;或大怒伤肝,肝火内炽,血失所藏,而致崩中漏下。

2. 气虚 思虑过多,或饥饱劳役,损伤脾气,脾虚则统摄无权,冲任不固,以致经血崩漏而下。

【辨证】

1. 实热证

主证:阴道骤然大量下血,或淋漓日久,血色深红,烦躁不寐,头晕,舌质红苔黄,脉数。

证候分析:热盛于内,迫血妄行,故血下如崩,或淋漓不止而血色深红;热扰心神,则烦躁不寐;热邪上扰清窍则头晕,舌红苔黄,脉数,属血热之征。

2. 气虚证

主证:骤然血崩,下血甚多,或淋漓不绝,色淡红、质清稀,神倦肢怠,气短懒言,不思饮食,舌质淡,脉细弱。

证候分析:气不摄血,冲任不固,致成崩漏之证;中气不足,则神倦肢怠,气短懒言;脾虚健运失职,则不思饮食;血失温煦,故月经色淡质清;舌质淡,脉细弱,均为气血两亏之征。

【治疗】

1. 实热证

治法:取任脉、足太阴经穴为主。针刺用泻法,以清热止崩。

处方:中极(CV3) 血海(SP10) 隐白(SP1) 曲泉(LR8)。

随证配穴:感受热邪加曲池(LI11);心火盛加少府(HT8);肝火内炽加太冲(LR3)。

方义:中极为足三阴、冲任之会,可以调理冲脉、任脉之气,以制约经血妄行;隐白为脾经井穴,为治崩漏常用效穴;曲泉为肝经输穴,能疏理肝气;血海泻之,可泄血中之热,以止血热之妄行。诸穴相配可达清热泻火,调经止血的作用。随证配曲池以清除热邪;配少府以清泄心火,配太冲以泻肝火。

2. 气虚证

治法:取任脉、足太阴经穴为主。针刺用补法及灸法,以益气固摄。

处方:百会(GV20) 关元(CV4) 足三里(ST36) 三阴交(SP6) 隐白(SP1) 阳池(TE4)。

随证配穴:脾虚纳少、便溏者,加脾俞(BL20)、胃俞(BL21)。

方义:关元能调理冲任,益气固摄而止血;三阴交配隐白、足三里,能健脾益气以统血;百会用灸,可提升阳气,是下病高取之法;阳池为三焦经的原穴,三焦者原气之别使,主持诸气,故补之可增强冲任的功能,起益气摄血作用。

【参考】

本病可包括由于卵巢功能失调的功能失调性子宫出血,但必须排除生殖系统器质性疾病。

五、带下病

【概说】

带下,是指妇女从阴道中流出黏稠液体,如涕如唾,绵绵不断的一种病证,一般称为白带。

产生带下病的主要原因,是由于脾虚肝郁,湿热下注或胃气不足,下元亏损,以致任脉不固,带脉失约,遂成带下。在证候分类上,因带下的颜色不同,历代医家有白带、黄带、赤带及赤白带、五色带等名称。根据临床观察,以白带和黄带最为常见。

【病因病机】

1. 脾虚 饮食不节,劳倦过度,损伤脾气,运化失常,则水谷之精微不能上输,反聚而为湿,流于下焦,而为带下。

2. 湿热 脾虚湿盛,郁而化热,或肝气郁结,郁久化热,热与湿搏,湿热下注,而成带下。

3. 肾虚 素体肾气不足,下元亏损,或孕育过多,伤及肾气,而使带脉失约,任脉不固,遂成带下。

【辨证】

1. 脾虚证

主证:带下量多,色白或淡黄,质黏稠,无臭,如涕如唾,连绵不断,面色萎黄或㿠白,精神疲倦,纳少便溏,下肢浮肿,舌淡苔白腻,脉缓弱。

证候分析:脾虚失运,水湿下陷则为带下;脾虚中阳不振,则纳少便溏,下肢浮肿,面色不荣而呈㿠白或萎黄,四肢不温,精神疲乏;舌淡苔白腻,脉缓,均为脾虚之征。

2. 肾虚证

主证:带下量多,质清而稀,淋漓不断,腰酸如折,小腹发冷,小便频数清长,大便溏薄,舌淡苔薄白,脉沉。

证候分析:肾阳不足,带脉失约,任脉不固,故带下清冷,淋漓不断;命门火衰,不能下暖膀胱,上温脾土,故小便清长,大便溏薄;腰为肾之府,肾虚失荣,则腰酸如折;肾阳虚衰,不能温暖胞宫,则小腹有冷感。舌淡,苔薄白,脉沉,为肾阳不足之征。

3. 湿热证

主证:带下色黄量多,质黏稠,其气秽臭,阴中瘙痒,大便干结,小便短赤,脉象濡数,舌苔黄腻;或带下色黄兼赤,口苦咽干,烦热,心悸失眠,情绪急躁易怒,苔黄,脉象弦数。

证候分析:湿热下注,损及任脉,带脉失约而致带下。湿邪夹热,故带下色黄黏稠且臭,阴部瘙痒;湿热内蕴,则大便干结,小便短赤;脉濡数,苔黄腻,均为湿热之征。若因肝郁化热,则急躁易怒,口苦咽干;热扰营血,故带下赤色;热扰心神,故烦热、心悸、失眠;脉弦数,苔黄,为肝经郁热之象。

【治疗】

1. 脾虚证

治法:取任脉、足太阴、阳明经穴为主。针刺用补法,并用灸法,以健脾利湿,调任固带。

处方:带脉(GB26)　气海(CV6)　白环俞(GB30)　阴陵泉(SP9)　足三里(ST36)。

方义:带脉为带脉和足少阳经的交会穴,能固摄带脉,主治带下;气海为任脉经穴,有理气化湿,调任固带的作用;白环俞为邻近取穴,用于止带;阴陵泉、足三里两穴相配健脾利湿,为本方主穴。

2. 肾虚证

治法:取任脉、足少阴经穴为主。针刺用补法,并用灸法,以助阳补肾,固摄任带。

处方:肾俞(BL23)　关元(CV4)　大赫(KI12)　带脉(GB26)　复溜(KI7)。

方义:肾俞、关元、大赫与复溜四穴,邻近部与远端取穴相结合,有助阳补肾的作用,使肾能闭藏,任固带约,则带下可止;带脉穴有止带的作用。

3. 湿热证

治法:取任脉、足太阴经穴为主。针刺宜用泻法,以清热利湿,调任固带。

处方:中极(CV3)　次髎(BL32)　三阴交(SP6)　太冲(LR3)。

随证配穴:阴部瘙痒者,加蠡沟(LR5);带下色赤者,加血海(SP10);热重者,曲池(LI11)。

方义:中极为任脉经穴,膀胱募穴,泻之可清利下焦湿热;次髎可清热利湿,功于止带;三阴交为足三阴经交会穴,既可健脾利湿,又能清泻肝火,诸穴相配可达清热利湿,调任固带的作用。阴部瘙痒者配蠡沟以清泻肝经湿热;带下色赤者配血海清泻血热;热重者配曲池以清热,可相得益彰,提高疗效。

【参考】

本病包括生殖器感染的疾患,如阴道炎、宫颈炎、子宫内膜炎、附件炎等。

六、妊娠恶阻

【概说】

妊娠二三月,恶心呕吐,头晕厌食或食入即吐,称为"恶阻"。这是妊娠早期最常见的疾患。严重的可使孕妇迅速消瘦,或诱发其他疾病。

产生恶阻的原因,多由于平时胃气虚弱,受孕后胎气上逆犯胃,胃气不降所致。

【病因病机】

胃气素虚,受孕之初,月经停闭,血海不泻,冲脉之气较盛,冲脉隶于阳明,其气上逆犯胃,胃虚不能下降,反随冲气上逆,而致呕恶。或脾胃虚弱,孕后阴血聚以养胎,肝血虚少,肝阳偏盛,上逆犯胃发为呕恶。

【辨证】

1. 脾胃虚弱证

主证:孕后2~3个月,恶心呕吐,或食入即吐,或呕吐清涎,脘腹胀满,神疲思睡,舌淡苔白,脉滑而无力。

证候分析:脾胃素虚,孕后血盛于下,冲脉之气上逆,胃气不降,反随逆气上冲,故呕恶不食,食入即吐;脾胃虚弱,中阳不振,故脘腹胀满,神疲思睡,呕吐清水。舌淡苔白,脉滑而无力,均为孕后脾胃虚弱之征。

2. 肝胃不和证

主证:妊娠初期,呕吐苦水或酸水,脘闷胁痛,嗳气叹息,精神抑郁,头晕目胀,舌苔微黄,脉弦滑。

证候分析:肝气郁结,失于疏泄,肝脉挟胃贯膈,布胸胁,肝气上逆犯胃则呕恶脘闷,胸胁胀痛,嗳气叹息,精神抑郁;肝气上逆清窍则头晕目胀;肝胆相表里,肝热内郁,胆火随之外泄,则呕吐苦水或酸水;舌苔微黄,脉弦滑亦为孕后肝胃不和之象。

【治疗】

1. 脾胃虚弱证

治法:取足阳明、太阴经穴为主。针刺用平补平泻法。以健脾和胃,降逆止呕。

处方:中脘(CV12) 上脘(CV13) 内关(PC6) 足三里(ST36) 公孙(SP4)。

方义:中脘为腑之会穴,胃之募穴,合上脘有和胃止呕的作用;足三里为胃腑下合穴,可健脾和胃,降胃气之上逆;公孙为脾经之络穴,有健脾和胃的作用,又为冲脉之交会穴,故又可降冲气之上逆,配以内关,可增其降逆止呕的作用。诸穴相配共奏健脾和胃,降逆止呕之功。

2. 肝胃不和证

治法:取足阳明、厥阴经穴为主。针刺用平补平泻法。以疏肝解郁,和胃止呕。

处方:膻中(CV17) 中脘(CV12) 内关(PC6) 足三里(ST36) 太冲(LR3)。

方义:本病主要是由脾胃虚弱,肝气上逆所致,故取中脘、足三里以健脾和胃;取气会膻中以理气降逆;取厥阴经穴内关、太冲疏肝理气,降逆止呕。

【参考】

1. 妊娠早期,胞胎未固,针治时取穴不宜过多,手法不宜过重,以免影响胎气。

2. 病者宜保持安静,卧床休息,切忌恣食生冷或油腻之品,宜少食多餐,调养胃气。

七、滞产

【概说】

产妇临产后,总产程超过 24 小时者称为滞产。古人称为"难产"或"产难"。滞产常常发生在子宫收缩乏力,胎头和骨盆不相称或胎位不正等情况。

【病因病机】

1. 气血虚弱 多因体质素弱,正气不足;或产时用力过早,气乏力竭;或临产胞水早破,下血过多,浆血干枯。凡此种种,均可引起滞产。正如《胎产心法》所说:"素常虚弱,用力太早,及儿欲出,母已无力,今儿停住,产户干涩,产亦艰难。"

2. 气滞血瘀 由于临产恐惧,忧郁过度,以致气滞血瘀;或妊娠期间过度安逸,导致气滞不行,血流不畅;或临产感受寒邪,寒凝血滞,气机不利等,均可造成滞产。正如《医宗金鉴·生育门·难产》曰:"难产之由,非只一端;或胎前喜安逸不耐劳碌,或过贪眠睡,皆令气滞难产;或临产惊恐气怯……或胞伤血出,血壅产道。"

【辨证】

1. 气血虚弱证

主证:产时少腹阵痛微弱,坠胀不甚,或下血量多色淡,久产不下,面色苍白,精神倦怠,心悸气短,舌淡,脉象虚弱。

证候分析:证属气血俱虚,无力分娩,是以腹痛微弱,坠胀不甚,久产不下;气虚不能摄血,故下血量多、色淡;气血俱虚,乏于荣养,故面色苍白,精神倦怠,心悸气短。舌淡,脉虚弱,均为气血不足之征。

2. 气滞血瘀证

主证:腰腹剧痛,下血量少,色黯红,久产不下,面色青黯,精神抑郁,胸脘胀满,时欲呕恶,舌质黯红,脉沉实。

证候分析:因证属气滞血瘀,气血运行受阻,胎儿不能娩出,故腰腹剧痛,久产不下;气血凝滞,则气不宣达,升降失调,故面色青黯,胸脘胀闷,时欲呕恶;舌质黯,脉沉实,属气滞血瘀之征。

【治疗】

1. 气血虚弱证

治法:取足阳明、太阴经穴为主。针刺用补法,并用灸法,以补益气血,扶正催产。

处方:足三里(ST36)　三阴交(SP6)　至阴(BL67)。

方义:足三里、三阴交能强壮脾胃,生化气血;至阴乃催产之经验效穴。三穴相配可达补益气血,扶正催产的作用。

2. 气滞血瘀证

治法:取手阳明、足太阴经穴为主。针刺用泻法,以理气调血,行气催产。

处方:合谷(LI4)　三阴交(SP6)　至阴(BL67)。

方义:合谷为手阳明经原穴,三阴交为足三阴经交会穴,两穴相配可理气行血,通瘀催产;至阴为催产之经验效穴。

【参考】

针灸对子宫收缩无力的滞产,具有催产作用。如因子宫畸形,骨盆狭窄等引起的滞产,应作其他处理。

【附】胎位不正

胎位不正是指妊娠30周后,胎儿在子宫体内的位置不正,常见于经产妇或腹壁松弛的孕妇。产妇本身多无自觉症状,经产科检查后才能明确诊断,常见的有臀位、横位等。

取穴:至阴(BL67)。

方法:操作时须解松腰带,坐在靠背椅上或仰卧床上,以艾条灸两侧至阴穴 15~20 分钟,每天 1~2 次,至胎位转正后为止。至阴属足太阳经井穴,取之以矫正胎位是经验取穴。据报道,成功率达 80% 以上,经产妇较较初产妇效果为好。也有采用针刺的,但多数用灸法。

此外,胎位不正原因很多,须详细检查,如因骨盆狭窄,子宫畸形等引起,应作其他处理。

八、乳少

【概说】

乳少是指产后乳汁分泌量少,不能满足乳儿需要的一种临床常见症状。有的甚至全无乳汁,故古人又称为"缺乳"和"乳汁不行"。

产生本病的原因,多由身体虚弱,气血生化不足;或由肝气郁结,乳汁不行所致。临床常见的有虚实两种。

【病因病机】

1. 气血虚弱 乳汁为气血所化。气血来源于后天脾胃水谷精微。如脾胃素弱,生化之源不足;或分娩失血过多,气随血耗,均能因气血不足,影响乳汁的生成。正如张介宾《妇人规·乳病类·乳少》中所说:"妇人乳汁,乃冲任气血所化,故下则为经,上则为乳。若产后乳迟乳少,由气血不足,而犹或无乳者,其为冲任之虚弱无疑也。"

2. 肝郁气滞 产后情志抑郁,肝失条达,气机不畅,气血失调,经脉涩滞,阻碍乳汁运行,因而导致本病。所以《儒门事亲·乳汁不下》说:"或因啼、哭、悲、怒、郁、结,气溢壅塞,以致乳脉不行。"

【辨证】

1. 气血虚弱证

主证:产后乳汁分泌不足,甚至点滴不下,或哺乳期中日见减少,乳房无胀痛感,面色苍白,皮肤干燥,心悸,神疲,食少,便溏,舌淡苔少,脉虚细。

证候分析:证由气血虚弱,乳汁化源不足,无孔可行,故乳少而乳房不胀;气血衰少,故面色苍白、皮肤不润;血不荣心,故心悸;中气不足,脾失健运,则神疲倦怠,食少便溏;舌质淡,脉虚细,均为气血俱虚之象。

2. 肝郁气滞证

主证:产后乳汁不行,乳房胀满而痛,精神抑郁,胸闷胁痛,胃脘胀满,食欲减退,舌淡红,脉弦。

证候分析:肝主疏泄,性喜条达。产后情志抑郁,肝气不舒,气机壅滞,导致乳汁不行;肝郁气滞,故乳房胀痛,胸闷胁痛;木郁克土,胃气失和,故胃脘胀满,食欲减退;脉弦亦属肝郁气滞之象。

【治疗】

治法:取足阳明经穴为主。气血虚弱者,针刺用补法并灸,补益气血以生乳;肝郁气滞者,针刺用泻法或平补平泻法,酌用灸法,以舒肝解郁,通络催乳。

处方:乳根(ST18) 膻中(CV17) 少泽(SI1)。

随证配穴:气血虚弱加脾俞(BL20)、足三里(ST36)、三阴交(SP6);肝郁气滞加期门(LR14)、内关(PC6)、太冲(LR3)。

方义:乳房为足阳明经所过,乳根穴属足阳明胃经,又在乳部,取之可疏通阳明经气而催乳;气会膻中,可理气通乳;少泽为通乳之经验效穴;脾俞、足三里、三阴交有调补脾胃,生血化乳的功能;期门、太冲可疏肝解郁,配内关以宽胸理气而通乳。

【参考】

乳少在针刺治疗的同时,须注意营养,多饮汤类,并纠正不正确的哺乳方法。

【附】 回乳

若产后不欲哺乳者,可用针灸回乳。

取穴:足临泣(GB41) 光明(GB37)。

针后加灸,每穴艾灸 10 分钟,每天 1 次,连续针灸 3~5 次

九、乳癖

【概述】

乳癖是指单侧或双侧乳房出现的肿块,伴有疼痛,且疼痛多与月经周期及情志变化密切相关。肿块的大小不等,形态不一,边界清楚,质地不硬,活动度好。本病好发于 25~45 岁的中青年妇女,是乳房疾病中发病率最高的疾病。根据研究资料发现,本病有一定的癌变危险,尤其对伴有乳癌家族史的患者,更应引起重视。

【病因病机】

本病的基本病机为气滞痰凝,冲任失调,病在胃、肝、脾三经。多与情志内伤,忧思恼怒有关。足阳明胃经过乳房,足厥阴肝经至乳下,足太阴脾经行乳外,

若情志内伤,忧思恼怒则肝脾郁结,气血逆乱,气不行津,津液凝聚成痰;复因肝木克土,致脾不能运湿,胃不能降浊,则痰浊内生;气滞痰浊阻于乳络则为肿块疼痛。任脉隶于肝肾,冲脉隶于阳明,若肝郁化火,耗损肝肾之阴,则冲任失调,宋代《圣济总录》云:"冲任二经,上为乳汁,下为月水。"所以本病多与月经周期相关。

【辨证】

主证:单侧或双侧乳房发生单个或多个大小不等的肿块,胀痛或压痛,表面光滑,边界清楚,推之可动,增长缓慢,质地坚韧或呈囊性感。

兼见肿块和胀痛每因喜怒而消长者,证属气滞痰凝;若每于月经来前加重,月经过后减轻者,则为冲任失调。

证候分析:女性因多愁善感,易致肝气郁结,肝气横逆犯胃,导致水液停聚成痰,津液代谢障碍,凝聚而成痰核,阻滞于乳络,故而在乳房内出现大小不等的肿块,且伴有胀痛、压痛,因病属良性,故而表面光滑,边界清楚,推之可动,增长缓慢,并有韧感、囊感。

因为情绪喜怒变化之际,就会影响到肝气的疏泄,从而导致气滞的减轻或者加重,所以肿块和疼痛因喜怒而消长者,属于气滞痰凝。

因为月经前气血紊乱,加重冲任二脉气血的失调,所以月经前乳房肿胀、疼痛加重,月经后减轻者,属于冲任失调。

【治疗】

治法:以足阳明、足厥阴经穴为主,诸穴均针用泻法,乳根、膻中、屋翳均可向乳房肿块方向斜刺或平刺,以理气化痰散结、调理冲任。

处方:乳根(ST18) 膻中(CV17) 屋翳(ST15) 期门(LR14) 足三里(ST36)。

随证配穴:气滞痰凝者,加内关(PC6)、太冲(LR3);冲任失调者,加血海(SP10)、三阴交(SP6)。

方义:乳房主要由肝胃两经所司,乳根、屋翳、足三里可疏通胃经气机,可以健脾开胃促进津液的运行而化痰消癥痕;膻中为气之会穴,且肝经络于膻中,期门为肝之募穴,两穴均位近乳房,故用之既可疏肝理气,与乳根同用,又可直接通乳络消痰块。诸穴同用,使气调则津行,津行则痰化,痰化则块消。气滞痰凝者,加太冲以疏肝理气,加内关以健脾和胃化痰,共同起到理气化痰的作用;血海是调血要穴,三阴交亦为调血要穴,两者共同调理气血运行而调冲任。

【参考】

1. 本证相当于西医学的乳腺小叶增生、乳房囊性增生、乳房纤维瘤等疾病。

2. 耳针疗法　内分泌、胸、肝、胃。方法：中度刺激，或用王不留行籽贴压。

3. 拔罐疗法　在天宗穴周围 5cm 的区域，自上而下、自内而外进行刮痧。可有助于治疗乳腺增生。

十、阴挺

【概说】

阴挺，指子宫脱垂或阴道壁脱垂。因子宫下坠，脱出于阴道口外，《诸病源候论》称为"阴挺出下脱"，《备急千金要方》又称"阴脱"等，《叶天士女科》称"子宫脱出"。

发生本病的原因，多由气虚下陷，肾气亏损，冲任不固，带脉失约所致。

【病因病机】

本病发生，多因素体虚弱，中气不足，或产后气血未复，劳力过早，或分娩用力过度，或便秘努责，均能导致气虚下陷，胞络松弛，无力收摄胞宫而下垂。或因产育过多房事所伤，肾气亏耗，带脉失约，冲任不因，无力系胞而下垂。

【辨证】

1. 气虚证

主证：阴道中有物下沉，或下坠于阴道口，或挺出阴道口外，甚者坠出数寸，大如鹅卵，其色淡红，自觉小腹下坠，神倦肢疲，心悸气短，小便频数，白带较多，舌质淡，苔薄，脉象虚弱。

证候分析：证由气虚下陷，失于固摄，以致阴道中有物下坠到阴道口，或挺出阴道口外，卧则缩入，久立则坠出更甚，并觉小腹下坠，小便频数等；脾胃虚弱，中阳不足，则神倦肢疲，心失所养，心气不足，则心悸气短；湿浊乘虚下陷，则为带下；舌质淡，脉虚弱，均为气虚之象。

2. 肾虚证

主证：阴中有物脱出阴道口外，腰腿酸软，小腹下坠，或阴道干涩，小便频数，头晕耳鸣，舌淡红，脉沉弱。

证候分析：本证属肾虚之证，腰为肾之府而系胞，肾虚则冲任不固、带脉失约，而致子宫脱垂，小便频数，腰腿酸软；精血不足，则头晕耳鸣，阴道干涩。脉沉弱，舌淡红，均是肾虚之征。

【治疗】

1. 气虚证

治法：取任脉及足阳明经穴为主。针刺用补法及灸法。以补气升陷，固摄胞宫。

处方:百会(GV20)　气海(CV6)　中脘(CV12)　足三里(ST36)　归来(ST29)。

方义:百会为督脉经穴,位于巅顶,是"下病高取""陷者举之"之意,以升举阳气;气海为任脉经穴,取之以益气固摄;中脘、足三里能补益中气;归来为局部取穴,有收摄胞宫的作用。

2. 肾虚证

治法:取任脉、足少阴经穴为主。针刺宜用补法,并用灸法。以补益肾气,固摄胞宫。

处方:关元(CV4)　子宫(EX-CA1)　曲泉(LR8)　照海(KI6)。

方义:关元为任脉经穴,系于元气,补之有益肾固摄的作用,子宫为经外奇穴,是治疗子宫脱垂的有效穴位;曲泉属肝经,照海属肾经,肝肾同源,肾虚则筋痿,二穴相配,有补肾固元,养筋系胞的作用。

【参考】

针灸治疗本病的同时,应避免过劳,适当休息,可以提高治疗效果。

| 第二节 | 儿科病证

一、小儿惊风

【概说】

小儿惊风是儿科常见病症,以频繁抽搐和意识不清为主证。

本证可由多种原因所引起,以外感时邪,内蕴痰热,或久吐久痢,脾虚肝盛为其主要发病因素。任何季节都可发生,年龄在 1~5 岁者最为常见。由于发病有缓有急,证候有虚有实,故有急惊风和慢惊风二类。

【病因病机】

1. 急惊风

(1) 外感时邪:小儿肌肤薄弱,腠理不密,极易感受风邪,由表入里,从火而化。小儿肝常有余,所以热邪最易引起肝风,风火相扇,则见神昏抽搐等证。或外感温邪,内陷心包、热邪灼津而成痰,蒙闭清窍,发为神昏抽搐之证。

(2) 痰火积滞:乳食不节,积滞胃肠,气机阻塞,生热化痰。痰热生风,酿成本病。

(3) 暴受惊恐:小儿神气怯弱,元气未充,如乍见异物,乍闻怪声,可致气血逆乱,神志不宁,亦可引起惊厥的发生。

2. 慢惊风

慢惊风起病缓慢,多因虚而致,或因久痢不愈,或因吐泻过多,或过服寒凉攻伐药物,使脾胃受戕,化源不足,阴血亏损,肝失所养,以致虚风内动,筋脉拘急而成;亦有因急惊风失治迁延日久而成本病者。

【辨证】

1. 急惊风

主证:神志昏迷,两目上视,牙关紧急,颈项强直,角弓反张,四肢抽搐,脉弦数。

如兼见发热,头痛,咳嗽,咽红,口渴,烦躁者为外感温邪。

如兼见发热,纳呆呕吐,脘腹胀痛,喉间痰鸣,便闭或大便腥臭者为痰热惊风。

如不发热,四肢欠温,夜卧不宁或昏睡不醒,醒后哭啼易惊,时有抽搐者为惊恐惊风。

证候分析:温邪入里,内传心包,故发热神昏,烦躁不宁;小儿肝常有余,热邪引动肝风,风火相助,肝风内动,则两目上视,牙关紧闭,颈项强直;痰热湿浊蕴结肠胃,气机不利,则见纳呆呕吐,脘腹胀痛,便闭等症。惊则伤神,恐则伤志,故见哭啼易惊。

2. 慢惊风

主证:形体消瘦,面色㿠白,神疲,昏睡露睛,时而抽搐,四肢清冷,大便溏薄或完谷不化,小便清长,脉沉弱无力。

证候分析:久病脾胃受伤,纳运失职,则形体消瘦,面色㿠白,神疲;化源不足,阴血亏损,肝失所养,则虚风内动,故昏睡露睛,时而抽搐;病久及肾,脾肾阳虚,则大便溏薄或完谷不化,小便清长,四肢清冷;脉沉弱无力为脾肾阳虚之象。

【治疗】

1. 急惊风

治法:取督脉、足厥阴经穴为主。针刺用泻法,以开窍、清热、息风。

处方:印堂(EX-HN3)　水沟(GV26)　太冲(LR3)。

随证配穴:外感温热者,加大椎(GV14)、曲池(LI11)、十二井穴(LU11、LI1、HT9、SI1、PC9、TE1);痰热惊风者,加瘈脉(TE18)、中脘(CV12)、合谷(LI4)、丰隆(ST40);惊恐惊风者,加四神聪(EX-HN1)、劳宫(PC8)、涌泉(KI1)。

方义:印堂能定惊安神;水沟可通调督脉,醒脑开窍;泻太冲可平肝息风。热邪盛者取大椎、曲池以泄热;取十二井穴可清泄诸经之热,并具有启闭开窍之功;痰热重者取中脘、丰隆、合谷调理脾胃,清化痰热,配瘈脉泻三焦经热,镇惊止痉;惊恐者取四神聪以镇静安神,配劳宫、涌泉宁心定志,救急止痉。

2. 慢惊风

治法:取任脉、督脉经穴为主。针刺用补法,并用灸法,以调整阴阳,镇惊止痉。

处方:百会(GV20) 神庭(GV24) 关元(CV4) 三阴交(SP6) 足三里(ST36)。

随证配穴:脾肾阳虚者,加脾俞(BL20)、肾俞(BL23)、中脘(CV12);阴血亏损者,加太冲(LR3)、然谷(LI2)。

方义:慢惊风属虚,取百会、神庭以镇惊安神;取关元、三阴交、足三里以扶正、止痉。取脾俞、中脘调补脾胃,以益生化之源;配肾俞补肾壮阳,以消阴寒,取太冲、然谷以益阴养血、息风止痉。

【参考】

1. 急惊风的范围,包括中枢神经系统感染及中毒性脑病。如流行性脑脊髓膜炎、中毒性肺炎等,针灸对退热止惊有一定作用。但需及时作出诊断,采取综合治疗。

2. 慢惊风多因长期吐泻,代谢、营养障碍及慢性中枢神经系统感染所致,或由急惊风转变而来,亦应采取综合治疗。

二、小儿腹泻

【概说】

小儿腹泻,为儿科常见疾病。凡脾胃失调,排便次数增多,粪便稀薄,或如水样,称为腹泻。小儿脾胃薄弱,无论外感邪气、内伤乳食等,均易引起本病,四季均可发生,以夏秋两季多见。

【病因病机】

小儿脾胃薄弱,饮食不节或不洁,调护失宜,均可使脾胃受损,运化失职,不能腐熟水谷,水谷不分,并走大肠,则成腹泻。《素问·痹论》说:"饮食自倍,肠胃乃伤",故内伤饮食是形成腹泻的一个重要因素。小儿脏腑娇嫩,若不慎感受外邪,困扰脾胃,亦可使脾胃的运化失常而生本病。

【辨证】

主证:腹胀肠鸣,时时作痛,痛即欲泻,泻后痛缓;一日可泻多次,泻物酸腐臭秽,或乳谷不化,频作嗳气,不思食,舌苔腻,脉滑而实者,属伤食腹泻。如泻下稀薄,色黄而臭,腹部疼痛,身热口渴,肛门灼热,小便短赤,舌苔黄腻,脉滑数者为湿热泻。

证候分析:乳食为有形之物,停滞不化,壅积肠胃,故腹胀肠鸣,时时作痛,痛则欲泻;泻出以后,腐积稍通,故泻后痛减;食不化而腐败,故泻下酸腐臭秽;脾胃虚弱,不能化谷,故有乳谷不化;腐浊上冲,则嗳气频作;脾胃纳运失职,则不思饮食;苔腻脉滑,均为伤食停积之征。

湿热之邪困于胃肠,致使传化失常,湿热下注,故泻下稀薄,色黄而臭,腹部疼痛;湿热蕴于胃肠,故见身热口渴;湿热下注则肛门灼热,小便短赤。舌苔黄腻,脉滑数,均为湿热之象。

【治疗】

治法:取足阳明经穴为主。刺法不留针。以调理脾胃,利湿止泻。

处方:天枢(ST25) 上巨虚(ST37) 四缝(EX-UE10)。

随证配穴:伤食泻加建里(CV11)、气海(CV6);湿热泻加曲池(LI11)、合谷(LI4)、阴陵泉(SP9)。

方义:天枢属足阳明胃经,又为大肠募穴,上巨虚为大肠腑下合穴,两穴同用可调肠腑而止泻;四缝消食导滞,健运止泻。如因伤食者配建里、气海,具有消食滞,除胀满,健脾胃的作用;因湿热泻者,配曲池、合谷以清热,配阴陵泉以利湿止泻。

【参考】

1. 泄泻严重者,易导致阴阳俱伤,气脱阴竭的重证,应予以注意。
2. 治疗时应控制饮食,或给少量容易消化的食品。

三、小儿疳积

【概说】

疳积,是以形体干枯羸瘦,头发稀疏,腹部胀大,青脉暴露,饮食异常,精神疲惫为特征的一种儿科病症。

发生本病的主要原因是由于乳食不节,喂养失宜,或因虫证,久病体弱,以致脾胃虚损所引起。古人把本病视为小儿"恶候",列为儿科四大证之一。

【病因病机】

饮食不节,损伤脾胃。小儿乳贵有时,食贵有节,若乳食无度,恣啖肥甘生冷,壅滞中州,脾气不运,往往形成积滞。积滞日久,脾胃受伤,乳食之精微无从运化,脏腑气血缺乏充养,渐至身体羸瘦,气液亏损,而成疳积;或喂养不当,喂养食物若不适合幼儿需要,难以消化,日久便致营养不良,身体日趋羸瘦,气液虚衰,发育障碍;或因久病之后,失于调养;或因寄生虫等使脾胃功能受损,耗损津液,不能消磨水谷,久之积滞生热,迁延而成疳积。

【辨证】

主证:发病缓慢,初起身有微热,或午后潮热,口干腹膨,便泻秽臭,尿如米泔,烦躁啼哭,不思饮食;继则积滞内停,腹大脐突,面色萎黄,形体消瘦,肌肤甲错,毛发稀疏,舌苔浊腻或光剥,脉象虚弱者属脾胃虚损证。如症见饮食异常或饥饱无度,或嗜食异物者,多属虫积证。

证候分析:乳食积滞,郁久化热,则身有微热或午后潮热,烦躁啼哭;脾失健运,则湿热易于蕴郁,故便泻秽臭,尿如米泔,口干腹膨;脾胃受伤,故不思饮食;若积滞日久,则腹大脐突;脾胃虚弱,不能运化水谷精微,脏腑、气血、肌肤、毛发的濡养均受影响,故见面色萎黄,形体消瘦,肌肤甲错,毛发稀疏;舌苔浊腻,为积滞内停;若津液耗伤,则苔见光剥;脉象虚弱为脾胃虚损。虫积腹中,扰于胃肠,故见饮食异常,或嗜食异物等症。

【治疗】

治法:取足太阴、阳明经穴为主,毫针浅刺不留针,以健脾消积。

处方:下脘(CV10)　胃俞(BL21)　脾俞(BL20)　足三里(ST36)　四缝(EX-UE10)　太白(SP3)。

随证配穴:虫积配百虫窝(EX-LE3)。

方义:疳积的病机,不外乎脾胃运化失常所致。脾胃为后天之本,如脾胃功能旺盛,则食积得以化除,生化之源可以恢复,故取下脘和胃肠而清热;足三里为胃腑下合穴,可扶土以补中气;太白为脾经的输(土)穴,健脾而化积消滞;四缝,是治疗疳积有效奇穴;取脾俞、胃俞,以振奋脾胃之气,恢复其健运功能;百虫窝是治虫积的有效穴位。

【参考】

本病可见于慢性腹泻、肠道寄生虫病、小儿营养不良等。

四、小儿瘫痪

【概说】

小儿瘫痪属于"痿证"范围。本篇所述为"小儿麻痹后遗症"。发生本病的原因,为外感时疫邪毒,损伤经络所致。

【病因病机】

本病主要由于感受风、湿、热邪,时疫邪毒,从口鼻侵犯肺胃,蕴积成热,内窜经络,致经络壅阻,气血失调,筋脉、肌肉失养,则出现肢体痿软瘫痪。病久精血亏损,病及肝肾,筋骨、肌肉枯萎,故病变后期每出现筋软骨痿,肌肉萎缩及骨骼畸形等症。

【辨证】

主证:本病主证为瘫痪,表现为肢体痿软,肌肉弛缓,皮肤发冷。可发生于身体的任何部位,最常见的为四肢,尤以下肢为多。腹肌瘫痪者,啼哭时可见腹部显著膨隆。若病久不愈,则患部肌肉逐渐萎缩,躯干各部发生畸形,形成顽固性瘫痪。

证候分析:人体的四肢百骸,均赖气煦血濡,而气血的运行,则借经络为通道。如病毒侵扰经络,营卫气血失于循行,筋脉肌肉失养,故见肢体瘫痪,肌肉清冷不温;如病久不愈,耗伤精血,病及肝肾,肌肉久失气血的濡养,可致肌肉萎缩;肝主筋,肾主骨,肝肾两伤,筋骨失养,筋痿则弛纵不收,骨枯则畸形变异,故难趋恢复。

【治疗】

治法:取手、足阳明经穴为主,以通调经气濡养筋骨。针刺根据病情采用泻法、补法及平补平泻法。治疗本病一般取患侧腧穴,但由于疗程较长,也可适当用缪刺法,先针健侧,后刺患侧。

处方:

上肢瘫痪:肩髃(LI15) 曲池(LI11) 合谷(LI4) 外关(TE5) 大椎(GV14) 天柱(BL10)。

下肢瘫痪:髀关(ST31) 足三里(ST36) 解溪(ST41) 环跳(GB30) 阳陵泉(GB34) 悬钟(GB39) 三阴交(SP6) 昆仑(BL60) 腰部夹脊穴(第1~5腰椎旁开0.5寸)。

腹肌瘫痪:梁门(ST21) 天枢(ST25) 带脉(GB26) 关元(CV4)。

随证配穴:膝屈曲者,加阴市(ST33);膝反屈加承扶(BL36)、委中(BL40)、承山(BL57);内翻足者,加风市(GB31)、申脉(BL62)、丘墟(GB40);外翻足者,加照海(KI6)、太溪(KI3);手内外旋困难者,加阳池(TE4)、阳溪(LI大肠5)、后溪(SI3)、四渎(TE9)、少海(HT3);腕下垂者,加四渎(TE9)、外关(TE5)。

方义:本方根据《黄帝内经》"治痿独取阳明"之意,故取手足阳明经穴为主,方中采用筋会阳陵泉、髓会悬钟以增强濡养筋骨的作用,其他如大杼、天柱、外关、环跳、梁门、天枢、带脉、三阴交、昆仑等穴,均为近部取穴,以疏通经气。夹脊穴为经外奇穴,有调节脏腑、疏通经络的作用,亦属近部取穴范畴。

【参考】

本病应及早治疗,并配合功能锻炼,可提高疗效。

五、痄腮

【概说】

痄腮是一种急性传染性疾病,以耳下腮部肿胀疼痛为其主要特征,又名"蛤蟆瘟"。

病因多由感受风温病毒所致。四季都可发生,而以冬春两季较为多见,发病年龄多见于学龄期儿童,2岁以下的很少发现。

【病因病机】

本病多因感受时邪温毒所致。邪毒从口鼻而入,夹痰火壅阻少阳之络,少阳经脉失于疏泄,以致耳下腮部肿大疼痛,并可有恶寒发热等证。

【辨证】

主证:初起恶寒发热,腮部红肿疼痛,咀嚼困难,病发一侧或两侧,热重时可见腮部焮红肿痛,睾丸肿痛,高热烦躁,口干便秘,小便黄,舌苔黄,脉浮数。

证候分析:病起外感时邪温毒,故初起有恶寒发热之表证;温毒结聚少阳之络,故腮部红肿疼痛,咀嚼困难;若热邪较甚,郁蒸阳明之络,故有口干,便秘,小便黄等症;少阳与厥阴相表里,足厥阴之脉绕阴器,邪毒内传厥阴,则可有睾丸红肿疼痛。苔黄,脉浮数均为感受温邪之征。

【治疗】

治法:取手少阳、阳明经穴为主。针刺宜浅刺泻法,以疏风散结,清热解毒。

处方:颊车(ST6) 翳风(TE17) 外关(TE5) 曲池(LI11) 合谷(LI4)。

随证配穴:恶寒发热加列缺(LU7);高热加大椎(GV14)、十二井穴(LU11、LI1、PC9、TE1、HT9、SI1);睾丸肿痛加太冲(LR3)、曲泉(LR8)。

方义:本病患部属手少阳经,翳风为手足少阳经之会穴,能宣通局部气血的壅滞;手阳明经上循面颊,故取颊车、曲池、合谷,以疏解邪热而解毒;外关为手少阳、阳维脉交会穴,与阳明经穴相配,可疏风散结,清热解毒。发热恶寒者配列缺以散风解表;高热者配大椎、十二井穴以退热;睾丸肿痛者配太冲、曲泉以疏解厥阴经气。

【参考】

1. 本病即流行性腮腺炎,针灸对本病效果较好。

2. 灯火灸法　常用穴:角孙(TE20)。方法:用灯芯两根蘸植物油,点燃后,对准病侧角孙穴,快速烧灼皮肤,当听到一响声即可:一般一次治疗可以消肿。如灸后肿未全部消退时,次日可重复一次。

第三节 外科病证

一、风疹

【概说】

风疹是临床上常见的疾患。皮肤上发疹,形如麻疹或大如豆瓣,成块成片,通风易发,故名"风疹块",或称"痞瘟"。又因时隐时现,所以又名"瘾疹"。有些可以反复发作,缠绵数月或数年不能根治。

有关本病的病因和症状,《金匮要略·中风历节病脉证并治》说:"邪气中经,则身痒而瘾疹。"可见古代医家对此病已有认识。

【病因病机】

由于湿郁肌肤,复感风热或风寒,与湿相搏,郁于肌肤皮毛腠理之间,发为风疹。

由于肠胃积热,复感风邪,内不得疏泄,外不得透达,郁于皮毛腠理之间而发病。

肠内寄生虫(蛔虫、钩虫、姜片虫等)或吃鱼、虾、蟹等物,均可导致脾胃不和,蕴湿生热,郁于肌肤发为本病。

【辨证】

本病可发生于身体任何部位,发病迅速,突然在皮肤上出现大小不等形状不一的皮疹,或成块成片,有的呈丘疹样,此起彼伏,疏密不一,并伴有皮肤异常瘙痒,并常因气候冷热而减轻或加剧。本病皮疹的发生与消失都很迅速,不留任何痕迹。根据临床症状可分以下几型。

1. 风热证

主证:疹色红赤,痒甚,脉浮数。

证候分析:红赤属热,痒甚属风。脉浮数为风热之征。

2. 风湿证

主证:皮疹色白或微红,兼有身重,脉浮缓,苔白腻。

证候分析:疹色白或微红,身重为风湿郁于肌肤。苔白腻,脉浮缓均为风湿之征。

3. 胃肠积热证

主证:疹色红赤、兼见脘腹疼痛,大便秘结或泄泻。苔薄黄,脉多数。

证候分析:色红属热,脘腹疼痛,大便秘结,为腑气不通,胃肠积热。脉数苔黄为里热见证。

【治疗】

治法:取足太阴、手阳明经穴为主。针刺用泻法,或用皮肤针局部叩刺,以疏风祛湿,清泻血热。

处方:曲池(LI11) 合谷(LI4) 委中(BL40) 血海(SP10) 三阴交(SP6)。

随证配穴:风热加大椎(GV14);风湿加阴陵泉(SP9);胃肠积热加天枢(ST25)、足三里(ST36)。

方义:本病主要因风、热、湿邪遏于肌表,或湿热蕴于肠胃所致,故取手阳明经穴曲池、合谷疏通肌表,清泻阳明;配血海、委中清泄血中之热;配三阴交以利湿。大椎为阳经之会,泻之可以加强泻热作用;取阴陵泉以利湿;泻天枢、足三里可通导胃肠积热。

【参考】

本病相当于西医学的荨麻疹。

二、丹毒

【概说】

丹毒是一种急性接触性传染性皮肤病,发病时皮肤突然变赤,状如涂丹,因此名为"丹毒"。其发病特点是起病突然,恶寒发热,局部皮肤焮红肿胀,迅速扩大,发无定处。

因其发病部位不同而有多种名称,如发于头面的,称"抱头火丹";游走全身的,称"赤游丹";生于腿足的名为"流火"。

【病因病机】

本病多由脾胃湿热蕴积,下流足胫;或风邪热毒外袭,经络阻滞,气血壅遏,以致血分生热,郁于肌肤,或因皮肤破损,毒邪侵入所致。发于头面者,多兼风热;发于肋下腰胯者,多夹肝火;发于下肢者,多兼湿热;新生儿则多由内热所致。

【辨证】

主证:发病迅速,患处皮肤焮红灼热疼痛,状如云片,边缘清楚,很快向四周蔓延。中间由鲜红转为黯红,经数天后脱屑而愈。如兼见发热恶寒,头痛骨楚,苔薄黄,舌质红,脉浮数者为风热证;兼见发热心烦,口渴胸闷,胃纳不香,便秘溲赤,舌苔黄腻,脉濡数者为湿热证;如见壮热呕吐,神昏谵语,时有痉厥,为邪毒内攻之证。

证候分析:本病主要是由于外感风热或胃肠湿热,积于血分,郁于肌表所致,所以症见皮肤焮红作痛;如因风热外袭,壅遏肌表,则见发热恶寒等证;如因胃肠湿热,则见发热口渴,胸闷纳呆,便秘溲赤等证,如毒邪内陷心包,则见神昏痉厥等证。

治法:取阳明经穴为主。针刺用泻法,或点刺出血,以清热解毒。

处方:曲池(LI11)　合谷(LI4)　曲泽(PC3)　委中(BL40)　血海(SP10)　阿是穴。

随证配穴:风热加风池(GB20);湿热加足三里(ST36)、阴陵泉(SP9);身热加大椎(GV14);邪毒内攻加十二井穴(LU11、LI1、PC9、TE1、HT9、SI1)、劳宫(PC7);便秘加支沟(TE6)。

方义:曲池、合谷可疏散阳明风热;泻血海和刺委中、曲泽、阿是穴出血,可清泄血分之热,即"宛陈则除之"之意;泻足三里、阴陵泉可清利湿热;刺十二井出血和泻劳宫有泻热启闭、清心开窍的作用;泻大椎、风池有退热解表之功;取支沟有清热通便之效。

【参考】

治疗本病应注意消毒,防止感染。如因混合感染而形成溃疡,或出现败血症及脓毒血症时,必须考虑综合治疗。

【附】　缠腰火丹

本证在患处皮肤红润,兼见水疱累累如串珠,每多缠腰而发,故名缠腰火丹。本证多由湿热内蕴,肝胆火盛,外感邪毒所致。

初起时在病变部位先有刺痛,不久痛处皮肤发红,并发出密集成群如绿豆或黄豆大小的水疱,水疱集聚一处或数处,排列成带状,疱群之间间隔分明,疱壁较厚,水疱中内容物开始为透明水液,约5~6天后转为浑浊,10日左右结痂脱落,一般不留瘢痕。本证常有剧烈的局部灼痛,在皮疹消失后,有些病例疼痛仍持续较长时间。

本病的治疗,首先辨清头尾,起病处为尾,向前延伸部为头。用三棱针在局部围刺,先在距疱疹头部约 5 分处点刺 5 针,然后在尾部距疱疹 5 分处点刺 5 针,疱疹两侧亦应酌情点刺数针,微出血为宜。然后再取:曲池(LI11)、血海(SP10)、委中(BL40)、阳陵泉(GB34)、太冲(GB3)。

方义:三棱针局部围刺,点刺出血,可清泻邪毒,曲池疏风解热,血海、委中清血中之热;阳陵泉、太冲可清泻肝胆湿热。

【参考】

本病相当于西医学之带状疱疹。

三、疔疮、红丝疔

【概说】

疔疮是常发于颜面和手足部的外科疾患。因其初起形小根深、底脚坚硬如钉,故名疔疮。又因发病部位和形状各异,又有不同的名称,如生于人中部的称"人中疔",生于指头上的称"蛇头疔",疔疮上有一条红丝蔓延直上的称"红丝疔"。

【病因病机】

本病多由恣食辛辣,膏粱厚味等,致脏腑蕴热,毒从内发;或因肌肤不洁,邪毒外侵,气血阻滞,发于腠理而成。若毒邪盛则流窜经络,内攻脏腑而成危候。

【辨证】

主证:疔疮常发于头面和四肢部位,初起状如米粒,色或黄、或紫,或起水疱,或起脓疱,根底坚硬如钉,自觉麻痒而微痛。继则红肿灼热,肿势蔓延,疼痛增剧,多有寒热,也有的有红丝向上蔓延。如见壮热烦躁,眩晕,呕吐,神识昏聩,舌红苔黄,脉数者,为疔毒内攻之象,称为"疔毒走黄"。

证候分析:毒热之邪,留于肌肤,窜于经络,以致气血壅滞,故肿硬成块,坚硬如钉;初起壅滞不甚,故见麻痒而微痛,继则热毒郁而炽盛,故见红肿灼热疼痛增剧;邪在肌表,故见寒热;热毒沿血脉走窜,故见红丝蔓延;热毒内攻心包,则壮热烦躁,神志昏聩。舌质红、苔黄、脉数皆为毒热亢盛之象。

【治疗】

治法:取督脉、手阳明经穴为主。针刺用泻法,或三棱针点刺出血。治疗红丝疔,用三棱针,从红丝的终点,沿红丝走向,每隔 2 寸点刺一针,直到起点。点刺以微出血为度。

处方:灵台(GV10)　身柱(GV12)　郄门(PC4)　合谷(LI4)　委中(BL40)。

随证配穴:可根据患部所属经络配穴。如生于面部者,配商阳(LI1)、曲池(LI11);生于食指端者,配曲池(LI11)、迎香(LI20);生于颞部者,配阳陵泉(GB34)、足窍阴(GB44);生于足小趾次趾者,配阳陵泉(GB34)、听会(GB2)。

方义:灵台属督脉,是治疗疔疮的经验穴;身柱亦属督脉,能通调诸阳经经气以泄热,郄门是心包经郄穴,能清血热止疼痛;配合谷解肌散热;合委中泻血解毒。诸穴相配,共奏解毒泻热之功。点刺出血可使热毒外泄。根据患部循经取穴,可疏通患部气血,是根据"经脉所过,主治所及"的原理进行取穴治疗的。

【参考】

三棱针挑治:在背部脊柱(约第 3~7 胸椎)两旁,寻找突起的小丘疹,每日挑治 1 次,对疔疮亦有疗效。

四、乳痈

【概说】

乳痈是乳房的急性化脓性疾病。多发生于产后哺乳期,发生于怀孕期者较为少见。

【病因病机】

多由忧思恼怒,肝气郁结;或多食厚味,胃经积热;或因乳头皮肤破裂,外邪火毒侵入乳房,致使脉络阻塞,排乳不畅,火毒与积乳互凝,而结肿成痈。

【辨证】

主证:乳房红肿疼痛,多发生于产后。初期乳房结块,肿胀疼痛,排乳困难,寒热头痛,恶心烦渴,此时痈脓尚未形成;倘乳部肿块增大,焮红疼痛,时有跳痛者,为化脓征象。

证候分析:肝气郁结,乳汁分泌不畅,瘀滞乳房则生热,故见乳房红肿疼痛,排乳困难;或由外邪侵袭,邪正交争,则见寒热头痛;胃腑有热失于和降,则恶心烦渴;瘀滞不除则生热,"热盛则肉腐,肉腐则为脓",故见乳部肿块增大,焮红热痛,时时跳痛。

【治疗】

治法：取足于足厥阴、少阳、阳明经为主。针刺用泻法。以调理肝胃经气，解郁泄热。

处方：肩井（GB21）　膻中（CV17）　乳根（ST18）　少泽（SI1）　足三里（ST36）　太冲（LR3）。

随证配穴：寒热加合谷（LI4）、外关（TE5）；乳房胀痛加足临泣（GB41）。

方义：乳头属肝经，乳房位当足阳明胃经分野。乳痈乃胃热肝郁所致，故取太冲以疏肝解郁，取足三里、乳根以降胃火，消阳明之结滞；膻中可疏调气机，解郁通乳；足少阳经循胸过季胁，故取肩井以疏理胸胁之气，是治疗乳痈的有效穴位；少泽为治疗乳痈的经验效穴；合谷能清阳明之热，外关通于阳维，主治寒热；足临泣可宣散气血，疏通乳汁之凝滞，以治疗乳房胀痛。

【参考】

本病相当于西医学之急性乳腺炎。

五、瘿病

【概说】

瘿，以缨络垂于颈旁而得名，俗称"大脖子"。其特征是：颈部漫肿或结块，皮色不变，不痛，缠绵难消，且不溃破。根据文献记载，又有"气瘿""肉瘿""石瘿"之分。本篇主要介绍气瘿与肉瘿。

【病因病机】

本病多由恼怒忧思，情志抑郁，以致气结不化，津液凝聚成痰，痰瘀互结；或由地方水土不宜，导致气、痰、血瘀滞，凝于颈部而成。《诸病源候论·瘿瘤等病诸候》说："诸山水黑土中，出泉水者，不可久居，常食令人作瘿病"。一般气瘿多由山岚沙水和气郁而成；肉瘿多由气郁，湿痰凝结而发。

【辨证】

气瘿，颈部呈弥漫性肿大，肿势逐渐增加，边缘不清，皮色如常，不痛，按之软。部分病例肿胀过大而下垂，往往遇喜则减，遇怒则长，肿势严重者，可有呼吸困难，发音嘶哑等症。

肉瘿常发于40岁以下，女性多于男性，在结喉下面有单个或多个肿块，多数为圆形，表面光滑，可随吞咽动作而上下移动，按之不痛，常伴有眼睛突出、急躁易怒，手指颤动，容易出汗，胸闷，心悸，脉弦滑而数，月经不调等证。

【治疗】

治法：取手少阳、阳明经穴为主。针刺用泻法，以活血化瘀，行气散结。

处方：臑会(TE13) 天鼎(LI17) 天容(SI17) 天突(CV22) 合谷(LI4) 足三里(ST36)。

随证配穴：肝郁气滞者，加膻中(CV17)、太冲(LR3)，针用平补平泻法；心悸者，加内关(PC6)、神门(HT7)，针用补法；目睛外突者，加丝竹空(TE23)、攒竹(BL2)、睛明(BL1)、风池(GB20)，针用平补平泻法；烦躁、易饥、多汗者，加三阴交(SP6)、复溜(KI7)，针用平补平泻法。

方义：臑会是手少阳三焦经穴，三焦主一身之气，用以疏通经络壅滞，散瘿肿之气郁痰结；天鼎、天容、天突位于颈部，针刺可疏通局部气血，消瘀散结；合谷、足三里分属于手足阳明经，其经脉均循行于颈部，有疏导阳明经气，消除气血凝滞的作用；膻中为气会，太冲为肝经原穴，二穴可疏肝理气；神门、内关分别为心经、心包经原穴、络穴，可治心悸；丝竹空、攒竹、睛明为局部取穴，风池通于目，四穴合用，可通调眼部气血、抑其外突。三阴交、复溜可补阴抑阳，而治疗烦躁、易饥、多汗。

【参考】

1. 本病相当于单纯性甲状腺肿、甲状腺功能亢进症。

2. 在瘿肿周围刺数针，中心部直刺1针，对消除肿块有效果。

六、癥瘕

【概说】

妇人下腹结块，伴有或胀、或痛、或满、或异常出血者，称为癥瘕。癥者有形可征，固定不移，痛有定处；瘕者假聚成形，聚散无常，推之可移，痛无定处。一般以癥属血病，瘕属气病，但临床常难以划分，故并称癥瘕。癥瘕有良性和恶性之分，本节仅讨论良性癥瘕。癥瘕病名见于《神农本草经》及《金匮要略·疟病脉证并治》。

【病因病机】

癥瘕的发生，主要是由于机体正气不足，风寒湿热之邪内侵，或七情、房室、饮食内伤，脏腑功能失调，使气机阻滞，瘀血、痰饮、湿浊等有形之邪凝结不散，停聚小腹，日月相积，逐渐而成。由于病程日久，正气虚弱，气、血、痰、湿互相影响，故多互相兼夹而有所偏重，极少单纯的气滞、血瘀或痰湿。主要病因病机可归纳为气滞、血瘀、痰湿瘀结和肾虚血瘀。

1. 气滞　七情内伤,肝气不舒,疏泄失调,肝气郁结,气机不畅,血行迟涩;气血不和,瘀阻胞中,痰积日久,逐成癥瘕。正如《诸病源候论·八瘕候》云:"妇人月水当月数来,而反悲哀忧恐……心中悒悒未定……精神游亡,"则"生狐瘕之聚。"

2. 血瘀　产后子宫空虚,或经期血室正开,风寒乘虚侵袭,凝滞气血。或愤怒伤肝,气逆血滞。或房室所伤,气血凝滞。或忧思伤脾,气虚血瘀。或素体虚弱,劳伤过度,气弱不行,皆使瘀血留滞,渐积为癥瘕。如《景岳全书·妇人规》云"瘀血留滞作癥,惟妇人有之,其证则或由经期,或由产后,凡内伤生冷,或外受风寒,或恚怒伤肝,气逆而血留,或忧思伤脾,气虚而血滞;或积劳积损,气弱而不行。总由血动之时,余血未净,而一有所逆,则留滞日积,而渐以成癥矣。"

3. 痰积　肝气犯脾,或饮食不节,脾失健运,湿蕴不化,聚而成痰,冲任气郁不和,以致痰湿聚结于胞脉,久积成癥。如《济阴纲目》云:"盖痞气之中未尝无饮,而血癥、食癥之内未尝无痰,则痰、食、血又未有不先因气病而后形病也。"

4. 脾肾不足　先天禀赋不足,或因房劳过度,产育过多,或因饮食不节,耗伤脾肾,胞脉空虚,湿由内生,聚而成痰,瘀滞胞络,与血气相结,积而成癥。

【辨证】

1. 气滞

主证:小腹积块,按之不坚,推之可移,胀满时作疼痛,经行量少、延期,淋漓不断,伴情志郁闷,胸胁不舒,舌红微黯,苔薄白,脉沉弦。

证候分析:腹中积块为气机阻滞而致,故虽有积块,但按之不坚,推之可动;因气滞,而致肝郁,故伴随情志郁闷,胸胁不舒;气机紊乱,故腹部胀满时作疼痛,月经淋漓不断;气滞而血瘀,故经行量少、延期;脉沉弦,为下焦气滞、郁阻不通的表现。

2. 血瘀

主证:小腹可触及积块,按之硬,瘕而不移,月经无规律,白带增多,经期延长,量多。或有尿闭和便秘。舌青紫苔白,脉弦滑。

证候分析:瘀血为有形之实邪,故小腹可触及积块,按之硬,且不移;瘀血阻滞胞宫,时通时滞,故月经无规律、经期延长;经期之时,瘀血随之而下,故月经量多、有块;因结块压迫膀胱和直肠,易导致尿闭或便秘;舌青紫、脉弦滑,为内有瘀血之象。

3. 痰积

主证:积块柔软而不硬,推而不移,胀痛有定处,月经不规律,白带多,体胖,胸闷纳少,舌红苔白腻,脉弦滑。

证候分析:痰湿内阻,为有形实邪,故腹内积块柔软而不硬,推之而不移,胀痛有定处;痰湿阻滞胞宫,故月经不规律,且白带多;痰湿内停,而体胖;痰湿中阻,脾为湿困,故胸闷纳少;苔白腻、脉弦滑,为痰湿之象。

4. 脾肾不足

主证:腹中积块,按之不坚,时有隐痛,揉按则舒,经期延长无规律,时崩时漏,色淡,白带少质清稀,气短乏力,腹胀畏寒,腰膝酸软,舌红而淡,脉沉细。

证候分析:脾肾不足,气血亏虚,故腹中积块按之不坚,且揉按则舒;脾虚经血失于固摄,气血亏虚,故经期延长无规律,时崩时漏,且色淡,白带质清稀;气短乏力、腹胀畏寒、腰膝酸软、脉沉细,皆为脾肾亏虚之象。

【治疗】

治法:以腹部局部选穴为主,配合足三阴经远端取穴、背俞穴。针刺用平补平泻,脾肾亏虚型背俞穴针刺用补法。

处方:中极(CV3) 归来(ST29) 三阴交(SP6) 太冲(LR3)。

随证配穴:气滞者,加期门(LR14);痰积者,加丰隆(ST40);脾肾不足者,加气海(CV6)、肾俞(BL23)、公孙(SP4)。

方义:中极为足三阴与任脉之会,有调胞宫,助气化,利湿热之功;阳明为多气多血之经,归来属足阳明胃经,有调气活血之功;三阴交为足三阴之会,有疏肝益肾,健脾化湿之功;太冲有疏肝、活血、通络之功,刺之加强活血的作用,活血则能消瘕。期门为足厥阴肝经、足太阴脾经、阴维脉之会,又为肝之募穴,针之可起到疏肝理气导滞、活血化坚消瘕;丰隆为足阳明胃经的络穴,别走足太阴脾经,有化痰湿和胃气之作用;气海为任脉要穴,可调冲任,通经血,补肾气;肾俞为脏气输注处,有补肾气,益元阳,助脾阳的作用。公孙为足太阴脾经之络,别走足阳明胃经,为八脉交会穴之一,通于冲脉,有健脾益气,化瘀消瘕的作用。

【参考】

1. 本证可见于子宫肌瘤、卵巢肿瘤、盆腔炎性包块、子宫内膜异位症结节包块、结核性包块及陈旧性宫外孕血肿等。

2. 电针疗法 以双侧子宫(EX-CA1)为主,配合关元(CV4)、三阴交(SP6)、气海(CV6)、血海(SP10)、行间(LR2)、太冲(LR3)等穴,以疏密波治疗 10 分钟。

| 第四节 | 五官科病证

一、耳鸣、耳聋

【概说】

耳鸣、耳聋,都是听觉异常的症状。耳鸣以自觉耳内鸣响为主证;耳聋以听力减退或听觉丧失为主证。因两者在病因及治疗方面大致相同,故合并论述。

【病因病机】

因暴怒、惊恐,肝胆风火上逆,以致少阳经气闭阻所致;或因外感风邪侵袭,壅遏清窍;或因肾气虚弱,精气不能上达于耳而成。总之,本病可分为虚实二类。

【辨证】

1. 实证

主证:暴病耳聋或耳中觉胀,鸣声不断,按之不减。肝胆风火上逆,多见面赤,口干,烦躁易怒,脉弦有力;如因外感风邪,则多见头痛,脉浮等证。

证候分析:肝胆火旺,循经上扰,故耳聋耳鸣,头痛目赤,口苦咽干;肝旺则易怒,热扰心神则烦躁;脉弦而有力属肝胆实证。风邪袭表,壅遏清窍则见耳聋、耳鸣,头痛等证;脉浮力外感风邪之征。

2. 虚证

主证:久病耳聋,或耳鸣时作时止,劳则加剧,按之鸣减,多兼有头昏、腰酸、遗精、带下、脉细弱等证。

证候分析:肾虚,精气不能上充清窍,故耳聋、耳鸣、头昏;腰为肾之府,肾虚则腰酸;肾气不固,或阴虚火旺扰动精室,则遗精;肾失收摄,带脉不因,则带下不止。脉细弱为虚证征象。

【治疗】

治法:取手、足少阳经穴为主。实证用泻法;虚证用补法可配合灸法。

处方:翳风(TE17)　听会(GB2)　侠溪(GB43)　中渚(TE3)。

随证配穴:肝胆火盛加行间(LR2)、足临泣(GB41);外感风邪加外关(TE5)、合谷(LI4);肾虚加肾俞(BL23)、命门(GV4)、太溪(KI3)。

方义:手、足少阳经脉均循行耳部,故取手少阳经之中渚、翳风,足少阳经之听会、侠溪,以疏导少阳经气。本方取患部两穴,远道两穴,是远近配穴法。配行间、足临泣以清泄肝胆之火,起通上达下的作用;配外关、合谷以疏解风邪;配肾俞、命门、太溪以补益肾之精气。

【参考】

耳鸣、耳聋系多种原因所引起。在针灸临床中,以神经性耳鸣、耳聋为多见。

二、目赤肿痛

【概说】

目赤肿痛为多种外眼病的一个急性症状,俗称"红眼",或"火眼"。根据其临床症状又有"风热眼""天行赤眼"等名称。

【病因病机】

本证多因外感风热,致经气阻滞,郁而不宣;或因肝胆火盛,循经上扰,以致经脉闭阻,血壅气滞而成。

【辨证】

主证:目赤肿痛,畏光流泪,眵多而目难开。兼有头痛、发热、脉浮数者为风热;兼有口苦、烦热、大便秘结、脉弦者,为肝胆火旺。

证候分析:风热之邪,上犯于目,故见目赤肿痛,畏光流泪,眵多难睁。头痛、发热、脉浮数均为风热外感之象。肝开窍于目,胆经起于目锐眦,肝胆火盛,循经上扰,则目赤肿痛,口苦心烦。脉弦为肝病之征。

【治疗】

治法:取远道配合局部腧穴。针用泻法,以疏风清热。

处方:睛明(BL1) 风池(GB20) 太阳(EX-HN5) 合谷(LI4) 行间(LR2)。

随证配穴:风热加外关(TE5);肝胆火旺加太冲(LR3)。

方义:肝开窍于目,少阳、阳明、太阳经脉均达于眼部,故取风池、合谷调节阳明、少阳经气以疏风清热;睛明为太阳、阳明经会穴,能宣泄患部之郁热;行间为肝经荥穴,能引导厥阴经气下行,以泻肝热;太阳邻近患部,点刺出血,可以泄热消肿。风热者配外关,可宣散风热,清利头目;肝胆火盛者,取肝经原穴太冲,以清泻肝胆之火。

【参考】

本证包括急性结膜炎、假膜性结膜炎、流行性角结膜炎等病。

三、鼻渊

【概说】

鼻渊,是鼻流浊涕,鼻塞不闻香臭的一种病证。因流浊涕不止,如泉如渊,故名鼻渊。

【病因病机】

肺开窍于鼻,鼻渊的发生,与肺经受邪有关。外感风寒,蕴而化热,或感受风热,而致肺气失宣,邪气上扰清道,壅于鼻窍,则发为鼻渊。

【辨证】

主证:鼻塞不闻香臭,时流浊涕,色黄腥秽,或兼有咳嗽,头额隐痛,脉数,舌红,苔薄白而腻。

证候分析:热郁于肺,失于宣降,热邪上壅于鼻,则鼻塞;热邪灼津则为痰为涕,故时流浊涕,色黄腥秽;肺气不降,故上逆为咳;肺胃热盛,上扰清窍,则头额胀痛。舌红脉数均为肺热之象。

【治疗】

治法:取手太阴、阳明经穴为主。针用泻法,以宣肺祛风、清热通窍。

处方:迎香(LI20) 列缺(LU7) 合谷(LI4) 印堂(EX-HN3)。

方义:列缺宣肺气,祛风邪;手阳明与手太阴经相表里,其经脉上挟鼻孔,故取合谷、迎香以通调手阳明经气,清泄肺热;印堂邻近鼻部,鼻通位于鼻之两侧,二穴有通鼻窍清鼻热的作用。

【参考】

本病相当于慢性鼻炎及慢性副鼻窦炎等病。

四、鼻衄

【概说】

鼻衄,即鼻出血。血液不循常道,上溢鼻窍,谓之鼻衄。

【病因病机】

肺气通于鼻,足阳明之脉起于鼻旁,如肺蕴风热或胃有火邪,上迫肺窍;或阴虚火旺,虚火上炎,血随火升,均能导致血热妄行,发为鼻衄。

【辨证】

1. 肺胃热盛证

主证:鼻衄伴有发热、咳嗽、舌红、脉浮数,或口渴引饮、口臭便秘,舌红苔黄,脉洪数。

证候分析:肺热壅盛,熏蒸鼻窍,血热妄行而见鼻衄。肺热则肃降失职,故上逆为咳;舌红、脉数均为肺热之象。胃热上炎,循经上达于鼻,伤及血络,发生鼻衄;胃热灼津故口渴喜冷饮;津伤肠枯则便秘;胃热熏蒸则口臭;阳明热盛,扰及神明,则烦躁不宁。舌红苔黄,脉洪数乃胃热之象。

2. 阴虚火旺证

主证:鼻衄伴有颧红、口干、五心烦热,甚或午后潮热,盗汗、脉细数等。

证候分析:肾阴亏损,虚火上炎,迫于肺窍,损伤血络则鼻衄;阴虚阳亢,虚火上炎,则颧红、口干、五心烦热;迫津外出则盗汗。午后发热,脉细数,均为阴虚之征。

【治疗】

治法:取手阳明、督脉经穴为主。肺胃热盛者,针用泻法,以清热止血;阴虚火旺者,针用平补平泻法,以益阴降火。

处方:迎香(LI20)　合谷(LI4)　上星(GV23)。

随证配穴:肺热加少商(LU11);胃热加内庭(ST44);阴虚火旺加照海(KI6)。

方义:手阳明与手太阴相表里,又与足阳明经脉相接,故取迎香、合谷以清热止血;督脉为诸阳之海,阳盛则迫血妄行,故用上星清泻督脉;肺开窍于鼻,少商为肺经井穴,用之以泻肺热;内庭为胃经荥穴,善泻胃火;照海为八脉交会穴之一,有益阴降火的作用。

【参考】

本病可由外伤、鼻部疾患和一些急性、热性疾病等所引起。除用针灸治疗外,对其原发病应采取相应的治疗措施。

五、齿痛

【概说】

齿痛为口腔疾患中常见的症状。根据病因的不同,又有风火牙痛、胃火牙痛、虚火牙痛、龋齿牙痛之分。

【病因病机】

手、足阳明经脉分别入上、下齿,大肠、胃腑有热,或风邪外袭经络,郁于阳明而化火,火邪循经上炎,可导致本病。肾主骨,齿为骨之余,肾阴不足,虚火上炎亦可引起牙痛。亦有多食甘酸,口齿不洁,垢秽蚀齿而作痛的。

【辨证】

1. 胃火牙痛

主证:牙痛甚剧,兼有口臭,口渴,便秘,舌苔黄,脉洪数等。

证候分析:胃肠积热,结于大肠则便秘;胃热熏蒸则苔黄、口臭;热伤津液则口渴;胃热循经脉上炎,故牙痛甚剧。脉洪数亦为胃火见证。

2. 风火牙痛

主证:牙痛甚而龈肿,兼恶寒发热,脉浮数等。

证候分析:风邪侵袭阳明经络,郁而化火,故见齿龈肿痛;外邪侵犯,邪正相争于肌表,故有恶寒发热之表证。脉浮数为风火之象。

3. 肾虚牙痛

主证:隐隐作痛,时作时止,口不臭,牙齿浮动,舌质红,脉细数。

证候分析:肾主骨,齿为骨之余,肾虚不能固齿,故牙齿浮动;虚火上炎则隐隐作痛;胃无积滞,故口不臭。阴虚生热则脉见细数,舌质红等症。

【治疗】

1. 胃火牙痛

治法:取手、足阳明经穴为主。针刺用泻法。以泄热止痛。

处方:合谷(LI4) 颊车(ST6) 内庭(ST44) 下关(ST7)。

方义:合谷(左痛取右,右痛取左)以疏散手阳明之热邪;内庭为胃经荥(水)穴;以清降阳明胃火;下关、颊车疏泄足阳明经气以止痛。

2. 风火牙痛

治法:取手少阳经穴为主。针刺用泻法。以疏风清热。

处方:液门(TE2) 风池(GB20) 合谷(LI4) 颊车(ST6) 下关(ST7)。

方义:液门为手少阳三焦经荥穴,配风池可疏风清火;合谷、颊车、下关通手足阳明经气,泄热止痛。

3. 肾虚牙痛

治法:取足阳明、少阴经穴为主。针刺用平补平泻法。以益阴降火。

处方:颊车(ST6) 下关(ST7) 太溪(KI3)。

方义:齿属肾,又为阳明经脉所过,故取太溪以益肾阴而降虚火;取颊车、下关以通经气而止痛。

【参考】

本病包括急、慢性牙髓炎,龋齿,冠周炎等病症。

六、咽喉肿痛

【概说】

咽喉肿痛是五官科的常见病症,根据病因病机的不同,可分为虚实两类。

【病因病机】

咽接食道,通于胃,喉连气管,通于肺。如因外感风热邪毒,熏灼肺系,或肺胃二经郁热上扰,而致咽喉肿痛,属实热证;如肾阴亏耗,阴液不能上润咽喉,虚火上炎,亦可导致咽喉肿痛,则属阴虚证。

【辨证】

1. 实热证

主证:起病急骤,恶寒发热,头痛,咽喉肿痛,吞咽不利,口渴,便秘,舌红,苔薄黄,脉浮数。

证候分析:外感风热在表,故恶寒发热,头痛;风热侵犯肺系,故有咽喉肿痛,吞咽困难;肺与大肠相表里,热伤津液,故口渴,便秘。舌红,苔薄黄,脉浮数均为风热侵袭肺卫之征。

2. 阴虚证

主证:起病缓慢,无热或低热,咽喉稍见红肿,疼痛较轻,时病时止,或吞咽时觉痛楚,咽干,入夜较重,手足心热,舌红无苔,脉细数。

证候分析:足少阴肾之经脉"循喉咙",肾阴虚不能上濡咽喉,故咽喉稍红肿,时有微痛,咽干,入夜较重;手足心热,舌红无苔,脉细数,均为阴虚阳亢之证。

【治疗】

1. 实热证

治法:取手太阴和足阳明经穴为主。针刺用泻法,以疏风清热。

处方:少商(LU11)　合谷(LI4)　内庭(ST44)　天容(SI17)。

方义:点刺少商出血,可清泄肺热而止痛;合谷以疏散肺经表邪和阳明郁热;内庭是胃经荥穴,能清泄胃热;天容为局部取穴,可通利咽喉而止痛。

2. 阴虚证

治法:取足少阴、手太阴经穴为主。针刺补泻兼施,以益阴降火。

处方:太溪(KI3),鱼际(LU10),廉泉(CV23);或照海(KI6),列缺(LU7),扶突(LI18)。

以上两组处方可交替应用。

方义:太溪为足少阴肾经原穴,肾经上循喉咙,鱼际为手太阴肺经荥穴,两穴相配可起益阴降火的作用;照海、列缺又为八脉交会配穴法,能通利咽喉,引虚火下行;扶突、廉泉均为局部取穴。

【参考】

本证包括急性扁桃体炎、急性咽峡炎和慢性咽峡炎。

七、近视

【概述】

近视是以视近清楚,视远模糊为主症的眼病。古代并无"近视"病名,在隋朝《诸病源候论》中称本病为"目不能远视";元代李杲的《东垣十书》和明代王肯堂的《证治准绳》中均称之为"能近视不能远视";明末傅仁宇在《审视瑶函》中则称为"能近怯远症";到了清代,黄庭镜著专门论述眼病的《目经大成》,其中才正式称本病为"近视":"此症目察赋无恙,忽尔只见近,而不见远者也。甚则子立身边,问为谁氏。行坐无晶镜,白昼有如黄昏。"

目虽属五官之一,但与五脏六腑关系密切,如《灵枢·大惑论》曰:"五脏六腑之精气,皆上注于目而为之精。精之窠为眼,骨之精为瞳子,筋之精为黑眼,血之精为络,其窠气之精为白眼,肌肉之精为约束,裹撷筋骨血气之精而与脉并为系,上属于脑,后出于项中。"指出眼睛视物,是脏腑精气不断输注于目的结果。同时眼与经络也有千丝万缕的联系,《灵枢·口问》说:"目者,宗脉之所聚也。"而"十二经脉,三百六十五络,其血气皆上于面而走空窍,其精阳气上走于目而为睛(《灵枢·邪气脏腑病形》)。"其中手太阳小肠经"至目锐眦",足太阳膀胱经"起于目内眦",手少阳三焦经"交颊至锐眦",足少阳胆经"起于目锐眦",足厥阴肝经"从目系"等。

【病因病机】

先天禀赋不足、劳心伤神等,使心肝肾气血阴阳受损,睛珠形态异常;不良用眼习惯,如看书、写字目标太近,坐位姿势不正以及光线的强烈或不足等,使目络瘀阻,目失所养,导致本病。孙思邈在《备急千金要方·上七窍病·目病》中说:"数看日月,夜视星火,夜读细书,月下看书,抄写多年,雕镂细作,博弈不休……丧明之本";宋元时期的眼科专著《秘传眼科龙木论·龙木总论·眼叙论》亦说:"抄写雕镂,刺绣博弈……皆能目病";而明代眼科专家傅仁宇也认为若"竭视劳瞻,而不知养息(《审视瑶函·目为至宝论》)",都会损伤目中气血而生近视。

【辨证】

主证:视近物正常,视远物模糊不清。兼见失眠健忘,腰酸,目干涩,舌红,脉细;或神疲乏力,纳呆便溏,头晕心悸,面色不华或白,舌淡,脉细。

证候分析:肝肾不足,精血亏虚,目睛失养,故而表现为失眠健忘、腰酸、目涩、舌红脉细;脾虚运化无力,精微不能输至四肢肌肉,故而神疲乏力、纳呆便溏;脾虚运化失职,中气不足,不能化血,充养心脑,故而头晕心悸、面色不华或白、舌淡脉细。

【治疗】

治法:取手足阳明、太阳、少阳经穴为主,局部配合远道腧穴,针用平补平泻,以通络活血。随证配穴针用补法。

处方:承泣(ST1)　睛明(BL1)　风池(GB20)　翳明(EX-HN14)　光明(GB37)　合谷(LI4)　养老(SI6)　外关(TE5)

随证配穴:肝肾不足者,加肝俞(GB37)、肾俞(BL23);心脾两虚者,加心俞(GB37)、脾俞(BL20)、足三里(ST36)。

方义:承泣、睛明为局部选穴,可疏通眼部经络。翳明、光明为治疗眼病的经验效穴。风池疏导头面气血,加强眼区穴位的疏通经络作用。合谷、养老、外关为循经远端取穴。肝肾不足者,加肝俞、肾俞以补肝肾,润睛明目;心脾两虚者,加心俞、脾俞滋补心脾,加足三里,以健脾开胃,增加气血生化之源。

【参考】

1. 本证相当于屈光不正,与远视、散光同属于一类眼病。

2. 耳针法　选眼、肝、肾、脑干;毫针刺,每次2~3穴,每次留针20~60分钟,间歇运针;或用揿针埋藏或王不留行药籽埋压,每3~5日更换1次,双耳交替,嘱患者每日自行按压数次。

八、青盲(视神经萎缩)

【概说】

青盲,是视力逐渐减退的一种慢性眼病。初起自觉视物昏渺,蒙昧不清者,称"视瞻昏渺"。如兼见五彩色环则称"视瞻有色"。日久失治,不辨人物,不分明暗者,即为青盲。

【病因病机】

肝肾不足,精血耗损,精气不能上荣,目失涵养。

饮食不节,劳伤过度,脾气受损,精微不化,不能运精于目。

七情郁结,肝失疏泄,气血瘀滞,精气不能上荣于目。

【辨证】

1. 肝肾阴亏证

主证:眼内干涩,视物不清,头晕,耳鸣,遗精,腰酸,脉象细弱,舌红少苔。

证候分析:肝肾阴虚,不能上濡于目,故眼内干涩,视物不清;腰为肾之府,肾虚则腰酸,遗精;阴虚则阳亢,故头晕,耳鸣。脉细弱,舌红少苔,均为肝肾阴虚之征。

2. 气血两虚证

主证:视物不清,气弱懒言,神倦乏力,纳少便溏,脉细弱,舌质淡,苔薄白。

证候分析:五脏六腑之精气皆上注于目,气血虚则不能濡养目窍,故视物不清;脾胃气虚,故见气弱懒言,神疲乏力,纳少便溏等证;脉细弱,舌质淡,苔薄白,均为气血两虚之征。

3. 肝气郁结证

主证:视物不清,情志不舒,头晕,目眩,胁痛,口苦,咽干,脉弦。

证候分析:目为肝窍,肝气郁结,则气血郁滞,不能上荣于目,故视物不清;肝经布胁肋,肝郁则见胁痛;气郁化火,循经上扰,则见头晕,目眩,口苦,咽干;弦脉乃肝病之征。

【治疗】

治法:取足少阳、太阳经穴为主。肝肾阴虚,气血两虚,针用补法,以补益肝肾,濡养气血;肝气郁结,针用平补平写法,以疏肝解郁。

处方:风池(GB20) 睛明(BL1) 球后(EX-HN7) 光明(GB37)

随证配穴:肝肾阴虚者,加太冲(LR3)、太溪(KI3)、肝俞(BL18)、肾俞(BL23);气血两虚者,加足三里(ST36)、三阴交(SP6);肝气郁结者,加期门(LR14)、太冲(LR3)、阳陵泉(GB34)。

方义:足少阳、太阳两经均通于眼部,故取风池、光明、睛明,疏通经气以明目;球后为经外奇穴,是治疗本病有效的穴位,取肝俞、肾俞、太溪、太冲以补肝肾之阴;足三里、三阴交补益气血;期门、太冲、阳陵泉以疏肝解郁。

【参考】

1. 本证见于视神经萎缩、黄斑变性、弱视等眼病。

2. 梅花针叩刺配合耳穴治疗 取百会、承光、翳明、风池、合谷、外关、颈夹脊穴和视区,消毒后进行梅花针局部叩刺,每个治疗穴位或部位叩刺200~300下左右,以局部出现潮红为度。以上治疗每天1次,10天为1个疗程,疗程之间不休息,同时配合1周1次耳穴贴压王不留行籽。以肝、眼、枕、肾、额、屏间前、屏间后、脑干等组穴,交替贴压双耳。并嘱患者每日每穴至少按压4次,每次20下。

| 第五节 | 损容类病证

一、肥胖

【概述】

肥胖,是人体脂肪积聚过多的一种状态。《灵枢·卫气失常》曾记载:"䐃肉坚,皮满者,脂。䐃肉不坚,皮缓者,膏……膏者,多气而皮纵缓,故能纵腹垂腴。脂者,其身收小。""膏人"即肥胖之人。李杲在《脾胃论·脾胃胜衰论》中有"脾胃俱旺,则能食而肥,脾胃俱虚,则不能食而瘦。或少食而肥,虽肥而四肢不举"的阐述。朱震亨在《丹溪治法心要·中风》中指出:"肥白人多痰湿。"金元时期医家刘完素认为:"血实气虚则肥,气实血虚则瘦",强调了气虚、痰湿、血瘀在肥胖症发病中的地位。

本病多外因起居失常,过食肥甘、醇酒厚味,内因脾肾阳虚,肝气犯胃,致脾失健运,输布失司,气血壅塞所致。

【病因病机】

肥胖内因先天禀赋不足,脾胃功能虚弱,或者年老体弱、缺乏运动,使脾的运化功能减退,运化不及,聚湿生痰,痰湿壅结,或肾阳虚衰,不能化气行水,酿生水湿痰浊,故而肥胖。外因暴饮暴食,食量过大,或过食肥甘,长期饮食不节,一方面可致水谷精微在人体内堆积成为膏脂,形成肥胖;另一方面也可损伤脾胃,不能布散水谷精微及运化水湿,致使湿浊内生,蕴酿成痰,痰湿聚集体内,使人体臃肿肥胖。

【辨证】

主证:轻度肥胖常无明显症状,重度肥胖多有疲乏无力,动则气促,行动迟缓,或脘痞痰多,倦怠恶热,或少气懒言,动则汗出,甚至面浮肢肿等。

证候分析:脾主四肢肌肉,脾虚,故而四肢肌肉无力,疲乏无力、行动迟缓,少气懒言。脾虚运化无力,故而脘痞痰多。脾虚则气血生化无源,金失所养,而致肺气虚。肺虚故而动则气促,肺虚故而动则气促;卫外不固,故而动则汗出。脂肪堆积,故而倦怠恶热。因脾主运化转输津液,肺主朝百脉,通调水道,肺脾虚,故而导致津液代谢障碍,出现面浮肢肿。

【治疗】

治法:取阳明经、脾经和肝经腧穴为主,再根据兼症不同,配合局部取穴和通便的穴位。脾经补法,胃经泻法,局部平补平泻。以祛湿化痰,通经活络。

处方:曲池(LI11) 天枢(ST25) 阴陵泉(SP9) 丰隆(ST40) 太冲(LR3)。

随证配穴:便秘者,加支沟(TE6)、大横(SP15);肥胖者,加局部阿是穴、结节处。

方义:取曲池、天枢以疏导阳明经气,通调肠胃。阴陵泉、丰隆清热利湿,化痰消脂。太冲疏肝而调理气机。局部取穴,以消散局部脂肪。支沟、大横是通便的要穴。

【参考】

1. 本证即西医学之单纯性肥胖。

2. 耳穴疗法:胃、内分泌、三焦、脾、口、食道。毫针刺,或用王不留行籽贴压,每次餐前30分钟压耳穴3~5分钟,有灼热感为宜。

二、粉刺

【概述】

颜面、胸、背等处生丘疹如刺,可挤出白色碎米样粉汁,故名粉刺,是毛囊、皮脂腺的慢性炎症。《医宗金鉴·外科心法要诀·肺风粉刺》记载:"此证由肺经血热而成。每发于面鼻,起碎疙瘩,形如黍屑,色赤肿痛,破出白粉汁。"本病多发生于青春期开始以后至30余岁的男女,尤以男性青年为最多。

【病因病机】

肺主皮毛,属太阴;阳明经行于面,其中的胃经下行过胸;太阳主表,督脉主阳主表,督脉与膀胱经布于背部。本病总因肺经风热,或湿热蕴结,或痰湿凝结,阻于额面、胸背肌肤所致。

1. 肺经风热 素体阳盛致肺热血热,复感风热,与血热搏结,循经上壅于颜面、胸背、蕴阻肌肤所致。

2. 湿热蕴结 过食辛辣肥甘,致湿热内生,肠胃湿热循经上蒸,阻于肌肤而发。

3. 痰湿凝结 脾虚不运,聚湿成痰,湿郁化热,湿热夹痰阻滞经络,留滞肌肤所致。

【辨证】

1. 肺经风热

主证:丘疹色红,或有痒痛,多发于颜面、胸背的上部,舌红,苔薄黄,脉浮数。

证候分析:素体阳盛致肺热血热,复感风热,与血热搏结,蕴阻肌肤,故丘疹色红,伤于风者,上先受之,故病多发于颜面、胸背的上部。风性走窜,郁于肌肤不得外泄,故痒痛。舌红、苔薄黄、脉浮数,乃风热之邪在表之象。

2. 湿热蕴结

主证:皮疹红肿疼痛,或有脓疱,伴口臭、便秘尿黄,舌红,苔黄腻,脉滑数。

证候分析:湿热内蕴,循经上蒸,阻于脉络,蕴于肌肤,故皮疹红肿疼痛。阳明为多气多血之经,若湿热熏蒸,气血壅滞,酿而成脓,则皮疹可见脓疱。口臭、便秘溲黄、舌红、苔黄腻、脉滑数,乃阳明热盛及湿热蕴结之象。

3. 痰湿凝结

主证:皮疹以脓疱、结节、囊肿、瘢痕等多种损害为主,或伴有纳呆、便溏,舌淡,苔腻,脉滑。

证候分析:久病伤脾,湿聚成痰,郁而化热,凝结肌肤,故皮疹不消,以脓疱、结节、囊肿等多种损害为主,且缠绵难愈。纳呆、便溏、舌淡、苔腻、脉滑,为脾虚痰湿偏盛之象。

【治疗】

1. 肺经风热

治法:取手阳明大肠经、手太阴肺经穴为主。针用泻法,以清热解表,祛风止痒。

处方:合谷(LI4)　曲池(LI11)　尺泽(LU5)　大椎(GV14)　肺俞(BL13)　委中(BL40)

随证配穴:兼咽喉肿痛者,加少商(LU11)点刺出血。

方义:肺经与大肠经为表里经,颜面乃阳明经之分野,故取合谷、曲池疏风清热解表,以除肌肤之郁热。胸为肺经所布,故取尺泽配肺俞,以宣泻肺经郁热。背为足太阳经、督脉之所过,故取大椎、委中透达督脉、太阳经之郁热。

2. 湿热蕴结

治法:取手阳明大肠经、足阳明胃经和足太阴脾经穴为主。针用泻法,以清利湿热,通腑泻热。

处方:合谷(LI4)　曲池(LI11)　足三里(ST36)　三阴交(SP6)　血海(SP10)　内庭(ST44)

随证配穴:伴便秘者,加天枢(ST25)、支沟(TE6)。

方义:肺经与大肠经相表里,合谷配曲池能疏泄肌肤之郁热,清利湿热。合治内府,荥主身热,取胃之下合穴足三里、荥穴内庭,通腑泻热。三阴交、血海清热凉血,运脾化湿。

3. 痰湿凝结

治法:取足阳明胃经、足太阴脾经穴为主。针用平补平泻法,以健脾利湿,化痰散结,兼以清热。

处方:脾俞(BL20) 丰隆(ST40) 合谷(LI4) 足三里(ST36) 三阴交(SP6)

随证配穴:伴纳呆便溏者,加中脘、天枢;若脓疱甚者,加肠俞、大椎点刺出血及拔火罐。

方义:脾俞、足三里用平补平泻法,以健脾和胃,利湿化痰。丰隆、合谷用泻法,以行气化痰散结。三阴交用泻法,既可利湿清热,又能活血化瘀散结。

【参考】

1. 本证相当于西医学的痤疮。

2. 刺络拔罐法:取耳尖(EX-HN6)、大椎(GV14)、肺俞(BL13)、脾俞(BL20)。点刺后拔罐,出血不超过 5ml,隔日一次。

三、肝斑

【概述】

肝斑,又称蝴蝶斑。主要表现为面颊、鼻两侧及前额下部出现不规则的片状黄褐色色素沉着斑,形似蝴蝶状,多为对称性,表面光滑无皮屑,冬季色泽较浅,夏季颜色加深,无痛痒。本病多发于中青年妇女,青春期后及妊娠期发病更多,故又名"妊娠斑"。

【病因病机】

肝斑是脏腑问题的外部反应,多与肝脾肾三脏关系密切;肝郁、脾湿、肾虚是发病之因,气机不畅、气血瘀滞、颜面失于濡养为致病之理。正如《诸病源候论·妇人杂病诸候》所云:"面黑墨黯者,或脏腑有痰饮,或皮肤受风邪,皆令气血失调,致生黑黯"。素体禀赋不足,或劳心过度,房事频繁,或久病伤阴,致阴精亏虚,肝肾不足,头面失荣,或阴不制阳,虚火上炎,熏灼面部,气血不能润泽面肤,则面若蒙尘,血瘀于颜面,故发斑片。

【辨证】

1. 肝郁气滞证

主证:斑色深褐,弥漫分布;伴有烦躁不安,胸胁胀满,经前乳房胀痛,月经不调,口苦咽干;舌红,苔薄,脉弦或弦细。

证候分析:肝郁气滞,失于疏泄,则胸胁胀满,经前乳房胀痛;肝郁日久,化火灼津,上扰心神,则烦躁不安,口苦咽干;肝失条达,藏血失司,则月经不调;气滞而血瘀,则面发色斑,斑色深褐;脉弦,为肝郁气滞之象。

2. 肝肾不足证

主证:斑色褐黑,面色晦暗,伴有头晕耳鸣,腰膝酸软,失眠健忘,五心烦热;舌红少苔,脉细。

证候分析:肝肾精血不足,肌肤失养,则面色晦暗;精血亏虚,髓海不足,则头晕耳鸣、腰膝酸软;精血不足,心神失养,则失眠健忘;阴虚阳盛,则五心烦热;舌红少苔,脉细,均为阴血亏虚之象。

3. 脾虚湿蕴证

证候:斑色灰褐,状如尘土附着;伴有疲乏无力,纳呆困倦,月经色淡,白带量多;舌淡胖边有齿痕,脉濡或细。

证候分析:脾虚,运化无力,气血生化无源,则纳呆,面斑灰褐,如有微尘,月经色淡;四肢肌肉失于荣养,则疲乏无力,困倦;脾虚湿困,湿邪下注,则白带量多;舌淡胖边有齿痕,脉濡细,为脾虚湿困之象。

【治疗】

治法:取五脏背俞穴为主,针刺用平补平泻,以疏肝、健脾、补肾,理气活血祛斑。

处方:肺俞(BL13)　肝俞(BL18)　脾俞(BL20)　肾俞(BL23)　足三里(ST36)　血海(SP10)　曲池(LI11)　三阴交(SP6)　合谷(LI4)。

随证配穴:可在色斑局部阿是穴采用浅刺、围刺。

方义:五脏背俞穴以调和脏腑功能;足三里、三阴交健脾益气、祛湿化痰,补中有清,既使气血生化有源,又促进气血运行;血海以活血,曲池、合谷以行气,三穴合用,气血可行;在色斑局部阿是穴进行浅刺、围刺,增强局部活血化瘀之功,以助色斑消散。

【参考】

1. 本证相当于西医学的黄褐斑。

2. 耳穴疗法:取脾、内分泌、胃、皮质下、耳背沟,每天选择一穴三棱针放血5滴左右;取肺、肾、肝、内分泌、缘中、面颊,王不留行籽压豆,每天按摩2~3次,每次3分钟。

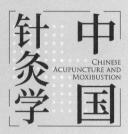

国际标准十四经穴名

Points of Lung Meridian, LU.
Shǒutàiyīn Fèijīng xué
手太阴肺经穴

LU 1 Zhōngfǔ　中府
LU 2 Yúnmén　云门
LU 3 Tiānfǔ　天府
LU 4 Xiábái　侠白
LU 5 Chǐzé　尺泽
LU 6 Kǒngzuì　孔最

LU 7 Lièquē　列缺
LU 8 Jīngqú　经渠
LU 9 Tàiyuān　太渊
LU 10 Yújì　鱼际
LU 11 Shàoshāng　少商

Points of Large Intestine Meridian, LI.
Shǒuyángmíng Dàchángjīng xué
手阳明大肠经穴

LI 1 Shāngyáng　商阳
LI 2 Èrjiān　二间
LI 3 Sānjiān　三间
LI 4 Hégǔ　合谷
LI 5 Yángxī　阳溪
LI 6 Piānlì　偏历
LI 7 Wēnliū　温溜

LI 8 Xiàlián　下廉
LI 9 Shànglián　上廉
LI 10 Shǒusānlǐ　手三里
LI 11 Qūchí　曲池
LI 12 Zhǒuliáo　肘髎
LI 13 Shǒuwǔlǐ　手五里
LI 14 Bìnào　臂臑

LI 15 Jiānyú　肩髃

LI 16 Jùgǔ　巨骨

LI 17 Tiāndǐng　天鼎

LI 18 Fútū　扶突

LI 19 Kǒuhéliáo　口禾髎

　　　Héliáo　禾髎

LI 20 Yíngxiāng　迎香

Points of Stomach Meridian, ST.
Zúyángmíng Wèijīng xué
足阳明胃经穴

ST 1 Chéngqì　承泣

ST 2 Sìbái　四白

ST 3 Jùliáo　巨髎

ST 4 Dìcāng　地仓

ST 5 Dàyíng　大迎

ST 6 Jiáchē　颊车

ST 7 Xiàguān　下关

ST 8 Tóuwéi　头维

ST 9 Rényíng　人迎

ST 10 Shuǐtū　水突

ST 11 Qìshè　气舍

ST 12 Quēpén　缺盆

ST 13 Qìhù　气户

ST 14 Kùfáng　库房

ST 15 Wūyì　屋翳

ST 16 Yīngchuāng　膺窗

ST 17 Rǔzhōng　乳中

ST 18 Rǔgēn　乳根

ST 19 Bùróng　不容

ST 20 Chéngmǎn　承满

ST 21 Liángmén　梁门

ST 22 Guānmén　关门

ST 23 Tàiyǐ　太乙

ST 24 Huáròumén　滑肉门

ST 25 Tiānshū　天枢

ST 26 Wàilíng　外陵

ST 27 Dàjù　大巨

ST 28 Shuǐdào　水道

ST 29 Guīlái　归来

ST 30 Qìchōng　气冲

ST 31 Bìguān　髀关

ST 32 Fútù　伏兔

ST 33 Yīnshì　阴市

ST 34 Liángqiū　梁丘

ST 35 Dúbí　犊鼻

ST 36 Zúsānlǐ　足三里

ST 37 Shàngjùxū　上巨虚

ST 38 Tiáokǒu　条口

ST 39 Xiàjùxū　下巨虚

ST 40 Fēnglóng　丰隆

ST 41 Jiěxī　解溪

ST 42 Chōngyáng　冲阳

ST 43 Xiàngǔ　陷谷

ST 44 Nèitíng　内庭

ST 45 Lìduì　厉兑

Points of Spleen Meridian, SP.
Zútàiyīn Píjīng xué
足太阴脾经穴

SP 1 Yǐnbái　隐白

SP 2 Dàdū　大都

SP 3 Tàibái　太白

SP 4 Gōngsūn　公孙

SP 5 Shāngqiū　商丘

SP 6 Sānyīnjiāo　三阴交

SP 7 Lòugǔ　漏谷

SP 8 Dìjī　地机

SP 9 Yīnlíngquán　阴陵泉

SP 10 Xuèhǎi　血海

SP 11 Jīmén　箕门

SP 12 Chōngmén　冲门

SP 13 Fǔshè　府舍

SP 14 Fùjié　腹结

SP 15 Dàhéng　大横

SP 16 Fù'āi　腹哀

SP 17 Shídòu　食窦

SP 18 Tiānxī　天溪

SP 19 Xiōngxiāng　胸乡

SP 20 Zhōuróng　周荣

SP 21 Dàbāo　大包

Points of Heart Meridian, HT.
Shǒushàoyīn Xīnjīng xué
手少阴心经穴

HT 1 Jíquán　极泉

HT 2 Qīnglíng　青灵

HT 3 Shǎohǎi　少海

HT 4 Língdào　灵道

HT 5 Tōnglǐ　通里

HT 6 Yīnxì　阴郄

HT 7 Shénmén　神门

HT 8 Shàofǔ　少府

HT 9 Shàochōng　少冲

Points of Small Intestine Meridian, SI.
Shǒutàiyáng Xiǎochángjīng xué
手太阳小肠经穴

SI 1 Shǎozé　少泽

SI 2 Qiángǔ　前谷

SI 3 Hòuxī　后溪

SI 4 Wàngǔ　腕骨

SI 5 Yánggǔ　阳谷

SI 6 Yǎnglǎo　养老

SI 7 Zhīzhèng　支正

SI 8 Xiǎohǎi　小海

SI 9 Jiānzhēn　肩贞

SI 10 Nàoshū　臑俞

SI 11 Tiānzōng　天宗

SI 12 Bǐngfēng　秉风

SI 13 Qūyuán　曲垣

SI 14 Jiānwàishū　肩外俞

SI 15 Jiānzhōngshū　肩中俞

SI 16 Tiānchuāng　天窗

SI 17 Tiānróng　天容

SI 18 Quánliáo　颧髎

SI 19 Tīnggōng　听宫

Points of Bladder Meridian, BL.
Zútàiyáng Pángguāngjīng xué
足太阳膀胱经穴

BL 1 Jīngmíng　睛明

BL 2 Cuánzhú　攒竹

BL 3 Méichōng　眉冲

BL 4 Qūchā　曲差

BL 5 Wǔchù　五处

BL 6 Chéngguāng　承光

BL 7 Tōngtiān　通天

BL 8 Luòquè　络却

BL 9 Yùzhěn　玉枕

BL 10 Tiānzhù　天柱

BL 11 Dàzhù　大杼

BL 12 Fēngmén　风门

BL 13 Fèishū　肺俞

BL 14 Juéyīnshū　厥阴俞

BL 15 Xīnshū　心俞

BL 16 Dūshū　督俞

BL 17 Géshū　膈俞

BL 18 Gānshū　肝俞

BL 19 Dǎnshū　胆俞

BL 20 Píshū　脾俞

BL 21 Wèishū　胃俞

BL 22 Sānjiāoshū　三焦俞

BL 23 Shènshū 肾俞

BL 24 Qìhǎishū 气海俞

BL 25 Dàchángshū 大肠俞

BL 26 Guānyuánshū 关元俞

BL 27 Xiǎochángshū 小肠俞

BL 28 Pángguāngshū 膀胱俞

BL 29 Zhōnglǔshū 中膂俞

BL 30 Báihuánshū 白环俞

BL 31 Shàngliáo 上髎

BL 32 Cìliáo 次髎

BL 33 Zhōngliáo 中髎

BL 34 Xiàliáo 下髎

BL 35 Huìyáng 会阳

BL 36 Chéngfú 承扶

BL 37 Yīnmén 殷门

BL 38 Fúxì 浮郄

BL 39 Wěiyáng 委阳

BL 40 Wěizhōng 委中

BL 41 Fùfēn 附分

BL 42 Pòhù 魄户

BL 43 Gāohuāng 膏肓

BL 44 Shéntáng 神堂

BL 45 Yìxǐ 谚谮

BL 46 Géguān 膈关

BL 47 Húnmén 魂门

BL 48 Yánggāng 阳纲

BL 49 Yìshě 意舍

BL 50 Wèicāng 胃仓

BL 51 Huāngmén 肓门

BL 52 Zhìshì 志室

BL 53 Bāohuāng 胞肓

BL 54 Zhìbiān 秩边

BL 55 Héyáng 合阳

BL 56 Chéngjīn 承筋

BL 57 Chéngshān 承山

BL 58 Fēiyáng 飞扬

BL 59 Fūyáng 跗阳

BL 60 Kūnlún 昆仑

BL 61 Púcān (Púshēn) 仆参

BL 62 Shēnmài 申脉

BL 63 Jīnmén 金门

BL 64 Jīnggǔ 京骨

BL 65 Shùgǔ 束骨

BL 66 Zútōnggǔ 足通谷

BL 67 Zhìyīn 至阴

Points of Kidney Meridian, KI.

Zúshàoyīn shènjīng xué

足少阴肾经穴

KI 1 Yǒngquán 涌泉

KI 2 Rángǔ 然谷

KI 3 Tàixī 太溪

KI 4 Dàzhōng 大钟

KI 5 Shuǐquán 水泉

KI 6 Zhàohǎi 照海

KI 7 Fùliū 复溜

KI 8 Jiāoxìn 交信

KI 9 Zhùbīn 筑宾

KI 10 Yīngǔ 阴谷

KI 11 Hénggǔ 横骨

KI 12 Dàhè 大赫

KI 13 Qìxué 气穴

KI 14 Sìmǎn 四满

KI 15 Zhōngzhù 中注

KI 16 Huāngshū 肓俞

KI 17 Shāngqū 商曲

KI 18 Shíguān 石关

KI 19 Yīndū 阴都

KI 20 Fùtōnggǔ 腹通谷

KI 21 Yōumén 幽门

KI 22 Bùláng 步廊

KI 23 Shénfēng 神封

KI 24 Língxū 灵墟

KI 25 Shéncáng 神藏

KI 26 Yùzhōng 彧中

KI 27 Shūfǔ 俞府

Points of Pericardium Meridian, PC.
Shǒujuéyīn Xīnbāojīng xué
手厥阴心包经穴

PC 1 Tiānchí　天池

PC 2 Tiānquán　天泉

PC 3 Qūzé　曲泽

PC 4 Xìmén　郄门

PC 5 Jiānshǐ　间使

PC 6 Nèiguān　内关

PC 7 Dàlíng　大陵

PC 8 Láogōng　劳宫

PC 9 Zhōngchōng　中冲

Points of Triple Energizer Meridian, TE.
Shǒushàoyáng Sānjiāojīng xué
手少阳三焦经穴

TE 1 Guānchōng　关冲

TE 2 Yèmén　液门

TE 3 Zhōngzhǔ　中渚

TE 4 Yángchí　阳池

TE 5 Wàiguān　外关

TE 6 Zhīgōu　支沟

TE 7 Huìzōng　会宗

TE 8 Sānyángluò　三阳络

TE 9 Sìdú　四渎

TE 10 Tiānjǐng　天井

TE 11 Qīnglěngyuān　清冷渊

TE 12 Xiāoluò　消泺

TE 13 Nàohuì　臑会

TE 14 Jiānliáo　肩髎

TE 15 Tiānliáo　天髎

TE 16 Tiānyǒu　天牖

TE 17 Yìfēng　翳风

TE 18 Chìmài (Qìmài)　瘈脉

TE 19 Lúxī　颅息

TE 20 Jiǎosūn　角孙

TE 21 Ěrmén　耳门

TE 22 Ěrhéliáo　耳和髎

TE 23 Sīzhúkōng　丝竹空

Points of Gallbladder Meridian, GB.
Zúshàoyáng Dǎnjīng xué
足少阳胆经穴

GB 1 Tóngzǐliáo　瞳子髎

GB 2 Tīnghuì　听会

GB 3 Shàngguān　上关

GB 4 Hànyàn　颔厌

GB 5 Xuánlú　悬颅

GB 6 Xuánlí　悬厘

GB 7 Qǔbìn　曲鬓

GB 8 Shuàigǔ　率谷

GB 9 Tiānchōng　天冲

GB 10 Fúbái　浮白

GB 11 Tóuqiàoyīn　头窍阴

GB 12 Wángǔ　完骨

GB 13 Běnshén　本神

GB 14 Yángbái　阳白

GB 15 Tóulínqì　头临泣

GB 16 Mùchuāng　目窗

GB 17 Zhèngyíng　正营

GB 18 Chénglíng　承灵

GB 19 Nǎokōng　脑空

GB 20 Fēngchí　风池

GB 21 Jiānjǐng　肩井

GB 22 Yuānyè　渊腋

GB 23 Zhéjīn　辄筋

GB 24 Rìyuè　日月

GB 25 Jīngmén　京门

GB 26 Dàimài　带脉

GB 27 Wǔshū　五枢

GB 28 Wéidào　维道

GB 29 Jūliáo　居髎

GB 30 Huántiào　环跳

GB 31 Fēngshì　风市

GB 32 Zhōngdú　中渎

GB 33 Xīyángguān　膝阳关

GB 34 Yánglíngquán　阳陵泉

GB 35 Yángjiāo　阳交

GB 36 Wàiqiū　外丘

GB 37 Guāngmíng　光明

GB 38 Yángfǔ　阳辅

GB 39 Xuánzhōng　悬钟

GB 40 Qiūxū　丘墟

GB 41 Zúlínqì　足临泣

GB 42 Dìwǔhuì　地五会

GB 43 Xiáxī　侠溪

GB 44 Zúqiàoyīn　足窍阴

Points of Liver Meridian, LR.
Zújuéyīn Gānjīng xué
足厥阴肝经穴

LR 1 Dàdūn　大敦

LR 2 Xíngjiān　行间

LR 3 Tàichōng　太冲

LR 4 Zhōngfēng　中封

LR 5 Lígōu　蠡沟

LR 6 Zhōngdū　中都

LR 7 Xīguān　膝关

LR 8 Qūquán　曲泉

LR 9 Yīnbāo　阴包

LR 10 Zúwǔlǐ　足五里

LR 11 Yīnlián　阴廉

LR 12 Jímài　急脉

LR 13 Zhāngmén　章门

LR 14 Qīmén　期门

Points of Governor Vessel, GV.
Dūmài xué
督脉穴

GV 1 Chángqiáng　长强

GV 2 Yāoshū　腰俞

GV 3 Yāoyángguān　腰阳关

GV 4 Mìngmén　命门

GV 5 Xuánshū　悬枢

GV 6 Jǐzhōng　脊中

GV 7 Zhōngshū　中枢

GV 8 Jīnsuō　筋缩

GV 9 Zhìyáng　至阳

GV 10 Língtái　灵台

GV 11 Shéndào　神道

GV 12 Shēnzhù　身柱

GV 13 Táodào　陶道

GV 14 Dàzhuī　大椎

GV 15 Yǎmén　哑门

GV 16 Fēngfǔ　风府

GV 17 Nǎohù　脑户

GV 18 Qiángjiān　强间

GV 19 Hòudǐng　后顶

GV 20 Bǎihuì　百会

GV 21 Qiándǐng　前顶

GV 22 Xìnhuì　囟会

GV 23 Shàngxīng　上星

GV 24 Shéntíng　神庭

GV 25 Sùliáo　素髎

GV 26 Shuǐgōu　水沟

GV 27 Duìduān　兑端

GV 28 Yínjiāo　龈交

Points of Conception Vessel, CV.
Rénmàixué
任脉穴

CV 1 Huìyīn　会阴	CV 13 Shàngwǎn　上脘
CV 2 Qūgǔ　曲骨	CV 14 Jùquè　巨阙
CV 3 Zhōngjí　中极	CV 15 Jiūwěi　鸠尾
CV 4 Guānyuán　关元	CV 16 Zhōngtíng　中庭
CV 5 Shímén　石门	CV 17 Tánzhōng (Shànzhōng)　膻中
CV 6 Qìhǎi　气海	CV 18 Yùtáng　玉堂
CV 7 Yīnjiāo　阴交	CV 19 Zǐgōng　紫宫
CV 8 Shénquè　神阙	CV 20 Huágài　华盖
CV 9 Shuǐfēn　水分	CV 21 Xuánjī　璇玑
CV 10 Xiàwǎn　下脘	CV 22 Tiāntū　天突
CV 11 Jiànlǐ　建里	CV 23 Liánquán　廉泉
CV 12 Zhōngwǎn　中脘	CV 24 Chéngjiāng　承浆

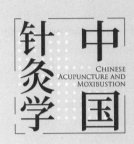

国际标准经外奇穴名

Upper Extremities
Shàngzhī　上肢

Ex-UE1 Zhǒujiān　肘尖
Ex-UE2 Èrbái　二白
Ex-UE3 Zhōngquán　中泉
Ex-UE4 Zhōngkuí　中魁
Ex-UE5 Dàgǔkōng　大骨空
Ex-UE6 Xiǎogǔkōng　小骨空

Ex-UE7 Yāotòngdiǎn　腰痛点
Ex-UE8 Wàiláogōng　外劳宫
Ex-UE9 Bāxié　八邪
Ex-UE10 Sìfèng　四缝
Ex-UE11 Shíxuān　十宣

Lower Extremities
Xiàzhī　下肢

Ex-LE1 Kuāngǔ　髋骨
Ex-LE2 Hèdǐng　鹤顶
Ex-LE3 Xīnèi　膝内
Ex-LE4 Nèixīyǎn　内膝眼
Ex-LE5 Xīyǎn　膝眼
Ex-LE6 Dǎnnáng　胆囊

Ex-LE7 Lánwěi　阑尾
Ex-LE8 Nèihuáijiān　内踝尖
Ex-LE9 Wàihuáijiān　外踝尖
Ex-LE10 Bāfēng　八风
Ex-LE11 Dúyīn　独阴
Ex-LE12 Qìduān　气端

Head and Neck
Tóujǐng　头颈

Ex-HN1 Sìshéncōng　四神聪
Ex-HN2 Dāngyáng　当阳
Ex-HN3 Yìntáng　印堂
Ex-HN4 Yúyāo　鱼腰
Ex-HN5 Tàiyáng　太阳
Ex-HN6 Ěrjiān　耳尖
Ex-HN7 Qiúhòu　球后
Ex-HN8 Shàngyíngxiāng　上迎香

Ex-HN9 Nèiyíngxiāng　内迎香
Ex-HN10 Jùquán　聚泉
Ex-HN11 Hǎiquán　海泉
Ex-HN12 Jīnjīn　金津
Ex-HN13 Yùyè　玉液
Ex-HN14 Yìmíng　翳明
Ex-HN15 Jǐngbǎiláo　颈百劳

Chest and Abdomen
Xiōngfù　胸腹

Ex-CA1 Zǐgōng　子宫

Back
Bèi　背

Ex-B1 Dìngchuǎn　定喘
Ex-B2 Jiájǐ　夹脊
Ex-B3 Wèiwǎnxiàshū　胃脘下俞
Ex-B4 Pǐgēn　痞根
Ex-B5 Xiàjíshū　下极俞

Ex-B6 Yāoyí　腰宜
Ex-B7 Yāoyǎn　腰眼
Ex-B8 Shíqīzhuī　十七椎
Ex-B9 Yāoqí　腰奇

中国
针灸学
CHINESE ACUPUNCTURE AND MOXIBUSTION

穴名索引

565

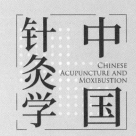

中国针灸学

CHINESE ACUPUNCTURE AND MOXIBUSTION

视频

程氏三才针法

视频 1

三才针法概述

视频 2

指实腕虚持针法

视频 3

三才进针法

视频 4

震颤催气法

视频 5

飞旋补泻法

视频 6

三才针法常规操作